中医经典自学百日通系列

【典藏版】

《伤寒论》
自学百日通

百读之后
用另一种境界看中医

颜正华 张湖德◎主 审

张 勋◎主 编

中国科学技术出版社

·北 京·

图书在版编目（CIP）数据

《伤寒论》自学百日通 / 张勋主编 .—北京：中国科学技术出版社，2020.9（2024.6 重印）
（中医经典自学百日通系列）

ISBN 978-7-5046-8669-5

Ⅰ . ①伤… Ⅱ . ①张… Ⅲ . ①《伤寒论》—注释 Ⅳ . ① R222.22

中国版本图书馆 CIP 数据核字（2020）第 130411 号

策划编辑	焦健姿　王久红	
责任编辑	王久红	
装帧设计	华图文轩	
责任印制	徐　飞	

出　　版	中国科学技术出版社	
发　　行	中国科学技术出版社有限公司	
地　　址	北京市海淀区中关村南大街 16 号	
邮　　编	100081	
发行电话	010-62173865	
传　　真	010-62179148	
网　　址	http://www.cspbooks.com.cn	

开　　本	710mm×1000mm　1/16	
字　　数	470 千字	
印　　张	25.5	
版　　次	2020 年 9 月第 1 版	
印　　次	2024 年 6 月第 2 次印刷	
印　　刷	河北环京美印刷有限公司	
书　　号	ISBN 978-7-5046-8669-5/R·2595	
定　　价	65.00 元	

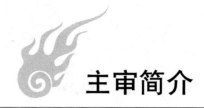

主审简介

颜正华 国医大师，北京中医药大学教授，博士研究生导师。全国老中医药专家学术经验继承工作指导老师、"首都国医名师"，国家级非物质文化遗产传统医药项目代表性传承人。从事中医药工作 70 余年，执教近 60 年，德高望重，学验俱丰，擅治内科杂病，治验甚众，深受患者爱戴。发表论文 20 余篇，著作颇丰，其代表作包括《临床实用中药学》《高等中医院校教学参考丛书·中药学》等。

张湖德 中央人民广播电台医学顾问，解放军卫生音像出版社特聘专家与顾问，医学科普作家。毕业于北京中医药大学，长期从事中医教学与研究 40 余年。先后出版著作 200 余部，其代表著作包括《中华养生宝典》《实用美容大全》《<黄帝内经>饮食养生宝典》《<黄帝内经>抗衰老秘诀》《<黄帝内经>补法治疗宝典》《<黄帝内经>通释》等。

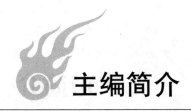

主编简介

　　张勋　中华中医药学会养生分会理事，中华中医药学会李时珍分会副秘书长，中华中医药学会医古文分会副主任委员，中医药学家，中西医结合养生学者。毕业于北京中医药大学，一直从事中医药文化研究及推广工作，深得当代国医大师王绵之、颜正华赏识，先后出版著作 10 余部，其代表作包括《国医大师验方秘方精选》《百治百验效方集（叁）》《汉方食疗养生智慧》等。

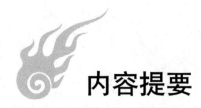

内容提要

　　为帮助读者更好地研读学习中医经典著作《伤寒论》，编者结合自身多年临床经验，在继承发扬传统中医药理论的基础上编写了本书。全书共分为上、中、下三部，上部为"概论"，对《伤寒论》的历史溯源、学术成就、研究方法等进行了概述；中部为各论，详细介绍了六经病、霍乱病及阴阳易差后劳复病的辨证论治过程，以原文、词解、解析、验案的形式进行了深入浅出的讲解；下部为专论，从多位名家对《伤寒论》的理解及运用着手，全面总结与分析了《伤寒论》的成书宗旨、仲景原意及对后世的启发。本书内容系统全面，语言简洁适读，适合广大中医爱好者及中医院校相关医学生参阅研读。

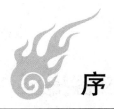

序

　　《伤寒论》是一部阐述外感病治疗规律的专著，不仅为诊治外感疾病提出了辨证纲领和治疗方法，也为中医临床各科提供了辨证论治的规范，是我国第一部理法方药比较完备的医学巨著，奠定了辨证论治的基础，在中医发展史上具有划时代的意义和承前启后的作用，被后世医家奉为经典，尤其对中医临床医学的发展做出了巨大贡献。

　　本书是众多专家及学者不辞辛苦、努力钻研的劳动成果，感谢张勋教授为广大中医爱好者奉上这部最新力作《〈伤寒论〉自学百日通》，这使得我们继承与发扬中医药学的工作又进了一大步。

　　作为老一辈中医人，我感到非常欣慰。如果从事中医工作的同志们都能如张勋教授这样热爱中医、发奋图强，相信不久的将来，中医一定会走向世界，为全世界人民的健康服务。希望大家再接再厉，为中医药事业发展做出更大的贡献。

国医大师
北京中医药大学教授　　颜正华

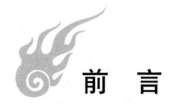

前　言

　　多年来，我一直从事中医药文化研究及推广工作，花精力最多的就是中医学的四部经典著作。《伤寒论》将中医学的基本理论与临床实践密切结合起来，创立了六经辨证论治体系，确立了中医辨证论治体系的基本框架与临床理法方药应用的基本规范，为中医临床的发展奠定了坚实基础。《伤寒论》的医学价值吸引了众多后世医家争相学习，然而其成书已久，且用字简练，意义广博，阐释道理较深奥，令不少学者有心无力，只能在门外徘徊。

　　为更好地继承与发扬中医药学，我们开始对《伤寒论》进行整理与挖掘，以期用最简洁易懂的语言让人们读懂这部极有价值的医学巨著。在中国科学技术出版社的大力支持下，这部《＜伤寒论＞自学百日通》终于付梓出版了。相信本书的出版会对我国中医药学的发展有所助力。

张　勋

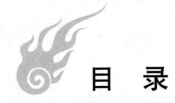

目　录

阅读计划

下部　专论 /277

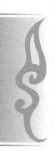

概　论

　　《伤寒论》是一部阐述多种外感疾病的专书，它是东汉张仲景的著作，是中医学四大古典著作之一。原名《伤寒杂病论》，内容包括《伤寒论》和《杂病论》两个部分，约成书于公元 3 世纪初（200—210 年）。书成后正值汉末时期，战乱纷起，以致散失不全。后经西晋太医令王叔和将该书的《伤寒论》部分进行了收集、整理、编次，至宋代复经林亿等加以校正，方传于今日。全书共十卷，凡二十二篇，合三百九十七法；除去重复和缺方，共计一百一十二方。

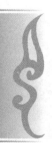

第1章 《伤寒论》简介

一、《伤寒论》的产生与沿革

（一）作者

《伤寒论》后汉人张机所著。

张机字仲景，南阳郡涅阳人。一说生卒年代为公元150—219年。他目睹当时疾疫广为流行，死亡惨重，激发他"感往昔之沦丧，伤横夭之莫救"的心情，产生了著书立说、救人济世的伟大志愿。

作为我国传统医学理论的奠基者之一，张仲景被后人尊为医圣，他在中医药史上具有崇高的学术地位。就是这样一位伟大的医学家，最先摒弃古人保密医方的自私和浅见，提倡著书传医理，向社会普及医学知识，并身体力行，开创了中医药科普的最初事业。被作为医学典籍的《伤寒论》，其写作初衷即源于他的科普思想。

张仲景生活在东汉末年战事频仍、兵荒马乱的年代。由于瘟疫流行，眼睁睁地看着亲人一个接一个地死去都束手无策，他擦干眼泪立志学医。于是，他背起行囊远走南阳，投奔在那里行医的叔父张伯祖。

张仲景一连跟着叔父在诊室看了半个月病，渐渐地能为叔父抄写药方了。然而，这一连半个月每天清晨打开诊室的门，便有许多候诊的病人拥挤进来，直到掌灯之后还不能看完，川流不息的病人就像一支没有尽头的队伍，这样繁忙的工作引起了张仲景的深思。一天，送走最后一位病人后，张伯祖已经累得筋疲力尽，他一手扶着门框，一手捶打着腰对张仲景说："贤侄，你看到了吧，'大兵之后，必有凶年'。现在的百姓不是生病就是挨饿，医生应付不了啊！"

"叔父，你为何不把医方告诉百姓，让他们生病可以自医，病人不就少些了吗？"

"谈何容易。百姓不懂医理，服错药会出事的。"张伯祖直摇头。

"那就写本书，把医理告诉大家，让人们知道生什么病，该吃什么药。"张仲景又说。

张伯祖觉得侄儿愿望是好的，只是失之单纯，便启发道：

"这话是对的，可是医生这么忙，谁来写书呢？"

是呀，谁来写书呢？像叔父这样一天忙到晚，已是没有精力这样做了。读书人虽有闲暇，却隔行如隔山，同样不懂医理，即便有懂得医理的，由于写这样的书与仕途无济，也就不屑于做这事了。为了保障人们的健康，减少疾病，不让庸医和巫医误人，编写医书这桩事就由我来做吧。张仲景暗暗下定了决心。

从此，张仲景每天随叔叔忙完诊室的工作后，就在昏暗的松明灯下攻读《内经》《难经》等医学典籍，帮助叔父整理医案，从中探求病理，还尽力收集民间验方，不断积累资料。

经过几十年的不懈努力，张仲景收集了大量资料，再去粗取精，反复核对后形成文字，凝结他毕生心血的《伤寒论》终于问世了。那时候，印刷术还没有发明，为了使医理能得到广泛传播，让人们懂得患病并不可怕，可以掌握它的变化规律从而战胜疾病，他一反前人保密医方的传统做法，公开医书供人们传抄，一时传抄者争先恐后。就这样一传十、十传百，连远在徐州的华佗也读到了《伤寒论》传抄本，并高度称赞这是"一本活人的好书"。

（二）沿革

《伤寒杂病论》这一书名，首见于是书之《伤寒杂病论集》，正史《隋书经籍志》《旧唐书经籍志》均未著录。自王叔和整理编辑仲景遗书后，在正史中，此书名为《张仲景方》，最早著录于《隋书经籍志》，复著录于《旧唐志》与《新唐志》，是知唐代此书存而未佚。但《张仲景方》十五卷成书不久，其中的《伤寒论》十卷即已离析出来，单独传抄流行。唐代孙思邈早年撰《备急千金要方》，其卷九、卷十列为《伤寒门》，其收录仲景方论甚少，故有"江南诸师秘仲景要方不传"之慨。至孙氏晚年撰《千金翼方》时，国家统一，学术交流活跃，于是他读到了《伤寒论》（有学者认为是《伤寒论》"同体而别名"的《金匮玉函经》），并载于卷九、卷十之中，可视为《伤寒论》的最早版本，今有称此为唐本者。

北宋仁宗、英宗两朝，大规模整理医书，林亿、孙奇等于北宋治平二年（公元1065）核定毕《伤寒论》十卷，并刊行于世。据林亿等序文说："以为百病之急，无急于伤寒，今先校订张仲景《伤寒论》十卷，总二十二篇，证外合三百九十七法，除重复定有一百一十二方，今请颁行。"一般称此为"宋版本"或"治平本"。宋本《伤寒论》的校讹和颁行，结束了自王叔和以来800多年的传本歧出，及经文讹衍倒夺的混乱局面，从此我国才有一个官定的《伤寒论》标准本。

明万历二十七年（公元1599年），著名藏书家和校雠家赵开美获得一部原刊宋本《伤寒论》，其采用摹刻方法把它刻印下来，收在他辑刻的《仲景全书》中。北宋刊刻的《伤寒论》早已失传，但赵开美辑刻的《仲景全书》还流传于世，其中的《伤寒论》保存了宋本《伤寒论》的原貌，世称赵刻本。另有成无己著《注解伤寒论》，约成书于南宋绍兴十四年（公元1144年），当时未刊，遗稿由武安王鼎所获，于金大定十二年（公元 1172 年）首次刊行，元明期间，亦有多种刊本，其中以明嘉靖年间汪济川校刊本为佳，错讹较少，流传极广。人称"成注成"。明芗溪黄仲理，著《伤寒类证》（又名《伤寒类证辨惑》），约成书于明洪武癸酉年（公元 1393 年）。书凡十卷，原书已佚。原文选录始于太阳，终于差后劳复。其谓"仲景之书，六经至劳复而已，其间具三百九十七法，一百一十二方，纤悉具备，有条不紊者也。"辨脉法、平脉法、伤寒例及可与不可汗吐下诸篇，悉删去之，庶使真伪必分，要理不繁，易于学者也。后世方有执、喻嘉言等注家均宗其说。现时通行之《伤寒论》节录本，殆亦源自于此公。至于《伤寒杂病论》中之杂病部分，为宋翰林学士王洙在馆阁日，于蠹简中发现《金匮玉函要略方论》三卷，上则辨伤寒，中则论杂病，下则载其方并疗妇人。后经林亿、孙奇等删除繁复，校定整理成《金匮要略》一书，刊行于世。

二、广义伤寒与狭义伤寒

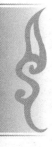

《伤寒论》的"伤寒"，亦有广、狭之分。广义之伤寒，正如《伤寒例》所说："中而即病者，名曰伤寒；不即病者，寒毒藏于肌肤，至春变为温病，至夏变为暑病。……"成无己注："温暑之病，本伤于寒而得之，故太医均谓之伤寒也。"《肘后方》也说"贵胜雅言总呼伤寒"，而《素问·热论》的"今夫热病者，皆伤寒之类也"，这都属于广义伤寒之辞。

狭义伤寒，正如《伤寒例》所说："冬时严寒，万类深藏，君子固秘，则不伤于寒。触冒之者，乃名伤寒耳。"成无己注："其涉寒冷，触冒霜雪为病者，谓之伤寒也。"这是说的狭义之伤寒。

《伤寒论》既以伤寒名书，又论述了伤寒、中风、温、湿、暍等多种热病的内容，说它是广义的伤寒而似无可疑。但是，如果从其内容分析，则发现仲景所论之重点仍在于狭义之伤寒。何以见之？试从仲景条文排列来看，第一条论太阳病的提纲证，第二条论太阳病中风脉证，第三条论太阳病伤寒脉证，第四条令人可怪的未论温病脉证，而反论述了传经问题。延至第六条才讲述温病的情况。从条文衔接来看第二条可以接第十二条的桂枝汤证；第三条则可接第三十五条的麻黄汤证，这种写法，叫作头尾相顾，形成辨证论治的完整体系。唯独第六条的温病则无明确的条文与之相接，所以说温病的行文有头而无尾，更缺少相应的治疗方法。反映了仲景对温病只能为宾，而不能为主。有的学者提倡的"寒温统一"，这只是个人见解，自当别论，而不能分庭抗礼混为一谈。

三、伤寒病的主要别称

1. 热病 语出《素问》，即广义伤寒，与《难经》所称为五种伤寒之一不同。

2. 五疫 特指传染性、流行性较强的一切外感疾病。

3. 时行 古代也为广义伤寒的别称。严格说来指四时气候异常变化时发生传染性和流行性的疾病。

4. 天行 义同时行，大体似伤寒。

第2章 《伤寒论》的学术成就

张仲景继承了《医经》与《经方》的学术成就，推广了六经辨证临床价值，制定了理法方药的治疗体系。并在继承的同时，结合自己的经验和见解做到了发扬光大与推陈出新。他将伤寒与杂病共论、汤液与针灸并用，这就打破了《素问·热论》的六经只辨伤寒的局限性。张仲景六经辨证的实质，是以人体的脏腑经络、营卫气血的生理病理变化作为辨证的客观依据，又以阴阳、表里、寒热、虚实的发病规律作为辨证的纲要与指针。因此，无论伤寒、杂病，还是它们互相夹杂的复杂问题，都能用六经辨证方法概括而无遗。

六经辨证的理论经仲景建立以后，中医才掌握这一武器而与西方医学相抗衡，并且出神入化立于不败之地。

更值得一提的是《伤寒论》能够在千百种的药物中，选择了最有效的药物和最适当的剂量，组成具有最高疗效与惊人贡献的方剂。

由上述可见，辨证论治的开山鼻祖是张仲景，他在中医领域里的影响极为深远，如晋之王叔和，唐之孙思邈，金元时期之刘、李、朱、张，清之叶天士、吴鞠通等人，无不服膺仲景之学，而后方有所建树。

据统计，在中医学典籍中，唯《伤寒论》注家为最多，见仁见智，蔚成洋洋大观，既丰富了仲景学说，又推动了中医学术不断发展。

书名的最后一个字是"论"，大家也别小看了这个字。论在古代是一个很重要的概念，是一个与经相对应的概念。所以，要搞清楚"论"，必须首先搞清"经"。

"经"是什么？经就是经典。中医有中医的经典，道家有道家的经典，佛家有佛家的经典。这个经典意味着什么呢？它往往代表某一门学问里最权威的东西。经典产生的时代，往往就是这门学问最成熟的年代。这与现代科学的发展模式是不同的。经典的这样一个特性决定了我们要研习这门学问，就得依靠它，这一点我们前面已经讨论过。而经典的另外一个重要特征就是它的作者。经典的作者是很讲究的，像佛家这门学问，只有释迦牟尼所讲述的那些著作能够称经，其他后世的这些著述统统不能称经。儒家的学问也是如此，只有孔子的著述，或孔子删定的诗、书、礼、易能够称经，而后世的那些同样也不能称经。经典作者的这样一个特殊性使我们发现，他们都是这门学问的开山祖师，只有开山祖师的成果才能称经。开山祖师亦称圣人，像儒家这门学问，只有孔子能称圣人。所以，孔子又被称为"大成至圣先师"，而孔子以后的人统统不够圣人的条件，要称的话，最多勉强称作亚圣或后圣，即亚于圣人、后于圣人。

那么，上述的这些圣人，上述的这些经典的作者灭度以后，后人便要对这些经典进行诠释，进行发挥，这些对经典进行诠释和发挥的著述就称之为论。所以说论是与经相对的概念，没有经就没有论。我们从手头的这部书叫论这个名字，就知道它是诠释和发挥经典的著述。

张仲景对中医的贡献太大了，他于危难之中拯救了中医，中医之所以能够延续到今天，张仲景是功不可没的。正是张仲景的这个功绩，他被越称为医圣，他的论亦成了经。但是，作为张仲景自己，他是很谦虚的，他并没有把他的著作叫《伤寒杂病经》，这一点他要比后世的皇甫谧、张介宾高明。

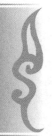

一、《伤寒论》中六经的概念

《伤寒论》中的六经，就是太阳、阳明、少阳、太阴、厥阴、少阴。这是在《素问·热论》六经分证的基础上，进一步发挥完整起来的。《素问·热论》中的六经，只是作为分证的纲领，未具体论述其辨证施治；仅论述了六经的热证，未论及六经的虚证寒证。而《伤寒论》的六经，则就伤寒六经所系的脏腑经络的病理机转进行了辨证施治，换句话说，就是根据人体抗病力的强弱，病势的进退缓急等各个方面的因素，将外感疾病演变过程中所表现的各种证候，进行了分析综合，归纳其证候特点，病变部位，损及何脏何腑，寒热趋向，邪正盛衰等，作为诊断治疗的依据。

二、六经病的发病机制

六经病的发生，都是在外邪的作用下，正邪相争的结果。所谓"邪"，是指能够致病的六淫之邪。《伤寒论》中的致病外邪，主要为风寒之邪。所谓"正"，是指人体御邪卫外和抗病康复的功能。正气的强弱，是决定受邪后发病与否及病势轻重的先决条件。所以，正气的强弱，在外感疾病的发生发展过程中，起着主要作用；

邪正的消长，关系到疾病的性质、趋向和预后。

　　在一般的情况下，凡正气旺盛，卫外和抗病功能正常的人，虽受外邪侵袭，常常不会发病；纵然发病，其病情也比较轻，预后也比较好，如治疗处理及时和合理，三阳之表实热证，一般是不会发展而转入三阴的。反之，如果正气素弱的人，一旦遭受外邪侵袭，最易发病，而且也容易由三阳转入三阴，或初起即表现为虚寒之证，且其病势发展也较严重，甚至及时的治疗也不易痊愈。

　　从邪正消长相对的关系来看，病邪的盛衰，也就是正气强弱的反映，而且后者常常支配着前者（当然，前者也影响着后者）。如正邪均盛，则病证多表现为热为实；如正气衰，则病邪逐步入侵，病势则由三阳而转入三阴；当正气渐复，病邪亦随之由盛而衰，则病势逐渐由重而轻而愈。如病人素体无脾阳不振，或心、肝、肾功能的失调和气血的亏耗，其病势演变，也不会直接反映出太阴、厥阴或少阴的证候。

三、精心选择三阴三阳作为辨证论治总的纲领

　　外邪侵袭人体，有它一定的规律，但其所有证候的出现又与人体正气密切相关，从本质上讲，各种证候仍是外邪作用于人体后导致正常生理失常的反映，那么，以什么方法既能概括人体正气之常，又能说明邪正斗争过程中所表现的各种证候的变化规律呢？仲景采用三阴三阳作为辨证论治的总纲领，无疑是一种精心的选择。本来，三阴三阳分证早见于《素问·热论》，但其中只论述了热证、实证，治疗亦只有清、泄二法，仲景则在此基础上，全面地继承了《内经》阴阳离合及有关理论，并紧密地与人体的生理、病理和疾病的诊断、治疗等结合起来，寓理于用，从而发展成为一个较为完整的辨证论治体系，这个体系，正是以三阴三阳作为总纲领，因而它包含的意蕴颇深。兹就其主要之点分述如下。

　　（一）以三阴三阳作为辨证纲领，就可本"以常测变"的原则，逆推其病之所在

　　众所周知，三阴三阳是建立在人体经络、脏腑、气化基础之上的，由于人体是一个有机的整体，所以三阴三阳虽概括着各自不同的形态结构和生理功能活动（即气化），但又保持着相对的协调统一和平衡。在正常情况下，人体是不能察见三阴三阳的不同变化的，一旦感受外邪之后，阴阳的协调统一和平衡遭到破坏，使阴阳离而失合，无论何经受邪都会有相应的脉证出现，根据"以常测变"的原则，就可辨其病之所在，这一精神始终贯穿在全论之中。

　　例如，在"辨太阳病脉证并治上篇"中，仲景首先指出："太阳之为病，脉浮，头项强痛而恶寒"，并以之作为太阳病分经辨证的脉证纲领（亦称太阳病提纲）。

但这绝不是一个单纯的分证方法，而是太阳所属的生理功能活动在外邪作用之后的病理反映，因太阳包括手足太阳经脉和所属的小肠、膀胱两腑及其气化，有统摄营卫，主人身之表，为六经藩篱的作用。若太阳受病，其气必然向外与邪抗争，故脉必应之而浮；太阳经气为邪所阻，其气与邪交争于头项部分，故见头项强痛；太阳之气失于主表卫外的功能。故见恶寒。随着太阳之气向外抗邪，还可同时出现发热之候。由于论中以风寒作为六淫病因的代表，太阳又为寒水之经，邪入其中。恶寒为必见之候，故论中特别加以强调。这并非不发热，而是要恶寒与发热并见才为太阳病。所以，风寒为病最得太阳提纲脉证之全。但总因风寒性质各别，如风为阳邪，性主疏泄。故太阳中风时又有发热、汗出、恶风、脉浮缓等候。因卫得邪风而强，以致卫不外固，营不内守，证属表虚。寒为阴邪，性主收引，故太阳伤寒时，除具有太阳病提纲脉证之外，发热则有早有迟，但必见恶寒、无汗、身痛、脉浮紧等候。此乃风寒外束于表，卫阳闭遏，营阴郁滞所致，证属表实。若太阳病表证不解，邪气又可随经入腑，引起膀胱的病变。若邪入气分，热与水结，膀胱气化失司，则为蓄水，证见脉浮数、发热、消渴、少腹满、小便不利等候。若邪入血分，热与血结，则见少腹急结或鞭满，如狂或发狂、小便自利等候。此属太阳病之常。至于其他外邪为患，初起亦关太阳，但又必影响相关之经，则属于太阳病之变，而不完全服从这一规律。

由上述可见，太阳病无论在经、在腑、入气、入血，都与它所属的经脉、脏腑及气化失常紧密相关。因此，就可本"以常测变"的原则，辨其病之所在。不过应该看到：上述脉证表现虽然没有离开太阳所属的经络、脏腑。但从本质上讲，则不属于形质的病变，而主要是气化失常的反映，故论中只言"辨太阳病脉证并治"，而不言"辨太阳经病脉证并治"或"辨太阳膀胱病脉证并治"，显然是示人不应囿于经络、脏腑的形质上看问题，否则，就有"刻舟求剑"之弊。其余各经亦与上述之理相同，可以类推，兹不一一列举。

（二）三阴三阳辨证，可以依据其引申出来的"底面""对待""开阖枢"及"标本中气"等理论说明六经病变的各种转化关系

众所周知，三阴三阳的划分，是本于阴阳离合的理论。即一阴一阳划分为三阴三阳称为"离"。离则分别为用；三阴三阳合为一阴一阳，称为"合"，合则为一个整体。前人在三阴三阳的基础上，还引申出了"底面"（即表里）"对待""开阖枢"及"标本中气"等一系列理论原则借以说明其相互关系，但它同样可以借来说明人体经络、脏腑、气化的各种正常关系；反之，外邪侵袭人体，必然又会导致

三阴三阳离而失合，故又可以此来说明正邪斗争过程中阴阳消长的各种不同病机演变，这就是常所说的气化理论。

首先，从三阴三阳的"底面"关系来看，即太阳与少阴，阳明与太阴，少阳与厥阴为表里。人体的经络，脏腑及气化确实也存在着这一表里关系，因此，发病时同样可以用之说明其互相影响。一般来说，外邪侵袭人体，多由表入里，由阳入阴，由实转虚。如以太阳为例，初起邪气实病多在太阳，太阳主表，本当发汗。若治不如法，发汗太多，就可损伤少阴之阳。21 条云："太阳病，发汗，遂漏不止，其人恶风，小便难，四肢微急，难以屈伸者，桂枝加附子汤主之。" 84 条云："发汗过多，其人又手自冒心，心下悸欲得按者，桂枝甘草汤主之。"前者是伤及肾阳，后者是伤及心阳，两者均属少阴；若从病情好转向愈来说，在邪衰正复的情况下，又多由里达表，由阴出阳，由虚转实。293 条云："少阴病八九日，一身手足尽热者，以热在膀胱，必便血也。"就属此种情形。因此，后世医家有"实则太阳，虚则少阴"之说。它经亦然，可以类推。

其二，从三阴三阳的"对待"关系来讲，即太阳与太阴相对待，阳明与少阴相对待，少阳与厥阴相对待。如太阳病伤寒，是太阳之表为寒邪所束，治用桂枝、甘草之辛甘化阳以助太阳之气而祛寒邪本已对证，但却要加入治太阴的麻黄、杏仁，正是为了开太阴以达开太阳之目的，又如太阳病膀胱蓄水证，用桂枝通阳化气，猪苓、泽泻以利水亦属药与病对，却要加入输脾归肺的茯苓，白术，又何尝不是治太阳要兼治太阴。又如阳明病，证见"脉浮而迟，表热里寒，下利清谷。四逆汤主之"（228 条）。为少阴生阳之气不升，故又属借温少阴以治阳明之法；少阴病之热极伤阴，用大承气汤急下，又是泻阳明以达治少阴之目的。再如厥阴病篇 378 条云："呕而发热者，小柴胡汤主之"，正是借治少阳以枢转厥阴之邪外达。如此等等皆是本此理论而来。

其三，从三阴三阳的"开阖枢"关系来讲，《素问·阴阳离合论》云："太阳为开，阳明为阖，少阳为枢"，"太阴为开，厥阴为阖，少阴为枢"。故人体感受风寒外邪病在太阳时，因太阳主开，故主要表现为开的功能失常，如开之太过则见自汗出，闭而不开则无汗。桂枝、麻黄二汤之用，无非复其开之常而已，其他如桂麻各半、桂二麻一、桂枝加葛根、葛根汤及大小青龙汤等则系根据病情轻重及其兼证的不同进行的加减变化，实为桂枝、麻黄二汤之佐，若误治邪陷或病邪内入，使太阳之气不能向外主开，则随邪之轻重和患者体质状况的不同，而有大小结胸、诸痞、蓄水、蓄血……等证的出现。于此可见，伤寒初起，恰当使用桂枝麻黄等汤，使病在太阳，愈于太阳，避免病邪之向内传变十分重要。又如邪入阳明，热邪内炽，或迫津液大量外泄；或与腹中糟粕互结而为腹满、不大便之证，均属阳明之气失其正常向内主阖的作用，治用白虎、承气等汤，无非是恢复其阖的正常作用。再如邪入少阳，气机郁结，枢机不利，症见寒热往来，胸胁苦满，默默不欲饮食，心烦喜呕、口苦、咽干、目眩等证，治用小柴胡汤和解，亦重在条达其枢机的作用。三阳的开阖枢之间彼此亦可互相影响。如太阳之开失职，可以影响阳明之阖，"太阳与阳明合病者，必自下利，葛根汤主之"（32条）。就是开太阳以阖阳明之法。又太阳之开，阳明之阖均与少阳之枢关系十分密切，所以太阳和阳明篇中用柴胡方，实为借少阳之枢转作用，使从外达之法。三阳合病，可治从少阳。亦同此义。由于三阴主内，其开阖枢的反映无三阳明显和突出，但基本精神则是一致的。

此外，关于"标本中气"的问题，从一定意义上讲，它是对人体整个经络、脏腑、气化的高度概括，所以是气化理论的核心内容，因涉及面广，另作专题讨论，在此不予赘述。

（三）三阴三阳辨证中寓有八纲辨证的内容，两者有着不可分割的联系

由于三阴三阳所属的脏腑、经络及气化，本身就存在着相对的阴阳表里关系，因而随着邪之所在不同，自然有相对的阴阳表里之分。例如，以经络相对脏腑来讲，则经络属表，脏腑属里，故病在经络属病在表，在脏腑属病在里；若从脏与腑相对来讲，则六腑属阳主外（表）。六脏（包括心包络）属阴主内（里）。故病在脏属里，在腑属表；若从三阴三阳彼此间的关系来讲，则太阳主表，阳明主里，少阳主半表半里，太阴主表，少阴主里，厥阴主半表半里，故太阳病属表，阴明病属里，少阳病属半表半里。由于三阴主内，发病多以里证为主，故表里关系无三阳明显，但随所病之脏不同又可以反映浅深轻重的不同，所以两者不能等量齐观。

外邪侵袭人体引起的病理变化，除存在者相对的阴阳表里关系外，从总的来讲，无非是使人的阴阳失却协调统一和相对的平衡。由于阴阳的变化是不可得见的，只有用它的征兆来体现。《素问·阴阳应象大论》云："水火者，阴阳之征兆也。"水性寒，火性热，故寒热正体现了阴阳偏盛偏衰的病理变化，所谓"阴虚则热，阴盛则寒"就是这个道理。一般来说，寒证是感受寒邪，或阳虚阴盛，机体功能活动衰减所表现的证候；热证，是感受热邪，或阳盛阴虚，表现为机体的功能活动亢进的证候。但论中言寒热的内容却非常丰富，不仅有表里之分，而且还有真假之辨，以及寒证热证同时并见的证候。例如太阳病伤寒，虽外见发热恶寒，则属于表寒证；反之，少阴病，外见其人面色赤，身汗不恶寒，却属于里虚寒盛，格阳于外的真寒

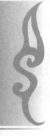

假热证，只有发热、汗出、烦渴引饮，舌苔黄燥，脉洪大有力才是病在阳明气分的里热证。又如伤寒，胸中有热，胃中有邪气，腹中痛，欲呕吐者，则属寒热同时并见的上热下寒证。因此，绝不能一见恶寒，便是寒证，或一见发热便是热证，只有经过全面分析，才能辨其为寒证或热证。

至于虚实，则是邪正斗争互有盛衰的反映。《素问·通评虚实论》说"邪气盛则实，精气夺则虚"。所谓"实"，是指邪气盛实而言，为人体生理功能亢进所表现的各种亢盛证候。"虚"则为正气不足，为人体抗病能力下降，生理功能衰减所表现出的各种不足证候，一般来说，病在三阳多属邪气实，病入三阴多属正气虚，但也不是绝对的，如太阳病的中风、伤寒，一有汗出，一无汗出，相对来讲仍有表虚表实之分；又如阳明病多属邪气实。但也有燥化不前（义同不及）而致的"胃中虚冷"证；病入三阴多属正气虚，也可出现实证，如少阴病，有用大承气汤的三急下证。厥阴病热结旁流、下利、谵语有用小承气汤下之者，均是其例。

由上述可见，《伤寒论》中的阴阳表里与三阴三阳所属的经络、脏腑及气化是紧密联系在一起的，发病后随着邪之所在不同自有阴阳表里之辨，寒热则是阴阳失调所表现的病情，虚实则是邪正斗争互有盛衰的反映，说明八纲辨证实际上是寓于三阴三阳辨证之中，所以，近人一致认为《伤寒论》的六经辨证就是它与八纲辨证的有机结合，从而形成一个完整的辨证论治体系，这个体系从整体来讲，不能离开阴阳这两大纲领，故阴阳之理又贯穿于全书之中，这充分体现了从整体出发进行辨证论治的思想，其理与《内经》"治病必求其本"。本者，本于阴阳的思想是完全一致的。

（四）三阴三阳既是辨证的纲领，又是论治的准则

《伤寒论》治法的确立，完全是以辨证为前提的。一般说来，都是先辨病，后辨证，故论中每篇都以"辨××病脉证并治"冠于篇首，然后再出示"××之为病"一条作为辨证之纲要，使人知有所向，视其为三阴三阳中何者受病，然后辨其为某病中某证，才能据"凭证立法，以法系方"的原则选方用药，如此环环紧扣，一以贯之，这就是常说的"辨证首重分经""有是证用是方"的原则。

例如，证见"脉浮，头项强痛而恶寒"等候，便知其病在太阳，但还必须辨其为中风、伤寒或温病，才能凭证采取相应的治法。若见发热，汗出，恶风，脉浮缓则为太阳中风表虚证，则当用桂枝汤治疗。所以论中又称此为桂枝汤证，若再有其他兼证则在桂枝汤基础上加入具有针对性的药物，如兼有项背强几几者加葛根，就是以之鼓舞胃气，升津液而濡润筋脉；若兼喘者加杏仁、厚朴，则是以之降气平

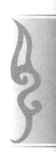

喘；……总之，务必"病皆与方相应者乃服之"，于此可见，《伤寒论》不仅辨证与论治紧密相连，而且选方用药十分严谨，毫无游移假借之处。当然，也应该看到伤寒毕竟本证少而变证多，为了适应各种变证的需要，必须法随证变，方不致有"守株待兔"之弊。故论中列举了大量变证，并且提出了相应的治法，特别是经过多种治疗无效而成坏病者，又应"观其脉证，知犯何逆，随证治之，"但其立法处方仍然以辨证为前提，与前述的精神并无二致。

由上述可见，《伤寒论》中论治的一切原则，完全是建立在辨证的基础上的，所以，三阴三阳既是辨证的纲领，又是论治的准则。

四、六经的传变、合病和并病

六经病证是脏腑经络病理变化的临床反映，而脏腑经络又是不可分割的整体，故某一经的病变，常常会涉及另一经，从而出现相互传变、合病和并病的证候。

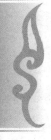

一般认为"传"是指病情循着一定的趋向发展，"变"是指病情在某些特殊条件下起着性质的转变。疾病的传变与否，一般取决于两个主要因素：一为邪正消长力量的对比；二为治疗处理得当否。如自表而里，由阳而阴，这是一般邪胜正衰的传变规律。若在正复邪衰的情况下，则能由里达表，由阴出阳，如"伤寒脉浮而缓，手足自温者，是为系在太阴，……至七八日大便鞕者，为阳明病也"，此即太阴病转为阳明府实的证候；又如"少阴中风，脉阳微阴浮者，为欲愈"，此即少阴病转为太阳经之脉证；若厥阴病出现"呕而发热者"，为转出少阳，这些都是属于由里达表，由阴转阳的传变之证。不过，前者是病情进展的传变，而后者则是病情向愈的转归。

合病和并病，都是不能单独用一经来归纳的复杂证候。凡两经或三经的证候同时出现者，称为"合病"。《伤寒论》中有太阳阳明合病，太阳少阳合病，阳明少阳合病和三阳合病四种。凡一经的病证未罢，而又出现另一经的证候者，称为"并病"。《伤寒论》中有太阳阳明并病和太阳少阳并病两种。

此外，还有由于误治之后，病情加重，证象复杂者，称为"坏病"。如"太阳病，医发汗，遂发热、恶寒，因复下之，心下痞，表里俱虚，阴阳气并竭，无阳则阴独，复加烧针，因胸烦、面色青黄、肤䐃者，难治"，此即太阳病误下成痞复加烧针的坏证。与此类似的病例，在《伤寒论》中是较多的，所以张仲景特别提出了"观其脉证，知犯何逆，随证治之"，作为临床诊疗这些"坏病"的原则。

第3章 学习《伤寒论》的方法

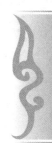

有关学习《伤寒论》的方法，北京中医药大学伤寒教研室原主任郝万山教授给出了很好的见解。

一、抓主症，对症选方

当代在研究《伤寒杂病论》的方证时，常把原文所记述的必见症状称作主症，把或见和非必见症状称作副症。临证时只要见到若干主症即可对症选方。在这方面大体有下述几种情况。

一是病易识，证难辨，抓主症即可对症用方。某患者深秋淋雨，当晚见寒战、头身疼痛，至夜发热、无汗。自服解热镇痛类药物，虽见汗出，但寒热、头痛等症未除。病属太阳无疑。但若辨为中风证，起病确似伤寒；若辨为伤寒证，刻下又见汗出。因思《伤寒论》13条云："太阳病，头痛，发热，汗出，恶风，桂枝汤主之"。既未言中风，也未云伤寒，在确认太阳病的前提下，有是症即用是方。遂予桂枝汤原方，嘱啜粥温复取汗，服药一次即愈。注家多将13条认作是对太阳中风证的补充，甚或谓是12条的重复。通过此案，方知13条并非专论中风，乃是识病不必辨证，抓主症，对症选方的范例，实际是扩大了桂枝汤的使用范围。

二是病难断，证难辨，唯据主症即可对症用方。某地曾有数十人意外吸入有毒烟雾而中毒，症见胸脘痞满疼痛，恶心呕吐，发热，重者神志昏迷，多方救治不见缓解。适刘渡舟教授在当地讲学，遂邀会诊。此类情况，中医书籍未载，断为何病？辨为何证？颇费神思。但刘师见数十人症状相类，不假思索随口即云："呕而发热者，小柴胡汤主之。""正在心下，按之则痛，脉浮滑者，小陷胸汤主之。"遂用小柴胡汤、小陷胸汤合方。服药2～3日，大多康复。这可谓是不辨病、证，唯据主症而对症用经方的实例。

三是通过经验积累，简化辨证程序，只抓几个症状，即可对症用方。笔者早年在东直门医院临诊，该院肝炎Ⅱ号方即经方柴胡桂枝干姜汤。因思本方有柴芩清解肝胆郁热、姜桂助脾心之阳、天花粉生津止渴、牡蛎软坚散结，对慢性肝炎，肝胆湿热未尽，心脾阳气已伤，既有津液不足，又有气滞血结时方可使用。临证用此方时，总是费神思、辨证候，然后选方。后侍诊刘渡舟老师之侧，每遇肝胆疾患，他只抓胁肋胀痛、口渴、便溏3个症状即用此方。程序简洁，处方迅捷，而且疗效甚佳。以至对糖尿病、胃肠病、心脏病等患者，也只抓胸脘胁腹或痛或胀、口渴、便溏 3 症则可使用。在这种情况下的抓主症，则应是析病机、辨证候的程序简化，是丰富的临证经验的积累与结晶。

二、识病机，扩大应用

在主症与经方原适应证毫不相同，而病机相同的情况下，即可据病机选方。仲景用乌梅丸治蛔厥，又治久利，即是因二者寒热错杂、虚实互见的病机相同。这一非常规思路，为经方的扩大应用开拓了更广的途径。

早年随宋孝志老师临诊，一哮喘患者每年 5—9 月发作，经治 3 年无效。因其 3 年前在烈日下劳作，于大饥大渴时，饱餐冷食，痛饮冰水而诱发此疾。宋老据此辨为热郁胸膈，郁热扰肺所致，方用栀子豉汤宣散郁热而收功。栀子豉汤原治虚烦证，主症见心烦不得眠、心中懊恼，并无哮喘。本案则只见哮喘，不见心烦。主症殊异，但热郁胸膈病机相同，只不过一为郁热扰心，一为郁热扰肺罢了。

往昔曾治数例下肢静脉炎患者，因其下肢皆有肿胀，依常规投清热利湿或健脾行湿，佐以通络之剂，其效不显。因思该病之本当为瘀热互结，"血不利则为水"，故见肿胀。遂改用桃核承气汤除热行瘀开结以治本，并用药滓装入布袋蒸热敷患处，短者 10 日，长者月内皆愈。桃核承气汤原治瘀热互结下焦，其人如狂，少腹急结的太阳蓄血证，在这里用之治瘀热结于下肢的静脉炎，则是通过辨识病机而扩大应用的结果。

三、抓主症，兼识病机

经方原适应症状往往较多，临证不必等到主症悉备才用该方，只要见到一两个能反映其基本病机的症状，即可放手用之。

如从真武汤原适应证看，有心下悸、头眩、身𥆧动、振振欲擗地、腹痛、小便不利或利，四肢沉重疼痛、自下利，乃至或呕，或咳等。但其病机皆缘于阳虚水泛。临证只要见到上述一两个主症，求其病机乃因阳气虚衰，水邪泛溢者，即可放手选用真武汤。我常用真武汤合苓桂术甘汤治心力衰竭，症见肿、悸者；合五味子、干姜、细辛、桔梗、杏仁治呼吸系统疾患，症见咳或喘者；合理中汤、小半夏汤治消化系统疾患，症见吐利者；合五苓散治泌尿系统疾患或其他疾患，症见浮肿、小便不利者；合二陈汤治神经系统疾患或内耳疾患，症见眩晕或兼有肢体震颤者。

其实辨主症不必悉具的思路与方法，仲景早有明示，这就是《伤寒论》101 条所说的"伤寒中风，有柴胡证，但见一证便是，不必悉具"。

四、从副症，兼求病本

临证用方，主症虽言"必见"，然不必俱见，副症虽言"或见"或"非必见"，然有时也可上升为"主症"。而抓副症与辨病机、求病本相结合，每有峰回路转、柳暗花明之感。

关于猪苓汤的适应证，据《伤寒论》原文，一般将小便不利、渴欲饮水、发热、脉浮作为其主症；把心烦不得眠，或咳，或呕，或下利作为其副症，分类合理，切合实用。通常在临床上用其治泌尿系统多种疾患，辨证属阴虚水热互结者，疗效很好，皆是抓住了小便不利等主症。今举一抓副症用猪苓汤的案例。患者曹某，女，37 岁。因间断性呕吐 3 个月，加重 20 天住院治疗。中医会诊见重度消瘦，呕吐频作，进饮食后则吐饮食，服药物后则吐药物，输液并禁饮食时，则吐黏液痰涎，输液量越大，呕吐物也越多。西医诊为神经性呕吐，中西药物皆不效。详询病情，除恶心呕吐主症外，尚有口干渴，小便少且尿有白浊，心烦失眠等症。舌光红无苔，脉弦且细数。初诊虽疑有阴伤水结，但因呕吐甚剧，且日数已久，尚难除外久呕伤阴。只是以前皆从胃治而不见效果，决计另辟思路，按阴伤水热互结、水热邪气上逆犯胃论治，方用猪苓汤加味。服此方后竟然不再吐，服尽 6 剂，即呕止、渴消、烦除、寐安、小便复常，痊愈出院。随访至今已 5 年，未见复发。

呕逆在猪苓汤证中，原是作为副症出现的，但在此案中，却是患者最感痛苦的主要症状，反而使猪苓汤证的原主症下降到易被人忽略的从属地位。可见原文中的副症也是不能忽视的。我还曾用本方治下利、咳喘、眩晕，皆是从副症入手使用的。

经方活用的非常规思路与方法，不止上述四端，由于篇幅所限，仅举一斑耳。以此体现中医临证用方，圆机活法，不拘一格的基本思想。

五、其他

一些《伤寒论》讲义中也介绍了《伤寒论》的学习方法。

1. 理解原意　《伤寒论》成书于东汉末年，其文字古朴，义理深奥；仲景乃河南南阳人，故仲景之书与河南方言相关。从时代角度准确理解原文中"字词"十分重要。如结胸证之病变部位与"胸"字含义有关。《说文解字》中"胸"字，指人体体腔前部，即今之胸腔、腹腔、盆腔等体腔。因此，结胸证病变部位较广，涉及脏腑有胃、肝、胆、胰、肠、肺等。又如"脚"与"足"的解释，据《说文解字》解释，"足"当现代所称"脚丫子"，而"脚"则指小腿。"桂枝不中与之也"里面的"中"就是河南方言的典型表现。

　　《伤寒论》叙写方式，一般认为是汉代散文体为主，杂有骈偶。因汉代文法与现代文写作方式不尽相同，故需注意其文法特点。正确阅读，避免曲解原意。关于原文写作手法，包括倒笔、插笔、简笔、繁笔、炼笔、喻笔、引用、错综、排比、摹状、设问等。

　　2. **掌握经旨**　即掌握《伤寒论》研究思路，包括：①以文解论，即结合医古文知识加深理解。②以经解论，即以《内经》《难经》《神农本草经》寻找其理论与方药源头。③以论解论，以仲景言，释仲景意。在这一点上，与《金匮要略》相互参考显得尤为重要。④以注解论，即参考历代医家对《伤寒论》的注解。⑤以心解论，即以切身的心得体会进行理解。⑥以新解论，即吸纳现代医学研究成果进行理解。

　　3. **熟读原文**　熟读、背诵是学习经典著作的基本功。学习时，必须通读全书、掌握了解《伤寒论》全书原貌，并对重点条文，尤其是有方有证条文，重要治则与病机阐述的条文要牢牢掌握，朗朗上口，背诵如流，如此方能在临床上运用自如，信手拈来。同时，对于建立良好的临床思维也大有帮助，所谓"熟读唐诗三百首，不会作诗也会吟"。

　　4. **重视实践**　《伤寒论》是临床经典著作，其来源于临床、指导于临床，并在临床中得到最好的诠释。通过临床见习，或亲临实践，可以大大提高学习兴趣，更重要的是学以致用，能真正解决临床实际问题，同时解决"古方治今病"的经典理论与现代临床接轨问题。并将《伤寒论》有方有证之条文，当成临床案例学习，建立临床辨证思维；同时，参考古今名医医案，注意分析医案之医理及运用伤寒方的思路。

　　5. **融会贯通**　读《伤寒论》既要读原文有字之处，又要善读"无字之处"。如"伤寒，脉滑而厥者，里有热，白虎汤主之"条，述证简略，但辨证眼目侧重在脉滑而厥。里有热，知阳明病之口渴、舌红、苔黄、口鼻气热等症已寓其中。其厥当属邪热炽盛，阳气被遏不能布达四肢所致，故用白虎汤直清里热。要注意的是条文论中"详此略彼"。

　　学习《伤寒论》要注重将中医基础理论、中医诊断、中药、方剂及医古文知识贯通综合，对前期中医知识进行巩固并再提炼；同时，还特别强调四大经典汇通，相互借鉴，拓展经典理论贯通运用思路，以建立服务于临床，融会贯通的完整的中医辨证论治体系，为今后临床实践打下坚实的基础。

　　此外，国医大师邓铁涛也曾就如何学习《伤寒论》给出过建议。

　　学习《伤寒论》，主要是学习它的辨证论治精神，掌握六经辨证的临床运用。

《伤寒论》的理论渊源于《内经》《难经》等经典医著。因此,学习《伤寒论》必须首先对中医基本理论,如阴阳学说、脏腑经络学说、病因病机学说、诊法、治则以及中药方剂学等有一个大概的了解。掌握了这些基本知识,才能更好地学习《伤寒论》中的理、法、方、药。它不仅对于外感病,而且对中医各科临床都有极为重要的指导意义,具有很高的科学价值。因此,我们在学习《伤寒论》的时候,不要只是把它当作中医学的"外感病学"来学,而要把它当成是中医学辨证论治的"基础学"来学。只有这样,才不会受到条文的束缚,最大限度地从中获取教益,收到更好的学习效果。

《伤寒论》本身,就是一部理论联系实际的著作,作者继承和发展了汉代以前的医学理论,总结了前人的治疗经验,并结合自己的临床实践,可以说是集先贤医学经验之大成。因此,我们学习《伤寒论》特别要重视理论与临床相结合。例如学习六经辨证,除了牢记六经主证、主方之外,还要能够在临床上运用。如当我们学习了太阳中风(表虚)证的主证是头痛发热、汗出恶风、脉浮缓,主方是桂枝汤,在临床上如遇到这种病证,就要能够使用桂枝汤方治疗。当然,病人的临床表现是各种各样、千变万化的,有时并不完全照书本上所讲的那样,但只要我们既抓住太阳中风的主证,又根据其他症状结合考虑,在桂枝汤的基础上进行加减,这样就能做到心中有数,有的放矢。《伤寒论》的每一个方,都有主证,为了在学习上便于记忆,可以将每个方所适应的证候称为某某方证,如桂枝汤证、麻黄汤证、小柴胡汤证等。

另外,初学者往往缺乏临床经验,解决的办法是,通过多看一些运用《伤寒论》方治疗的医案,认真体会,仔细揣摸,可从中获得教益。

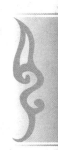

第4章 **伤寒名家研究**

《伤寒杂病论》约成书于东汉末年,由于历史原因,后该书散佚不全。晋·王叔和将伤寒部分整理成册,名为《伤寒论》,是一部奠定我国临床医学基础的名著。该书时隐时现,至唐代孙思邈晚年撰《千金翼方》,则《伤寒论》全书,大体载于卷九、卷十中。后经宋代林亿等加以校正,全书分为十卷,称为宋版本,而成注本则是指金代成无己的《注解伤寒论》。明、清两代,整理和注解《伤寒论》者日益增多,如方中行、王肯堂、张璐玉、张隐庵、钱天来、柯韵伯、尤在泾诸家,或循原书之旧而加以阐解，或本仲景故说而间附后世类方，或以法类证，或以方类证，仁智各异，对仲景学说有所昌明，注释发明者达数百余家。据不完全统计，已经出版刊印有关《伤寒论》研究性著作或注本达四百余种，其中注本又多于研究性著作。本章择选具有代表性的古今医家及其代表著作，如许叔微与《伤寒九十论》、成无己与《伤寒明理论》、柯琴与《伤寒来苏集》、尤在泾与《伤寒贯珠集》、曹颖甫与《经方实验录》、李克绍与《伤寒解惑论》、刘渡舟与《伤寒临证指要》、陈亦人与《伤寒论求是》等。

一、许叔微

（一）生平事迹

许叔微，字知可，宋代著名医家，真州白沙（今江苏仪征）人，一说毗陵（今江苏武进）人，生于公元 1080 年，卒于公元 1154 年。少时丧父，家道贫寒，笃志经史，曾举进士，官至集贤殿学士，故后世多以"许学士"称之。许氏归隐后潜心岐黄，钻研方书，精益求精，以"救物为心"，活人不可胜计。南宋建炎年间（公元 1127—1130 年），金兵攻破真州，疫病大流行，许叔微遍历里门，看病给药，救活十之八九。历任徽州、杭州教官，集贤院学士。

（二）学术成就

许叔微著有《伤寒百证歌》《伤寒发微论》《伤寒九十论》《普济本事方》等书。除医案专著《伤寒九十论》外，生平医案还散见于《普济本事方》及后世类编整理的《名医类案》和《续名医类案》中。《伤寒九十论》载案 90 则，其中经方医案 61 则，涉及经方 36 首，是我国现在最早的医案专著，在医案的发展史及仲景学术的临床应用方面具有不可忽视的开创意义。《普济本事方》是许氏晚年所著的方书，载许氏医案 54 则，其中经方医案 25 则，所录经方医案，考其义理与《伤寒九十论》重复者达 21 则。许氏诸案注重辨证论治，详于理论阐述，每引仲景条文为理论依据，对于经典的理解及临床对经方的应用均有较高的学术价值。

对伤寒证治的阐发，是许氏的学术重点。他推崇仲景学说，谓"论伤寒而不读仲景书，尤为儒而不有孔子六经也"，把《伤寒论》作为辨证论治的专书来学习、研究，并加以阐发，以有效地指导临床实践。同时他率先提出了"临证须以通变为要"的观点，如许氏在其《伤寒九十论·阳明蜜兑证》中说："然则伤寒大论相似，脉与证稍异，通变为要，仔细斟酌"。又如《类证普济本事方·心小肠脾胃病》中谓"信知用药要在变通也"。许氏临证治疗，强调以通变为要的特点贯彻于整个辨证论治之中，并且善取诸家所长，灵活化裁古方，遣方用药，别出新意，自成一派。

许氏也十分推崇仲景法治，《伤寒九十论》61 则经方医案，多是将临证所得脉症与《伤寒论》条文相对照，严格依照经文选用经方，很少有加减变化。谨遵经旨、原方应用是《伤寒九十论》应用经方的突出特点之一。如，用桂枝加厚朴杏子汤治一武弁案，病因惊吓后饱食解衣受寒而起，诸医以伤食、外感杂治数日，已经吐下，反致昏困喘息。许氏抓住其主症，合《伤寒论》43 条"太阳病，下之微喘者，表未解也，桂枝加厚朴杏子汤主之。"原方用之，一服而愈。对于方药的运用，许氏亦有精当的论述。以《伤寒发微论》为例，全书 22 篇，对治则、方药等有关治疗的论述就占了大半。如论伤寒慎用丸药；论桂枝、麻黄、青龙用药之证；论桂枝汤用赤、白芍药不同；论桂枝、肉桂的区别使用；论大黄的运用；论风温、温疟的方药施治等均颇值后学研讨。

现举其对桂枝、麻黄、青龙三方证的阐述，以窥其独创见解。许氏认为，太阳中风的病机是"风伤卫，则风邪干阳气，阳气不固……表虚"，故当以桂枝汤调和解肌；太阳伤寒的病机是"寒伤营，则邪干阴血"，并犯及卫气，故治当以麻黄汤发汗解表；倘若中风见寒脉，伤寒见风脉，乃风寒两伤营卫，治当以青龙汤，但"必须形证谛当，然后可行"。其中，对病机的论述，始于王叔和；对方剂的分治，源于孙思邈。但许氏的高明之处，在于他把王、孙二家之说有机地联系起来，从而使伤寒太阳"三纲鼎立"之说得以彰明，对后世影响甚大。

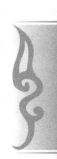

二、成无己

（一）生平事迹

成无己，聊摄（今山东聊城县）人，生于北宋嘉祐八年（公元 1063 年）或治平元年（公元 1064 年），卒于金正隆元年丙子（公元 1156 年）或金正隆二年丁丑（公元 1157 年），享年九十余。靖康（公元 1141 年）之后，淮河以北广大地区沦为金地，成无己"为权贵掣居临潢"，直至客死此地，故亦称金人。关于其生平事迹，正史无载，只有《医林列传》称其"家世儒医，性识明敏，记问该博"数语，以及在其著作的序言中可见一二。

（二）学术成就

成无己在医学方面的主要贡献是对张仲景《伤寒论》进行注释和发挥，著成《注解伤寒论》10 卷、《伤寒明理论》4 卷（包括《明理论》3 卷、《药方论》1 卷）行于世。成氏乃注解《伤寒论》之第一家，遵照王叔和编次《伤寒论》二十二篇，以《内经》《难经》《脉经》《甲乙经》《备急千金要方》的理论，运用藏腑、经络、气血学说，结合阴阳、表里、虚实、寒热辨证，"究方药轻重加减之意"，对原文逐条诠注，开创了注解《伤寒论》之先河，后人皆以从之。汪琥评价他说："成无己注解《伤寒论》，犹王太仆之注《内经》，所难者为创始耳。后人之于其注之可疑者，虽多所发明，大半由其注而启悟。"严器之曰："聊摄成公，议论该博，术业精通，而有家学，注成伤寒十卷，出以示仆，其三百九十七法之内，分析异同，彰明隐奥，调陈脉理，区别阴阳，使表里以昭然，俾汗下而灼见，百一十二方之后，通明名号之由，彰显药性之主，十剂轻重之攸分，七情制用之斯见，别气味之所宜，明补泻之所适，又皆引内经，旁牵众说，方法之辨，莫不允当，实前贤所未言，后学所未识，是得仲景之深意者也。"张孝忠云："古今言伤寒者，祖张长沙，但因其证而用之初未有发明其意义，成公博极研精，深造自得，本《难经》《素经》《灵枢》诸书以发明其奥，因仲景文论以辨析其理，极表里虚实阴阳死生之说，究药病轻重去取加减之意，毫发了无遗恨。诚仲景之忠臣，医家之大法也。"

《伤寒明理论》对《伤寒论》中涉及的发热、恶寒、恶风、寒热、潮热、自汗、头汗……劳复等五十症从临床表现（定体）、病因病机、类证鉴别、治疗方药等方面进行阐发和论述，"指在定体分形析证，若同而异者明之，似是而非者辨之，释战栗有内外之诊，论烦躁有阴阳之别，谵语郑声，令虚实之灼知，四逆与厥，使浅深之类明。始于发热，终于劳复，凡五十篇。……使习医之流，读其论而知其理，识其证而别其病，胸次了然而无惑。"

成氏注《伤寒》，虽忠实原著，以六经为序，但其认为《伤寒》六经即《内经》所说经络之经，经络与脏腑相连，故于某些六经病中提出了经病、府病之说。府病在《注解伤寒论》有两个含义：一为邪气入于阳明胃肠即称府病，如"邪自太阳经传之入府者，谓之太阳阳明""邪自阳明经传入府者，谓之正阳阳明""邪自少阳经传之入府者，谓之少阳阳明"等；一为六经病邪气随经入于相应之府而成府病。

如在对原文"太阳病不解，热结膀胱，其人如狂，血自下，下者愈。其外不解者，尚未可攻，当先解外。外解已，但少腹急结者，乃可攻，宜桃核承气汤方。"的注解之中可以看出，成氏将太阳病分为两类：邪气在经者，为太阳经病；随经入府者，为太阳府病。而在对抵当汤证原文"太阳病六七日，表证仍在，脉微而沉，反不结胸，其人发狂者，以热在下焦，少腹当硬满，小便自利者，下血乃愈。所以然者，以太阳随经，瘀热在里故也。抵当汤主之"的注释中，成氏再一次提及经病、府病说，其云："太阳，经也。膀胱，府也。此太阳随经入府者也。"

再如，对原文"正阳阳明者，胃家实是也"成氏注释曰："邪自阳明经传入府者，谓之正阳阳明"，说明阳明病亦有经病和府病的不同，邪气在经为经病，邪气入府为府病。如成氏对"阳明脉大"的解释为："阳明气血俱多，又邪并于经，是以脉大。"对"阳明病，脉浮而紧者，必潮热，发作有时。但浮者，必盗汗出"的解释为："浮为在经，紧者里实。脉浮而紧者，表热里实也，必潮热，发作有时，若脉但浮而不紧者，止是表热也，必盗汗出。盗汗者，睡而汗出也。阳明病里热者自汗，表热者盗汗。"可以看出此证为阳明经府同病之证。

成氏虽然只提出太阳、阳明之经病、府病，但对后世经、府证的形成却有肇始之功，如后世方有执扩大了太阳府病的范围，将五苓散证亦归入太阳府病；尤在泾总结出太阳府病有血结和水结的不同，并指出水结治宜五苓散导水泻热，血结治宜桃核承气汤、抵当汤导血除热。

三、柯琴

（一）生平事迹

柯琴，字韵伯，号似峰，清代浙江慈溪人（今余姚丈亭），后迁吴之虞山（今江苏常熟），其生卒年代不详，有史料记载生于 1662 年，卒于 1735 年。好学博闻，亦工诗文。由科场失意，遂矢志攻医，精研岐黄之学。尝游京师，惜无所遇，归来时过吴门，正是叶桂医有盛名之时，因而栖息虞山，闭门读书，不显医名，慨然著书立说，暗渡金针，尤精于伤寒之学。

（二）学术成就

柯氏对《内经》《伤寒论》等均深有研究，曾著有《内经合璧》一书，惜已亡佚不传。精伤寒之学，著《伤寒论注》《伤寒论翼》《伤寒附翼》三部，合为《伤寒来苏集》八卷。

《伤寒论注》四卷，是柯氏将《伤寒论》原文，依据六经的方证，分立篇目，重加编次而成。首卷先立总纲一篇，汇集了《伤寒论》中总论伤寒之条文，并分别予以注释，使人开卷便知伤寒脉症得失之大局；其次，依六经之序分述各经之脉症。各经之中，亦先立总纲，意在使人读此便知本经之脉症大略；然后以证为主（如麻黄汤证、桂枝汤证）各分篇目，把《伤寒论》中条文，各以类从，并分别予以校正、疏注、阐发。

《伤寒论翼》二卷，主张《伤寒论》之六经辨证方法视为百病立法，而非单指伤寒。正如此书"全论大法第一"中云："按仲景自序言作《伤寒杂病论》合十六卷，

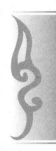

则伤寒杂病，未尝分两书也。凡条中不冠伤寒者，即与杂病同义。如太阳之头项强痛，阳明之胃实等证，是六经之为病，不是六经之伤寒，乃是六经分司诸病之提纲，非专为伤寒一症立法也。"其上卷七篇，概括阐明了六经的含义、治法及合病、并病、温、暑、痉、湿等病，意在使读者领会六经辨证，不仅适用于伤寒，也适用于杂病。下卷七篇论述了六经病解及制方大法。

　　《伤寒附翼》二卷，是论方专书，主要剖析《伤寒论》诸方。取分经论方之法，每经诸方之前均列总论，以阐述本经立法之要。对于每一方剂，均分别列述其组成意义和使用法则。

　　总之，《伤寒来苏集》从《伤寒论》的编次方法到证、治、方、药及适用范围进行了全面地探讨。在编次上，既不赞成王叔和之编次法，又反对方有执等人的"三纲鼎立"说，主张"以方名证，证从经分"。如将太阳病分为桂枝汤证、麻黄汤证、葛根汤证等十一类。柯氏这种研究方法对临床有着现实意义。在学术思想上，柯氏尊仲景理法，认为仲景之六经为百病立法，视其为阐述辨证论治规律的专书，从而扩大了《伤寒论》的应用范围。此外，对六经要领提出了自己的独特见解。认为六经为六个地面分区，为后世对六经的研究开辟了新的途径。

　　由于本书注重理法，精究伤寒之幽微，又与临床联系较紧，故颇为后世医家所推崇，影响较大。如徐大椿的《伤寒类方》基本上采用了此书分类法；罗美《古今名医方论》也较多地收录了柯氏的论点。所以此书堪称学习和研究《伤寒论》的范本。

　　唐宋以来，医家认为《伤寒论》是辨治外感热病的专书，柯琴并不赞同这种看法。他认为："原夫仲景之经，为百病立法，不专为伤寒一科。伤寒杂病，治无二理。"而造成这样误解的，是王叔和将伤寒和杂病划为二书分论，致使后人误以为六经是为伤寒一病而设，与其他病无关。他在《伤寒论翼》中说："按仲景自序言作伤寒杂病论合十六卷，则伤寒杂病，未尝分两书也。凡条中不冠伤寒者，即与杂病同义。如太阳之头项强痛，阳明之胃家实，少阳之口苦咽干目眩，太阴之腹满吐利，少阴之欲寐，厥阴之消渴，气上撞心等证，是六经之为病，不是六经之伤寒。乃是六经分司诸病之提纲，非专为伤寒一症立法也。观五经提纲，皆指内证，惟太阳提纲为寒邪伤表立。……因太阳主表，其提纲为外感立法，故叔和将仲景之合论全属伤寒。不知仲景已自明其书不独为伤寒设，所以太阳篇中，先将诸病线索，逐条提清，比他经更详也。其曰：太阳病或已发热，或未发热，必恶寒，体痛呕逆，脉阴阳俱紧者，名曰伤寒。是伤寒另有提纲矣。此不特为太阳伤寒之提纲，即六经伤寒总纲，亦不外是。观仲景独于太阳篇，别其名曰伤寒，曰中风、曰中暑、曰温病、曰湿痹，而他经不复分者，则一隅之举，可以寻其一贯之理也。其他结胸、脏结、阳结、阴结、瘀热发黄、热入血室、谵语如狂等症，或因伤寒，或非伤寒，纷纷杂沓之中，正可思伤寒杂病合论之旨矣。盖伤寒之外皆杂病，病名多端，不可以数计，故立六经而分司之。伤寒之中最多杂病，内外夹杂，虚实互呈，故将伤寒杂病合参之，正以合中见泾渭之清浊，故扼要法也。"

确如柯氏所言，《伤寒论》中一些条文，实系杂病或外感与杂病相兼，如"伤寒脉结代，心动悸，炙甘草汤主之"，病人有心悸宿疾，心阳不振，心血不足，复罹伤寒，由于正虚已甚，不堪发汗，故先以炙甘草汤补心阳、滋阴血，以其正胜邪却，是先治杂病者；小青龙汤治"伤寒表不解，心下有水气"，是太阳表寒兼水饮内伏的表里双解之法；素有悬饮"心下痞，硬满，引胁下痛，干呕，短气"者，复病太阳中风，则先解其表，"表解者，乃可攻之。……十枣汤主之"，是先治外感，后治杂病者。类似条文还有不少。临床上单纯外感或单纯杂病相对容易诊断，而两者夹杂时，往往疑似难辨，此时辨证论治便显得更加重要。仲景外感杂病合论的苦心，在于盘根错节处，教人如何辨表里寒热虚实，如何识标本先后缓急，如何用汗、下、和、吐、温、清、消、补，种种常中之变、变中之常，正是大匠示人以规矩处。

柯氏还强调说："明六经地形，始得握百病之枢机。详六经来路，乃得操治病之规则。"实乃对伤寒论方治百疾，提供了理论依据，从而为指导医者拓展临床应用范围，起到了推动作用。

四、尤在泾

（一）生平事迹

尤怡，字在泾（一作在京），号拙吾，又号饲鹤山人，生年不详，约卒于 1749 年。清代长洲（今江苏吴县）人。家贫而笃学，工诗善书，淡泊名利，曾鬻字于佛寺。与同郡顾秀野、沉德潜等为挚友。学有渊源，少时曾从师马元仪学医。马有医名，从游者甚众，得尤怡而喜甚，谓"吾今得一人，胜得千万人"。尤怡业医故里，初不著于时，而晚年医术益精，为人治病多奇中，遂名噪三吴。然不求闻达，欲晦姓名，乃隐居花溪，著书自得。所著除《伤寒贯珠集》8 卷外，还有《金匮要略心典》3 卷、《金匮翼》8 卷、《医学读书记》2 卷、《静香楼医案》1 卷。怡颇有诗名，著有《北田吟稿》，沉德潜编《清诗别裁》，内收尤怡诗词 9 首。又据《吴县志·艺术》载，尤怡亦"间作古文时文，绝类唐荆川"（唐荆川，名顺之，明代文学家）。

《明史》本传称其"于学无所不窥"。由此可见，尤怡于医学之外，兼擅诗文书法，为一多才多艺者。尤怡平生于仲景学说致力甚深，最有心得。同时师法百家，广采博取，融会贯通，故临证有奇效。其临证经验，后经江阴名医柳宝诒择其精者十之四五，录入《柳选四家医案·静香楼医案》刊行于世。

（二）学术成就

尤怡对仲景学说的研究倾注了几十年的心血，编撰了《伤寒贯珠集》《金匮要略心典》和《金匮翼》三书。《伤寒贯珠集》是其中备受推崇的佳作，被视为学习《伤寒论》的脊梁，后世学者"由是而进，则义之可疑者始明，理之难晓者自显"，从而穷本溯源。《伤寒贯珠集》根据《伤寒论》六经分篇，以法（如正治法、权变法、斡旋法、杂治法等）重新编次《伤寒论》条文，于每经之首均列"条例大意"，以阐明本经证治之大要，从而使《伤寒论》辨证施治精髓如雪亮月明，令后学一目了然。《伤寒贯珠集》一书，上承柯韵伯的《伤寒来苏集》及钱天来的《伤寒溯源集》。其最主要的特点，是在编排结构上突出治法，以法类证。《金匮要略心典》《金匮翼》是尤氏集十年寒暑的心得之作，是针对杂病辨证施治而编写的专著，对《金匮要略》中所载疾病进行了重新归类和补充，集中表现了尤氏研究杂病的心得体会和临床治疗经验总结。

尤怡作为清代杰出医家，"自轩岐以迄近代诸书"（《医学读书记》），无不博览，但其最为尊崇的是仲景学说。正如柳宝诒所说："先生博极群籍，尤服膺仲景之书，所著《伤寒论》《金匮》两注，上溯仲景心传，独抒己见。"（《增评柳选四家医案》）其医案中按语重议论，或推阐病源，或明辨治法，皆能依据经典理论对病情作出分析，阐明自己的观点。尤氏一生所治验案无数，临证思维严谨，形成自己独特风格。其注重以法类证，以证论治，论病则源流俱澈，辨证精当，切中脏腑病机；论治则善用经方，又能灵活化裁，绝不蹈袭成方。同时博采众长，功力深厚，不同凡响。

尤怡对于外感伤寒的辨治，自有其独到之处，他在《伤寒贯珠集》中"略引大端于前，分别纲目于后"将太阳、阳明、少阳、太阴、少阴、厥阴六经病按正治法、权变法、斡旋法、救逆法、类病法、明辨法、杂治法、少阳刺法及少阴清法、下法、温法等分列，以便提纲挈领，掌握各经病变及法治。如太阳、阳明、少阳各有正治法，"审其脉之或缓或急，辨其证之有汗无汗"，从而解之汗之，为太阳正治法；阳明经病有传变自受之不同，府病有宜下宜清宜温之各异，为阳明之正治法；用小柴胡汤一方和解表里，为少阳之正治法。太阳、少阳各有权变法，太阳篇内，以"人体气血有虚实之殊，藏府有阴阳之异"，虽同为伤寒之候，不得竟从麻桂之法，而分别有小建中汤、炙甘草汤、大小青龙汤等，是为太阳权变法；少阳有汗下之禁，而和解却有兼汗下之法，如柴胡加桂枝汤、柴胡加芒硝汤、大柴胡汤、柴胡桂枝汤之类，是少阳的权变法。太阳还有斡旋、救逆、类病三法，若汗出不彻而传变他经及发黄、蓄血，或汗出过而并伤阳气，乃有更发汗及用真武汤、苓桂甘枣汤等，是为斡旋法；或当汗而反下，或既下而复汗，致有结胸、痞满、胁热下利诸变，乃用大小陷胸汤、诸泻心汤等，是为救逆法；至于太阳受邪，而见风温、温病、风湿、中湿、湿温、中暍、霍乱等诸证，形似伤寒，而治法迥异，是为类病法。阳明尚有明辨、杂治法，如经府相连，虚实交错，或可下或不可下，或可下而尚不能下，及不可大下，故有脉实、潮热、转矢气、小便少等之异，以及外导润下之别，是为明辨法。如病变发黄蓄血诸证，非复阳明胃实及经邪留滞之可比拟，或散或下，当随证而异其治，是为杂治法。太阴病有经脏之分，故有解表温里及先里后表法。少阳厥阴，亦各有温清诸法。各经诸法，不一一列举。总之，是以治法为纲，证方为目，这种方法，尤怡自谓可令"千头万绪，总归一贯，比于百八轮珠，个个在手矣"。

五、曹颖甫

（一）生平事迹

曹颖甫（公元 1866—1937 年），字尹孚，号鹏南，晚号拙巢老人，江苏江阴人。早年治举子业，擅文学，工诗词，精于画梅。闲暇之时读《伤寒论》，13 岁时即以经方治病，用大承气汤初试获效。光绪二十一年（公元 1895 年），以其卓越的德才被举孝廉，后入南菁书院，师从黄以周研究经学。在治经之余，又深入研究《伤寒论》。清末废除科举制度后，潜心于学医，专攻仲景之学。1917 年在上海行医，曾任上海中医专门学校教务长。教授《伤寒论》《金匮要略》。

（二）学术成就

曹颖甫根据多年经验，著述《伤寒发微》《金匮发微》《曹颖甫医案》。曹氏研究《伤寒论》主要是继承清代张隐庵、黄坤载的学术思想。所撰《经方实验录》，是一部结合个人临证运用《伤寒论》方经验的著作。《伤寒发微》虽兼采西说，但主要内容还是按原书章节，根据自己对原文的理解和临证经验，分析阐述经义、经方。自称："著述之家，辄有二病，一为沿袭旧说，一为谬逞新奇，鄙人以考验实用为主要，间附治验一、二则。"（《伤寒发微·凡例》），故该书所注多有独到之处。

《经方实验录·第七一案》中论述到："丁卯新秋，无锡华宗海之母停经十月，腹不甚大而胀。始由丁医用疏气行血药，即不觉胀满。饮食如常人。经西医考验，则谓腹中有胎，为腐败之物压住，不得长大，欲攻而去之，势必伤胎。宗海邀余赴锡诊之，脉涩不滑，不类妊娠。当晚与丁医商进桃核承气汤，晨起下白物如胶痰。更进抵当汤，下白物更多。胀满悉除，而腹忽大。月余，生一女，母子俱安。

曹颖甫引《金匮·妊娠篇》："素有癥病，当下其癥，桂枝茯苓丸主之。"方中牡丹皮、桃仁、芍药极破血攻瘀之能事。牡丹皮、桃仁为大黄牡丹汤治肠痈之峻药，芍药为痈疽通络之必药，今人之治外证用京赤芍，其明验也。桂枝合芍药能扶统血之脾阳，而疏其瘀结。观太阳病用桂芍解肌，非以脾主肌肉乎？用茯苓者，药不过祛湿和脾耳。然方治平近，远不如桃核承气抵当丸之有力。然当时非经西医之考验，及丁医用破血药之有效，亦断然不敢用此。而竟以此奏效，其亦"有故无殒，亦无殒也"之义乎？

六、李克绍

（一）生平事迹

李克绍，字君复（1910年10月—1996年7月），山东省牟平县龙泉乡东汤村人。出身农民之家，自幼习读经史之书，古文基础坚实。19岁当小学教师，有感于农村缺医少药，农民贫病交加，遂生怜悯之心，济人之志。一边教学，一边学医。苦修10年，终于在1935年参加烟台市中医考试，以第2名的优异成绩获得行医资格，弃儒行医。先在原籍自设药房开业，颇有声望。后又到烟台、大连挂牌行医。新中国成立后，在威海市联合诊所（后改为卫生所，收归国有）工作。1957年参加卫生厅举办的"中医进修班"，后调至山东中医学院任教。历任讲师、副教授、教授。曾任伤寒教研室主任，全国仲景专业委员会顾问，并应聘为张仲景国医大学名誉教授。1984年参加"九三"学社，1985年加入中国共产党。其传略被《中国当代名人录》收录。

（二）学术成就

先生博览群书，学识深厚，医理精湛，从医从教50余年，发表了大量学术论文，先后出版了《伤寒解惑论》《伤寒论语释》《伤寒百问》《伤寒串解》等伤寒论研究专著。

《伤寒解惑论》是李克绍先生研究《伤寒论》的专著之一，全书共9.3万字，由4章与附编五个部分组成。《伤寒解惑论》一书，一扫旧论，见解独到，观点新颖，可以说是当代《伤寒论》研究的突破性成果，影响远及新加坡、日本等地，深受国内外中医界好评。《伤寒解惑论》奠定了先生在《伤寒论》研究史上的地位。

外感病发生以后，总是每日每时在不断地变化，决不会总是停留在原始的症状上。这些变化的结果，除了自愈者外，其余的在《伤寒论》中，有的叫作"传"，有的叫作"转属"或"转入"。后世注家的所谓"传经"，就是以此为根据，又加以主观想象和神秘化而造出来的。

传经问题，是伤寒学说中的一个重要问题，也是一个疑难问题。关于传经理论和运用，贯穿于六经病的始终。历代注家为此殚精竭虑，曲尽注释，并创造出诸如"循经传""越经传""首尾传""表里传"等名词概念，其初衷是力求系统解释六经病的各种演变机理与形式，其结果是空玄抽象，脱离原著及临床。于是先生进行了详细的分析辩驳，并提出了新的传经观。

1. 传经是伤寒发病的前驱期　《伤寒论》中的"传"或"转属"，究竟是怎么一回事呢？是不是和后世的所谓"传经"那样神秘难测呢？

原来外感发病的初期，三阴三阳的症状并不典型，患者只是觉得"发热恶寒"或"无热恶寒"，酸懒不适而已。这种现象，我们暂且称之为六经发病的前驱期。

2. 患者体质阳气盛衰，与伤寒病的定型关系密切　在前驱期中虽然还看不出将来要发展为哪一经病，但是也可以做出一个大概的估计。这就是"病有发热恶寒者，发于阳也；无热恶寒者，发于阴也"。这是因为，如果恶寒的同时又发热的话，就说明患者阳气素盛，大概将来会定型于三阳。如果只恶寒而不发热，说明患者阳气素虚，将来必定型于三阴。

3. 前驱期的长短有规律　至于什么时候定型，也就是三阴三阳前驱期的长短，也有其临床的大体经验。一般是太阳病可以没有前驱期，一得病当天就会"脉浮、头项强痛而恶寒"，至多只是短暂的"或未发热"而已。而阳明病则是"始虽恶寒，二日自止，即自汗出而恶热也，"虽现出阳明的特征，终于"三日阳明脉大"，成为典型的阳明病。至于少阳病的口苦、咽干、目眩，则多出现于第三日，这从"伤寒三日，少阳脉小者，欲已也"反面证明：伤寒三日脉不小，就要出现"口苦、咽干、目眩"的少阳病。三阳发病，由前驱期到各经具体症状的出现，大概是太阳病在第一日；阳明病在第二日；少阳病在第三日。三阴病典型症状的出现，其先后次序，大概是太阴病是四五日；少阴病是五六日；厥阴病是六七日。

在前驱期内，如果机体阴阳气血有可能重新得到调整，就不发展为三阳病或三阴病。

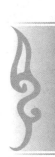

七、刘渡舟

(一) 生平事迹

刘渡舟 (1917年10月9日—2001年2月3日), 辽宁营口人, 中华全国中医药学会常务理事、仲景学说专业委员会主任委员, 国务院学位评议组特约成员, 北京中医药研究促进会名誉会长,《北京中医药大学学报》名誉主编, 北京中医药大学伤寒学说博士研究生导师。第五、第六、第七届全国人民代表大会代表。

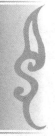

16岁起先后拜营口名医王志远、大连名医谢泗泉为师, 勤学典籍, 留心临床, 侍诊所得, 必深究之。从师7年间, 对《内经》《难经》《神农本草经》《伤寒论》《金匮要略》等中医经典著作反复研读, 烂熟于心, 并注意涉猎后世名家医著, 采撷精华, 化为己用。中医药根基雄厚, 对《伤寒论》理法方药掌握尤为纯熟。23岁出师, 遂悬壶大连, 频临大证, 屡起沉疴, 并以善用经方而声名四起。1945年携眷进京, 于钱粮胡同南花园挂牌行医。1950年考入卫生部中医进修学校学习现代医学, 毕业后先后在天坛华北人民医院、永定门联合诊所、大红门联合诊所工作, 并任大红门联合诊所所长。1956年为第一届西学中班讲授《伤寒论》部分内容, 因讲课深入浅出, 通俗易懂, 理论联系实际, 深受学生好评。随后调入北京中医药大学, 从事《伤寒论》教学工作。先后任伤寒教研室副主任、主任、金匮教研室主任, 中医基础部负责人等职。1978年晋升教授, 后被授予终身教授。

(二) 学术成就

刘渡舟教授曾编撰《伤寒论临证指要》《伤寒论校注》《伤寒论诠解》《伤寒挈要》《新编伤寒论类方》《伤寒论十四讲》《伤寒论通俗讲话》《伤寒论选读》《伤寒论讲义》《伤寒论辞典》等多部专著, 发表学术论文如《伤寒论》水证阐微、试论《伤寒论》的水火痰郁证治——兼驳吴谦对28条去桂改为去芍之非、试论心悸的证治等60余篇。《伤寒论临证指要》是刘渡舟教授晚年力著, 是继《伤寒论通俗讲话》后, 由刘渡舟教授亲撰、能够体现刘渡舟教授学术思想体系的代表作。全书7.5万千字, "每章宏纲大旨予以提要钩玄, 揭其蕴奥, 综合探研, 纵横联系, 不拘一端, 使其大法奥义借此而宣。" 并结合50余年临证心得阐明如何应用伤寒论理论解决临床实际问题, 特别是疑难病的治疗。尤为可贵者, 间或贡献了临证秘方。学习本书, 无论对明伤寒之理, 还是指临证之要, 均大有益处。

中部

各 论

此部分详细介绍了六经病、霍乱病及阴阳易差后劳复病的辨证论治过程，以原文、词解、解析、验案的形式进行了深入浅出的讲解。

第5章 辨太阳病脉证并治

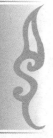

概　说

　　太阳病是六经病的初期阶段。外邪侵袭人体，正邪交争于肌表，故以营卫功能失调为主要特点。太阳病的病性属阳，病位在表，故又称表证。

　　太阳，包括足太阳膀胱与手太阳小肠两经，及其所属的膀胱与小肠两腑。足太阳膀胱经，起于目内眦，上额交巅络脑，下项挟脊抵腰，络肾属膀胱，下行至足。手太阳小肠经，起于手小指外侧，循臂至肩，下行络心属小肠；其分支上循面颊，至目内眦交于足太阳膀胱经。

　　太阳主表，统一身之营卫，营卫调和，则卫外功能固密，可以抵御外邪的侵袭。一旦外邪侵入人体，太阳首当其冲，邪正交争，营卫失其调和，这就是产生太阳病经证的主要病机。太阳中风之自汗出、脉浮缓，和太阳伤寒之无汗、脉浮紧，都与营卫功能失调有关。前者病机属于营卫不和，卫失固外开阖之权；后者病机属于卫阳被遏，营血因而郁滞不通。

　　太阳经脉上额交巅入络脑，下项循肩髆内。经气受风寒外邪所束，不能舒展，所以头痛项强。

　　太阳经属膀胱与小肠，由于经脉络属的关系，心与小肠相表里，肾与膀胱相表里，所以它们之间，具有密切的生理和病理关系。

　　在正常生理状态下，小肠能导心火下达，且具有接受胃中水谷，进行消化及分别清浊的功能。其清者为津液，输布于全身；浊者为糟粕，经二便排出体外。由于膀胱具有排出小便的功能，因此，小便之能否顺利排出，与膀胱之气化功能是否正常有直接关系；而膀胱的气化功能，又有赖于肾，如果肾气不足，就能影响膀胱气化而水气不行，以致小便不利，或小便频数和失禁等。

　　在病理状态下，若太阳经证不愈，病邪随太阳之经而侵入太阳之腑，影响到膀胱的气化功能，以致气结水停，产生以小便不利为主要特征的蓄水证；如患者素有蓄血，热结于下焦，以致瘀血不行，即产生小腹硬满、小便自利的蓄血证。

　　太阳病表邪不解，或治疗不当，就有可能进一步伤及少阴心肾而发生变证。如论中有"太阳病，发汗，遂漏不止，其人恶风、小便难、四肢微急、难以屈伸者，桂枝加附子汤主之"；"发汗过多，其人叉手自冒心，心下悸欲得按者，桂枝甘草汤主之"。前者是伤及肾阳，后者是损及心阳，均属于治疗失当，汗出过多，影响心肾的病理反映。

太阳病被认为是外感病的初期，病位在表，主要包括经证与腑证。但从该篇所涉及的内容来看，已远远超出了太阳病的范畴。在太阳病篇，既论述了风寒表实证与风寒表虚证等所谓的太阳经证，也论述了蓄水证与蓄血证等所谓的太阳腑证；不仅论述了本不属太阳的半表半里之证，也论述了本属太阴的邪热壅肺之里证；不但论述了热盛阳明、燥结阳明之证，还论述了心阳虚、脾阳虚与肾阳虚之证。此外，其他诸如用六经难以归类的结胸、风湿等，也被纳入太阳病篇，可以说无所不包。这就难圆太阳包括手太阳小肠与足太阳膀胱，太阳主表、为六经病变的初期阶段之说。

太阳病纲要

一、太阳病脉证提纲

【原文】太阳之为病，脉浮，头项强痛①而恶寒②。（1）

【词解】①头项强（jiāng，音僵）痛，强，不柔和貌。即头痛项强之意。②恶（wù，音悟）寒，恶，憎恶的意思。即怕冷、畏寒。

【解析】太阳外主一身之表，统摄营卫，固护于外，为六经之藩篱，受邪首当其冲。外邪侵袭，由表而入，正邪交争于表，使太阳的卫外功能失常，出现相应脉证。正气抗邪于表，卫气浮盛，脉中气血充盈，故脉浮。太阳为病，太阳经气不利，运行受阻，故头项强痛，活动不能自如。营卫受邪而伤，卫气不能正常发挥温煦的功能则表现为恶寒。此三个症状是太阳病表证的主要症状，尤其是恶寒，出现最早并贯穿于太阳表证的始终。

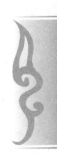

"脉浮，头项强痛而恶寒"，这一组证候是张仲景对太阳病脉证的规律性总结。此三者不仅概括了太阳病脉症的共同特点，而且还包涵了太阳病"邪袭太阳，正气奋起抗邪，正邪交争于表，经气不利，营卫失和"的基本病机特征，所以作为太阳病提纲，对临床辨识太阳病具有非常重要的指导意义。

二、太阳病分类

【原文】太阳病，发热，汗出，恶风①，脉缓②者，名为中风③。（2）

【词解】①恶风，畏惧风袭，为恶寒之轻者。②脉缓，脉象松弛，宽缓。与脉紧相对而言，非迟缓之意。③中（zhòng，音众）风，中，感受、受到之意。中风，指外感风寒病邪，并以风邪为主所引起的一种表证，与内伤杂病的突然晕倒、口眼㖞斜之中风病不同。

【解析】太阳中风证是太阳病的主要类型之一。本条首冠太阳病，因此应结合1条"脉浮，头项强痛而恶寒"综合理解，即在太阳提纲证的基础上又见发热、汗出、恶风、脉缓，是为太阳中风证。本证因风寒袭表，营卫失调所致。由于风寒侵袭而风邪偏盛，风邪伤卫，阳浮盛与邪交争，故发热；风性疏泄且伤于卫阳，使卫外失固，营不内守，营阴外泄，故见汗出；卫外不固，且汗出肌腠疏松，不胜风袭，故见恶风；又因汗出，营阴外泄，故脉搏松弛宽缓而呈缓象；太阳病脉浮，中风证脉缓，故其脉当见浮缓。凡见此脉症者，即为太阳中风证，故称为太阳中风证的提纲。

在太阳中风证的主要脉症中，当以汗出、脉缓为特征，因为它既能揭示太阳中风证营卫不和，卫强营弱的病机，同时又能区别于无汗、脉紧的太阳伤寒证。由于太阳中风证以汗出、脉缓为特征，故后世又称其为中风表虚证。但必须注意，证名"表虚"，却非虚证，因为这只是与无汗而脉浮紧的伤寒表实证对举而言。此外，太阳中风证在本条只提恶风，实则仍为恶风寒，因为恶风与恶寒只是程度的轻重不同，前人虽有中风恶风，伤寒恶寒之说，但临床上不可把恶风与恶寒作为区分中风与伤寒的依据。

【原文】太阳病，或已发热，或未发热，必恶寒，体痛，呕逆，脉阴阳俱紧者，名为伤寒。（3）

【解析】太阳病寒邪侵犯体表，或已发热、或未发热，是说明感邪有轻重，体质有强弱，故发热亦有迟早的不同。已发热是寒邪袭表，正气抗邪，阳气能及时达表。未发热是襄邪初感，阳气一时还未能达表抗邪。

感受寒邪，肌表外束，无论已否发热，恶寒为必有之证。又由于寒邪郁表，汗不得出，故身体疼痛。邪犯太阳，影响胃气顺行，胃气不得下降则呕逆。无汗，表气不宣，脉不缓而紧，故寒伤太阳脉必浮紧。上述脉证，全与无汗有关，条文虽未明言无汗，与上条比较，自寓无汗之意。见此脉证，即称太阳伤寒。

【原文】伤寒一日，太阳受之，脉若静者，为不传；颇欲吐，若躁烦，脉数急者，为传也。（4）

【解析】此言伤寒，包括中风在内。伤寒一日，太阳受之。一日，言病初起，也就是伤寒第一天。脉静是初病太阳的脉象，即浮缓浮紧之脉象未变。脉为气之先，脉不变故知其病亦未变，即为不传。若有颇欲吐之势，或见躁烦之证，而脉象又见数急，是邪气内扰，知病已传变。

【原文】伤寒二三日，阳明少阳证不见者，为不传也。（5）

【解析】5 条"伤寒二三日"是承上条"伤寒一日"而言，根据《素问·热论》计日传经之说，外感病二日当传阳明，三日当传少阳，若太阳病时日已至当传经之日，而不见身热，汗自出，不恶寒，反恶热，烦躁，口渴等阳明病见证，又不见口苦，咽干，目眩，往来寒热，胸胁苦满，心烦喜呕等少阳见证，太阳见证仍在，则可判断太阳病尚未发生传经。

【原文】太阳病，发热而渴，不恶寒者为温病①。若发汗已，身灼热者，名风温②。风温为病，脉阴阳俱浮③，汗自出，身重，多眠睡，鼻息必鼾，语言难出。若被下者，小便不利，直视④失溲⑤。若被火⑥者，微发黄色，剧则如惊痫，时瘛疭⑦，若火熏之⑧。一逆⑨，尚引日，再逆促命期。（6）

【词解】①温病，外感病中由温热之邪所致的属于温热性质的一种病证，属广义伤寒的范畴。②风温，证候名，指温病误用辛温发汗剂后的一种变证，与后世温病学之风温病不同。③脉阴阳俱浮，阴阳指尺寸。即寸关尺三部脉浮盛有力。④直视，双目前视，眼球不能转动。⑤失溲，溲，指小便。失溲，即小便失禁。⑥被火，火，指灸、熏、熨、温针等治法。被火，指误用火法治疗。⑦时瘛疭，又作，瘛疭。瘛（chì，音赤），指收缩。疭（zòng，音纵），指松弛。时瘛疭，指阵发性手足抽搐。⑧若火熏之，像烟火熏过一样，用来描述患者肤色晦暗。⑨一逆，逆，此处指误治，一逆指一次误治。

【解析】本条所论温病为广义伤寒之一种，它是由感受温热病邪所引起的一种外感病，属太阳病范畴。温病与中风、伤寒相比，其突出的证候特点是发热而渴，这反映了温邪犯表，化热伤津的病理特点。温为阳邪，侵犯人体，扰乱营卫，耗伤阴津，故发病之初，发热与口渴同时出现。温热伤人，外无寒束，故多不恶寒。但原文虽说"不恶寒"，但从临床上来看，温病初起，也可见短暂的微恶风寒，其原因是风热伤卫，卫外失固，或汗出肌疏，不耐风寒所袭之故，故对"不恶寒"当全面理解。

温病初起，治当用辛凉解表，若误用辛温药物发汗，以热助热，则重伤津液，变证蜂起。如"若发汗已，身灼热者，名风温"便是一例。此时邪热鸱张，发热非但不因汗出而降，反而升高为"身灼热"；热邪充斥内外，鼓动气血，则见脉浮盛有力；阳热过盛，逼迫阴津外泄，则自汗出；热伤津气，故身重；热扰神明，则患

33

者多嗜睡，语言不利；热盛神昏，且邪热壅肺，肺窍不通而出现鼾声。

风温变证总因邪热内盛所致，故当治以辛凉甘寒，清热育阴之法，切忌辛温发汗、苦寒攻下以及火疗等法，以免变证丛生。若误用下法，重伤阴液，水源枯竭，则小便不利；阴伤神愦，病情恶化，肝肾阴精不能上荣于目，则见直视；热盛神昏，关门不固，则二便不能约束而失禁。若风温再误用火法，火热之邪加于温热，熏灼肝胆，轻则全身发黄，重则火邪内攻，气阴耗竭，水不涵木，热极而风动，从而出现阵发性全身抖动、肢体抽搐等症状，即"如惊痫，时瘛疭"，同时因火灼肝胆亦更为严重，使黄疸之色如火熏之黄而晦暗无泽。

自"若被下者"以下文字，是论述风温变证不明清热育阴之旨而反误下，以致津枯火炽，病势垂危的严重后果。"一逆尚引日，再逆促命期"是指若一误尚有图治之机，再误则有性命之危，此语既明确提出了误治后果的严重性，又寓有风温病禁用攻下与火法，而只宜清热育阴的谆谆告诫。这在温病治疗中具有十分重要的意义，也对后世温病学说体系的形成有着极大影响。

原文第6条指出："太阳病，发热而渴，不恶寒者，为温病。"《伤寒论》著作多将此条与太阳中风、太阳伤寒鼎足而立，视为太阳病的三大类型；认为仲景在太阳病提纲下，分列为中风、伤寒、温病三证，后世有人通俗地称为"一大纲，三小纲"。太阳温病为感受温热之邪所致，但其邪在太阳，故温病初期也有发热、头痛、脉浮等脉症，属太阳病的范围。更有以此为据，引证于伤寒与温病之纷争。持广义伤寒论者认为，《伤寒论》的六经病包括了所有的外感病，温病乃外感病之一，当然在此范围。持狭义伤寒论者认为只论述了寒邪引起的外感病，是详于寒而略于温，故不包括温热邪气在内的温病。两种观点，久争不下。还有一类学者抛开纷争，不囿于"太阳病"三个字，从仲景辨证思维中寻找答案，颇有见地。认为第6条提出的太阳温病，并非鼎足而列，不属太阳病的分类，但与太阳病相类似，名太阳病，只是突出对比以辨太阳病和温病之异同，临证应首先鉴别。

【选注】注家对本条内容的争议较多，主要有两个问题：①温病的归属问题。尤氏、汪氏等主张是感受时令温热之邪而病，属于新感。程氏、章氏等主张是伏寒化温，阴伤里热，属于伏邪。所以会有这样的分歧意见，关键是对"不恶寒"的理解，前者虽然主张新感，但对不恶寒的理由解释不清，既说发热而渴、不恶寒是阳明病，又说是太阳温病，未免概念混乱。后者以邪自内发，故不恶寒，似乎理由充裕，然而不恶寒，怎么能称为太阳温病？②风温的定义问题。一是着眼于邪，认为是既有温邪，又有风邪，故名风温，如方氏、尤氏等；二是依据病理，如章氏说"因

而勾起其肝风，鼓荡其温邪，故名曰风温。三是归咎于治，如程氏提出"温病为风药所坏，遂名风温"。似乎都言之成理，然而仔细推敲一番，则又都嫌不足。风温命名在治疗之后，而且病势颇重，可见不是新感温病的风温。从误汗后的变证来看，并非肝风内动的症状，而惊风、瘛疭等证却发生于误火之后，可见亦不符原文精神。至于风药是指具有祛风作用的药物，竟用以名病，恐怕也只能聊备一说而已。总之，本条风温紧接在温病发汗之后，是温病误汗后的变证，当无疑义。结合证候特点命名，既然太阳病自汗脉缓，可名中风，那么，温病误汗后，灼热自汗，因名风温，似亦无不可。"（陈亦人．伤寒论译释．上海：上海科学技术出版社，1992）

【原文】病有发热恶寒者，发于阳也；无热恶寒者，发于阴也。发于阳，七日愈；发于阴，六日愈，以阳数七，阴数六也。（7）

【解析】本条为第 7 条。前面第 2、3、6 条分别谈到了太阳中风、太阳伤寒、太阳温病。三种类型的发生与感受邪气有关，中医根据因发知受来认识病因，所以实际上也与患者体质因素有关。本条对前三条作总结，抓住了太阳病具有特征性的临床表现恶寒伴发热中的发热来辨析其阴阳属性。发热明显的属阳，发热不明显的属阴，因此三证中的温病属阳，伤寒属阴；中风介于两者之间，相对于温病属阴，相对于伤寒属阳。阳性发散，阳气阴津的损失大，恢复较慢，故七日愈；阴性收敛，阳气阴津的损失小，恢复较快，故六日愈。

【原文】太阳病，头痛至七日以上自愈者，以行其经尽故也；若欲作再经者，针足阳明，使经不传则愈。（8）

【解析】邪犯太阳，病尚轻浅，在内脏腑未受损伤，通过调动机体抗病能力，多有正胜邪却之机，一般七天左右即可痊愈。若太阳病七日以上，病证不愈，邪气有传经于阳明的趋势，则可先安未受邪之地，可选用针刺阳明经穴位，疏通经络，振奋正气，利于驱邪，使病在先期阶段痊愈而不传，此即"针足阳明，使经不传则愈"。此乃已病防变的治未病思想，与《金匮要略·脏腑经络先后病》"见肝之病，知肝传脾，当先实脾"的精神是一致的。至于针足阳明经之何穴，后世医家见解颇多，一般认为可取足三里穴，可使人体正气旺盛而增强抗邪能力。

若患太阳病后，发热、恶寒、头痛等症已除，但身体仍觉不适，尚未完全康复，这可能是正气一时尚未恢复，或余邪未清。此时不必再服药，只需休息静养，待正气恢复，邪气尽去，自可康复。据古人经验，这一过程，在十二日左右。

此外，原文指出用针刺方法，激发胃气，调节正气，增强机体免疫力，防太阳病邪再入阳明之经。这里的针足阳明，不少医家认为是针刺"足三里"穴，认为足三里是足阳明胃经之合穴，主消纳水谷，运化精微，补脏腑虚损，为健运中土之要穴，且该穴又是阳明之枢纽，可疏导阳明通运上下，主气机升降，内补气血而外调营卫，则外邪不复内侵。其说当是，针刺足三里对细胞免疫和体波免疫都有作用。如电针足三里，能增强网状内皮系统的吞噬能力，针刺家兔的足三里，可延长抗体在血液中存在的时间；针刺人的足三里，见网状内皮系统的细胞活跃，抗体增加 2～8 倍。因此，针足阳明的"足三里"穴，可通过提高的免疫功能，以达到"治未病"的免疫祛邪目的。

【原文】太阳病欲解时①，从巳至未上②。（9）

【词解】①欲解时，病证可能得到缓解的时间，并非病必愈之时。②从巳至未上，上，犹前也。指巳、午、未三个时辰，即上午九时至下午三时这段时间。

【解析】人与自然息息相关，自然界的六淫邪气可伤人致病，自然界的阴、阳气消长也可以助人抗邪。在生理状态下，一日之内阴阳的盛衰序变影响着人体气血阴阳的变化，在患病时，这种影响也同样起着某种作用。由于太阳病属外邪侵袭人体肌表所导致病证，而每日九时至十五时，正值午前午后，是一日之中阳气最盛之时，此时人体的阳气随自然界的阳气而盛于外，有助于宣通卫阳，驱散表邪，故太阳病也就有欲解的可能。然此处的"欲解时"不是必解时，医者可以根据天人相应的原则，把握治疗时机，绝不可拘泥于欲解时而延误治疗的时机。

【原文】风家表解而不了了者，十二日愈。（10）

【解析】言风家，必其人平素卫阳不足，故外感风邪，虽表解后，正气一时尚未能复。不了了，是身体欠舒畅，正气未复之状。十二日愈，是约略之辞。

【原文】病人身大热，反欲得近衣者，热在皮肤，寒在骨髓也；身大寒，反不欲近衣者，寒在皮肤，热在骨髓也。（11）

【解析】不欲近衣，是病情见于内的寒热。皮肤言外、言浅，骨髓言内、言深，外者浅者易见，内者深者难明。病证有类似，病情不可掩。本证言身大热反欲得近衣者，是说热在表而寒在里；身大寒反不欲近衣者，是说寒在表而热在里。故表里寒热之分，是所当辨。

★ 自学指导

本节共列原文 11 条，归纳起来，可分为三个部分，说明如下：

可将"太阳病脉证提纲"（1）和"太阳病分类"（2、3、6）作为第一部分，即第 1 条为太阳病提纲，说明风寒侵袭太阳，邪正相争，而出现的脉浮、头项强痛并恶寒，是太阳病的主脉主证，换言之，凡见此脉此证者，可称为太阳病。第2、3、6条从属于提纲之下（大纲之下，统属三个小纲），分别讨论太阳中风、太阳伤寒、太阳温病的主脉主症。太阳中风的病因病机是风寒袭表、腠理疏松、营卫失调。较为突出的特征是自汗而脉浮缓。太阳伤寒的病机是风寒袭表、腠理致密、卫闭营郁。较为突出的特征是无汗而脉浮紧。太阳温病，以发热而渴、不恶寒为特征，是从温病的总体上揭示温病的一般特征（温病初起也有微恶风寒的），而非专论在表之温病。温病经过误治，则变证丛生，又须据其变化，而探讨病机之所在。

将辨发热恶寒者，为病发于阳；无热恶寒者为病发于阴，作为第二部分，这是辨阳证与阴证的一般规律，还须知其特殊情形，宜参看该条。

辨太阳病传变与否作为第三部分，即必须以脉证为疾病传变的依据，不得以日数限定之。第4、5条是为辨传变而举例说明，并非传变的全部内容。第8条说明太阳病有自愈者，亦有传阳明者，可针刺足阳明，以防微杜渐。第9条为太阳病欲解时，当了解人与天地相应的基本规律。第10条说明太阳病从初解到康复需有一个过程。以上内容作一般了解即可。

太阳病本证

太阳病是风寒之邪侵犯体表，太阳之气（即卫气，亦称表气）奋起抗邪所形成的证候。卫气敷布于体表，具有温煦肌肤，抗御外邪，司汗孔（腠理）开合的功能。风寒邪气侵犯太阳，卫气受病而不能发挥正常的温煦功能，所以患者最早出现的症状之一就是恶寒（怕冷）或恶风（怕风）。随后，由于卫气奋起抗邪，邪正相争，所以又有出现发热的症状（大多数情况是恶寒与发热几乎同时并见）。同时，由于邪正相争，全身气血向上向外抗邪，所以脉象浮。太阳经脉经过头前额，从后颈项而下行于人身的背部，风寒侵犯太阳经脉，故出现头项强痛。

太阳病以表证为主，太阳表证的主证是恶寒、头项强痛、脉浮。因此，《伤寒论》第一条即以"太阳之为病，脉浮，头项强痛而恶寒"作为太阳病的辨证提纲。

中风表虚证，是指在太阳表证的基础上具有以自汗出，脉浮缓为特点的证候。本证的自汗出，是有汗而汗出不透，邪并不能从自汗出而解，并且在出汗时畏缩怕风，脉浮缓，是脉浮而有宽柔之象，并非脉搏慢。除了上述特点之外，患者有时也会兼见鼻塞、呕逆等症状。

本证的形成，是出于患者平素体质较差，卫气不充，感受风寒后卫气更加浮而不固，营阴不能内守所致。卫气不固、腠理疏松则汗自出，汗出营阴更弱，血管不充盈，故脉浮而宽柔和缓，同时，卫气与邪相争而见发热。《伤寒论》把这一病理机制称为营弱卫强。营弱，是指营阴不能内守，津液外泄，卫强，并非卫气强盛，而是指卫气盛于外，与邪相争。再者，由于肺气外合皮毛，风寒袭表影响了肺气的宣发，故有鼻塞，干呕，是胃气上逆所致。

【原文】太阳中风，阳浮而阴弱，阳浮者，热自发，阴弱者，汗自出，啬啬恶寒，淅淅恶风，翕翕发热，鼻鸣干呕者，桂枝汤主之。（12）

桂枝汤方

桂枝三两，去皮 芍药三两 甘草二两，炙 生姜三两，切 大枣十二枚，擘

上五味，㕮咀①三味，以水七升，微火煮取三升，去滓，适寒温，服一升。服已须臾，歠②热稀粥一升余，以助药力。温覆令一时许，遍身漐漐③微似有汗者益佳，不可令如水流离，病必不除。若一服汗出病差，停后服，不必尽剂。若不汗，更服依前法。又不汗，后服小促其间，半日许令三服尽。若病重者，一日一夜服，周时观之。服一剂尽，病证犹在者，更作服。若不汗出，乃服至二三剂。

禁生冷、黏滑、肉面、五辛④，酒酪⑤，臭恶等物。

【词解】①咀，碎成小块。②歠，同啜，用热汤急饮。③漐漐，汗出极微之状。④五辛，《本草纲目》以小蒜、大蒜、韭、芸薹、胡荽为五辛。五辛的解释，各家不同，一般均指有刺激性的食物而言。⑤酪，动物乳类。

【方义】桂枝汤为治疗太阳中风的主方，有调和营卫，解肌止冲，发汗以止汗的功能。桂枝宣阳，使气运行。芍药和阴，通调血脉。芍药与桂枝为伍，能调和荣卫。生姜辛散，温胃止呕，佐桂枝以通阳。枣、草甘缓，益气调中，助芍药以和阴。协力以赴，而达助正驱邪，安内攘外之功。服用本方，尤须啜粥以助药力，使谷气得充，培养汗源，则微汗而解。

太阳主表，统辖营卫，是人身最外一层。其经脉之循行，起于目内眦，上额，交巅。其支者，从巅至耳上角；其直者，从巅入络脑，还出别下项，挟脊抵腰中……风寒之邪外袭，太阳首当其冲，因而头痛为必有症状；风寒束于太阳之表，人体正气与邪相争，所以既恶风寒，又有发热；由于风邪束表，而致腠理疏松，因而自汗出。本证见头痛，发热，恶风，自汗，属太阳中风证，所以用桂枝汤调和营卫，解肌发汗。

本条论述内容，进一步扩大了桂枝汤的应用范围，从而揭示论治应从辨证入手，以辨证为主要原则，不可拘泥于中风、伤寒之病名。同时要注意中风与伤寒的区别。如本条所列头痛、发热、恶风与太阳伤寒相同，唯有汗出是本证的特点，并以此说

明中风和伤寒的鉴别关键。

头痛一症，三阳病皆而有之，临证治疗当予以区分。太阳头痛，痛在头后，连及项部，痛而项强；阳明头痛，痛在头前，额部为甚，痛而发胀，甚则如劈；少阳头痛，痛在两侧，额角痛甚，抽掣如刺。临证依据头痛的不同部位辨证用药，以解各阳经之头痛。

桂枝汤在《伤寒论》中，不仅主治太阳中风表虚证，其他各经病中凡具有桂枝汤适应证者（发热、汗出、恶风，脉浮缓）都可用桂枝汤治疗。因此，桂枝汤的应用范围相当广泛，它的加减方遍及六经证治，被历代医家誉为"仲景群方之冠"。同时对于有些不属于外感病的杂症，尽管它们的临床表现各不相同，但只要病机相同，都是由营卫不和引起的，便可投以桂枝汤治疗，这在中医术语上就叫异病同治。例如，长期低热，临床表现为低热长期退不清，体温多在 37.5 ～ 38℃，患者除自汗、身体疲乏外，一般无其他症状。西医检查，往往找不到病因。中医辨证，既无外感六淫之邪，也无内伤七情的病史，同时也没有阴阳气血亏损、五脏六腑的病变。张仲景说："病人脏无他病，时发热自汗出而不愈者，此卫气不和也。先其时发汗则愈，宜桂枝汤。"说明了像这样的证候，是由营卫不和所致，用桂枝汤调和营卫则发热自除。营卫不和的关键，是卫气不和。在正常情况下，卫气管理体表毛窍（汗孔）的开与合，通过毛窍的开合活动来调节人体的体温和汗液的排泄。如果卫气不和，则司毛窍开合的功能失常，一方面毛窍合而不开，卫阳内郁而有低热，另方面毛窍开而不合，营阴外泄而有自汗。服桂枝汤的目的，则是鼓舞卫气，使它恢复司毛窍开合的正常功能，待营卫调和，低热、自汗均可消除。这里所说的"先其时发汗"，并非解表祛邪（风寒），而是通过发汗来调和营卫。

【验案】

病案 1：顽固性头痛

患者胡某，女，56 岁，1990 年 5 月 13 日诊。自述头额伴巅顶疼痛二年余，多方治疗乏效。刻下症如上述，阵发性胀痛如裂，冷汗淋漓，汗后胀痛随减，头部发凉，需裹毛巾方舒，身倦乏力，易于感冒，饮食二便如常，苔薄白，脉缓无力。查脑电图、血压均正常。诊为风邪客于太阳经腧，营卫失和，表虚不固。治拟调和营卫，兼益气固表。方用桂枝汤加味：桂枝 12g，白芍 15g，白术、防风各 12g，黄芪、川芎各 30g，生姜 10g，大枣 12g，甘草 3g，一剂，水煎日三服，如桂枝汤法将息。次日复诊，头痛大减，原方加党参 30g，以增强扶正祛邪之力。5 月 15 日三诊，头痛若失，与补中益气汤善后。桂枝汤系解肌祛风、调和营卫之剂，主治太阳中风证。

本患者头额、巅顶疼痛虽二年余，但病因病机与之雷同，盖足太阳膀胱经起于目内眦，上额、交巅……风邪客之，营卫失和，正邪相争，故头痛汗出。汗出风邪随之外泄则痛减。头为诸阳之会，汗出卫虚，失于温煦，故头部发凉而需毛巾包裹，汗出表虚，固密无权，兼之久病，正气益虚，抗力低下，邪气易入，则常易感冒。如是汗出卫虚，卫虚汗出，互为因果，形成恶性病理循环，虚之所处，邪之所留，故头痛缠绵，历二载而不衰，《伤寒论》54 条云："病人藏无他病，时发热自汗出而不愈者，此卫气不和也，先其时发汗则愈，宜桂枝汤"，徐灵胎谓："自汗与发汗迥别，自汗乃营卫相离，发汗使营卫相合。自汗伤正，发汗祛邪"。故治宗其说，用桂枝汤解肌而调和营卫，佐玉屏风散益气固表，重用川芎祛风止痛，由于药机相宜，故能使二载顽疾两料而弋获。

病案 2：皮肤瘙痒

患者李某，女，36 岁，农民，1995 年 5 月 10 日初诊。患者自述近 3 个月来皮肤瘙痒，时轻时重，严重时甚至影响睡眠。曾在本村乡医处就诊，认为属"皮肤过敏"，予服苯海拉明、氯苯那敏等药物，殊少疗效。遂来我院求诊。现症：遍身肌肤瘙痒，时搔之为快，余无所苦。查见肤色正常，肌肤欠润泽，有抓痕，无斑疹、结节、脱屑和渗出。舌淡红苔薄白，而脉略浮细。余初见此症，亦不能明。遂细询病因，方知此症乃早春入暖棚耕作，劳汗当风所致。余不觉豁然开朗；夫春者，肝木之令，风气盛之，劳则汗出。汗出则腠理开而营卫虚，风气乘虚而袭之，营卫失其循行之常，营阴不得濡养肌肤，安能不痒？此与《伤寒论·太阳病脉证治》所云："病常自汗出者，此为荣气和。荣气和者，外不谐，以卫气不共荣气谐和故尔。"乃同源而异流也。彼之所论乃卫不外固，营不内守而自汗，此为风邪袭于营卫，卫气抗邪于外，营阴不得濡养肌肤皮毛，而致肌肤欠润瘙痒。总其病机，皆"营卫失调"四字也。而调和营卫之方，非桂枝汤而何？遂以桂枝汤原方处之：桂枝 15g，白芍 20g，甘草 10g，大枣 5 枚，生姜 3 片。嘱其每晚临卧时以温药顿服，且告之以啜粥，温覆之法。服三剂后患者告余曰，服后身得微汗而瘙势大减。复予三剂而安。

【原文】太阳病，头痛，发热，汗出，恶风，桂枝汤主之。（13）

【解析】太阳中风证，病机是感受风寒邪气侵袭，使卫阳闭郁的同时又不能正常固密，因而不能很好地保护营阴。卫阳外出抗邪，浮盛于外则热自发；营阴不能得到应有的保护，外泄则汗自出；其典型表现为：感寒瑟缩而畏寒，风吹萧萧而畏风，发热不高而伴有肢体不能正常舒展之状，并可兼有鼻鸣干呕者。太阳中风表虚证应该用桂枝汤解肌祛风、调和营卫。

桂枝汤方近年常用于治疗慢性气管炎急性发作（证见发热恶寒、汗出、咳嗽，苔白脉缓者）、小儿气管炎、支气管肺炎（证见表虚兼有咳喘者），效果佳良。

刘渡舟于《伤寒论通俗讲话》指出桂枝汤方适用于：①患太阳中风无喘宿疾，只因风邪外袭内迫，影响了肺之宣肃而见胸满气喘者；②太阳病表不解，大便不通，本应先解表后下，但先下之，致表邪迫肺作喘，因表不解而仍用之；③临床凡见气喘因外感风寒者，脉浮缓、苔白者均可。

【原文】太阳病，项背强几几①，反汗出恶风②者，桂枝加葛根汤主之。（14）

桂枝加葛根汤方

葛根四两　麻黄三两，去节　芍药二两　生姜三两，切　甘草二两，炙　大枣十二枚，擘　桂枝二两，去皮

上七味，以水一斗，先煮麻黄、葛根，减二升，去上沫，内③诸药，煮取三升，去滓。温服一升，覆取微似汗，不须歠粥，余如桂枝法将息④及禁忌。

臣亿等谨按：仲景本论，太阳中风自汗用桂枝，伤寒无汗用麻黄，今证云汗出恶风，而方中有麻黄，恐非本意也。第三卷有葛根汤证，云无汗、恶风，正与此方同，是合用麻黄也。此云桂枝加葛根汤，恐是桂枝中但加葛根耳。

【词解】①项背强几几（jǐnjǐn，音紧紧），几几，南阳方言，语气词，形容拘紧、不柔和貌，亦有读几作殊（shū，音书）者，义同。形容项背拘紧不适，转动俯仰不利之状。②反汗出恶风，反，反而。太阳病项背强几几，多无汗恶风，今见汗出，故曰"反"。③内，音义均同"纳"，加入之意。④将息，调理休息之意，是服药后护理之法。

【解析】太阳病见汗出、恶风，属太阳中风证，而头痛，发热，脉浮缓等症则自在不言之中。太阳经脉起于目内眦，上额交巅，循头下项，挟脊抵腰。风寒之邪侵入其间，经气不舒，津液不能输布，经脉失养，故太阳病本有头项强痛，而曰"项背强几几"，是言项强连背，拘急不舒，俯仰不能自如，一者表明邪阻较重，经气郁滞更甚；一者说明病变部位扩大，其病情与单纯太阳表证之头项强痛，同中略异。而项背强几几，多兼见于太阳伤寒表实无汗证，今症见汗出，故曰"反"，旨在强调本证的辨证关键在于汗出。

【原文】太阳病，下之后，其气上冲①者，可与桂枝汤，方用前法。若不上冲者，不得与之。（15）

【词解】①其气上冲，为太阳经气上冲，表明表证仍在，为病机义。一说病人自觉胸中气逆，为症状义。

【解析】太阳病，应从发汗而解。若误用下法，最易发生外邪内陷。本条即以"其气上冲"与气"不上冲"来判断邪陷与否。其气上冲，是误下后正气未衰，表邪并未内陷，正气尚能与邪抗争，提示仍有外解之机，可与桂枝汤解外。如果误下后气不上冲，说明邪已内陷，发生了变证，则不当再用解表之法，桂枝汤自然不得与之。

"其气上冲"之气，是正气还是邪气诸家看法不一。如成无己、柯韵伯认为太阳病误下，外邪欲乘虚入里，正气与邪气相争，故气逆于上。这时邪虽未解，但亦未内陷，故仍以桂枝汤治之。丹波元简认为是太阳经气上冲，黄坤载作奔豚气解释。笔者认为，"其气上冲"之气，乃指太阳之气，"上冲"指太阳之气犹能抗邪于表，而未下陷，且头痛、发热、脉浮等症仍在，故可再服桂枝汤因势利导，疏解表邪。服药方法，仍遵前述。

【原文】太阳病三日，已发汗，若吐，若下，若温针，仍不解者，此为坏病，桂枝不中与之也。观其脉证，知犯何逆，随证治之。（16上）

【解析】太阳坏病不可与桂枝汤，应随证施治。太阳病三日，是太阳病已经过数日，曾用发汗或吐下温针等法治疗，而病仍不解，此为坏病。因太阳病施治不当，往往变为坏病。坏病治法，当观其脉证，并须知其所犯的何种误治，随证施治。

【原文】若酒客①病，不可与桂枝汤，得之则呕，以酒客不喜甘故也。（17）

【词解】①酒客，嗜酒之人。《医宗金鉴》："酒客，谓好饮之人也。"

【解析】嗜酒之人，常多湿热内蕴。桂枝汤为辛甘温剂，辛温助热，味甘助湿，故里蕴湿热之人，虽患太阳中风证，亦当禁用之。误服则湿热壅滞，胃气上逆而呕吐。上述不过举例而已，意在示人误用桂枝汤，将会发生湿热内蕴更盛的变化，而不得将误治变证只限定在呕吐一症。

本条是借酒客为例，而申明桂枝汤禁用于湿热内蕴者。然而湿热既可源于外受，亦可因为其他原因引起；嗜酒固易形成湿热，但不是一定都形成湿热。故本条桂枝汤禁忌，禁在湿热内蕴，而不可以酒客为凭。此外，若其人内蕴湿热患太阳病，必需汗解者，可选用辛凉透解，或兼化湿之法。

【原文】喘家，作桂枝汤，加厚朴杏子佳。（18）

【解析】本条文论述平素患有喘疾，又感外邪的太阳中风证。风寒之邪，外束肌表，上壅于肺，致肺气不利，诱发喘息发作，故用桂枝汤疏解风邪，加厚朴、杏仁理气利肺以治喘息。这种治疗方法较单纯用桂枝汤为好，所以称为"加厚朴、杏子佳"。

本证的辨证关键：①以风寒表虚证兼咳、喘者为宜，必见汗出恶风。并以此区别于麻黄汤证的表实无汗而喘。②苔见薄白，脉现浮缓，以内无热象为宜。

【原文】凡服桂枝汤吐者，其后必吐脓血也。（19）

【解析】内热盛者禁用桂枝汤。阳热内盛之人，忌服辛温之药，服之则阳热更甚，往往引起坏病。服桂枝汤后，若见呕吐，应察其人是否内热炽盛。内热盛者桂枝辛温之剂自当慎用。若以热助热，热伤阳络，预料其后必引起吐血之变。

本条示人注意：凡内热盛者，当禁用辛温药。至于服桂枝汤后吐者，其后是否必吐脓血，在临床上尚不能视为定例，当根据具体情况，不可执一。

【原文】太阳病，发汗，遂漏不止，其人恶风，小便难，四肢微急，难以屈伸者，桂枝加附子汤主之。（20）

【解析】太阳病发汗后，表阳虚而汗漏不止的证治。太阳病的治法，虽然以发汗为主，但以漐漐汗出为佳。今发汗太过，以致表阳虚而腠理开泄，故有汗漏不止、恶风、小便难、四肢微急、难以屈伸等证。呈现遂漏不止，是阳伤不能卫外为固；恶风，是因汗后阳虚；小便难，是汗多于外，津亏于内；四肢微急、难于屈伸，是阳不足以煦，阴亦不足以濡。综上各证，是发汗太过，表阳已虚，应用桂枝加附子汤主治。

桂枝加附子汤方

桂枝三两，去皮　芍药三两　甘草三两，炙　生姜三两，切　大枣十二枚，擘附子一枚，炮，去皮，破八片

上六味，以水七升，煮取三升，去滓，温服一升。本云：桂枝汤，今加附子。将息如前法。

【方义】本证汗漏不止，言汗出如漏，量小而微，然绵绵不休，与大汗淋漓之量大势猛，绝不相同。因于汗漏，其津伤之势在所难免，而汗漏又实责于卫阳之虚，故但于桂枝汤中加附子，扶阳即所以固表，固表即所以敛汗，敛汗即所以存津液是也，此阴阳互生之道，奥妙无穷。其方中不用黄芪甘温固卫，而用附子温肾，有本固枝荣之妙。

本方用桂枝汤调和营卫，解肌祛风，以解未尽之风寒，有利于止汗；加炮附子温经复阳，固表止汗。其表证未罢而汗漏者，固可用之，若表证已罢，而阳虚汗漏者，亦可用之。

本方可治漏汗证、阳虚自汗证、半身多汗症、痹证、痿证、风寒咳喘等，均以阳气不足、卫阳不固、感受风寒等为其基本病机。现代临床常用以治疗自主神经功能失调、感冒及流行性感冒、风湿性关节炎、类风湿关节炎等，符合其病机者。

据现代临床应用统计分析，本方临床辨证时所依据的主要指标为汗出、恶风寒、

肢体凉冷、神疲体倦、面色不华。

【原文】太阳病，下之后，脉促^①胸满^②者，桂枝去芍药汤主之。（21）

桂枝去芍药汤方

桂枝三两，去皮　甘草二两，炙　生姜三两，切　大枣十二枚，擘

上四味，以水七升，煮取三升，去滓，温服一升。本云，桂枝汤今去芍药。将息如前法。

【原文】若微寒^③者，桂枝去芍药加附子汤主之。（22）

桂枝去芍药加附子汤方

桂枝三两，去皮　甘草二两，炙　生姜三两，切　大枣十二枚，擘　附子一枚，炮，去皮，破八片

上五味，以水七升，煮取三升，去滓，温服一升。本云，桂枝汤今去芍药加附子。将息如前法。

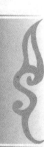

【词解】①脉促，脉象急促有力，不是脉来数，时一止之促脉。钱天来说："脉促者，非脉来数时一止，复来之促也，即急促亦可谓之促也。"②胸满，即胸闷。③微寒，此处指脉微恶寒。

【解析】太阳病误下，可引起表邪内陷的不良后果。今误下后，病人出现脉促，胸间满闷，乃下后胸阳受损，失于布达所致。胸阳虽伤，但未致大虚，故其脉来急促，此正如钱天来说"脉促者，非脉来数时一止，复来之促也，即急促亦可谓之促也"（《伤寒溯源集·太阳篇》）。此脉反映了表邪内陷，郁而不伸，正邪相争之势。因病机为表邪不解，邪陷胸中，胸阳受挫，故治当解肌祛风，兼通心阳，方以桂枝去芍药汤。

桂枝去芍药加附子汤因其配伍巧妙，有表可解，无表可温通调补心胸阳气，故临床上无论是否有表证，只要辨证为胸阳不足、阳虚阴结者俱可应用，现多用于治疗胸痹、心悸、哮喘、痹证、胃脘痛、呃逆、呕吐、水肿、疝气等。

【原文】太阳病，得之八九日，如疟状，发热恶寒，热多寒少，其人不呕，清便欲自可，一日二三度发。脉微缓者，为欲愈也；脉微而恶寒者，此阴阳俱虚，不可更发汗、更下、更吐也；面色反有热色者，未欲解也，以其不得小汗出，身必痒，宜桂枝麻黄各半汤。（23）

【解析】太阳病得之八九日后的几种转变。本条内容，指出太阳病八九日后有以下三种转变。

（1）好转将愈：太阳病得之八九日，为日较久，病情转变如疟状者，即寒热

发作有时。热多寒少，是阳气进，邪气退的象征。其人不呕，是邪未入少阳。清便欲自可，是邪未入阳明。一日二三度发，言寒热一日发二三次。脉微缓者，微属邪衰，缓属正复。脉证相合，是为欲愈。

（2）阴阳俱虚：脉微而恶寒者，脉微主正气衰，恶寒是阳气不足，寓有寒多热少之意。此阴阳俱虚，是说表里皆虚，故脉微而恶寒，不可更用汗吐下的治法。今病已转变为虚，故汗吐下的治法不可再用。

（3）变为桂麻各半汤证：太阳病到了八九日，理宜表解身凉，今热多寒少，面部反有郁热之色，是表邪仍未欲解。邪郁久不得小汗出，故身必痒。唯其病情不适于专用桂枝汤或专用麻黄汤，故用桂枝麻黄各半汤，取其微汗而解。

桂枝麻黄各半汤方

桂枝一两十六铢，去皮　芍药一两　生姜一两，切　甘草一两，炙　麻黄一两，去节　大枣四枚，擘　杏仁二十四枚，汤浸，去皮尖及两仁者

上七味，以水五升，先煮麻黄一二沸，去上沫，内诸药，煮取一升八合，去滓，温服六合。本云：桂枝汤三合，麻黄汤三合，并为六合，顿服，将息加上法。

臣亿等谨按：桂枝汤方，桂枝、芍药、生姜各三两，甘草二两，大枣十二枚。麻黄汤方，麻黄三两，桂枝二两，甘草一两，杏仁七十个。今以算法约之，二汤各取三分之一，即得桂枝一两十六铢，芍药、生姜、甘草各一两，大枣四枚，杏仁二十三个零三分之一枚，收之得二十四个，合方。详此方乃三分之一，非各半也，宜云合半汤。

【原文】服桂枝汤，大汗出，脉洪大者，与桂枝汤，如前法。若形似疟，一日再发[①]者，汗出必解，宜桂枝二麻黄一汤。（25）

桂枝二麻黄一汤方

桂枝一两十七铢，去皮　芍药一两六铢　麻黄十六铢，去节　生姜一两六铢，切　杏仁十六个，去皮尖　甘草一两二铢，炙　大枣五枚，擘

上七味，以水五升，先煮麻黄一二沸，去上沫，内诸药，煮取二升，去滓。温服一升，日再服。本云：桂枝汤二分，麻黄汤一分，合为二升，分再服。今合为一方。将息如前法。

臣亿等谨按：桂枝汤方，桂枝、芍药、生姜各三两，甘草二两，大枣十二枚。麻黄汤方，麻黄三两，桂枝二两，甘草一两，杏仁七十个。今以算法约之，桂枝汤取十二分之五，即得桂枝、芍药、生姜各一两六铢，甘草二十铢，大枣五枚。麻黄汤取九分之二，即得麻黄十六铢，桂枝十铢三分铢之二，收之得十一铢，甘草五铢

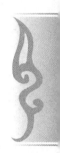

三分铢之一，收之得六铢，杏仁十五个九分枚之四，收之得十六个。二汤所取相合，即共得桂枝一两十七铢，麻黄十六铢，生姜、芍药各一两六铢，甘草一两二铢，大枣五枚，杏仁十六个，合方。

【词解】①一日再发，一日发作两次。

【解析】太阳病服桂枝汤大汗出后的两种转归及证治。桂枝汤服法第12条已有明确论述，今服桂枝汤不得其法，以致大汗出而病不解。此时可发生种种变化，本条列举了两种情况。其一，出现大汗出，脉洪大。大汗出，脉洪大，亦为阳明主症之一，对此应详察病情是否已发生变化。若病人阳明，燥热亢盛，除大汗出、脉洪大外，必见高热、烦渴等症。而本条服桂枝汤后并未见上述症状，仅大汗出、脉洪大，同时还伴见发热恶寒、头痛等，因知为大汗出时，卫阳受辛温药力鼓舞，一时浮盛于外使然。证不变则治亦不变，故仍从太阳论治，与桂枝汤如前法。其二，服桂枝汤后，"若形似疟，一日再发者"，与23条病机相似而略轻，为太阳病大邪已去，余邪微存，邪正相争更为轻浅平缓，故宜桂枝二麻黄一汤，微发其汗。

【原文】服桂枝汤，大汗出后，大烦渴不解，脉洪大者，白虎加人参汤主之。（26）

【解析】服桂枝汤后转属阳明的证治。服桂枝汤大汗出后，表邪虽去，而津液被劫，里热炽盛，故脉见洪大，大烦渴不解。当用白虎加人参汤，以清热生津，与25条服桂枝汤大汗出时脉洪大不同。汗出时脉见洪大，并无大烦渴不解的里热证，知病仍在太阳，故用桂枝汤治之。

白虎加人参汤方

知母六两　石膏一斤，碎，绵裹　甘草，二两，炙　粳米六合　人参三两

上五味，以水一斗，煮米熟汤成，去滓，温服一升，日三服。

【方义】石膏清热除烦，知母清肺润燥，人参益气生津，粳米、甘草调中和胃，本方为清热养阴之剂。

凡里有燥热，大伤津液，诊其脉洪或滑数，大汗出、烦渴、口舌干燥，或舌有芒刺，无表证者，为本方适应证。许多热性病，常见此脉证，辨证确实，用无不效（此一方能治多病之妙）。若但凭病名，只凭专药，不辨脉证，必遭误治。

【原文】太阳病，发热恶寒，热多寒少，脉微弱者，此无阳也，不可发汗，宜桂枝二越婢一汤。（27）

桂枝二越婢一汤方

桂枝十八铢，去皮　芍药　麻黄各十八铢　甘草十八铢，炙　大枣四枚，擘
生姜一两二铢，切　石膏二十四铢，碎，绵裹

上七味，以水五升，煮麻黄一二沸，去上沫，内诸药，煮取二升，去滓。温服
一升。本云：当裁为越婢汤、桂枝汤，合之饮一升，今合为一方，桂枝二分，越婢
汤一分。

臣亿等谨按：桂枝汤方，桂枝、芍药、生姜各三两，甘草二两，大枣十二枚。
越婢汤方，麻黄二两，生姜三两，甘草二两，石膏半斤，大枣十五枚。今以演算法
约之，桂枝汤取四分之一，即得桂枝、芍药、生姜各十八铢，甘草十二铢，大枣三
枚。越婢汤取八分之一，即得麻黄十八铢，生姜九铢，甘草六铢，石膏二十四铢，
大枣一枚八分之七，弃之，二汤所取相合，即共得桂枝、芍药、甘草、麻黄各十八
铢，生姜一两三铢，石膏二十四铢，大枣四枚，合方。旧云桂枝三，今取四分之一，
即当云桂枝二也。越婢汤方见《仲景杂方》中，《外台秘要》一云起脾汤。

注：林亿校注越婢汤方中麻黄为二两，考《金匮要略·水气病脉证并治》越婢
汤方，麻黄为六两，《金匮要略·中风历节病脉证并治》引《备急千金要方》越婢
汤方，麻黄亦为六两。《金匮要略》即《仲景杂方》经林亿校正后之书名。

桂枝二越婢一汤以桂枝汤剂量的1/4，越婢汤剂量的1/8相合而成。两方之比
例为2：1，因名桂枝二越婢一汤。本方实为桂枝汤加麻黄、石膏组成。桂枝汤外
散表寒；越婢汤载于《金匮要略》，由麻黄、石膏、杏仁、大枣、炙甘草组成，为
发越郁热之辛凉剂。两者合方，量小而力轻，为解表清里之轻剂，属小汗范畴。

桂枝二越婢一汤证与大青龙汤证相比较，两证病机均为外寒兼内热，方用麻黄
汤合桂枝汤加石膏化裁而成。本证为外寒内热之轻证，治以小汗；大青龙汤证为外
寒内热之重证，治以峻汗。

【原文】服桂枝汤，或下之，仍头项强痛，翕翕发热，无汗，心下满微痛，小
便不利者，桂枝去桂加茯苓白术汤主之。（28）

【解析】汗下后，水气内停，表亦未解的证治。服桂枝汤，或下之，仍见头项
强痛、翕翕发热、无汗等证，是太阳表证不解；而又心下满微痛、小便不利，是脾
不转输，水气内阻。凡表病兼里有水饮者，一般宜表里同治。若径解表，病必不除，
盖里气不通，表亦不和。今用桂枝去桂加茯苓白术汤，里水得利，表亦可解。

【原文】伤寒脉浮，自汗出，小便数，心烦，微恶寒，脚挛急。反与桂枝欲攻
其表，此误也。得之便厥，咽中干，烦躁吐逆者，作甘草干姜汤与之，以复其阳；

若厥愈足温者，更作芍药甘草汤与之，其脚即伸；若胃气不和，谵语者，少与调胃承气汤。若重发汗，后加烧针者，四逆汤主之。（29）

问曰：证象阳旦，按法治之而增剧，厥逆，咽中干，两胫拘急而谵语。师曰：言夜半手足当温，两脚即伸，后如师言，何以知此？答曰：寸口脉浮而大，浮为风，大为虚，风则生微热，虚则两胫挛，病形像桂枝，因加附子参其间，增桂令汗出，附子温经，亡阳故也。厥逆咽中干，烦躁，阳明内结，谵语烦乱，更饮甘草干姜汤，夜半阳气还，两足当热，胫尚微拘急，重与芍药甘草汤，尔乃胫伸，以承气汤微溏，则止其谵语，故知病可愈。（30）

【解析】病初即见脉浮，自汗出，微恶寒等表证症状，但同时又见小便数，心烦，脚挛急等太阳中风兼阴阳两虚之证，为表里同病，治当表里兼顾。误用桂枝汤发汗后，出现阴阳两虚变证，进一步损伤阴阳，而见手足厥逆，咽中干，烦躁吐逆等复杂证情，其证以阳虚为急，当先以复阳为主，与甘草干姜汤温阳复气，若厥愈足温，则是阳气已复；若尚有脚挛急等阴伤之象，可投以芍药甘草汤益阴缓急，服芍药甘草汤后，阴液恢复则其脚即伸。此时尚有胃气不和的谵语，不大便等，可少与调胃承气汤泄热和胃，切勿苦寒攻伐太过，以免复伤里气。若误汗太甚，灸药并施，重伤阳气，急用四逆汤回阳。

甘草干姜汤方

甘草四两，炙　干姜二两

上二味，以水三升，煮取一升五合，去滓。分温再服。

【方义】方由炙甘草、干姜两味组成，炙甘草补中益气，干姜温中复阳，二药相配，辛甘化阳。中阳得复，则厥愈足温。

芍药甘草汤方

芍药　甘草，炙各四两

上二味，以水三升，煮取一升五合，去滓。分温再服。

【方义】方以芍药益阴养血缓急，炙甘草甘温补中缓急。二药合用，酸甘化阴，阴液得复，筋脉得养，则脚挛急自伸。

【原文】太阳病，项背强几几，无汗恶风，葛根汤主之。（31）

葛根汤方

葛根四两　麻黄三两，去节　桂枝二两，去皮　生姜三两，切　甘草二两，炙
芍药二两　大枣十二枚，擘

上七味，以水一斗，先煮麻黄、葛根，减二升，去白沫，内诸药，煮取三升，

去滓，温服一升。覆取微似汗，余如桂枝法将息及禁忌。诸汤皆仿此。

【方义】本方以葛根为主药，其性味甘辛微凉，功擅解肌退热，且能升津液，舒经脉，以疗项背拘急；能入脾胃，升发清阳而止泻利。方以桂枝汤减少桂、芍而加麻黄者，一则欲其调和营卫，以利太阳经气运行；再则欲其发汗解表，以治恶风无汗之表实，而又不致峻汗以顾护阴津。此即于麻、桂二方临床运用中，据病情差异，别出心裁，另立新法，亦即以桂枝汤为基础加葛根、麻黄，而不以麻黄汤加葛根之由来。故柯韵伯谓："葛根味甘气凉，能起阴气而生津液，滋筋脉而舒其牵引，故以为君；麻黄生姜，能开玄府腠理之闭塞，祛风而出汗，故以为臣；寒热俱轻，故少佐桂芍同甘枣以和里，此于麻桂二方之间衡其轻重，而为调和表里之剂也。"

【原文】太阳与阳明合病者，必自下利，葛根汤主之。（32）

【解析】太阳与阳明合病自下利治法。二阳俱受邪，相合病者，谓之合病。合病者，一般邪气较甚。所以太阳阳明合病者既有太阳病，又有阳明病，邪盛于外，影响于里，故云"必自下利"。因里证为表病引起，故治法仍侧重在表。用葛根汤发散表邪，表解则里自和。

【选注】《金鉴》说："太阳与阳明合病者，表里之气，升降失常，故下利也。治法解太阳之表，表解而阳明之里自和。"

【原文】太阳与阳明合病，不下利，但呕者，葛根加半夏汤主之。（33）

【解析】太阳与阳明合病，不下利，但呕的治法。本条承上条而言太阳阳明合病，因里病为表病所引起，内干肠胃，使升降失常。有不自下利，逆而为呕者，故仍以葛根汤解外，加半夏以降逆止呕。

葛根加半夏汤方

葛根四两　麻黄三两，去节　甘草二两，炙　芍药二两　桂枝二两，去皮　生姜二两，切　半夏半升，洗　大枣十二枚，擘

上八味，以水一斗，先煮葛根、麻黄，减二升，去白沫，内诸药，煮取三升，去滓，温服一升。覆取微似汗。

【方义】治上条之证不下利，但有呕证者，故加半夏降逆止呕。

【原文】太阳病，桂枝证，医反下之，利遂不止，脉促者，表未解也；喘而汗出者，葛根黄芩黄连汤主之。（34）

葛根黄芩黄连汤方

葛根半斤　甘草二两，炙　黄芩三两　黄连三两

上四味，以水八升，先煮葛根，减二升，内诸药，煮取二升，去滓，分温再服。

【方义】葛根黄芩黄连汤的功效为清热坚阴止利，兼以解表。方中葛根用量较大为君药，其性轻清升发，既能升清降浊，生津止利，又能透邪外出，表解则里和；芩、连苦寒，直清阳明胃肠之热，坚阴止利厚胃肠，热清则利止，为臣药；炙甘草扶正和中，缓急止痛；亦可调和诸药，是为佐使药。诸药合用既能解表，又能清解肠腑邪热而止利。本证无论有无表证均可使用，可以用于痢疾或泄泻以阳明胃肠邪热为主的病症。

【验案】

病案 1：阳明经头痛

患者陈某，女，34 岁，1992 年 5 月 6 日初诊。因前额部连及眉棱骨疼痛 2 天，服药不效来诊，诊见头痛，前额尤甚，连及眉棱骨，伴发热汗出，目赤面红，口臭咽干，渴喜冷饮，胸中烦热，咽喉肿痛。舌红、苔薄黄而干，脉弦数。体温 38.2℃，神疲，呈急性病容；眼结膜、咽喉、扁桃体均充血，两侧扁桃体 I 度肿大。心肺正常。无脑膜刺激征。证属阳明经头痛，乃胃经火热上熏而致。法当疏风清热，泻火解毒。以葛根黄芩黄连汤加味。处方：葛根 15g，黄芩 12g，甘草 4g，黄连、升麻各 6g，白芷 10g，石膏（先煎）50g。每日 1 剂，2 剂而瘥。按足阳明胃经之脉起于鼻旁两侧之迎香穴，向下沿着鼻之两侧进入上齿龈内，回出环绕口唇……到达前额。故可知本例由阳明经病变所致，症乃胃经火热。拟解表清热，泻火解毒为法。方中以葛根解表清热，止渴生津；黄芩清解热毒，清胃泻火；黄连泻火解毒，清热除烦；甘草清热解毒；升麻疏风发表，清热解毒；白芷疏风止痛；石膏清热泻火，止渴除烦；其中白芷与葛根、升麻配伍，擅治阳明经头痛。药中于病，乃获良效。

病案 2：牙痈

患者朱某，男，45 岁，1991 年 3 月 28 日初诊。牙痛 2 天，经服红霉素、牛黄解毒片未效来诊。症见上牙龈右侧起一小肿块，坚硬高肿，焮红疼痛，右侧面颊肿胀坚硬，张口不便，伴头痛发热，咽喉肿痛，扁桃体充血，颌下淋巴结肿大，烦热口臭，渴欲冷饮，面赤唇红。舌红、苔黄干，脉弦滑数。辨为牙痈，此系足阳明胃经火毒上熏所致。法宜清胃泻火，凉血解毒，散结消痈。拟葛根黄芩黄连汤加味。处方：葛根 15g，黄芩 12g，黄连 8g，甘草 4g，石膏（先煎）80g，蒲公英 30g，白芷、牡丹皮各 10g。每日 1 剂，3 剂而愈。按本例系由阳明胃经火毒上熏，致热毒结聚，经脉受阻，气血凝滞而发为牙痈。故治宜清胃泻火，凉血解毒，退肿散结以消其痈。方中以葛根黄芩黄连汤清胃解毒，清热泻火，止渴除烦；石膏清热泻火，消肿止痛；白芷消肿止痛；蒲公英清热解毒，消痈散结；牡丹皮清热凉血，散结消痈。使胃火清，热毒泻，血分凉，结气散，故牙痛告愈。

病案3：呕吐

患者刘某，男，25岁，1992年8月18日初诊。诉近几天来，因过食辛温燥烈之品而致呕吐。经服中西药未效，随来诊治。刻诊见食入则吐，吐出物质稠黏味臭，伴胃脘灼热疼痛，烦躁不安，面红目赤，口臭唇焦，咽喉肿痛，渴喜冷饮，牙龈肿痛。舌红、苔黄厚，脉弦滑数。体温37.8℃，神疲，呈急性病容，呕吐物色黄，味臭，上腹部有明显压痛。证为呕吐，缘由实热蕴结胃经，胃火上冲，胃失和降，气逆于上所致。治宜清热泻火，降胃止呕。拟葛根黄芩黄连汤加味。处方：葛根18g，黄芩12g，姜竹茹、黄连各10g，甘草4g，生大黄15g。1剂，药煎2次，共煎取药汤2碗，少量多次分服。8月19日二诊：呕吐止，胃痛减，诸症好转，舌红、苔薄黄，脉滑略数，原方去大黄、竹茹，续进2剂，诸症悉平。本例系因过食辛温燥烈之品而致胃经蕴热，胃火上冲，胃失和降，气逆于上而发为呕吐。故治宜清热泻火，降胃止呕。用葛根黄芩黄连汤加味治之。方中葛根黄芩黄连汤清胃止呕，泻火解毒，解渴除烦；大黄苦寒沉降，清泻实热，使上炎之火得以下泄；竹茹清热除烦，和胃止呕。由于服用本方后，热清火泻，胃气安和，故呕吐自止。

病案4：腹痛

患者朱某，男，36岁，1990年6月19日初诊。腹部胀满疼痛2天。服药不效来诊。症见腹部胀满，疼痛拒按，伴发热汗出，胸中烦热，咽干口臭，口渴欲饮，小便短黄，大便溏赤。舌红、苔黄微腻，脉弦滑数。体温38.1℃，上腹部及脐周有压痛，肠鸣音稍亢进。证为腹痛。缘由湿热蕴结胃肠，壅滞气机，腑气通降失常。治宜清热解毒，行气燥湿，缓急止痛。投葛根黄芩黄连汤加味。处方：葛根、白芍各15g，黄芩12g，黄连6g，炙甘草5g，厚朴、枳壳各10g。每日1剂，2剂而愈。按本例系由于湿热蕴结胃肠，致气机阻滞，腑气通降失司而发为腹痛。故治宜清热解毒，燥湿除满，行气宽中，和中缓急以止其痛。方中以葛根解肌退热，缓急止痛；黄芩清胃解毒，燥湿泄热；黄连清热燥湿，泻火解毒；炙甘草、白芍和中缓急止痛；厚朴行气燥湿，消胀除满；枳壳行气导滞，宽中除胀。服后湿除热清，气行胀消，气机通畅，腹痛自瘥。本方配伍严谨，功用卓著，起效迅速。君麻黄者，以其功擅辛温发汗、解散风寒，更兼宣肺平喘之用，故为君药。桂枝辛温，功擅解肌祛风，协同麻黄增强发汗解表之力，是为臣药。杏仁有宣肺平喘之功，与麻黄协同，既增平喘之力，更添解表之效，故为佐药。炙甘草补益中焦，意在顾护汗源，更能调和诸药，故为使。四药相合，其发汗之力甚峻，不须啜粥者，以防汗出太过是也。

病案 5：恽铁樵医案

四公子病伤寒，发热，无汗，而喘。遍请诸医家，其所疏方，仍不外乎历次所用之豆豉，山栀，豆卷，桑叶，菊花，薄荷，连翘，杏仁，象贝，等味。服药后，热势依然，喘益加剧。先生乃终夜不寝，绕室踌躇。迫天微明，乃毅然曰：此非《伤寒论》"太阳病，头痛，发热，身疼，腰痛，骨节疼痛，恶风，无汗，而喘者，麻黄汤主之。"之病而何？乃援笔书：麻黄七分，桂枝七分，杏仁三钱，炙草五分。持方与夫人曰："吾三儿皆死于是，今四儿病，医家又谢不敏。与其坐而待毙，曷若含药而亡！"夫人默然。嗣以计无他出，乃即配药煎服。先生则仍至商务印书馆服务。及归，见病儿喘较平，肌肤有润意，乃更续予药，竟得汗出喘平而愈。四公子既庆更生，先生乃益信伤寒方。（曹颖甫.经方实验录.上海：上海科学技术出版社，1979）

病案 6：发热

患者徐某，男，23 岁，未婚，工人，1997 年 1 月 5 日就诊。患者平素体壮，3 天前因受寒后发热（体温 39℃），恶风寒，伴头身痛，腰痛，骨节疼痛，无汗，气粗。查咽充血，双扁桃体 I 度肿大。口服退热药及复方大青叶片，静滴青霉素等无效。现诸症依然，无汗出，舌淡红，苔薄白，脉浮数。辨证属风寒外束，太阳伤寒。予麻黄汤加味：麻黄 10g，桂枝 10g，杏仁 10g，羌活 10g，甘草 6g，生姜 3 片，大枣 5 枚。1 剂，水煎，分 3 次服。服上药 1 服后无汗出，心烦，心悸，不敢再服。余嘱继服勿忧。3 服尽，须臾遍身大汗出，旋即热退，肢体舒适，休息 1 日上班。随访未复发。[王绍印.经方治发热验案 4 则.国医论坛，1997，12（4）：12]

病案 7：太阳伤寒表实证

患者，女，24 岁，医务人员。反复低热 3 年而就诊。自诉起病时常见咽喉疼痛，伴有怕冷、低热，体温多在 37.5 ～ 38℃，关节痛。经用卡那霉素注射后，热暂退，症状稍缓解，但仍时有复发。2 年后，每日发热 2 次，体温多在 37.5℃左右，发热原因未明。来诊时证见畏寒，微发热，身无汗，双膝关节痛，舌淡红、苔微黄腻，脉稍浮紧。此为太阳伤寒表实证，法当发汗解表，用麻黄汤治疗。服 2 剂后，汗出热退。第二次来诊，自说服药后身觉汗出，时有怕风、微热，诊其脉见细弱微缓。此时，病虽已去八九，但没有完全外解，现见微热，怕风，脉缓弱，是属营卫失和的现象，治当调和营卫，用桂枝汤。服 3 剂后，微热、怕风之症状均已消失。第三次来诊仍用桂枝汤 2 剂，以巩固疗效。半年后随访，自诉至今未见发热，自觉一直良好。[范中林.老中医六经辨证医案选.中医杂志，1979（10）：25]

按：将一个反复发热达 3 年之久的病人辨证为太阳表实证并投以麻黄汤治疗，的确要具有十分丰富的临床经验。由此可见，中医治病，贵在辨证，善于抓住病机用药。

病案 8：似麻黄汤证

患者，男，68 岁，农民。因操劳过甚，感受风寒，发热头痛，无汗、浑身关节皆痛已 3 天，自服土霉素等未效。来诊时证见身灼热无汗，微喘，气息稍粗，自诉骨节酸楚烦疼较甚，舌苔薄白，脉浮紧滞数。

此证似属麻黄汤证，然虑其年高，用此发汗峻剂可能有弊，故对其子言明，嘱其注意观察，病情有变，随时来诊。即处以麻黄汤：麻黄 6g，桂枝 6g，杏仁 9g，甘草 3g，2 剂。数日后，其子来告诉说，服药 2 剂后病已愈，特来道谢。（江苏新医学院．西医离职学习中医班论文集）

【原文】太阳与阳明合病，喘而胸满者，不可下，宜麻黄汤。（36）

【解析】太阳与阳明合病喘而胸满的治法。太阳阳明合病，表寒外束，肺气被阻，故喘而胸满。此与阳明内实之腹满而喘不同，故不可下。本证虽为太阳阳明合病，但以表寒为主，故治以麻黄汤解表定喘，胸满自除。

【原文】太阳病，十日已去，脉浮细而嗜卧者，外已解也；设胸满胁痛者，与小柴胡汤；脉但浮者，与麻黄汤。（37）

【解析】太阳病十日已去，有三种不同的证治变化。太阳病过了十日以上，脉浮细而嗜卧，是表邪已去，正气尚未全复之状；若见胸满胁痛，为邪传少阳，应以小柴胡汤和之；若见脉浮不变，主病仍在表，虽十日以上，仍应与麻黄汤以解表。

本条以脉 "细" 为重点，推测太阳病之转归和证治。太阳病已达十日以上，病情每多变化，本条指出三种不同的转归。

（1）将愈之候："脉浮细而嗜卧者，外已解也"，脉由浮紧变为浮细。细为小脉，以示表邪衰退。嗜卧，标志着已无所苦，说明邪气将退，正气未复。脉症合参，得知表证已解，为将愈之候。

（2）转属少阳："设胸满胁痛者，与小柴胡汤"，胸胁乃少阳经脉循行之部位，胸满胁痛是少阳病主症，说明邪入少阳，枢机不利，故用小柴胡汤枢转少阳，此时脉细当是细弦。

（3）仍在太阳："脉但浮者，与麻黄汤"，言但浮，是说脉未现细象，脉象未变，则病亦未变，仍当用麻黄汤发汗。

本条提示，判断疾病的转归当以脉症为依据，并示人患太阳病，不必拘患病时

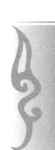

日，只要表证未变，其治法用方不变，即有是证，用是药，揭示了辨证论治的规律。

关于脉浮细：细脉在《伤寒论》中，有主血虚，如当归四逆汤证之"脉细欲绝"；有主邪结，如"脉细者，此为阳微结"；在少阳病还有"伤寒，脉弦细，头痛发热者，属少阳"之论，可见对细脉的理解应当灵活。"细"脉属小脉范畴，常与大脉相对。《内经》云"大则病进"，反之，小则病退。可知，太阳伤寒证，脉一旦由浮紧有力变为细小，则说明表邪衰退。这亦属仲景动态脉法辨证运用的特征之一。如"少阴病脉紧，至七八日，自下利，脉暴微，手足反温，脉紧反去者，为欲解也。"此脉暴微之"微"，与脉浮细之"细"，意义类同，均提示寒邪逐渐衰退。总之，"细"与"微"，在此其脉象概念均不宜从实处理解，因为其属于脉法相对性运用的范畴。

【选注】

（1）成无己：十日以去，向解之时也。脉浮细而嗜卧者，表邪已罢也。病虽已利解之，若脉但浮而不细者，则邪气但在表也，与麻黄汤发散之。（《注解伤寒论·辨太阳病脉证并治法中》）

（2）尤在泾：太阳病，至十余日之久，脉浮不紧而细，人不躁烦而嗜卧，所谓紧去人安，其病为已解也。下二段是就未解时说，谓脉浮细不嗜卧，而胸满胁痛者，邪已入少阳，为未解也，则当与小柴胡汤。若脉但浮而不细，不嗜卧者，邪犹在太阳而未解也，仍当与麻黄汤，非外已解而犹和之发之之谓也。（《伤寒贯珠集·太阳篇上》）

【原文】太阳病，头痛发热，身疼腰痛，骨节疼痛，恶风，无汗而喘者，麻黄汤主之。（35）

麻黄汤方

麻黄三两，去节　桂枝二两，去皮　甘草一两，炙　杏仁七十个，去皮尖

上四味，以水九升，先煮麻黄，减二升，去上沫，内诸药，煮取二升半，去滓，温服八合。覆取微似汗，不须啜粥，余如桂枝法将息。

【功用】发汗解表，宣肺平喘。

【主治】外感风寒。恶寒发热，头痛身疼，无汗而喘，舌苔薄白，脉浮紧。

【方义】风寒伤人肌表，毛窍闭塞，肺气不宣，卫气不得外达，营气涩而不畅，所以外见恶寒发热、头痛、身疼、无汗、脉浮，内见喘逆。此时当发汗解表，宣肺平喘，使肺气宣，毛窍开，营卫通畅，汗出而在表之风寒得解，诸证悉除。麻黄味苦辛性温，为肺经专药，能发越人体阳气，有发汗解表，宣肺平喘的作用，所以是

54

方中的君药，并用来作为方名。由于营涩卫郁，单用麻黄发汗，但解卫气之郁，所以又用温经散寒，透营达卫的桂枝为臣，加强发汗解表而散风寒，除身疼。本证之喘，是由肺气郁而上逆所致，麻、桂又都上行而散，所以再配降肺气、散风寒的杏仁为佐药，同麻黄一宣一降，增强解郁平喘之功。炙甘草既能调和宣降之麻、杏，又能缓和麻、桂相合的峻烈之性，使汗出不致过猛而伤耗正气，是使药而兼佐药之义。麻黄得桂枝，一发卫分之郁，一透营分之邪，所以柯琴评麻黄汤曰："此为开表逐邪发汗之峻剂也"。正由于此，所以《伤寒论》中对"疮家""淋家""衄家""亡血家"，以及伤寒表虚自汗，血虚而脉见"尺中迟"，误下而见"身重心悸"，等等，虽有表寒证，亦皆禁用本方。至于风热、温热所致的表证，或表寒证失治，邪郁化热，也非本方所宜。总之，如见发热、口渴、脉数，或病人气、血、津、液偏虚，或兼里热，虽有恶寒，发热，无汗，身疼，脉浮等证时，都不可用麻黄汤治疗。

　　【选注】李时珍："麻黄乃肺经专药，故治肺病多用之。张仲景治伤寒无汗用麻黄，有汗用桂枝。历代名医解释，皆随文附会，未有究其精微者。时珍常绎思之，似有一得，与昔人所解不同云。津液为汗，汗即血也。在营则为血，在卫则为汗。夫寒伤营，营血内涩，不能外通于卫，卫气闭固，津液不行，故无汗发热而憎寒。夫风伤卫，卫气外泄，不能内护于营，营气虚弱，津液不固，故有汗发热而恶风。然风寒之邪，皆由皮毛而入。皮毛者，肺之合也。肺主卫气，包罗一身，天之象也。是证虽属乎太阳，而肺实受邪气。其证时兼面赤怫郁，咳嗽有痰，喘而胸满诸证者，非肺病乎？盖皮毛外闭，则邪热内攻，而肺气膹郁。故用麻黄、甘草同桂枝，引出营分之邪，达之肌表，佐以杏仁泄肺而利气。"（《本草纲目》）

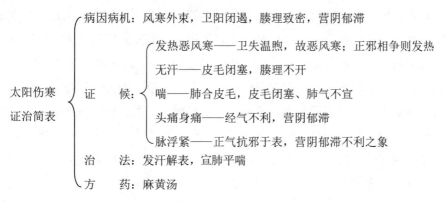

　　伤寒和中风是太阳病的两个主要证候类型，两者同属太阳表证，均以发热、恶风寒、头痛、脉浮为基本证候。但中风证的基本病理是卫阳不固、营阴失守，证以汗出、脉浮缓为特征，唯其汗出，故又称表虚证；伤寒证的基本病理是卫阳闭遏、

营阴郁滞，证以无汗而喘、脉浮紧为特征，唯其无汗，故又称表实证。二者同中有异，必须注意鉴别。

【原文】太阳中风，脉浮紧，发热恶寒，身疼痛，不汗出而烦躁者，大青龙汤主之。若脉微弱，汗出恶风者，不可服之。服之则厥逆①，筋惕肉瞤②，此为逆也。（38）

大青龙汤方

麻黄六两，去节　桂枝二两，去皮　甘草二两，炙　杏仁四十枚，去皮尖　生姜三两，切，　大枣十枚，擘　石膏如鸡子大，碎

上七味，以水九升，先煮麻黄，减二升，去上沫，内诸药，煮取三升，去滓。温服一升，取微似汗。汗出多者，温粉③粉之。一服汗者，停后服。若后服，汗多亡阳遂虚，恶风烦躁，不得眠也。

【原文】伤寒脉浮缓，身不疼但重，乍有轻时④，无少阴证者，大青龙汤发之⑤。（39）

【词解】①厥逆，手足冷。②筋惕（tì，音替）肉瞤（shùn，音舜），惕、瞤义近，皆指抽动。即筋肉不自主的跳动。③温粉，关于温粉的成分，《伤寒论》未明确记载，后世医家的理解也不尽相同。如唐代孙思邈《备急千金要方》记为：煅牡蛎、生黄芪各三钱，粳米粉一两，共研细末，和匀，以稀疏绢包，缓缓扑于肌肤。再如《孝慈备览》扑身止汗法：麸皮、糯米粉各二合，牡蛎、龙骨二两，共研极细末，以疏绢包裹，周身扑之，其汗自止。④乍有轻时，身重忽而有所减轻。⑤发之，发散解表。

【方义】本方由麻黄汤倍重麻黄，减杏仁剂量，加石膏、姜、枣而成。针对本证病机特点，惟有速开外闭，内热方有宣泄之路，此其立意创方之主旨。故方中重用麻黄六两，与桂枝成三与一之比例，更伍以生姜，则发汗峻猛之力，独冠群方。然毕竟内热由生，烦躁显露，是不可率用辛温峻剂，而无所顾忌，故加石膏辛寒之品，清内热而无碍宣发之功。如此寒温并用，升降合度，则外寒得散而内热可消，无怪前人有喻为"龙升雨降"者。凡用汗法，必顾护汗源，何况峻汗；是以有炙甘草，大枣，调理中焦，资助汗源，则无后顾之忧。至于杏仁减量，一则本证未言喘逆，再则重用麻黄，其宣肺之力亦胜，故减杏仁量，亦无碍平喘之功。

【解析】本条重申，凡用大青龙汤，必须见发热恶寒、不汗出而烦躁等大青龙汤的主要症状。至于脉之紧缓，身疼之有无不必备具，若身不疼、但重、乍有轻时，亦可用之。少阴身重，属气血虚，是以重无已时。本证身重属汗不得出，寒郁气滞，故乍有轻时。两者相似，当详辨之。

前条言太阳中风脉浮紧，本条言伤寒脉浮缓，错综立论，示人以风寒之邪不可截然划分，须脉证合参，辨证施治，庶无差误。

青龙汤有大小之别，均系麻黄汤演变而成。清代喻嘉言对青龙汤作用曾云："大青龙升天而兴云致雨，小青龙鼓波而翻江倒海"，此论深受日本人吉益南涯的赞赏，说喻氏"深得仲景用方之密旨"，可见大青龙汤重在发汗解表，兼清里热，小青龙汤重在温化痰饮，散发水气，二者皆为太阳伤寒表实症而设，但大青龙为麻黄配石膏，化胸中之热气而为汗，小青龙为麻黄配姜、辛、夏，能化心下之水气而为汗，此所谓同中有异，异中有同。

【验案】

病案 1：太阳中风证

患者，男，40 岁，于阴历 6 月间，只身下水磨轮坑掏淤泥，身热汗出，即脱去上衣，原地休息，因致寒邪闭表，阳热内郁，劳动完回到家，自觉恶寒发热，身痛如被杖。我应邀出诊，询知上情，又见病人气高而喘，烦躁不安，切其脉六部浮紧，问其有汗无汗，答曰无汗。悟知此即《伤寒论》38 条"太阳中风，脉浮紧，发热恶寒，身疼痛，不汗出而烦躁者，大青龙汤主之"之症，遂投大青龙汤原方一剂。风寒两解，营卫并治，诸证即随汗而除。

病案 2：感冒

患者张某，女，28 岁，北京工人。1980 年 10 月 27 日初诊。患者素为阴虚体质，1974 年参加工作后曾患心动过速，低热等病。近两天又受凉后出现发热头疼，下午较甚，发热时全身恶寒发冷，咽疼鼻干，腰腿沉重，无汗烦躁，大便正常。脉象浮数 109 次 / 分，苔少微黄质红，咽部未见充血，此素体阴虚肝郁，又患外感风寒，寒邪束表，郁热内闭。治宜宣肺解表兼清内热，予以大青龙汤化裁。

生石膏 60g　麻黄 14g　桂枝 10g　杏仁 10g　甘草 6g　生姜 10g　麦冬 10g 大枣 4 枚

服上方两剂后，汗出恶寒发热已解，自觉有时面部有热感，两目不欲睁，伴有腰痛，心悸等症状，于 11 月 3 日二诊，体温降至 37℃脉弦细而数 112 次 / 分，苔少质红。此时在表新感之邪已去，转治旧疾，改用舒肝解郁，养阴清热，引火归原法治疗。（王占玺 . 张仲景药法研究 . 北京：科学技术文献出版社，1984）

病案 3：哮喘

患者于某，男，52 岁，初诊，素患哮喘，入冬天寒，发作尤甚，三日来形寒发热，无汗，咳喘更剧，痰咯清稀不爽，喉间有水鸡声，面目浮肿，四肢沉重，脉浮滑而数，舌红苔薄白，诊为外寒里热挟饮，逆射于肺，旁流四末，治以《金匮》大青龙法。净麻黄一钱，川桂枝一钱半，生石膏一两，大杏仁三钱，生甘草一钱，水姜衣五分，桑白皮二钱，干蟾皮二钱，竹沥、半夏各二钱，杜苏子三钱，大红枣五枚。

二诊：连服三剂，获汗，喘咳均减，浮肿亦退，仍痰多喉间漉漉，原方加甜葶苈一钱，再服三剂。脉滑，苔薄黄，舌质仍红，咳嗽已爽利，喘息渐平，痰转稠黄，此表寒已解，痰热恋肺未净，原方去桂枝，水姜衣，再服三剂，后痊愈出院。［江苏中医，1964（11）：13］

病案4：头痛

邓某，男。身体素壮，时值夏令酷热，晚间当门而卧，迎风纳凉，午夜梦酣，渐转凉爽，夜深觉寒而醒，入室裹毯再寝。俄而寒热大作，热多寒少，头痛如劈，百节如被杖，壮热无汗，渐至烦躁不安、目赤、口干、气急而喘，脉洪大而浮紧，此夏令伤寒已化烦躁之大青龙汤证。为书大青龙一方治之：生麻黄四钱、川桂枝四钱、生石膏四两、杏仁泥四钱、炙甘草三钱、生姜三钱、鲜竹叶五钱。二诊：服昨方，汗出甚畅，湿及衣被，约半小时，渐渐汗少，高热已退，诸证爽然若失。又为处一清理余邪之方，兼通大便，其病果瘥。［余瀛鳌.江苏中医，1959（5）：16］

病案5：大青龙汤证

程某，年近60岁。一日，发热恶寒，无汗，似睡非睡，不欲转侧，神倦懒言，问之再三，才勉强答云：全身疼痛，人感烦躁，有人断为少阴证，主用姜附回阳，家属犹豫不决。按其脉搏，浮而微数，触其两胫颇热，我认为属大青龙汤证。因恶寒发热，无汗烦躁，脉浮数，大青龙汤证毕呈。但大青龙汤证本烦躁不得安卧，现病人似睡非睡，问之久久不答者，乃邪热闭郁所致。此与少阴之"但欲寐"迥然有别，与嗜卧亦有不同。足胫颇热，知非少阴证。至于不欲转侧，是因表邪困束、身痛之故。本证属寒邪外束，阳热内郁，当用大青龙汤双解表里邪热。但又虑老人体质素弱，如发汗太过，恐易致亡阳，因此用石膏一两，麻黄、桂枝、杏仁、生姜各三钱，炙甘草三钱，大枣五枚，水煎，分作三次温服，每二小时服一次，叮嘱家属留心观察，如发现病者有微汗出，即须停药。仅服两次，果全身微汗出，诸证悉除。（俞长荣.伤寒论汇要分析.福州：福建科学技术出版社，1985）

【原文】伤寒表不解，心下有水气①，干呕，发热而咳，或渴，或利，或噎②，或小便不利、少腹③满，或喘者，小青龙汤主之。（40）

小青龙汤方

麻黄，去节　芍药　细辛　干姜　甘草，炙　桂枝　各三两，去皮　五味子半

升　半夏半升，洗

　　上八味，以水一斗，先煮麻黄，减二升，去上沫，内诸药，煮取三升，去滓。温服一升。若渴，去半夏，加栝楼根三两；若微利，去麻黄，加荛花，如一鸡子，熬④令赤色；若噎者，去麻黄，加附子一枚，炮；若小便不利，少腹满者，去麻黄，加茯苓四两；若喘，去麻黄，加杏仁半升，去皮尖。且荛花不治利，麻黄主喘，今此语反之，疑非仲景意。

　　臣亿等谨按：小青龙汤，大要治水。又按，《本草》，荛花下十二水，若去水，利则止也。又按《千金》，形肿者应内麻黄，乃内杏仁者，以麻黄发其阳故也。以此证之，岂非仲景意也。

　　【原文】伤寒，心下有水气，咳而微喘，发热不渴。服汤已渴者，此寒去欲解也。小青龙汤主之。（41）

　　【词解】①心下有水气，心下，即胃脘部。水气，病理概念，水饮为患。②噎（yē，音耶），咽喉部位有气逆阻塞感。③少腹，少，通小。少腹，即小腹或下腹部。④熬，《说文解字》曰"熬，干煎也"，相当于现代的焙法。

　　【解析】40 条论述了小青龙汤证的病机、主症和（或）然症。"伤寒表不解，心下有水气"，明确指出了本证外寒内饮的病机。"伤寒表不解"，指有发热、恶寒、无汗、头痛、身痛等见症，其病机与麻黄汤证基本相同，属太阳伤寒。"心下有水气"，即水饮停蓄心下胃脘部。水饮扰胃，胃气上逆则干呕。心下与肺以一膈膜相邻，今水停其所，又为外感之风寒相激，必致气逆水升，上逆犯肺则咳。热、呕、咳是本证的主症，反映了风寒外感，卫闭营郁，兼水饮内停的病机。由于水饮之邪变动不居，可随三焦气机升降出入，或壅于上，或积于中，或滞于下，故其症状也多有变化。水停为患，一般不渴。若因水饮停聚，阻碍气机，以致气不化津，亦间有口渴。其渴以喜频呷热汤，且饮量不多为特点，与热盛津伤之大渴饮冷不难鉴别。水走肠间，清浊不分则下利。水寒滞气，影响膀胱气化功能，则小便不利，小腹胀满。水寒射肺，肺气上逆则喘。诸或然症，并非必然出现，但都体现了水饮内停的病机。

　　41 条补述太阳伤寒兼水饮内停的证治及服药后寒去欲解的表现。本条有倒装文法，"小青龙汤主之"应接"发热不渴"后。上条"伤寒表不解，心下有水气"，本条"伤寒，心下有水气"，文字略有差异，而内容完全一致，即外有伤寒表证，内有水饮内停。上条以干呕发热而咳为主症；本条以咳而微喘为主症。两者相互补充，阐明外寒内饮所致的主症为咳喘。从临床实际而论，因寒饮而喘者，多兼咳嗽，而咳者又未必都兼喘，小青龙汤既能治咳，又能治喘，同时还能治咳喘交作。

　　寒饮为患，因水饮浸渍，一般不渴。若服小青龙汤后渴者，是病情向愈之佳兆。此因发热之后，温解之余，饮邪渐化，津液一时敷布不周，故生渴象。待病愈气机通畅，水津四布，则口渴必能自除。原文明确提出"此寒去欲解也"，不仅说明了致渴的原因，还告诫医者对此口渴既不宜让病人恣情纵饮，也不需要用甘寒生津之剂，以免饮邪复聚再生不测之意。另外，上条渴见于服药之前，是水气不化，津不上承之或然症；本条渴见于服药之后，是寒饮消解的反映。两者机制不同，不可混淆。

　　【功用】解表蠲饮，止咳平喘。

　　【主治】风寒客表，水饮内停。恶寒发热，无汗，喘咳，痰多而稀，或痰饮咳喘，不得平卧，或身体疼重，头面四肢浮肿，舌苔白滑，脉浮者。

　　【方义】素有水饮之人，脾肺之气必虚，今又外感风寒，水寒相搏，皮毛闭塞，肺气益困，输转不利，水饮蓄积于心下，上犯迫肺，肺寒气逆，所以恶寒发热，无汗，不渴，喘咳痰多，清稀而黏，不易咯出，胸闷，身体疼重，甚则水饮溢于肌肤而为浮肿，舌苔白滑而润，脉浮。此时，发汗解表则水饮不除，蠲化水饮则外邪不解，唯有发汗蠲饮，内外合治，才是正法。因此，本方用麻黄、桂枝为君药，发汗解表，除外寒而宣肺气。干姜、细辛为臣药，温肺化饮，兼助麻、桂解表。然而，肺气逆甚，纯用辛温发散，既恐耗伤肺气，又须防温燥伤津，所以配伍五味子敛气，芍药养血，并为佐制之用。半夏祛痰和胃而散结，亦为佐药。炙甘草益气和中，又能调和辛散酸收之间，是兼佐、使之用。八味相配，使风寒解，水饮去，肺气复舒，宣降有权，诸证自平。但本方总是辛散温化为主，必须确是水寒相搏于肺者，才可作用。至于原书方后加减诸法，各家说法不一，《医宗金鉴》方论中分析比较公允，现选录附后，临证时可以酌情选用。

　　【选注】吴谦："表实无汗，故合麻桂二方以解外。去大枣者，以其性泥也。去杏仁者，以其无喘也，有喘者加之。去生姜者，以有干姜也，若呕者仍用，佐干姜、细辛，极温极散，使寒与水俱从汗而解。佐半夏逐饮，以清不尽之饮。佐五味收肺气，以敛耗伤之气。若渴者，去半夏加花粉，避燥以生津也。若微利与噎，小便不利，少腹满，俱去麻黄，远表以就里也。加附子以去噎散寒，则噎可止。加茯苓以利水，则微利少腹满可除矣。"（《医宗金鉴·删补名医方论》）

　　【验案】

　　医案 1：张某，初诊，暑天多水浴，因而致咳，诸药乏效，遇寒则增剧，此为心下有水气，小青龙汤主之。净麻黄钱半，川桂枝钱半，大白芍二钱，生甘草一钱，北细辛钱半，五味子钱半，干姜钱半，姜半夏三钱。

二诊，咳已痊愈，但觉微喘耳，此为余邪，宜三拗汤轻剂，夫药味以稀为贵。净麻黄六分，光杏仁三钱，甘草八分。

曹颖甫按：余屡用本方治咳，皆有奇效。顾必审其咳而属于水气者，然后用之，非以之尽治诸咳也。水气者何？言邪气之属于水气者。（曹颖甫.经方实验录.上海：上海科学技术出版社，1979）

医案2：林某，女，47岁。剧烈阵咳，数十声连续不绝，咳至面色青紫，腰背弯曲，涕泪俱下，须吐出黏痰方告平息。过一二小时，咳声复起，如此反复发作，一昼夜二三十次，绵延月余，累服土霉素等无效。脸有浮肿，食欲不振，严重时咳嗽则吐，舌白喉干，脉紧而滑。……因拟小青龙汤与之。处方：麻黄15g，桂枝24g，细辛15g，五味子21g，半夏3g，百部3g。

守方不变，共服7剂痊愈。（高德.伤寒论方医案选编.长沙：湖南科学技术出版社，1980）

【原文】太阳病，外证①未解，脉浮弱者，当以汗解，宜桂枝汤。（42）

【词解】①外证，在外之证象。此指太阳表证，即发热恶寒，头项强痛等。

【解析】太阳病脉浮弱者，宜桂枝汤。"太阳病，外证未解"者，说明无论病程长短，只要太阳表证仍在，又未发生其他变化，自当汗而发之。即或病情变化而已涉于里，但太阳表证未解之时，仍当遵循先表后里之原则，而予汗解为先。论中汗解之方，有麻黄汤与桂枝汤两大类，今曰宜桂枝汤，据理则是头痛、发热、恶风寒、自汗等太阳中风之象未解。

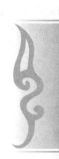

【原文】太阳病，下之微喘者，表未解故也，桂枝加厚朴杏子汤主之。（43）

桂枝加厚朴杏子汤方

桂枝三两，去皮　甘草二两，炙　生姜三两，切　芍药三两　大枣十二枚，擘厚朴二两，炙，去皮　杏仁五十枚，去皮尖

上七味，以水七升，微火煮取三升，去滓，温服一升，覆取微似汗。

【解析】太阳病，本当解表，是谓正治。若误用下法，非但病邪不除，还会造成他变。一般说，误下之后，有三种情况，一是下后正气未伤，有抗邪外出之势者，表现为"其气上冲"，表证未解，仍可用桂枝汤来治疗。二是误下伤正，邪气内陷可发生结胸、心下痞、下利等。三是虽经误下，但正气不虚，表邪未除，而有兼证出现。本条下之后见"微喘"，就是下后的兼证，但病情变化轻，说明表邪稍有内入，影响肺气上逆作喘。虽经误下，表邪并未全陷，表证未解，发热、恶寒等表证仍在，治疗当以解肌发表为主，用桂枝加厚朴、杏仁汤，解表降气平喘。

本证的"微喘",着意在"微"字上,说明喘表现的轻微,这是辨证的着眼点。若下后大喘顿作,则表明表邪骤然入里,非为本方范围。

【方义】桂枝加厚朴杏子汤,为桂枝汤加厚朴、杏仁组成。以桂枝汤解肌祛风,以散外邪;加厚朴,性温味苦且辛,其力不但下行,又能上升外达,入肺以治外感喘逆,为温中下气之要药。加杏仁,其性苦温降泄,辛甘质润,温而不燥,长于降气止咳,祛痰定喘。正如《本草求真》曰:"凡肺经感受风寒而见咳嗽气逆……无不可以调治。"厚朴、杏仁,二者相伍,厚朴利气,杏仁下气,降逆定喘之功尤著,为喘家之圣药。

18条与本条虽皆用桂枝加厚朴杏仁汤,但病机不相同。一为喘家新感,一为下之微喘。前者属宿喘,后者属新喘。前者用本方主要不在治喘,而是治疗太阳中风为主,兼以治宿疾,为急则治标之法,可视为权宜之计,所以说用"桂枝加厚朴、杏子佳",而不称为是主治之方。后者用本方治疗桂枝汤的兼证,即表不解兼有微喘,为表里兼顾之法,此乃对证施治,所以称"桂枝加厚朴杏子汤"为主治之方。

【选注】

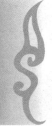

(1)成无己:下后大喘,则为里气太虚,邪气传里,正气将脱也。下后微喘,则为里气上逆,邪不能传里,犹在表也,与桂枝以解外,加厚朴杏子以下逆气。(《注解伤寒论·太阳篇》)

(2)《普济本事方》:戊申正月,有一武臣为寇所执,置舟中艎板下,数日得脱,乘饥恣食,良久解衣扪虱,次日遂作伤寒,自汗而膈不利,一医作伤食而下之,一医作解衣中邪而汗之,杂治数日,渐觉昏困,上喘息高,医者怆惶失措,予诊之曰太阳病下之,表未解,微喘者,桂枝加厚朴杏子汤,此仲景之法也。指令医者急治药,一啜喘定,再啜漐漐微汗,至晚身凉脉已和矣。

【验案】戊申正月,有一武弁在仪真为张遇所虏,日夕置于舟艎板下,不胜跧伏,后数日得脱。因饱食,解衣扪虱以自快,次日遂作伤寒。医者以因饱食伤而下之,一医以解衣中邪而汗之,杂治数日,渐觉昏困,上喘息高,医者仓皇无知所措。予诊之曰:太阳病下之,表未解微喘者,桂枝加厚朴杏子汤,此仲景法也。医者争曰:某平生不曾用桂枝,况此药热,安可愈喘。予曰非予所知也。一投而喘定,再投而漐漐汗出,至晚身凉而脉已和矣。医者曰:予不知仲景之法其神如此,岂诳惑后世也哉?(许叔微.伤寒九十论)

【原文】太阳病,外证未解,不可下也;下之为逆;欲解外者,宜桂枝汤。(44)

【解析】外证未解,禁用下法。病在表,应当用汗法;里实,应当用下法。今外证未解，是表证尚在，虽有里证，亦不可下，当先用桂枝汤解表。若误用下法，必致邪气内陷，引起变证，故曰"下之为逆"。

【原文】太阳病，先发汗，不解，而复下之，脉浮者不愈。浮为在外，而反下之，故今不愈。今脉浮，故知在外，当须解外则愈，宜桂枝汤。（45）

【解析】太阳病汗下后，脉浮，仍当解外。表证宜汗，里实宜下，今汗后病证未解，复以下法治之，多为表里同病，而治失其宜。故曰"浮为在外，而反下之，故令不愈"，与44条"下之为逆"互相发明，以释表证不解、不得孟浪下之之理。是汗后表证仍在，医者失察而继以攻之之法，所幸其脉尚浮，变证未生。然汗下之后，正气毕竟相对不足，故无论中风伤寒，皆不宜麻黄汤峻汗，惟以桂枝汤缓汗可也。观此，则论中护阳气、存津液精神，已渗于字里行间。

【原文】太阳病，脉浮紧，无汗，发热，身疼痛，八九日不解，表证仍在，此当发其汗。服药已微除，其人发烦，目瞑①，剧者必衄，衄②乃解，所以然者，阳气重③故也。麻黄汤主之。（46）

太阳病，脉浮紧，发热，身无汗，自衄者，愈。（47）

伤寒脉浮紧，不发汗，因致衄者，麻黄汤主之。（55）

【词解】①目瞑，目视不明，视物昏花。《集韵》曰"瞑，目不明也。"②衄，此处指鼻出血。③阳气重，受外邪束缚，阳气郁闭较重。

【解析】47条论伤寒表实证可自衄热泄而愈。"太阳病，脉浮紧，发热，身无汗"，为太阳伤寒表实证。太阳伤寒，由于表邪外束，玄府郁闭，若不得汗解，邪无出路，郁于经络，重者可损伤阳络而衄血。由于血汗同源，衄后邪随衄出而解，故有衄后自愈的机转。然太阳伤寒自衄而愈的，临床可能有之，但是并非太阳伤寒邪无出路都会发生衄血，也并非衄后都能自愈，临证当知此理。

55条论伤寒表实失汗，阳郁致衄而不解者，仍须汗解。"伤寒脉浮紧"，是以脉代证，概言太阳伤寒表实证，属省文笔法。太阳伤寒，本应汗解，当汗而失汗，则表邪闭郁，邪无出路，郁热可损伤阳络而致衄。若体质壮实者，有邪从衄解之机。若衄后表不解，可能衄血不多，达不到载邪外出的目的，此与汗出不彻而表不解机制相同。衄后证未变，伤寒表实证仍在，故仍可与麻黄汤发汗。然衄后再汗需注意几点：一是衄血量不多；二是无内热烦躁之征；三是无热入营血表现。否则辨证不确，将产生严重后果。

【原文】二阳并病，太阳初得病时，发其汗，汗先出不彻，因转属阳明，续自微汗出，不恶寒。若太阳病证不罢者，不可下，下之为逆，如此可小发汗。设面色

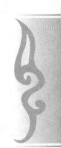

缘缘正赤者,阳气怫郁在表,当解之熏之。若发汗不彻,不足言,阳气怫郁不得越,当汗不汗,其人躁烦,不知痛处,乍在腹中,乍在四肢,按之不可得,其人短气但坐,以汗出不彻故也,更发汗则愈,何以知汗出不彻,以脉涩故知也。(48)

【解析】太阳发汗不彻的二阳并病证治。本条是太阳阳明并病而太阳表证未罢的治法,内容可分三段来解释。

自"二阳并病"至"不恶寒"止,为第一段。言太阳转属阳明原因与症状。病在太阳应发汗,此为常法。今太阳初得病发其汗,汗先出不彻,可知表邪未能从外以解,而且导致邪气入里化热,此为太阳证未罢而并见阳明症状的原因,亦即是二阳并病。

自"若太阳病证不罢"至"当解之熏之"止,为第二段。言太阳表病不罢,仍应汗解。必太阳表证已罢,阳明腑证已实,乃可攻之。今表证未罢,虽面色正赤颇似阳明证,但此乃阳气怫郁,不得出表,非阳明里实,仍不可下,下之必致引邪内陷,应外用熏蒸法以透表邪。

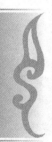

自"若发汗不彻至脉涩故知也"止,为第三段。是重申汗出不彻,当汗而未能汗出,阳气郁闭不得外越,故其人躁烦、全身疼痛、不知痛处,其人短气但坐,皆由于汗出不彻之故,应当更发汗,则愈。"以脉涩故知也",是自注句。因脉涩主气血阻滞,是以"汗出不彻"。

★ 自学指导

本节共讨论原文49条,内容包括中风表虚证、伤寒表实证两类太阳表证的基本证型及其兼证和禁例,同时亦讨论了日久邪微之表郁轻证,共计三种。

1. 太阳表证的基本病因病机为外感风寒而致肌表营卫失调,基本的脉证表现为发热恶寒、头项强痛而脉浮。然感邪有微甚之别,风寒有偏重之异,更因人体禀赋阴阳,体质强弱不同,是以同属感受外邪,而其营卫失调之表现形式各别。若以风邪偏重者,其病理变化多表现为腠理疏松、卫强营弱,临床以自汗为特征,称为中风表虚证;若以寒邪为主,则常表现为腠理致密、卫闭营郁,临床以无汗为特点,谓之伤寒表实证。掌握以上病理特点,即可触类旁通,举一反三,于学习本节具体内容,大有裨益。

2. 太阳中风证以发热恶风寒、头项强痛、自汗、脉浮缓为其诊断要点,治宜解肌祛风,调和营卫,主以桂枝汤。在临证实践中,其脉证表现每视感邪轻重、体质强弱和治疗宜否等因素,而略有变异。如第24条初服桂枝汤而表未解,更增烦热者，乃病邪较重，药后正邪相争较剧之象；第 15 条表证误下后出现"其气上冲"者，为病者正气尚旺，仍能抗邪。表证未变；第 57 条伤寒汗后，移时复发；第 45 条汗下失序，表证仍在者，均可酌情使用桂枝汤。

3. 值得注意的是，太阳中风证为桂枝汤适应证之一，桂枝汤证外延较太阳中风证更广。在本节中，除讨论太阳中风证外，还探讨了桂枝汤的各种适应证。如第 53、第 54 条杂病营卫失调之自汗等，究其病机，并不全属太阳中风范畴，然均有肌表营卫失调、腠理疏松之共同病理，故可异病同治，以桂枝汤主之。

4. 太阳中风兼证，本节共讨论了 7 个类型。所谓兼证，谓在基本证候的基础上兼见其他病理变化者。太阳中风兼证的共同临床表现，即是太阳中风证的基本脉症，其治疗的基本方法，自是解肌祛风，主以桂枝汤。在此基础上，视其兼夹证情，辅以相应措施。如兼经气不利之项背强急者，加葛根以升津舒经；兼肺寒气逆咳喘者，加厚朴杏仁以降气平喘；兼卫阳不足漏汗者，加附子以扶阳固表；兼胸阳不展胸闷脉促者，去芍药之阴柔，以增原方通阳之力；兼胸阳不足脉微胸闷恶寒者，去芍药加附子，温补辛通并举；兼气营不足身痛者，加芍姜人参以补益气营；兼脾虚饮停心下满痛小便不利者，加苓术以健脾化饮。

5. 桂枝汤虽可广泛用治多种病证，但仍有其禁忌证。《伤寒论》中提出：伤寒表实无汗、湿热内蕴、内热壅盛等，不得与之。以其辛温助热、甘能生湿故也。如此知常达变，掌握其宜与不宜，则方药之运用，自能准确无误。

6. 太阳伤寒证以发热恶风寒、头项强痛、无汗、脉浮紧为其诊断要点，治宜辛温解表，发散风寒，主以麻黄汤。盖寒邪外袭，卫阳闭遏、营阴郁滞，故本证身疼腰痛等症较为显著，而非仅限于头项强痛。

7. 麻黄汤以其发散之力峻猛，其临床运用范围，相对桂枝汤而言，较为局限。论中所及，多属太阳卫闭营郁之证。如第 51、第 52 条之脉浮或浮数者；第 36 条之太阳阳明合病、重在太阳之喘而胸满者；第 46 条之伤寒日久不解者；第 55 条之伤寒失汗，阳郁鼻衄者。诸般证情，悉以卫闭营郁、表实无汗为其病理特征，均可运用麻黄汤治疗。

8. 太阳伤寒兼证，本节讨论内容涉及 4 方 5 证，其病理特点，皆以卫闭营郁为基础，故其临床表现，仍以伤寒表实证之脉症为据。若兼经气不利，项背强几几者，以葛根汤发散风寒，兼升津舒经。证与桂枝加葛根汤证相类似，而有表实表虚之别。若风寒束表，内迫阳明，肠腑受累而传导失常致下利者，可用葛根汤散寒升清以止利，不必另求他法。若风寒内迫阳明，胃腑受累而气逆呕吐者，以葛根汤加半夏，散寒降逆止呕。若风寒束闭、阳郁生热者，内热缘于表寒，当以散寒为主，兼清里热，主以大青龙汤。若外寒而兼内饮者，则宜散寒化饮，主以小青龙汤。

9.麻黄汤发汗之力甚强，用之不当，每易生变，故论中反复讨论其禁忌证，示人以警惕。概言之，大凡阴虚、阳虚、亡血、内热、胃寒等，皆当禁用此方。

10.表郁轻证，亦属太阳病范畴，多因日久邪微，或汗出不彻所致。其病理特点，在于邪微而正亦虚，正邪相争不剧。故其临床表现，与太阳表证无实质性差别，表现出证情较轻，病程迁延之特点。据其邪正关系、内热有无，而有桂麻各半汤证、桂二麻一汤证和桂二越一汤证三类。

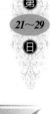

第 21~29 日

太阳病变证

【原文】脉浮数者，法当汗出而愈，若下之，身重，心悸者，不可发汗，当自汗出乃解。所以然者，尺中脉微，此里虚，须①表里实②，津液自和，便自汗出愈。（49）

脉浮紧者，法当身疼痛，宜以汗解之。假令尺中迟③者，不可发汗。何以知然？以荣气不足，血少故也。（50）

【词解】①须，等待、等到。②实，充实，指正气恢复。③尺中迟，脉一息不足四至为迟。这里是指尺脉迟滞无力。

【解析】平素易出汗之人，多为阳虚体质，即使患了太阳伤寒证，也不能采用发汗力较强的麻黄汤。若误投麻黄汤会加重阳气的损伤，若伤及心阳可出现心神不能自主的恍惚不宁；若阳损及阴，阴津不足，小便已，津液不能濡润下焦，出现下腹部及尿道疼痛。对于此证可用禹余粮丸，收涩固表止汗。

第50条论述太阳伤寒而营血不足者禁用汗法。浮紧之脉，身痛之症，与第3条、第35条合参，知为太阳伤寒证，宜辛温发汗解表。但患者尺脉迟滞无力，反映了本证营血亏虚的一面，其证属于表兼里虚，故不可强发其汗。"何以知然，以营气不足，血少故也"，为"尺中迟者，不可发汗"的自注。本条以脉浮紧、身疼痛者当汗，尺脉迟、身疼痛者禁汗对举，阐明麻黄汤等发汗剂只可用于表实而里不虚者，若表实而里虚者，则须扶正祛邪，两不偏废。

【原文】脉浮者，病在表，可发汗，宜麻黄汤。（51）

【解析】太阳伤寒脉浮者，可用麻黄汤。脉浮主表，表病宜汗。原文既曰"病在表，可发汗"，则当有邪在肌表可汗之证。成无己曰："浮为轻手得之，以候皮肤之气。《内经》曰：其在皮者，汗而发之。"然发汗有温凉之别，风寒宜辛温，风热宜辛凉。即若同为风寒，亦有峻汗、缓汗之别。今日宜麻黄汤，显然病属太阳伤寒，证为无汗表实，此言脉而略证之笔法，不可不知。是以头痛发热、恶寒无汗、身痛腰疼，诸般证象，理应皆见。伤寒表实典型脉象是浮而紧。然临床辨证，脉象受多种因素影响，如感邪轻重，体质强弱，治疗当否等，其脉虽浮而未必兼紧。故伤寒证备，其脉不紧者，亦可用之。

【原文】脉浮紧而数者，可发汗，宜麻黄汤。（52）

【解析】太阳伤寒脉浮数者，可用麻黄汤。本条承前条，继续讨论太阳伤寒脉象之变。太阳伤寒之典型脉象为浮紧，是寒邪犯表之征。然太阳伤寒证有感邪较重，发热甚高者，脉象可见浮数，未必便是浮紧。其浮数之脉，必与发热恶风寒、头痛无汗并见，方可与麻黄汤发汗。假使脉浮或浮数是表邪已经化热，或者病为在里，必不可再用麻黄汤。此所谓守规矩而成方圆，正是《伤寒论》之精髓所在。《医宗金鉴》："伤寒脉浮紧者，麻黄汤诚为主剂矣。今脉浮与浮数，似不在发汗之列，然视其病皆伤寒无汗之表实，则不妨略脉而从证，亦可以用麻黄汤汗之，观其不曰以麻黄汤发之、主之，而皆曰可发汗，则有商量斟酌之意焉。"其说遵从脉症取舍之道，而释麻黄汗法之用，可做参考。

麻黄汤方

麻黄三两，去节　桂枝二两，去皮　甘草一两，炙　杏仁七十个，去皮尖

上四味，以水九升，先煮麻黄，减二升，去上沫，内诸药，煮取二升半，去滓，温服八合。覆取微似汗，不须歠粥。余如桂枝法将息。

【方义】麻黄，辛温发汗，并有宣肺平喘之功，兼有喘咳者既能解表，又能平喘；桂枝解肌祛风，助麻黄发汗。桂枝、麻黄两药相须，麻黄长于开腠理，使邪有去路；桂枝长于助卫，增强卫外功能，托邪外出。表实之证，应以开为主，麻黄用量大于桂枝是使用本方的要点。杏仁苦辛微温，能散风寒以助解表；宣降肺气，消痰以平喘，均能增强麻黄作用；杏仁虽有助麻黄解表，毕竟有降气作用，用量不可过大，过大则反致妨害麻黄宣散之力。炙甘草调和诸药，因属实证，故只用一两，以免留邪。

（1）借用：①太阳中风。中风有汗，其卫气闭郁也有轻有重，其闭郁重而体实者，也可借用麻黄汤宣散表邪，以驱邪为主进行治疗。②太阳温病。太阳温病初起热象不明显，也可借用麻黄汤解表散热。此时应注意控制桂枝的用量。③正气能向外抗邪。太阳伤寒，误治或自然变化之后，表证虽不明显，病人自觉胸中有气上冲，或伴有咳、喘、呕这类正气向上、向外抗邪表现者，体质壮实者，也可用麻黄

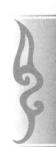

汤因势利导，扶正祛邪。④用于杂病卫气闭郁之无汗证。

（2）变用：①对于太阳伤寒兼胸满证，作为辛温解表，宣阳散阴（宣散胸阳）之剂使用。②对于太阳伤寒兼喘息作为辛温解表，宣肺平喘之剂使用。喘，是卫气闭郁，导致肺失宣降，肺气上逆，一般程度较轻，且因有内传之势，表证不明显，恶寒、脉浮紧不典型。③作为利水剂使用，常配石膏使用。

【验案】

医案1：有豪子病伤寒，脉浮而长，喘而胸满，身热头疼，腰脊强，鼻干，不得眠。予曰：太阳阳明合病证，仲景法中有三证：下利者，葛根汤；不下利呕逆者，加半夏；喘而胸满者麻黄汤也。治以麻黄汤，得汗而解。（许叔微.伤寒九十论·太阳阳明合病证八十四）

医案2：曹某，男，30岁，工人。1970年5月10日初诊。患者自诉胃脘部胀闷欲呕7天，近3天加重。口渴心烦，口舌生疮，不发热恶寒，小便短赤，大便黄色稀水，热臭灼肛。西医诊断为"急性胃肠炎""口腔炎"，服用西药土霉素、复合维生素B无效，来院邀余诊治。诊视其颜面潮红，口唇舌尖可见散在绿豆大溃疡面。被覆浓苔，舌质红苔黄，口气热臭；按其腹部稍膨胀，濡软无硬块，无压痛感，脉滑数。证属胃火炽盛，无形邪热壅聚胃脘，痞塞不畅。胃气上逆则呕，邪热下逼肠道则下利，乃热痞耳。治宜泻火解毒，泻热泄痞。方用大黄黄连泻心汤加味：大黄15g，黄连6g，黄芩6g，竹茹6g，木通6g，炒莱菔子9g，炒枳壳6g，每日1剂，仿仲景法，令将三黄渍须臾去渣，余药另煎汁、兑匀，分3次服用。5月13日复诊：患者自述服上药后诸症悉除，仅觉口干欲饮，随与益胃汤少加芩连，清其余热，复其胃津，两剂而愈。[杨培春.陕西新医药，1979（11）：43]

医案3：史某，五十岁，酒客大吐狂血成盆，六脉洪数。面赤，三阳实火为病，与大黄六钱，黄连五钱，黄芩五钱泻心汤，一剂而止，二剂脉平。后七日又发，脉如故，又二剂。（《吴鞠通医案》）

【原文】病常自汗出者，此为荣气①和，荣气和者，外不谐，以卫气②不共荣气谐和故尔，以荣行脉中，卫行脉外，复发其汗，荣卫和则愈，宜桂枝汤。（53）

【词解】①荣气，也有称营气的，为水谷的精气所化，有荣华、营养、营舍等意义。②卫气，为水谷的悍气所化，有保卫的意思。

【解析】卫不与荣和常自汗出的证治。病，是指一般病，非专指感受风寒为病而言。本病是由于荣卫不和，卫气失于卫外，以致表气不固，腠理开泄而病常自汗出。此时卫气虽然失职，荣气却还未病。卫气失职的原因是由于荣卫失于和调，卫气不能与荣气协调，所以荣自行于脉中，卫自行于脉外，荣不助卫，卫难自和，则卫气不能卫外为固而自汗出。今用桂枝汤复发其汗，调和荣卫，则自汗出愈。

【选注】徐灵胎说："自汗与发汗迥别，自汗乃荣卫相离，发汗使荣卫相合。自汗伤正，发汗驱邪。复发者，因其自汗而更发之，则荣卫和而自汗反止矣。"

【原文】病人藏无他病，时发热自汗出而不愈者，此卫气不和也，先其时发汗则愈，宜桂枝汤。（54）

【解析】卫气不和时发热、自汗出的证治。病人，是指一般疾病患者，非专指患太阳中风病人。今脏无他病，只有时发热、自汗出而不愈之证，是病不在里而在表。里和，故云"脏无他病"。表病，故云"此卫气不和"。先其对发汗则愈，宜桂枝汤，旨在使卫气自和，则时发热自汗出亦止。

本证辨证在于一为"脏无他病"，二为"卫气不和"。论治的要点在于"先其时发汗"。所谓"先其时"是在发热汗出发作之前，服桂枝汤。

治疗采用"先其时发汗"的原因何在？因为此病在发热汗出，发作之前，营卫较为平衡稳定，易于调节，服用桂枝汤，使药物能更好地发挥治疗作用。若在发热汗出之后，将会导致汗多伤正。

桂枝汤本为解肌之剂，有时用来发汗，有时用于止汗，为何？桂枝汤发汗作用，是在服药后，啜热稀粥，温复取汗，使药物助阳气升腾，正气得宣，汗出邪散。止汗作用，非为直接止汗，而是借桂枝汤调和营卫，使卫能固表，营能内守，营卫和协，汗出得止，所以桂枝汤不但能发汗，而且能止汗。

桂枝汤中的芍药，临床时用白芍还是用赤芍？首先从药物功效分析：白芍，苦酸微寒，归肝脾经。《珍珠囊》曰："白补赤散，泻肝补脾胃。以其用有六：安脾经，一也；治腹痛，二也；收胃气，三也；止泻利，四也；和血脉，五也；固腠理，六也"。赤芍，苦，微寒；归肝经。《滇南本草》曰："泻脾火，降气，行血，破瘀，散血块，止腹痛，攻痈疮。"根据前贤之见，白芍可补，赤芍为散，故白芍有敛阴益营之功，赤芍有散邪行血之能。白芍能于土中泻木，赤芍能在血中活滞。依笔者之验，用桂枝汤治疗自汗时，必用白芍为佳。

【原文】伤寒，脉浮紧，不发汗，因致衄者，麻黄汤主之。（55）

【解析】本条"伤寒脉浮紧"，概言太阳伤寒诸证，乃省文笔法。太阳伤寒，当用汗法，使风寒外散，营卫和调，其病可愈。今当汗失汗，则外邪不解，卫阳被遏，营阴郁滞，证见发热恶寒，无汗脉紧等。且在表之阳气壅滞较重，损伤阳络，以致鼻衄。此郁阳虽破络而出，然其闭郁之势未得消解，外寒仍束于表，宜用麻黄

汤因势利导，汗之则鼻衄自止。

此为表闭红汗不畅而需助以汗解之例，其衄量必不多，而太阳伤寒脉症未变，乃邪不能随衄而解，与发汗不彻、汗出不畅相类，故主之以麻黄汤，使汗出邪解。可见本条之麻黄汤，并非因衄血而用之，而是为衄后表闭仍在而设。故陈修园曰："伤寒脉浮紧，不发汗，因致衄者，其衄点滴不成流，虽衄而表邪未解，仍以麻黄汤主之，俾玄府通，衄乃止。"

【原文】伤寒不大便六七日，头痛有热者，与承气汤。其小便清者，知不在里，仍在表也，当须发汗。若头痛者，必衄，宜桂枝汤。（56）

【解析】根据小便清否辨表里证治。外感病不大便数日，并见头痛、发热等症，当辨其表里之属性而定汗下之治法。若见其人小便黄赤，以及腹满硬痛，蒸蒸发热或潮热、濈然汗出，脉沉实等，为里热结实，浊热上扰之征，可用承气汤攻下实热，使里实得去，腑气得通，则诸症可愈。若外感病不大便数日，见头痛，发热等，但其人小便清长，腹不硬满，知无里热，而病仍在表，虽不大便数日，当是病盛于表，而里气失和所致。治当辛温解表，用桂枝汤表解里和，则大便自通。

【原文】伤寒发汗已解，半日许复烦，脉浮数者，可更发汗，宜桂枝汤。（57）

【解析】伤寒发汗后，表证已解，应脉静身和。今半日后又烦，脉见浮数，此余邪在表未尽，可更发汗。惟已经汗后，发汗不宜太过，故宜桂枝汤的微发汗，使邪去而正不伤。

烦为热象，浮数之脉为浮紧脉中略带数象，仍是邪在表的现象。"浮数"脉为表热，与发热恶寒并见，非为热象。导致这种情况出现的原因，只能有两方面：一是汗后大邪已去，而余邪未尽，半日后又复行聚合；二是汗后肌腠空虚，复感外邪。但无论是余邪复聚，还是复感外邪，只要表证再现，就应当发汗解表。所以本条提出一个原则，即一汗不解，可以再行发汗。辨证用药的关键在于表证、表脉的仍然存在。"可更发汗，宜桂枝汤"，为何用桂枝汤？原因有三：①因已经发汗，肌腠疏松，故不可用麻黄汤峻汗；②防止过汗，病情变化，伤阴亡阳；③方有执曰，"更，改也"。言当改前法，宜桂枝汤解肌发汗。临床上发汗所选的方剂，未必一定用桂枝汤，亦可针对病情酌选桂枝二麻黄一汤或桂枝二越婢一汤。

【原文】凡病，若发汗，若吐，若下，若亡血，亡津液，阴阳自和者，必自愈。（58）

【解析】凡病阴阳自和者，必能自愈。凡病，指一般疾病，不限于中风伤寒。凡病若用发汗，或吐，或下等治法不当致亡津液；或因吐衄、便血、金疮、痈疽、产后崩漏等证致亡血,此时倘病人本身功能不衰,阴阳自趋调和时,则病必自然向愈。

【原文】大下之后,复发汗,小便不利者,亡津液故也,勿治之,得小便利,必自愈。（59）

【解析】误治伤津,津复者自愈。大下之后,复发其汗,汗下失序,津液重伤。小便不利者,为津伤之证。"勿治之",言不可见小便不利,即用利小便法,应俟其津回,则小便自然通利。换言之,小便得利之时,即津液恢复之日。

【选注】尤在泾说:"既下复汗,重亡津液,大邪虽解,而小便不利,是未可以药利之。俟津液渐回,则小便自行而愈。若强利之,是重竭其阴也,况未必即利耶。"

【原文】下之后,复发汗,必振寒,脉微细,所以然者,以内外俱虚故也。（60）

【解析】下后复汗,内外俱虚的脉证。下之虚其里,汗之虚其表,是阴阳俱虚。振寒、脉微是阳气虚,脉细是阴血不足。汗下后见此脉证,为内外俱虚之候。

病人身体灼热,一般是里热外露的表现,病人多欲去掉衣被;若病人外热而欲增添衣被,这是一种畏寒的现象,多属里阳不足的现象。此时病人出现了矛盾的表现,既有里热反映于表的表现,又有里寒的表现。通常鉴别:一是以病人的喜恶为真,一是以里（阴）的表现为真,这里更强调病人的喜恶,因此说在外的热是假象,在里的寒是真相。同理病人身体不温,但出现希望去掉衣被的恶热的表现,说明里热为真,体温不高是因为热邪内伏不能外达所致。

【原文】下之后,复发汗,昼日烦躁不得眠,夜而安静,不呕,不渴,无表证,脉沉微,身无大热者,干姜附子汤主之。（61）

干姜附子汤方

干姜一两　附子一枚,生用,去皮,切八片

上二味,以水三升,煮取一升,去滓。顿服。

【解析】此本太阳病,医者先下后汗,治疗失序,继而出现烦躁,发热（微热）,究属何证？难以断定。察患者不呕（非少阳）,不渴（非阳明）,无表证（非太阳）,说明本证不属三阳病证,从而排除了阳热实证之可能。再从烦躁特点及脉象分析,此系由阳入阴,由实转虚,病在三阴。乃汗下失序,致阳气暴伤,阴寒内盛,病入少阴所致。人与自然是一个有机整体,昼日阳旺,虚阳得自然阳气相助,尚能与阴争,故见昼日烦躁;夜间阳衰,虚阳无助,不能与阴争,故见夜而安静;但这种安静是与烦躁相对而言,实为神疲似睡之"但欲寐"状态,并非常人之安然入睡之可比;阳气暴伤,鼓动无力,故脉见沉微;阴寒内盛,逼虚阳外越,故见身无大热。总之,本证为阳气暴虚,阴寒内盛所致,且病情发展迅速,虚阳外亡之征已现,故治以干姜附子汤急救回阳，防生叵测。

【方义】干姜附子汤由干姜和生附子组成，亦即四逆汤去炙甘草。方中生附子、干姜皆大辛大热之品，温里散寒，只取干姜附子单刀直入，急救回阳，俾阳长阴消，阳气归根，则阴气自敛，寒邪自消。本方不用甘草者，是因本证为阳气暴虚，阴寒独盛，残阳欲脱之证，病势变化迅速，所以回阳宜急，不宜缓也。

本方水煎1次，顿服。用水三升，煮取一升者，意在急煎。一次顿服者，意在使药力集中，迅速回阳破阴，急挽欲亡之阳。

【原文】发汗后，身疼痛，脉沉迟者，桂枝加芍药生姜各一两人参三两新加汤主之。（62）

【解析】汗多伤荣血，身体疼痛的治法。汗后身疼痛，脉见沉迟。沉为在里，迟为血不足。汗后身疼痛是因汗多伤耗荣血，筋脉失其濡养，故用新加汤主治。

桂枝加芍药生姜各一两人参三两新加汤方

桂枝三两，去皮　芍药四两　甘草二两，炙　人参三两　大枣十二枚，擘　生姜四两

上六味，以水一斗二升，煮取三升，去滓，温服一升。本云：桂枝汤，今加芍药、生姜、人参。

【方义】本方为调和荣卫兼和血益气生津之剂。以桂枝汤原方为主，意在调和荣卫，但因汗多使荣血损耗过甚，故增芍药以养荣血，生姜宣通卫阳，另加人参以补汗后之虚。

【原文】发汗后，不可更行桂枝汤，汗出而喘，无大热者，可与麻黄杏仁甘草石膏汤。（63）

【解析】汗后热邪迫肺作喘的证治。太阳病，经过发汗以后，有汗出而喘、无大热的见证，是热邪内迫于肺，热郁熏蒸而汗出，气逆不降而喘作。因热在里不在表，故身无大热。治用麻黄杏仁甘草石膏汤清宣肺热，里热清则肺气利，汗喘自止。汗出而用麻黄、无大热而用石膏，似属可疑，实则麻黄协桂枝方能发汗，麻黄协杏仁则利气治喘，麻黄协石膏则宣里解热，喘汗自止。

【原文】发汗过多，其人叉手自冒心[①]，心下悸[②]欲得按者，桂枝甘草汤主之。（64）

桂枝甘草汤方

桂枝四两，去皮　甘草二两，炙上二味，以水三升，煮取一升，去滓，顿服

【词解】①叉手自冒心，两手交叉按捺心胸部位。②心下悸，指心悸。

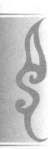

【方义】桂枝辛甘性温，入心经，通阳气；炙甘草甘温，益气补中。二药相配，有辛甘温通心阳之功，心阳复则悸动愈。本方为温通心阳之祖方，药味虽少，但用量较大，且取一次顿服之法，意在急复心阳而愈悸动。临床治疗心阳虚证，常以本方为基础加味，以适应病情变化。

【原文】发汗后，其人脐下悸者，欲作奔豚，茯苓桂枝甘草大枣汤主之。（65）

茯苓桂枝甘草大枣汤方

茯苓半斤　桂枝四两，去皮　甘草二两，炙　大枣十五枚，擘

上四味，以甘澜水一斗，先煮茯苓，减二升，内诸药，煮取三升，去滓，温服一升，日三服。

作甘澜水法：取水二斗，置大盆内，以杓扬之，水上有珠子五六千颗相逐，取用之。

【方义】本方为桂枝甘草汤加茯苓、大枣组成。方中重用茯苓为君，又先煮，利水宁心健脾，以治水邪上逆，桂枝、炙甘草温通心阳，助心火以制寒水；大枣健脾，合炙甘草温脾助运、培土制水。本方重在通阳化气利水，心阳复，水邪去，则悸动止。

甘澜水，最早见于《灵枢·邪客》半夏秫米汤，"以流水千里以外者八升，扬之万遍，取其清五升煮之"。后世又称"千里水"或"长流水"。

【原文】发汗后，腹胀满者，厚朴生姜半夏甘草人参汤主之。（66）

厚朴生姜半夏甘草人参汤方

厚朴半斤，炙，去皮　生姜半斤，切　半夏半升，洗　甘草二两　人参一两

上五味，以水一斗，煮取三升，去滓，温服一升，日三服。

【方义】方中厚朴苦温，用量半斤，宽中行气消胀；生姜辛温宣散，配半夏降逆和胃开结；人参、炙甘草温补脾气而助运化。诸药配合，补而不滞，消而无伤，为消补兼施，以消为主之剂。本方重用厚朴、生姜、半夏，当以行气为主，健脾为次。

【原文】伤寒若吐、若下后，心下逆满，气上冲胸，起则头眩，脉沉紧，发汗则动经[①]，身为振振摇[②]者，茯苓桂枝白术甘草汤主之。（67）

茯苓桂枝白术甘草汤方

茯苓四两　桂枝三两，去皮　白术　甘草各二两，炙

上四味，以水六升，煮取三升，去滓，分温三服。

【词解】①动经，伤动经脉。②振振摇，动摇不定貌。

【方义】方中茯苓淡渗利水健脾，是为主药；桂枝温阳降冲，配茯苓温阳化气，利水降冲，配炙甘草辛甘合化而通阳健脾；白术配茯苓，健脾燥湿利水，配炙甘草，

健脾益气。本方温能化气，甘能补脾，燥能祛湿，淡能利水，共起温阳健脾、利水化饮之功。

【原文】发汗，病不解，反恶寒者，虚故也。芍药甘草附子汤主之。（68）

【解析】汗后转虚的证治。发汗病不解，反恶寒，此恶寒非表邪不去，而是汗后转虚所致，故云"虚故也"。本证是阳虚阴亦不足，故用芍药甘草附子汤治疗。

芍药甘草附子汤方

芍药　甘草各三两，炙　附子一枚，炮，去皮，破八片

上三味，以水五升，煮取一升五合，去滓，分温三服。

【方义】方中芍药、甘草苦甘化阴，附子温经扶阳，共起扶阳益阴之用。

【原文】发汗，若下之，病仍不解，烦躁者，茯苓四逆汤主之。（69）

【解析】汗下后，病仍不解，非指太阳病不解，而是病情发生了变化。反增烦躁，是因汗下后阴阳俱伤，病入少阴所致。太阳与少阴相表里，误治太阳，则易虚其少阴。少阴为水火之脏，阴阳之根。少阴里虚，阴阳俱不足，水火失济，阳虚神气外浮，阴虚阳无所依，故生烦躁。

本条叙证简单，当以方测证。本方为四逆汤加人参、茯苓而成，有回阳益阴之效。本证以阴阳俱虚，且以阳虚为主。故除烦躁外，可见畏寒蜷卧、四肢逆冷。脉沉微笑。

【方义】本方为四逆汤加人参、茯苓而成。方中四逆汤回阳救逆，人参益气生津，安精神、定魂魄。姜附与人参相配，回阳之中有益阴之效，益阴之中有助阳之功，阳虚而阴伤者，多用此法。茯苓宁心安神、健脾利水。

【原文】发汗后恶寒者，虚故也。不恶寒，但热者，实也，皆和胃气，与调胃承气汤。（70）

【解析】本文提示汗后虚实两种不同转变。若发汗后恶寒，是由于阳虚而阴亦不足，似属芍药甘草附子汤证；若发汗后不恶寒而恶热为实，因邪气重伤津液而转入阳明，化燥化热，用调胃承气汤，以微和胃气则愈。

太阳蓄水证，一般是由太阳表证不解，风寒之邪循经入腑所致。太阳表证之所以不解，多半是发汗不及时，或发汗不得法，卫气受损而邪反入里。因此，太阳蓄水证具有表证未解，表里同病的特点，其临床表现是：恶寒、发热、烦渴欲饮水、水入则呕吐、小腹胀满。小便不利、脉浮数。

因太阳表证未解，所以有恶寒，发热、脉浮数，水饮停留，气不布津，故烦渴欲饮；饮后水停于胃，阻碍胃气，胃气上逆，故本人则吐；膀胱气化不行，水液内

潴，故小腹胀满，小便不利。

本证既是太阳表证未解，寒邪入腑，阻碍膀胱气化，治疗宜解表、化气、利水，方用五苓散。

【原文】太阳病，发汗后，大汗出，胃中干，烦躁不得眠，欲得饮水者，少少与饮之，今胃气和则愈；若脉浮，小便不利，微热消渴者，五苓散主之。（71）

五苓散方

猪苓十八铢，去皮　泽泻一两六铢　白术十八铢　茯苓十八铢　桂枝半两，去皮

上五味，捣为散。以白饮①和服方寸匕，日三服。多饮暖水，汗出愈，如法将息。

【词解】①白饮，即米汤。

【解析】太阳病本当发汗，汗出必然影响津液代谢，会出现口渴，但口渴的情况有不同：一是汗出邪退，但汗出损耗津液，致胃中阴液一时性不足而口渴；胃中阴津不足，则阳气相对有余，胃热上扰心神，会出现烦躁、睡眠不安。二是汗后，表邪不解，卫气的闭郁会严重影响膀胱功能，导致膀胱气化不行，形成太阳蓄水证。太阳蓄水证在下，水道不通，水蓄于内，见小便不利，并伴见少腹满胀等症；在中，津液不能上承，也可导致胃中干燥，出现口渴多饮，并伴烦躁等症；在上，可出现卫气闭郁的表证现象，如脉浮、微热等症。太阳蓄水症与表解后一时性胃中干燥，虽然都有口渴，但太阳蓄水证必有小便不利、少腹满的典型表现，常伴有明显的表象，口渴的程度较重，两者不难区别。太阳蓄水证，当化气行水，以五苓散治疗。

【方义】本方化气行水，两解表里。猪苓、泽泻利水于下，茯苓、白术健脾利湿，桂枝通阳化气，共奏化气行水之功，则渴与小便不利自愈。白饮和服，多饮暖水，助阳以发汗，故方后云"汗出愈"。

五苓散出自《伤寒论》，主要用于治疗太阳表邪未解，内传太阳之腑所形成的太阳蓄水证。在《伤寒论》中运用五苓散的原文共有 8 条之多，所论述的五苓散证的主要症状是"小便不利"，可伴见"烦渴""汗出而渴""欲得饮水"等症状，其中小便不利是最具特征的症状。小便能够从体内正常排出，有赖于膀胱气化功能的正常。膀胱为水府，是水液代谢过程中的一个重要脏器。经曰："饮入于胃，游溢精气，上输于脾，脾气散精，上归于肺，通调水道，下输膀胱，水津四布，五经并行。"因此，膀胱气化不利，则水液散布代谢失常，水蓄于下，不得通利，这是小便不利发生的重要原因。

五苓散能够通阳利水，是治疗因膀胱气化失司，引起小便不利诸证的良方。五苓散方中，茯苓甘淡，利小便以利水气，是利水除湿之要药；猪苓甘淡，功同茯苓，

主利水道，且淡利泄水之力，较茯苓更捷；泽泻甘寒，利水渗湿泄热，最喜泄水道，专能通行小便，化决渎之气，逐达三焦蓄热停水，为利水第一佳品，猪苓、茯苓、泽泻三药淡渗利水以利小便。白术甘温，补脾燥湿利水，助脾气以转输，使水津能四布；桂枝辛温通阳，化气以行水，又能外散表邪。二苓配泽泻，导水下行，通利小便，效果显著；茯苓配白术，健脾利水；茯苓配桂枝，通阳化气而利水。五药相合，改善气化，通利水道，气化水行，水津代谢正常，使小便不利自除。

（1）主治：①内停水湿，外感风寒，见头痛发热，小便不利，烦渴欲饮，水入即吐，脉浮苔白腻。②水湿内停所致的水肿身重，小便不利，或泻泄以及暑湿吐泻等症。

（2）说明：①本方能温阳化气，健脾利水。以医治体内水之代谢异常，胃内水分不能吸收而停滞，血中水分减少而产生口渴，饮水即吐，再饮再吐，小便不利，并有烦躁、头痛、腹痛、发热、脉浮数等症，但无热的慢性症亦可使用。②本方具有利水、健脾、发表、疏肝等功，为温阳化气利水剂，其性温化，善利小便，适用于外有太阳表证，内有蓄水证，还治霍乱吐泻，更医癫痫、头眩、痰饮等，本方虽然治证多而不一，但其要点包括：小便不利、水肿无热、舌苔白腻、口渴而饮下难受。

（3）现代应用：①急性胃肠炎、糖尿病、尿毒症、偏头痛、妊娠恶阻、感冒性呕吐。②水逆病（口渴，饮水则吐）、急性胃肠炎（上吐下泻，口渴而小便不利）、胃扩张、胃弛缓症、胃下垂症及留饮症、急慢性肾炎、水肿、浮肿、急性膀胱炎、感冒吐泻症、中毒、消化不良症、水逆、恶阻、晕船、唾液分泌过多症、夜醉感冒、肾盂肾炎、膀胱炎、膀胱结石、心脏性浮肿、阴囊水肿、尿毒症、常习性头痛、偏头痛、三叉神经痛、日射症、滤泡性结膜炎、泪囊炎、目星、夜盲症、皮肤水疱、水痘、耳源性眩晕、睾丸鞘膜积液（寒疝）等病。

（4）用法：不拘时温服或冷服。

（5）禁忌：大汗，大下后引起的小便不利者忌用。

（6）备注：诸水肿，腰以下肿者，水在下，当利小便，宜使用五苓散、猪苓汤。腰以上肿者，水在外，当发其汗，宜使用越婢汤、大小青龙汤。

【验案】

医案1：泌尿系统结石

刘某，女，88岁，初诊时间1998年5月。因间断发作肉眼血尿伴尿频次多7个月，加重1个月来诊。患者曾于半年前经B超检查示"膀胱结石"，一直服中西药治疗病情无明显缓解。近1个月来，病情日渐加重，每次小便均为肉眼血尿，尿中时常带有血丝、血块，尿频次多，每晚需小便10余次，严重影响睡眠，且患者年高行动不便，家属甚为担忧。伴见小腹坠痛，下肢怕冷，双足轻度浮肿，查尿常规红细胞满视野，舌偏淡，苔薄白，脉弦细。中医诊断为石淋，辨证属肾气已虚，膀胱气化无权，砂石久留膀胱，损伤血络。立法化气行水，逐淋排石，兼益肾扶正固本。处方：猪苓、茯苓各12g，泽泻12g，桂枝6g，白术10g，茅根、芦根各15g，大蓟、小蓟各10g，熟地黄10g，淫羊藿10g，予7剂。1周后复诊时诉，服前药4天后排出结石一块，随后肉眼血尿及尿频均除，每晚小便2次左右，余症亦明显减轻，体力有恢复，查尿常规红细胞2～3个/HP。砂石既去，立法当化气行水，调补脾肾，方用五苓散加茅根、芦根各15g，淫羊藿10g，川续断10g，又服14剂，调理而安。

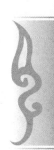

石淋之成因多因下焦湿热，煎熬尿液而成，治疗石淋亦多从清利湿热，通淋排石入手，本例虽有膀胱结石伴严重肉眼血尿，然其病机却不属下焦湿热，其病机特点有如下两方面：①患者年近九旬，肾气已虚，肾为主水之脏，肾虚无以蒸腾气化，以致膀胱气化无权，故水气停蓄，水道不通，尿频量少，小便不利。②砂石形成日久，现已无下焦湿热；砂石久留而未去，影响其气化功能，故加重膀胱之气化不利，砂石损伤血络，而致血尿日久不愈。可见本病例的主要病机是肾气虚致膀胱气化不利，血尿仅是其病之标，治疗重点当化气行水，改善气化功能，通行水道。气化正常则水气自能出，水道通利，砂石可除，则血尿自愈矣。因此治疗以五苓散为主方，重在化气行水，加淫羊藿、熟地黄以益肾固本，加大小蓟，芦茅根退淋排石，属治标之剂，诸药配合，标本同治，故药后气化功能改善，气行水行，砂石排出，诸症解除。

医案2：小便不利

任某，女，45岁，初诊时间1997年12月。因小便不利伴双下肢浮肿2年余，加重1个月而来诊。诉小便不利，排尿难，虽有尿意，但排尿过程费力仍不能畅快排出，夜尿频多，每晚4～5次，伴双下肢轻度浮肿，沉重怕冷。患者已绝经一年余，时有轰热汗出，手足心热，查舌质偏暗，脉沉细，尿常规检查正常。辨证肾气渐虚，无以蒸腾气化，则膀胱气化不利，立法化气行水，兼调补肾气。处方：猪苓10g，茯苓10g，泽泻12g，桂枝6g，白术6g，淫羊藿10g，盐黄柏、盐知母各6g，予6剂。复诊时诉小便不利已消退，排尿畅快有力，已无余沥感，夜尿次数减少，每晚1～2次，浮肿消退，轰热汗出等症明显减轻，前方加减又进14剂，并配合知柏地黄丸调理收功。

患者年近七七，天癸已竭，肾气渐虚。肾主水司开合，肾之蒸腾气化功能减弱，则开合失司水气停蓄，聚而为肿；肾失气化则膀胱气化无权，无力通利水气，故排尿不畅，小便难，其临床表现以浮肿和小便不利并见为特征，其病机以膀胱气化不利为主，治疗重点当化气行水，同时兼顾于肾，益肾气以助气化，以五苓散为主方，加仙灵脾以益肾气。同时因患者处于更年期阴阳失调，有轰热汗出等表现，故加盐黄柏、巴戟天以调补阴阳，改善症状。用药后诸症皆除。

71 条论汗后伤津胃中干与蓄水证的区别及蓄水证的证治。太阳病用汗法，本属正治，但若汗出太多，则属汗不如法。本条文首所说"太阳病，发汗后，大汗出"，便是汗不如法。汗出太多，可产生两种变化。一是汗后外邪虽解，却因汗出太多，损伤津液，出现了"胃中干"。从后文"欲得饮水者，少少与饮之"来看，此证当属一时性的津液不足，胃中干思水滋燥，则必见口渴欲饮之症状。胃乏津液之滋而不和，胃不和则卧不安，故可见烦躁不得眠。此时的救治之法是"欲得饮水者，少少与饮之""少少与饮"，即少量频饮，这既是为了滋其胃燥，复其津液，又是为了防止过饮停水，发生它变。二是汗后见脉浮、小便不利、微热、消渴等症。脉浮、微热者，是汗虽大出，但表证未解，另从"微热"可知，其证当有所减轻。小便不利、消渴，原非太阳表证的症状，今在汗后见之者，是太阳表邪不解，循经入腑，影响膀胱气化功能，水蓄下焦所致。气化失司，水不下排，则小便不利，由于水停于内，故多兼少腹胀满；水停下焦，津不上承，则见渴欲饮水。但因气化不利，饮水后津液不能布达，口渴不除，因此形成所谓的"消渴"。本证是外有太阳表邪不解，内有膀胱蓄水，故用五苓散化气行水，两解表里。

【原文】发汗已，脉浮数，烦渴者，五苓散主之。（72）

伤寒，汗出而渴者，五苓散主之；不渴者，茯苓甘草汤主之。（73）

【解析】本条为太阳病汗不如法，大汗出后产生的两种不同变化。条文前半段叙述汗后津伤，胃中干而见口渴、烦躁不得眠之证，乃假宾以定主。重点在后半段论述汗后气伤，致使膀胱蓄水，而见小便不利、消渴等证。两者虽都有"渴"证，但病机不同，治法各异，并列论述，以资鉴别。

72 条承接前条补述蓄水证的脉症。发汗后，脉见浮数，为表邪不解之象。"烦渴"乃心烦、口渴之谓。因汗后表邪随经入里，膀胱气化失职，下焦蓄水，津液不能上承而致。"烦渴"亦可释作口渴之甚。证属蓄水，故必有小便不利之主证。其治仍以五苓散解表而利水。上条蓄水证言脉浮，本条言脉浮数，上条谓消渴，本条谓烦渴。两者互相补充，揭示同一病机。

五苓散用药五味，以苓为主，共为散剂，故名五苓散。方中猪苓、泽泻渗湿利水，茯苓、白术健脾利湿，桂枝通阳化气，合四药则可促膀胱之气化而除停饮，且兼以解表。五药合用，共奏化气利水、通里达表之功。"以白饮和"服，含有服桂枝汤啜粥之义；"多饮暖水"，可助药力以行津液而散表邪。本方通阳化气以利水道，外窍得通则下窍亦利，故曰"汗出愈"。凡属膀胱气化不利之蓄水证，不论有无表证，皆可用本方治疗。

73 条以对比鉴别的方法，论述水蓄下焦与水停中焦之不同。前半段"伤寒汗出而渴者，五苓散主之"，乃承 71、72 条论述汗后太阳之气被伤，膀胱气化不利，水蓄下焦，津液不布，故必见口渴，小便不利等症，治以五苓散。后半段"不渴者，茯苓甘草汤主之"，则论述汗后胃阳被伤，胃失腐熟之权，以致水停中焦之证，因其无关于下焦气化，故口不渴而小便自利，治应以茯苓甘草汤温胃化饮。

【原文】中风发热，六七日不解而烦，有表里证①，渴欲饮水，水入则吐者，名曰水逆②，五苓散主之。（74）

【词解】①有表里证，既有太阳表证，又有蓄水里证，为表里同病。②水逆，水饮内停，气不化津，以致口渴引饮，饮入即吐的一种症状，为蓄水重证的表现。

74 条论蓄水重证而致水逆的证治。此条与前两条比较，有两点变化：一是与前两条太阳病发汗后所引起的表邪内传不同，而是"中风发热，六七日不解而烦，有表里证"，即太阳病未经发汗而表邪内传形成表里同病。其证既有脉浮、发热等表证，又有心烦、小便不利、渴欲饮水、水入则吐的里证。二是与前两条消渴或烦渴不同，而是"渴欲饮水，水入则吐"，即口渴能饮，水入则吐，吐后仍渴，再饮再吐。这种情况称为"水逆"，是因气不化津而渴，饮入被拒而吐，其较之前述"消渴""烦渴"者严重，故属于蓄水之重证。此时，虽饮水不能解其口渴，虽呕吐不能除其水饮，其标虽在于胃，但本在膀胱气化不利，故仍用五苓散化气行水以治。

【原文】未持脉时，病人手叉自冒心，师因教试令咳而不咳者，此必两耳聋无闻也。所以然者，以重发汗，虚故如此，发汗后，饮水多必喘，以水灌之亦喘。（75）

【解析】通过望诊，问诊诊断疾病。未诊脉时，看到病人两手交叉覆盖在心胸部，医生让病人咳嗽而病人没有咳的话，证明病人双耳已聋，听不到医生的问话。乃因前发汗太过，病人心阳虚损伤及肾气之故。汗后损伤阳气，阳虚不能行水，水停不化，水寒射肺故喘；汗后肌腠疏松，若贸然用水洗浴，外寒闭郁，皮毛阻塞，肺气不宣，亦喘。

【原文】发汗后，水药不得入口，为逆；若更发汗，必吐下不止。发汗吐下后，虚烦①不得眠，若剧者，必反覆颠倒，心中懊恼②，栀子豉汤主之；若少气③者，栀

子甘草豉汤主之；若呕者，栀子生姜豉汤主之。（76）

栀子豉汤方

栀子十四个，擘　香豉四合，绵里

上二味，以水四升，先煮栀子，得二升半，内豉，煮取一升半，去滓，分为二服，温进一服。得吐者，止后服。

栀子甘草豉汤方

栀子十四个，擘　甘草二两，炙　香豉四合，绵里

上三味，以水四升，先煮栀子、甘草，取二升半，内豉，煮取一升半，去滓，分二服，温进一服。得吐者，止后服。

栀子生姜豉汤方

栀子十四个，擘　生姜五两　香豉四合，绵里

上三味，以水四升，先煮栀子、生姜，取二升半，内豉，煮取一升半，去滓，分二服，温进一服，得吐者，止后服。

【原文】发汗若下之，而烦热④胸中窒⑤者，栀子豉汤主之。（77）

伤寒五六日，大下之后，身热不去，心中结痛⑥者，未欲解也，栀子豉汤主之。（78）

【词解】①虚烦，吐下后余热所致的烦躁。虚，非正气虚，指无实热结聚。②懊侬（àonǎo，音奥恼）。烦闷殊甚，难以名状。③少气，呼吸时感觉气息不足，似不能接续状。④烦热，心中烦闷而热。⑤胸中窒，胸中塞闷而热。⑥结痛，结塞不通而伴有疼痛感。

【解析】辨吐下后，热扰胸膈的证治。76条前节"发汗后……必吐下不止"论述在大汗之后，出现了水药入口即吐的情况，此乃病情的变逆。是因为胃阳素虚，或兼有宿饮，发汗则阳气外越，里阳更虚，引动宿饮阻逆于上，故水药不得入口。此时即使表证未解，也不可再用汗法，此乃必须遵循之法则。后节"发汗吐下后……栀子生姜豉汤主之"，论述汗吐下后的另一组变证。这组变证以心烦为主，但不同于胃津不足证，也不同于蓄水证，而是无形之热郁于胸膈证。虚烦乃因为无形之热郁于胸膈，以致烦扰不宁，甚则心中懊侬，反复颠倒。这种心烦不得眠，既非饮水可解，亦非利水能治，只有轻苦微辛的栀子豉汤，宣泄其胸膈郁热。少气者，指患者兼气息不足，故加甘草益中气，即栀子甘草豉汤；若兼呕吐者，是胃气因热扰而上逆所致，则用栀子生姜豉汤。

伤寒大下后，心中结痛的治法。伤寒五六日，多为表邪传里之期。若病已传阳

明之府，经大下后，当即病解。今大下后身热不去，是病非阳明腑实，徒虚胃气，热邪乘虚，结于心中，因结致痛，较诸心烦、胸中窒等证为重。"未欲解也"一句，言热不因大下而解，非表证未欲解，故用栀子豉汤治胸中之虚热。

【原文】伤寒下后，心烦腹满，卧起不安者，栀子厚朴汤主之。（79）

栀子厚朴汤方

栀子十四个，擘　厚朴四两，炙，去皮　枳实四枚，水浸，炙令黄

上三味，以水三升半，煮取一升半，去滓。分二服，温进一服，得吐者，止后服。

【解析】伤寒邪气在表而未传入里者，不可攻下。攻下可能损伤里气，导致表邪内陷，产生变证。若内陷之邪化热，郁于胸膈之中，滞于脘腹之间，则出现心烦，腹满，卧起不安等症状。邪热扰心，故见心烦；邪热壅滞于腹中，气机被阻，故见腹满。患者烦闷无奈，腹满不舒，故卧起不安，此与前面所提到的"反覆颠倒"略同。本证无腹痛拒按、大便不通等腑实症状，说明无形郁热并未与有形实邪相结，治当清热除烦，宽中消满，而不用攻下，方用栀子厚朴汤。阳明腑实亦可见腹满、心烦等症，与本证有相似之处，但阳明腑实证必定同时见到腹痛拒按、大便不通、潮热谵语等症状，两者不难鉴别。

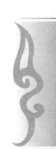

【原文】凡用栀子汤，病人旧微溏①者，不可与服之。（81）

【词解】①旧微溏，患者平时大便溏薄。

【解析】论栀子豉汤类方禁例。凡用栀子汤是指栀子豉汤、栀子甘草豉汤、栀子生姜豉汤、栀子厚朴汤等以栀子为主药的方剂。此类方剂均以栀子为主药，栀子苦寒，善于清热除烦，但也容易损伤阳气。若患者平素脾胃虚寒，运化失职，大便经常稀溏者，虽见有烦热懊憹等症，亦应慎用或禁用。否则必致中阳更衰，溏泄更甚。本条是以举例的方式，用旧微溏来表示脾胃阳虚者禁用栀子汤。推而广之，一切阳虚者，皆不宜使用。

本条指出中焦虚寒者，不可用栀子汤，80条论述的则是上焦胸膈郁热，中焦脾胃虚寒，用栀子干姜汤。两条合参可知，所谓不可与服之，是指不可单纯用栀子汤。如果确系中焦虚寒又伴上焦郁热，可效仿栀子干姜汤清上温中，寒温并用，这是仲景常中有变，独具匠心之处。

【原文】伤寒，医以丸药大下之，身热不去，微烦者，栀子干姜汤主之。（80）

【解析】伤寒以丸药误下，身热微烦的治法。伤寒医以丸药大下之，虚其肠胃，身热来去而增微烦。微烦亦虚烦之候，乃胸膈有热，腹中有寒。用栀子干姜汤，清胸中之热，而温肠胃之寒。

栀子干姜汤方

栀子十四个,擘　干姜二两

上二味,以水三升半,煮取一升半,去滓,分二服,温进一服(得吐者,止后服)。

【方义】栀子苦寒,清热解烦,干姜辛热,温脾散寒。因证有微烦,故仍用栀子;因大下肠胃必冷,故用干姜。此为寒热并用的方剂。

【原文】太阳病发汗,汗出不解,其人仍发热,心下悸,头眩,身𥆟动,振振欲擗地①者,真武汤主之。(82)

真武汤方

茯苓　芍药　生姜各三两,切　白术二两　附子一枚,炮,去皮,破八片

上五味,以水八升,煮取三升,去滓。温服七合,日三服。

【词解】①振振欲擗地,擗同仆,跌倒。振振欲擗地,指肢体颤动欲扑倒于地。

【解析】论阳虚水泛的证治。太阳病本应汗解,但如汗不如法,或发汗太过,或误发虚人之汗,便有可能损伤人体阳气。太阳与少阴相为表里,故发汗伤阳,每多导致少阴阳虚。本条所论便属于这种情况。误汗内伤少阴,故汗出而病不解。肾阳被伤,虚阳外越,所以其人仍发热。肾主水,当少阴肾阳不足时,无力主水,水液不得排泄,泛溢表里,成为阳虚水泛之证。水气变动不居,上凌于心,则心下悸;上冲清阳,则头目眩晕;外伤筋脉,加之阳虚而筋脉失于温养,故身体筋肉跳动,震颤不定,势欲倒仆于地。阳虚水泛,治之当用真武汤温阳利水。

【方义】本方能温肾散寒,健脾利水。适用于治新陈代谢功能沉衰,水气滞留,而致小便不利。慢性腹泻以及营养不良性水肿,或呈眩晕,心悸亢进,腹部软弱,时常因积气而胀满,脉搏为沉微或迟弱,倦怠无力,手足易冷,身体颤动而欲倒地等症。

本方又名玄武汤,用于阴虚证,被称为少阴病之葛根汤,应用甚广,以新陈代谢功能沉衰,心脏有衰弱趋血时,体温低降,肠胃滞留水气,功能失调之一切病症甚宜。患者一般呈腹部软弱,往往因秽气停积而膨满,倦怠疲劳感甚极,手足易冷,四肢沉重疼痛,全身缺乏生气,本证之下痢为水样便,无里急后重,排便之前会有腹痛。

本为治阴寒性水肿的方剂,具有强大的温阳利水消肿作用,对肾肝脾功能失调所致的各种阴性水肿均有效果。近期以来,对于慢性肾炎,心脏病水肿,慢性肝炎水肿,脾阳失运的水肿等,大都采用本方衍化治疗。

【原文】咽喉干燥者，不可发汗。（83）

【解析】咽喉干燥者禁汗。太阳病本当发汗，但阴液不足之人，便当注意汗法。咽喉干燥，是阴液不能上济之征，因此，虽有表邪，亦不可使用辛温发汗之剂治疗。假如误以辛温之药发汗，则阴液更伤，将会发生严重变化。

【原文】淋家，不可发汗，发汗必便血。（84）

【解析】淋家禁汗。素患小便淋沥之人，谓之淋家。其原因多由下焦蓄热，津液素亏，虽有外感，亦不能径用汗法。若误汗伤阴，使邪热炽盛，不但津液愈亏，更惧逼血妄行，致引起便血之证。

【原文】疮家，虽身疼痛，不可发汗，汗出则痉。（85）

【解析】疮家禁汗。久患疮疡者，气血已伤，虽有表证，不可发汗。误用汗法，则阴液受伤更甚，筋脉失其濡养，必发生筋脉强直，肢体拘挛的痉证。

【原文】衄家，不可发汗，汗出，必额上陷脉①急紧，直视不能眴，不得眠。（86）

【词解】①陷脉，额上两旁陷中之经脉。

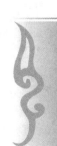

【解析】衄家禁汗。素有衄血证者，阴液必不足，虽有表证，亦不可发汗。若发汗则阴液重伤，筋脉失其濡养，必出现额上陷脉急紧、目直视不能转动，以及不得睡眠等证候。

山田正珍《伤寒论集成》注："亡血家者，如呕血、下血、崩漏、产后、金创伤类是也。反复失血，阴血必亏。而气血互根，盈亏相依，若失血既久，气随血耗，又可形成气血俱虚之证。气血既已不足，每易感受外邪。然此虚人外感，不可径予汗法，盖汗法既可伤阳、亦可耗阴。如此则当予补养之中，略佐辛散。扶正以托邪，微散以透邪，如此则内外兼顾，补散收功。若不明此理，率直行事，则汗之气血更形不足，濡养温煦功能失常，故有恶寒颤栗等变证。此等变证，治之可予温养之法，诚如丹波元简所言："汗后寒栗而振，非余药可议，宜芍药甘草附子汤、人参四逆汤之属。""

本条始于亡血阴虚为主，误汗后反以阳虚寒栗而振为主。由此可见，中医理论阴阳互根、气血相依之理，信而有征。

【原文】汗家①，重发汗，必恍惚心乱②，小便已阴疼③，与禹余粮丸。（88）

【词解】①汗家，平素多汗之人。②恍惚心乱，神识昏糊，心中慌乱不安。③阴疼，尿道涩痛。

【解析】以汗家为例，示阳气虚弱者禁汗。平素多汗之人，每因阳气不足，卫外不固而成。汗出既久，必然津液外泄而为阴阳俱虚。阳虚失固，营阴外泄，腠理疏松，每易遭受外邪侵袭，而多外感之证。此虚证兼表，当在扶正基础上兼予表散。若误用辛温发汗，必致阳气更伤，津液益虚，心神失养而浮越，故神识恍惚，心烦意乱；阴津阳气不能濡养温煦，则溺后阴中涩痛。柯韵伯曰："心液大脱，故恍惚心乱，甚于心下悸矣。心虚于上，则肾衰于下，故阴疼。"救治方法，当固涩敛阴，重镇安神，以禹余粮丸为其主方，惜该方已佚，丹波元简《伤寒论辑义》云："常器之云：禹余粮一味，火煅，散服亦可；郭白云云：用禹余粮不用石，石乃壳也，愚以其言未必尽合仲景原方之义，今姑存之。魏氏云：愚臆度之，即赤石脂禹余粮汤耳，意在收涩小便，以养心气，镇心安神之义，如理中汤，可以制丸也；周氏载王日休补禹余粮丸方，用禹余粮、赤石脂、生梓白皮各三两，赤小豆半升，捣筛，蜜丸如弹丸大，以水二升，煮取一升，早暮各一服；张氏亦引王氏，四味各等份，丸如弹子大，水煮，日二服。蔡正言《苏生的镜》补足禹余粮丸，禹余粮一两，龙骨八钱，牡蛎五钱，铅丹六钱，茯苓六钱，人参五钱，右六味为末，粳米为丸，朱砂为衣，如绿豆大，空心麻沸汤送下，朱砂所收敛而镇惊，茯苓行水以利小便，加人参以养心血。"其所辑录诸方，各有所据，可供临床参考。

【原文】病人有寒，复发汗，胃中冷，必吐蚘①。（89）

【词解】①蚘，同"蛔"，指蛔虫。

【选注】

（1）张隐庵：夫阴阳气血，皆生于胃府水谷，病人有寒，胃气虚矣。若复发汗，更虚其中焦之气，则胃中冷必吐蚘。夫蛔乃阴类，不得阳热之气，则顷刻生而外出矣。（《伤寒论集注·辨太阳病脉证篇》）

（2）吴谦：胃寒复汗，阳气愈微，胃中冷甚，蛔不能安，故必吐蛔也，宜理中汤送乌梅丸可也。（《医宗金鉴·订正仲景全书·伤寒论注·辨阳明病脉证并治》）

【原文】本发汗，而复下之，此为逆也；若先发汗，治不为逆。本先下之，而反汗之，为逆；若先下之，治不为逆。（90）

【解析】辨表里同病，汗下先后的治法。"本发汗"，指病有表里证存在，本当发汗，若发汗后表不解，可以再汗。"复下之"，是指表未解而改用下法，这是治疗上的错误。"本先下之"，是指表里同病，里证已急，当先用下法。若"反汗之"，亦是误治。本条以汗下有序，说明病有轻重，证有缓急，治疗当根据病情而论治，或先解表，或先攻里，或表里同治。治病遵守的原则，急者治其标，缓者治其本。治疗外感病，必先辨别表里。当汗即汗，当下即下，此为治病的一般规律，违其法者为逆。若属单纯的表证，单纯的里证，容易辨识，如果表里证同时出现，情况比较复杂，辨证时应审证求因，治疗当顾其先后缓急。凡患表证，如太阳中风或伤寒证，当用汗法，使邪从汗而解。若是里热实证，当用清热泻实之法，使邪从下解，这是单纯表证或里证的一般治则。若表里同病，则应根据表里证的轻重缓急，采用先治表后治里，或先治里后治表，或表里同治的治疗原则。仲景在此反复告诫医者，一定要遵循汗下先后之常理，否则，将导致变证丛生。

【原文】伤寒，医下之，续得下利清谷①不止，身疼痛者，急当救里；后身疼痛，清便自调②者，急当救表。救里宜四逆汤，救表宜桂枝汤。（91）

病发热，头痛，脉反沉，若不差，身体疼痛，当救其里③。（92）

【词解】①清谷，清，同圊，排便的意思。清谷，即所排大便含有未消化的食物。②清便自调，大便正常。③当救其里，宋本在此后载有"四逆汤方，甘草二两炙，干姜一两半，附子一枚生用，去皮破八片，右三味，以水三升，煮取一升二合，去滓，分温再服，强人可大附子一枚、干姜三两"，一段文字，结合91条来看，此处的当救其里，宜用四逆汤。

【解析】论伤寒表里缓急的治则。91条论表里同病，里证急重，当先治其里，后解其表。伤寒表证，本当用解表发汗的方法，若误用攻下，便会损伤脾肾阳气。脾阳虚衰，运化失职，肾阳不足，温化无根，火不暖土，便会导致下利清谷不止，这是脾肾虚衰的重证。此时即使表邪未尽，仍有身疼痛等表证，亦无暇顾及，必须采取先里后表的方法，用四逆汤急救其里，回阳救逆，补火生土，否则便有阳亡阴脱之虞。服桂枝汤后，脾肾阳气恢复，利止足温，而身疼痛仍在，说明表证未解，此时用桂枝汤调和营卫，因阳气初复，不宜用麻黄汤峻汗。

总之，伤寒表里同病，若表里均是实证，里证又不是十分急重，特殊情况下，里证特别急重时也可先治其里。是脾肾阳虚，则多数情况下是先治里，后解表。临证之际，必须分清轻重缓急，善于知常而达变，方能适应千变万化的临床实际。

92条论伤寒表里同病，里证急重，当先治里。伤寒不经误治出现发热、头痛、脉沉，是属表里同病。发热、头痛是太阳表证，表证脉当见浮，今脉不浮而沉，沉主里，表证见里脉，是为脉症不符，故曰"反"。沉脉有虚实之分，沉而有力者属实，沉而无力者属虚，本证用四逆汤治疗，当是沉而无力之脉。结合301条"少阴病，始得之，反发热，脉沉者，麻黄细辛附子汤主之"，可推之本证原属太阳与少阴两感证，当与麻黄细辛附子汤温经发汗，表里双解。"若不差"是指用双解表里之法或者误用其他治法无效，说明里阳虚较重且急，此时虽有身疼痛等表证，也当先救其里，用四逆汤回阳救逆，扶正祛邪。待阳气回复之后，表邪可能随之消散。

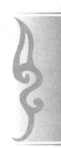

如果里和而表不解，可再用桂枝汤等调和营卫，解表祛邪。

【原文】太阳病，先下而不愈，因复发汗，以此表里俱虚，其人因致冒①，冒家汗出自愈。所以然者，汗出表和故也。里未和，然后复下之。（93）

太阳病未解，脉阴阳俱停②，一作微。必先振栗汗出而解。但防脉微者，先汗出而解；但阴脉微者，下之而解。若欲下之，宜调胃承气汤。（94）

【词解】①冒，头晕目眩。②阴阳俱停，阴阳，指尺寸而言。阴阳俱停，即寸、关、尺三部脉俱隐伏不见。

【解析】论疾病欲愈的证候特点及机制。太阳表病，汗下失序，先下而虚其里，复发汗而虚其表，致令表里之气俱虚，邪乘虚入，阳气因不得伸，头目昏蒙，因而致冒。冒家能得汗出，使阳气通畅，表气自和，邪郁亦将随汗而解，故云"所以然者，汗出表和故也"。若汗出表解后，仍有里实证者，然后复下之以和其里。

太阳病不解，此时出现脉阴阳俱停，是因其人平素或一时正气之虚，正邪相争，气血被阻，经脉不利，故脉一时出现伏而不见的现象，和脉绝是显然有区别的。正因它是一时的脉象，故知病必可从战汗得到解除。"但阳脉微者"句以下，文义未明，前人注释见解亦不同，应进一步研究，兹存疑不释。

【原文】太阳病，发热汗出者，此为荣弱卫强，故使汗出，欲救邪风者，宜桂枝汤。（95）

【解析】太阳中风荣弱卫强的证治。荣卫在正常时，是相互协调的，一旦受外邪侵袭，卫气与之抵抗而发热，荣阴即不能内守而汗出，致邪盛于外而卫强，正虚于内而荣弱。弱言正气虚，强谓邪气实。虚由汗出，强因邪阻，故宜用桂枝汤救邪风之所伤，邪风去则卫气和，汗出止则荣自复。

【原文】伤寒五六日中风，往来寒热①，胸胁苦满②，嘿嘿③不欲饮食，心烦喜呕④，或胸中烦而不呕，或渴，或腹中痛，或胁下痞硬，或心下悸、小便不利，或不渴、身有微热，或咳者，小柴胡汤主之。（96）

【词解】①往来寒热，即恶寒与发热交替出现。②胸胁苦满，苦，作动词用。胸胁苦满，即病人苦于胸胁满闷不适。③嘿嘿（mò，音默），同默默，形容词。即表情沉默，不欲言语。④喜呕，喜，容易发生。喜呕，即易呕。

小柴胡汤方

柴胡半斤　黄芩三两　人参三两　半夏半斤，洗　甘草三两，炙　生姜三两，切　大枣十二枚，擘

上七味，以水一斗二升，煮取六升，去滓，再煎取三升，温服一升，日三服。

若胸中烦而不呕者，去半夏、人参，加栝楼实一枚；若渴，去半夏，加人参合前成四两半、栝楼根四两；若腹中痛者，去黄芩，加芍药三两；若胁下痞硬，去大枣，加牡蛎四两；若心下悸、小便不利者，去黄芩，加茯苓四两；若不渴，外有微热者，去人参，加桂枝三两，温覆微汗愈；若咳者，去人参、大枣、生姜，加五味子半升、干姜二两。

【功用】和解少阳。

【主治】①伤寒少阳证。往来寒热，胸胁苦满，默默不欲饮食，心烦喜呕，口苦，咽干，目眩，舌苔薄白，脉弦者。②热入血室证。妇人中风，经水适断，寒热发作有时；以及疟疾、黄疸等病而见少阳证者。

【方义】本方为和解少阳的代表方剂。少阳经脉循胸布胁，位于太阳、阳明表里之间。伤寒邪犯少阳，病在半表半里，邪正相争，正胜欲拒邪出于表，邪胜欲入里并于阴，故往来寒热。足少阳之脉起于目锐眦，其支者，下胸中，贯膈，络肝，属胆，循胁里。邪在少阳，经气不利，郁而化热，胆火上炎，而致胸胁苦满，心烦，口苦，咽干，目眩。胆热犯胃，胃失和降，气逆于上，故默默不欲饮食而喜呕。若妇人经期，感受风邪，邪热内传，热与血结，血热瘀滞，疏泄失常，故经水不当断而断，寒热发作有时。治疗大法，邪在表者，当从汗解；邪入里者，则当吐下；今邪既不在表，又不在里，而在表里之间，则非汗、吐、下所宜，故唯宜和解之法。

方中柴胡苦辛微寒，入肝胆经，透泄少阳之邪，并能疏泄气机之郁滞，使少阳半表之邪得以疏散，为君药。黄芩苦寒，清泄少阳半里之热，为臣药。柴胡之升散，得黄芩之降泄，两者配伍，而达到和解少阳之目的。胆气犯胃，胃失和降，佐以半夏、生姜和胃降逆止呕；邪从太阳传入少阳，缘于正气本虚，故又佐以甘温的人参、大枣益气健脾，一者取其扶正以祛邪，一者取其益气以御邪内传，俾正气旺盛，则邪无内向之机。炙甘草助参、枣扶正，且能调和诸药，为使药。诸药合用，以和解少阳为主，兼补胃气。使邪气得解，枢机得利，胃气调和，则诸证自除。原方"去滓再煎"，使药性更为醇和，药汤之量更少，减少了汤液对胃的刺激，避免停饮致呕。

【解析】小柴胡汤为和剂，一般服药后不经汗出而病解；但也有药后得汗而愈者，这是正复邪却，胃气调和所致。正如《伤寒论》所说："上焦得通，津液得下，胃气因和，身濈然汗出而解。"若少阳病证经误治损伤正气，或患者素体正气不足，服用本方，亦可见到先寒战后发热而汗出的"战汗"现象，属正胜邪却之征。

本方常用于感冒、疟疾、慢性肝炎、肝硬化、急慢性胆囊炎、胆结石、急性胰腺炎、胸膜炎、多发性神经炎、急性乳腺炎、睾丸炎、胆汁反流性胃炎、胃溃疡等属邪踞少阳，胆胃不和者。

【验案】

医案 1：天行赤眼

李某，女，48 岁，1998 年 1 月 26 日诊。目赤肿痛，球结膜充血，血丝满布，生眵流泪，服抗生素，外用眼药水少效。诊见：除上症外，伴头角痛，口苦，耳鸣，耳中发痒，身微热，舌赤、苔薄微黄，脉弦细数。诊为天行赤眼，证属少阳中风，邪热上干清窍，以小柴胡汤加味。处方：柴胡 25g，大枣 20g，党参、黄芩、半夏、生姜、炙甘草、蒺藜、赤芍各 10g，菊花、决明子各 15g。水煎服，每天 3 次，2 天 1 剂，连服 3 剂而愈。

少阳属胆，胆与肝互为表里，肝开窍于目。风中少阳，肝胆受邪，邪热上扰，故目赤肿痛，流泪，多眵，耳鸣耳痒；邪犯少阳，经气不利，则为头角昏痛；胆热上炎，则为口苦。以小柴胡汤和解少阳，加菊花、蒺藜、赤芍、决明子等疏风明目，活血散瘀，药症合拍故症愈。

医案 2：胁痛

赵某，男，35 岁，1997 年 10 月 10 日来诊。胁痛半年，经治疗减轻。因饮食不慎，醉酒后症加剧。剑突下右侧胀痛，痛及胁肋及右肩胛，心烦微呕，便秘，口苦咽干，舌尖边赤、苔薄微黄，脉弦。B 超示：胆囊炎。证属邪郁胆府，上逆胃经。治宜和解枢机，调肝止痛，方用小柴胡汤加减。处方：柴胡 25g，党参、黄芩、半夏、生姜、炙甘草、川楝子、延胡索各 10g，枳实、白芍各 20g，2 天 1 剂，水煎分 3 次服。3 剂后胀痛减，大便调。5 剂后自觉无恙。

胆囊炎属中医学胁痛范畴。胆附于肝，位居胁内，少阳经脉布胁肋。少阳受邪，枢机不运，气机不畅，肝胆郁滞，故胁肋胀痛；胆气郁滞，肝气不疏，郁而化热，胆热上蒸，则为口干苦；邪在胆，逆于胃，故心烦欲呕。方用小柴胡汤运转枢机，加川楝子、延胡索、枳实、白芍调肝利胆，缓急止痛而获效。

医案 3：头晕

陈某，男，65 岁，农民，1981 年 11 月 25 日初诊。

患者半年前头晕，腿软，夜尿频。近因劳累，症情加重。证见：头晕不能左右转动；腿软不能站立，畏寒神疲，四肢震颤，夜尿 10 余次，带有大量黑血；舌质淡，苔白润，脉沉弱。证属阳衰阴盛。治以温肾助阳，蠲化阴邪。方用真武汤加味：附子（先煎）10g，白术 15g，云苓 20g，白芍 10g，山萸肉 10g，赤石脂 15g，金樱子 10g。服药三剂后复诊：四肢震颤减轻，尿色变淡。效不更方，原方加乌药、益智仁各 10g。

调整十余剂，诸证悉平。随访 1 年未发。

医案 4：视神经萎缩

宋某，女，19 岁，1994 年 9 月 5 日初诊。2 年前值经期时与人吵架，遂致精神不振，时有恍惚感，纳食差，不寐，先求治于内科，药用逍遥散、越鞠丸、柏子养心汤等，皆不应。继而发现双眼视物模糊，方到眼科就诊，拟诊视瞻昏渺，用药如明目地黄汤、归脾汤，然视力继续下降，故来郑求治。检查双眼外观无明显异常改变，视力：右眼 4.0，左眼 CF/50cm。自感身倦乏力，头眩，心悸，四肢沉困疼痛，时有腹痛，小溲不利，大便稍溏，每日 2 次，舌质淡，苔白厚，脉沉细。查眼底：双眼视神经乳头颜色变淡，边界欠清，右眼黄斑区中心反光点隐约可见，左眼则不可见，周边视野检查呈向心性缩小。诊断为青盲证（视神经萎缩）。拟温肾健脾，化气行水，佐以活血通络之法。处方：炮附子 12g，桂枝 10g，白茯苓 20g，焦白术 12g，赤芍、白芍各 10g，淫羊藿 10g，菟丝子 15g，鸡血藤 30g，黄芪 30g，全虫 6g，制马钱子粉（分冲）0.2g。日 1 剂，水煎服。配合球后注射硝酸士的宁 1mg 加维生素 B_{12} 500μg，每周 2 次。连用 2 周，自觉视物较前清楚，肢困腹痛均轻。效不更方，嘱其继服。1 个月后来本院检查，右眼视力已达 4.3，左眼 4.0，眼底无明显改变，腹痛愈。遂于上方中加制首乌 20g，石菖蒲 12g，取 30 剂。1996 年 4 月 18 日再诊：右眼视力已达 4.8，左眼 4.5。检查眼底：双眼视盘色淡，边界较清，黄斑区中心光反射存在。1 年后随访，视力稳定，周边视野较原来有所扩大。

医案 5：咳喘

常某，女，82 岁，农民。1981 年 4 月 13 日初诊。

咳喘 10 余年，屡治屡发，秋冬尤甚。20 天前因受寒致使病情加重，咳逆喘息，不能平卧，痰多色白，胸膈满闷，全身水肿，形弱怯寒，胃不思纳，舌淡苔白腻，脉弦滑。曾迭服西药及麻杏石甘汤等泻肺平喘之剂，病情有增无减。细思脉证，此乃年老久咳，阳虚体衰，寒饮不化，遂改用温阳蠲饮之剂，以真武汤化裁投之，熟附片 10g，白术 12g，云苓 2g，干姜 10g，炙麻黄 10g，炒苏子 15g，白芥子 10g，甘草 10g，水煎服。

药进 4 剂，咳喘减，水肿消，仍守前方加半夏 10g，陈皮 10g，继服 12 剂而愈。追访至今未见复发。

真武汤温阳利水，《伤寒论》用治少阴病阳虚水泛之证。此患者脾肾阳虚，温化失职，水饮内停，上渍肺系，而发为咳喘。遵古人"病痰饮者，当以温药和之"之法，投真武汤温阳化饮。湿去饮蠲，气降痰消，则喘咳自止。

医案 6：房事不畅

王某，男，37 岁，1989 年 5 月 18 日就诊。近半年来每逢房事汗出不止，房事后全身冷汗直流，伴疲乏不堪，心悸，眩晕欲倒，时有低热。曾在某医院诊治，服过许多止汗药和壮阳补气药，效果不佳，日益加重，故延余诊治。查面部黧黑，口角有一黑斑约 2cm，舌质淡嫩，苔薄少，脉沉紧。此属阳虚阴伤，水气内动之证，治宜温阳化水，和血益阴，方用真武汤：茯苓 15g，赤芍、白芍各 9g，生姜 9g，白术 9g，附子（开水先下）9g，5 剂，水煎服。服完药后房事畅舒，再无汗出诸症。

入房汗出，气精两虚于内，风邪中之，正如张介宾云："内耗其精，外开腠理，风邪乘虚入之"。张志聪亦云："内为阴，外为阳，在内五脏为阴，在外皮肉络脉为阳，在内所伤之脏气而见于脉，故名曰阴出之阳。"

【原文】血弱气尽，腠理开，邪气因入，与正气相搏，结於胁下。正邪分争，往来作有时，嘿嘿不欲饮食。藏府相连，其痛必下，邪高痛下，故使呕也，小柴胡汤主之。服柴胡汤已，渴者，属阳明，以法治之。（97）

【解析】97 条承上条着进一步阐述小柴胡汤证的病因病机及转属阳明之证治。"血弱气尽，腠理开"一句，说明气血虚弱之人，表气不固，腠理疏松，邪气易乘虚侵入，与正气相搏结于胁下。胁下为少阳经脉循行部位，邪犯少阳，枢机不利，故见胸胁苦满。提示少阳发病也存在气血不足的病机。由于正邪分争于少阳半表半里之位，正胜邪却则发热，邪胜正却则恶寒，邪正互有胜负，故见往来寒热，休作有时；胆热内郁，疏泄失常，并影响脾胃，故见神情默默，不欲饮食。"脏腑相连"是指肝胆相连，脾胃相关。少阳受邪，病变能影响脾胃。邪滞经脉则胁下痛；邪气乘脾则腹痛；胆热犯胃，胃气上逆则呕逆。以部位言，邪在少阳，胆与两胁部位较高，故云"邪高"，腹痛部位偏下，故称"痛下"。综上所析，无论是往来寒热、胸胁苦满，默默不欲饮食，还是呕逆，胁腹疼痛，总以邪结少阳为根本病机，故治当和解，方用小柴胡汤。若服后反见渴甚者，说明邪气深入，化燥伤津，邪入阳明，病已传变，当审证察因，对症治疗，采用或清或下之法。需要说明的是，小柴胡汤本身也可有口渴，但属或然症，口渴不重，且与寒热往来、胸胁苦满等必然症同见，今口渴多饮，且已不见少阳主证，故说"属阳明"。

【原文】得病六七日，脉迟浮弱，恶风寒，手足温，医二三下之，不能食，而胁下满痛，面目及身黄，颈项强，小便难者，与柴胡汤，后必下重；本渴饮水而呕者，柴胡不中与也，食谷者哕。（98）

【解析】病人素虚，误下致变的柴胡疑似证。得病六七日，多为疾病转变之时。

脉迟为寒，浮为气虚，弱为血虚。恶风寒为表邪仍在。身不热而手足温，是为系在太阴。此因病人气血素虚，感受风寒，邪入里而表未解之征。医见邪入，竟二三次误下，下后重虚胃气，因之不能食。复因误下邪陷，致胁下满痛，此属脾虚气滞。面目及身黄，是邪陷太阴。颈项强，是表犹未解。小便难，为脾不转输，水不下行。这些见证，乃误下后脾胃已虚而表仍未解，温中解表的治法，自可运用。此时若仍与小柴胡汤，服后必致脾虚气陷，而见下重。此段是言脾虚不可与小柴胡汤之例。

"本渴饮水而呕者"，指水病言，亦不可误认为柴胡证之呕。水饮病若误与柴胡汤，不唯饮水作呕，且脾胃将败，必进而为食谷作哕之证。此段言水饮病亦不可与小柴胡汤之例。

【原文】伤寒四五日，身热恶风，颈项强，胁下满，手足温而渴者，小柴胡汤主之。（99）

【解析】三阳证见，治从少阳。伤寒四五日，证见恶风、颈项强，属太阳。胁下满，属少阳。身热，手足温而渴，属阳明。三阳证见，治从少阳。用小柴胡汤和解少阳，使太阳之邪得从外解，阳明之热得从里解。

【原文】伤寒，阳脉涩，阴脉弦，法当腹中急痛，先与小建中汤；不差者，小柴胡汤主之。（100）

【解析】论少阳兼里虚寒证，用先补后和之法治之。仲景善以脉象言病机。阴脉、阳脉指浮沉取法，即脉浮取之为涩象，沉取之为弦象。浮取而涩，示气血不足；沉取而弦，示邪入少阳。脾胃虚寒，气血俱亏，加之少阳之邪乘土，应见腹中拘急疼痛症状。此为中焦虚寒而兼少阳证，虚实夹杂。少阳证本可用柴胡汤，但因小柴胡汤性凉，中焦虚寒，气血不足之人，若先投小柴胡汤，则更伤脾胃，而引邪深入。故宜先补本虚，先扶正后祛邪，况腹中急痛乃虚寒疼痛，投以小建中汤，调和气血，健运中州，建中止痛，是补土御木之法，使中焦虚寒有所好转，气血有所恢复，此时若少阳之邪未除，脉弦不解，痛犹未止者，可投以小柴胡汤，和解少阳，运转枢机，使邪去痛止，为泄木和中之法。

【原文】伤寒中风，有柴胡证，但见一证便是，不必悉具。凡柴胡汤病证而下之，若柴胡证不罢者，复与柴胡汤，必蒸蒸而振，却复发热汗出而解。（101）

【解析】论小柴胡汤的运用原则及误下后再服小柴胡汤战汗而解。凡见柴胡证而误用下法，若柴胡证仍在时，还可再用柴胡汤。惟误下后正气较弱，抗邪乏力，得柴胡汤之助，使正气振奋，故在正邪交争，邪尚未却时，必见蒸蒸而振，及至正胜邪却时，遂发热汗出而解。

【原文】伤寒二三日，心中悸而烦者，小建中汤主之。（102）

小建中汤方

桂枝三两，去皮　甘草二两，炙　大枣十二枚，擘　芍药六两　生姜三两，切

胶饴一升

上六味，以水七升，煮取三升，去滓，内饴，更上微火消解，温服一升，日三服。呕家不可用建中汤，以甜故也。

【解析】伤寒二三日，尚属起病之初，未经误治即见心中动悸、神烦不宁，显非单纯表证，应是兼有里证所引起。察本证既无无形邪热扰动胸膈、阳明燥屎内阻、邪郁少阳之征，又无水气凌心之象，因此，其心中悸、烦当属里气先虚，心脾不足，气血双亏，复被邪扰所致。里虚邪扰，气血不足，心无所主则悸，神志不宁则烦。此证属里虚兼表，治疗不可单用解表，否则必致变证。只宜建中补虚，益气血生化之源，使正气充盛，则邪气自退，烦悸自止，治宜小建中汤建中补虚，调补气血，安内攘外。

本方能温中散寒，缓急止痛。适用于虚寒之体质，脾胃虚弱，兼有疼痛或急迫等。此外可于改善虚弱小儿之体质，症状方面为全身疲劳，精力虚乏，心悸亢进，手足烦热，口干，夜尿。临床表现胃脘疼痛时必兼四肢冰冷，且喜多按，得食则痛减，饮食喜热畏冷，舌苔白，脉缓弱或沉紧等症状。或下腹疼痛，经数月不愈者有效。

本方为散寒健胃剂，适合于腺病质，为改善儿童虚弱体质的重要方剂，对皮肤萎白之虚弱及儿童俱有特别功效，应长期服用。

本方主要目标为虚劳。患者多有全身疲劳，精力虚乏及腹痛等主诉，并会伴有心悸亢进，手足烦热，口内干燥，小便频数，及盗汗，衄血，遗精，肌黄等症状。

腹证上，一般为腹壁薄，腹直筋浮于表面而呈拘挛，亦有腹部软弱无力，肠之蠕动，透于腹壁，有似大建中汤之证者。脉大，或沉微细；腹痛时，亦会出现弦或芤脉。所谓"建中"，即强化体内各种生理功能之谓，而用于脾胃虚（消化力低下）与中寒而荣卫不和（血行不良及代谢沉衰）者。故大小建中汤，皆以里之虚寒为目标，唯大建中汤比本方之证为尤甚。

【原文】太阳病，过经①十余日，反二三下之，后四五日，柴胡证仍在者，先与小柴胡汤。呕不止，心下急②，郁郁微烦者，为未解也，与大柴胡汤，下之则愈。（103）

大柴胡汤方

柴胡半斤　黄芩三两　芍药三两　半夏半升，洗　生姜五两，切　枳实四枚，

炙　大枣十二枚，擘

上七味，以水一斗二升，煮取六升，去滓，再煎。温服一升，日三服。一方加大黄二两。若不加，恐不为大柴胡汤。

【词解】①过经，邪气已离本经而传入另一经。②心下急，心下，指胃脘部。急，紧缩、急迫之意。心下急，是指胃脘部有拘急不舒或急迫疼痛的感觉。

【解析】论少阳兼阳明里实的证治。103 条论述太阳病邪传少阳及兼阳明里实的证治，宜分两段来理解。第一段从"太阳病"至"先与小柴胡汤"，论述太阳病转属少阳误治后少阳证仍在的证治。太阳病表证，未得到及时恰当的治疗，邪气由太阳之表而进入半表半里之少阳，故谓之"过经"，且病程已达"十余日"。典型的少阳证法当和解，禁用汗、吐、下诸法，医者"反二三下之"，是为误治。然所幸患者正气尚旺，误下"后四五日"，少阳证（小柴胡汤证）仍在，证未变治亦不变，故仍可用小柴胡汤和解少阳。

第二段从"呕不止"至文末，论述少阳兼阳明里实的证治。一般而言，单纯的少阳病在服小柴胡汤后应呕止烦除，诸症渐消。今服小柴胡汤后，病情不仅没有缓解，反而由喜呕变为呕不止，由心烦而成郁郁微烦，由胸胁苦满更变为心下急迫或疼痛等症，此因反复攻下伤津，热入阳明之里而化燥成实之故，属少阳阳明并病之重证。少阳病证不解则不可下，而阳明燥结里实已成又不得不下，故用大柴胡汤和解少阳与通下里实并行，属表里双解之法。

【方义】本方是由小柴胡汤去人参、甘草，加大黄、枳实、芍药而成，是和解为主与泻下并用的方剂。小柴胡汤为治伤寒少阳病的主方，加大黄、枳实、芍药以治疗阳明病热结之证。因此，本方主治少阳与阳明合病，症见往来寒热，胸胁苦满，表明病变部位仍未离少阳；呕不止与郁郁微烦，则较小柴胡汤证之心烦喜呕为重。至于心下满痛或痞硬，便秘或热利，苔黄与脉弦有力等，是病邪已入阳明化热成实之象。在治法上，病在少阳，本应禁用下法，但在兼有阳明腑实的情况下，就必须表里兼顾。故汪昂说："少阳固不可下，然兼阳明腑实则当下"。因此，本方配伍，既不悖于少阳禁下的原则，并可表里同治，使少阳、阳明之邪得以双解，可谓一举两得。方中以柴胡为君，与黄芩合用，能和解清热，以除少阳之邪；大黄、枳实泻阳明热结，共为臣药。芍药缓急止痛，与大黄相配可治腹中实痛，与枳实相伍可治气血不和的腹痛烦满不得卧；半夏降逆止呕，配伍生姜重用，以治呕逆不止，俱为佐药。大枣与生姜同用，能调和营卫而和诸药，为使药。诸药合用，共奏外解少阳，内泻热结之功。

本方在临床运用时，以往来寒热，胸胁或心下满痛，苔黄便秘，为辨证要点。急性胰腺炎、急性胆囊炎、胆石症，而见上述证候者，亦可加减应用。

【原文】伤寒十三日不解，胸胁满而呕，日晡所发潮热，已而微利。此本柴胡证，下之以不得利，今反利者，知医以丸药下之，此非其治也。潮热者，实也。先宜服小柴胡汤以解外，后以柴胡加芒硝汤主之。（104）

柴胡加芒硝汤方

柴胡二两十六铢　黄芩一两　人参一两　甘草一两，炙　生姜一两，切　半夏二十铢，本云五枚，洗　大枣四枚，擘　芒硝二两

上八味，以水四升，煮取二升，去滓，内芒硝，更煮微沸。分温再服，不解更作。

臣亿等谨按：《金匮玉函》方中无芒硝。别一方云，以水七升，下芒硝二合，大黄四两，桑螵蛸五枚，煮取一升半，服五合，微下即愈。本云，柴胡再服，以解其外，余二升加芒硝、大黄、桑螵蛸也。

【方义】柴胡加芒硝汤即小柴胡汤加芒硝而成。方以小柴胡汤和解少阳，芒硝咸寒，泻热去实，润燥软坚。共奏和解少阳，泻热去实之功。若从药物用量看，本方仅取小柴胡汤原方三分之一，芒硝仅二两，其和解泻热之力均较轻，故属和解泻热之轻剂。

【原文】太阳病不解，热结膀胱①，其人如狂②，血自下，下者愈。其外不解者，尚未可攻，当先解其外。外解已，但少腹急结③者，乃可攻之，宜桃核承气汤。（106）

桃核承气汤方

桃仁五十个，去皮尖　大黄四两　桂枝二两，去皮　甘草二两，炙　芒硝二两

上五味，以水七升，煮取二升半，去滓，内芒硝，更上火，微沸下火。先食④温服五合，日三服。当微利。

【词解】①热结膀胱，即邪热与瘀血结于下焦。膀胱，此处泛指下焦部位。②如狂，神志失常，似狂非狂，或言如发狂状的卧起不安。③少腹急结，下腹部拘急硬痛。④先食，先于食，指饭前。

【解析】

（1）主治：伤寒外证不解，热结膀胱，少腹胀满，大便黑，小便自利，谵语烦渴，发热如狂，及血瘀、经或产后恶露不下，少腹胀满疼痛或蓄血痢疾。

（2）说明：本方不仅有祛局部瘀血，疏经血行障碍之效，且能祛除急结之坚块，凡瘀热互结，血蓄下焦之实症体质病皆可使用。本方使用范围甚广，凡妇产科疾病、泌尿系统疾病、循环系统疾病、新陈代谢疾病、神经精神疾病、外科疾病、皮肤科

疾病、眼科疾病及口腔科疾病，以及各种出血等，均有使用机会。用途至为广泛，且具有疗效。饭前或不拘时温服即可。

【原文】伤寒八九日，下之，胸满烦惊，小便不利，谵语，一身尽重，不可转侧者，柴胡加龙骨牡蛎汤主之。（107）

柴胡加龙骨牡蛎汤方

柴胡四两　龙骨一两半　黄芩一两半　生姜一两半，切　铅丹一两半　人参一两半　桂枝一两半，去皮　茯苓一两半　半夏二合半，洗　大黄二两　牡蛎一两半，熬　大枣六枚，擘

上十二味，以水八升，煮取四升，内大黄，切如棋子①，更煮一两沸，去滓。温服一升。本云：柴胡汤，今加龙骨等。

【词解】①棋子，棋同棋。棋子，即六博游戏的博棋子。

【验案】

医案1：戒酒综合征

王某，男，35岁，农民，诊于1995年8月14日。患者有饮酒史17年，日饮白酒500ml。1990年起多次试图戒酒，戒酒当天即出现幻视幻听幻觉，谵语失眠等症，伴口苦痰多，纳呆恶心，大便溏薄，舌质暗红苔黄腻，脉弦滑。西医诊断：戒酒综合征。中医诊断：癫证。证属痰气郁结，痰火扰心。治以清心涤痰，宁心安神。方取柴胡龙牡汤加减。柴胡、半夏各8g，煅龙骨、牡蛎各20g，黄芩、焦栀子各10g，竹茹、茯苓、白术各12g，炒酸枣仁、百合各15g，化橘皮6g，朱灯心1只，甘草3g。水煎服，日1剂。3剂后症状明显改善，再进3剂加减，诸证悉除。3个月随访，戒酒成功。

戒酒综合征，即急性酒精脱瘾综合征，临床表现以精神症状为主。本例病机乃脾失健运，聚湿酿痰，痰火扰心，清窍被蒙。方中黄芩、栀子、竹茹、半夏清痰火；柴胡、百合、陈皮、茯苓、白术开郁健脾；龙骨、牡蛎、酸枣仁重镇养心安神；甘草调和诸药，使痰火清，心神宁，病情得以痊愈。

医案2：精神分裂症

许某，女，23岁，工人，诊于1994年1月8日。患者1年前失恋后，精神萎靡，情绪低落，终日惶惶不安，烦躁易怒，时有幻觉错语，曾服用多种中西药物治疗，未见明显疗效。今日求诊，伴见口苦溲黄，纳少寐差，舌质红苔黄，脉弦细。西医诊断：抑郁型精神分裂症。中医诊断：郁证。证属肝气郁结，郁热扰心。治以疏肝解郁，清心安神，方取柴胡龙牡汤加减。柴胡、黄芩、焦栀子、朱麦冬、生地

黄、郁金各 10g，龙骨、牡蛎各 20g，炒酸枣仁、茯神、白芍、百合各 15g，龙胆草 6g，甘草 3g。水煎服，日 1 剂。5 剂后情绪稳定，夜寐转安，纳食增进。守方加减，再进 5 剂，告愈。

《丹溪心法·六郁》曰："气血冲和，万病不生，一有怫郁，诸病生焉。"临床上郁证多发于中青年，女性为多。本例病机乃肝气郁结，郁久化热，热扰心神。方中柴胡、白芍、百合、郁金疏肝理气解郁，龙骨、牡蛎重镇安神；酸枣仁、茯神养心安神；黄芩、栀子、龙胆草清肝泻火；少佐麦冬、生地黄养阴宁心；甘草调和，因药中病所，治疗告愈。

医案 3：阵发性室上性心动过速

李某，女，45 岁，干部，1993 年 3 月 9 日就诊。2 年来，胸闷，心动悸，时作时止，发则有濒死之恐怖感，痛苦莫名，难以自持，伴胸痛，头痛，烦躁，失眠，纳呆，腹胀，大便不通，舌红，苔白燥，脉弦滑。曾多次到本市及北京著名的专科医院检查治疗，诊为：阵发性室上性心动过速，偶发室性早搏，未发现器质性病变。虽经中西药多方治疗，但始终未见疗效。投以柴胡加龙骨牡蛎汤去铅丹加珍珠母、珍珠粉，5 剂，水煎服，每日 1 剂。服至 3 剂时，呕吐，便通；5 剂服毕，诸症消失，几如常人。继以清心莲子饮等方剂调理月余，纳食增加，睡眠安稳。心动悸之证未再作。又过 3 个月，恢复工作。随访至今，未再发。

医案 4：频发室性早搏

德某，男，33 岁，医师，1987 年 5 月 3 日就诊。患者曾以左胸剧痛，ST 段抬高，频发室性期前收缩，而疑为心肌梗死。在西医内科住院治疗，症状缓解，ST 段改善后出院。但室性早搏时多时少，至今不止，伴胸闷，心动悸，微恶寒，时自汗出，眠差，纳少，大便干结等症。观其体壮，面色微黑，神情较紧张，舌暗红，苔白略厚，脉结代。投以柴胡加龙骨牡蛎汤去铅丹加珍珠粉，3 剂，水煎服，每日 1 剂。服毕，期前收缩消失，诸症随减，继予 10 剂。随访至今，未再发。

【原文】伤寒腹满谵语，寸口脉浮而紧，此肝乘脾也，名曰纵，刺期门。（108）

【解析】肝邪乘脾的证治。腹满谵语似阳明证，脉浮而紧似太阳脉，但腹满谵语而无潮热，脉浮而紧独见寸口，自与太阳阳明有异。《脉经》云："浮而紧者名曰弦，弦为肝脉。"《内经》云："脾主腹""诸腹胀大，皆属于热"。又云："肝主语。"以此推之，腹满谵语是木旺侮土所致，侮其所胜，故名曰"纵"。治法当刺期门，因期门为肝之募，故刺之以泄肝邪。

【原文】伤寒发热，啬啬恶寒，大渴欲饮水，其腹必满。自汗出，小便利，其

病欲解。此肝乘肺也，名曰横，刺期门。（109）

【解析】肝邪乘肺的证治。发热恶寒似太阳证，大渴腹满似阳明证，但发热恶寒不见头项强痛，大渴腹满而无潮热便秘，自与太阳、阳明有异，而是由于肝邪乘肺的关系。肺主皮毛，肺受肝邪则毛窍闭塞，所以发热，啬啬恶寒；木火刑金，津液劫烁，故渴欲饮水；肺失通调水道，故腹满。

【原文】太阳病，二日反躁，凡熨①其背，而大汗出，大热入胃，胃中水竭，躁烦必发谵语。十余日振栗自下利者，此为欲解也。故其汗从腰以下不得汗，欲小便不得，反呕，欲失溲，足下恶风，大便鞕，小便当数，而反不数，及不多，大便已，头卓然②而痛，其人足心必热，谷气③下流故也。（110）

太阳病中风，以火劫发汗，邪风被火热，血气流溢，失其常度。两阳④相熏灼，其身发黄。阳盛则欲衄，阴虚小便难。阴阳俱虚竭，身体则枯燥，但头汗出，剂颈而还，腹满微喘，口干咽烂，或不大便，久则谵语，甚者至哕⑤，手足躁扰，捻衣摸床⑥，小便利者，其人可治。（111）

【词解】①熨，火热疗法之一，将药物炙热，或以砖瓦烧热，外用布包以熨体表，有驱寒镇痛作用。②卓然，突然发生。③谷气，水谷之气。④两阳，风邪与误用火法产生的火邪。⑤哕，呃逆。⑥捻衣摸床，病人在神志不清的情况下，手不自觉地摸弄衣被或床边。

【解析】110 条论太阳病误火后的变证及自愈的机转，可分两段理解。第一段"太阳病二日……此为欲解也"，论述了太阳病误治的经过和自愈的病机。太阳病二日，邪尚在表，不应烦躁而见烦躁，故曰"反躁"。既见烦躁，表明表邪未解而里热已盛，当解散表邪，清里透热，切忌用辛温及火攻发汗。若医者误施火法熨其背取汗，以致大汗出而津伤，使邪热更盛，内入于阳明胃腑。胃中热盛，津液耗伤，不仅烦躁更趋严重，切因热扰心神而发谵语。若病至十余日，火邪渐衰，津液得复，阳气能达，则病有振栗自下利而解的情况，这是正胜邪祛，阴阳欲和，病将向愈的佳兆。

第二段"故其汗从腰以下不得汗……谷气下流故也"，论述了误火后变证的另一种机转。误用火法之后，邪热入里结聚于上，迫津外泄，则见腰以上汗出；阳热之气于胃，胃失和降则呕。阳气虚于下，津液不能下达，则腰以下不得汗，足下恶风，并见欲小便而不得，却又时欲失溲之证。阳明胃热证可有大便硬，热盛于上，阳虚于下之证也可有大便硬。

【原文】伤寒脉浮，医以火迫劫之，亡阳必惊狂，卧起不安者，桂枝去芍药加

蜀漆牡蛎龙骨救逆汤主之。（112）

桂枝去芍药加蜀漆牡蛎龙骨救逆汤方

桂枝三两，去皮　甘草二两，炙　生姜三两，切　大枣十二枚，擘　牡蛎五两，熬　蜀漆三两，洗去腥　龙骨四两

上七味，以水一斗二升，先煮蜀漆减二升，内诸药，煮取三升，去滓。温服一升。本云桂枝汤，今去芍药，加蜀漆、牡蛎、龙骨。

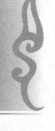

【解析】伤寒脉浮，其病在表，治宜发汗解表，视其表虚、表实而选用桂枝汤、麻黄汤方。医者却误用峻烈的火疗法强迫发汗，汗出过多，表邪虽除，但心阳却随汗而外泄，心气随汗耗散，故曰"亡阳"。心主神志，心阳亏损，心神失于温养，则神怯易惊，心悸气短，或烦躁等。上焦心胸阳气不振，阴邪得以上乘阳位，痰浊上逆，蒙蔽心窍，扰乱心神，以致又出现狂躁、卧起不安等。证由心阳亏虚神气浮越，痰浊扰心所致，故治用桂枝去芍药加蜀漆牡蛎龙骨救逆汤温振心阳，潜镇心神，涤痰定惊。

【方义】本方桂枝汤去芍药之酸苦阴柔，有利于桂枝、甘草辛甘合化，温复心阳；生姜、大枣补益中焦以充化源，更助桂甘之温通心阳。蜀漆即常山之幼苗，味辛苦性泄，涤痰化浊，开清窍之闭塞：牡蛎、龙骨潜镇浮越之心神，收敛耗散之正气，安神定悸止惊狂。诸药相配，共奏温补心阳、潜镇心神、涤痰定惊之效。

【原文】形作伤寒，其脉不弦紧而弱，弱者必渴。被火，必谵语。弱者发热脉浮，解之当汗出愈。（113）

【解析】里虚禁火与脉浮当汗。形作伤寒，是有恶寒、头痛、身热等证。其脉不弦紧而弱，是不见伤寒弦紧的脉象，而见弱脉。弱脉是阴虚津液不足，故云"弱者必渴"。若误用火攻，是阴虚被火，胃中津液愈虚，火邪愈炽，所以说"必谵语"。若发热而脉弱中见浮，主正气尚能达表，可以驱邪外出，所以说"解之当汗出愈"。

【原文】太阳病，以火熏之，不得汗，其人必躁。到经不解，必清血，名为火邪。（114）

【解析】火邪迫血下行。太阳病用火熏之法以取汗，纵令汗出，亦由火力劫迫所致，于治为逆。况不得汗，则热无从出。火热灼津，必令病人躁扰不安。六七日到经不解，火入里伤其阴络必便血，名为火邪。此证由误火引起，便血时但治其火，不必止血，火清邪止，其病自愈。

【原文】脉浮热甚，而反灸之，此为实。实以虚治，因火而动，必咽燥吐血。（115）

【解析】表热误用灸治，逼热血上行而致咽燥吐血。脉浮热甚，表热实证也。反用艾灸，是以治虚寒在里之法，治实热在表之证，使邪无出路而益炽，寒束于外，火攻于内，热不外泄，火气上炎，必致出现咽喉干燥伤及阳络而吐血。

上条是火邪下陷，热伤阴络的便血证；本条是火邪上越，为热伤阳络的吐血证。

【原文】微数之脉，慎不可灸。因火为邪，则为烦逆，追虚逐实，血散脉中，火气虽微，内攻有力，焦骨伤筋，血难复也。（116）

【解析】微数之脉，禁用灸法。微数之脉，主阴虚火盛，治之宜滋阴以去热，慎不可用灸法。灸亦火也，用之不当，则为火邪。火邪内炽，则烦闷气逆之证必见。今误以逐寒实之法，而施于血少阴虚之人，追虚之害，使血散于脉中，火气虽微，内攻则有力。阴虚之人筋骨本失濡养，今复被火灼，则枯槁之形立见，终身残疾堪虞，故曰"焦骨伤筋，血难复也"。

【原文】烧针令其汗，针处被寒，核起而赤①者，必发奔豚②。气从少腹上冲心者，灸其核上各一壮，与桂枝加桂汤更加桂二两也。（117）

桂枝加桂汤方

桂枝五两，去皮 芍药三两 生姜三两，切 甘草二两，炙 大枣十二枚，擘

上五味，以水七升，煮取三升，去滓，温服一升。本云：桂枝汤今加桂满五两。所以加桂者，以能泄奔豚气也。

【词解】①核起而赤，针处因寒闭阳郁而见局部红肿如核。②奔豚，证候名。豚即猪。奔豚即以猪的奔跑状态来形容患者自觉有气从少腹上冲胸咽之证，该证时发时止，发时痛苦异常。

【解析】太阳表邪，应以汗解，但不可用烧针强发其汗。若误用火法劫迫发汗，一则汗出则腠理开，外寒从针处内入，则致气血凝涩，卫阳郁结，局部出现"核起而赤"；二则强责发汗，阳随汗脱，损伤心阳。心居上而主君火，肾居下而主寒水，正常情况下心阳下蛰，温煦肾水，使肾水不寒。肾水上升，以滋心火，使心火不亢，从而水火既济，阴阳交泰。今心阳虚弱，不能下温寒水，下焦阴寒之气乘虚上犯心胸，可发为奔豚之证。所谓"奔豚"，即气从少腹上冲胸咽，烦闷欲死，片刻冲逆平息而复常，其状如小猪之奔突，故名之。从用桂枝加桂汤来看，是证当伴有心慌心悸、胸闷气短等阳气不足之症。

笔者临证中运用桂枝加桂汤随证化裁，用治属于寒凝经脉，营卫气血不调畅之多种疾病，收到满意的效果。兹举验案数则如下。

【验案】

医案1：高血压

患者贺某，男，60岁，新秀村73栋某号。1995年6月23日初诊。突然头晕昏仆一天。病者下半夜起床小便，突然感到天旋地转，当即昏仆不省人事，小便自遗，晨起复苏，即觉手足活动不灵便，头晕头重伴视物昏蒙。血压20/13.3kPa。脉缓略弦，舌淡胖略紫暗，苔白润。处方：桂枝30g，白芍15g，赤芍15g，炙甘草10g，大枣8枚，钩藤（后下）30g。3剂。复诊：药后头晕立止，手足活动复常，精神明显好转。血压、脉舌同前，上方去钩藤加丹参25g，何首乌25g，五味子10g。

医案2：患者谭某，男，27岁。1995年9月14日初诊。头晕耳鸣3年余，加剧近1周，夜寝差。患者既往有高血压史。近1周来头晕头痛彻夜失眠。服氯氮卓、甲丙氨酯、安定等无效。曾服中药，皆杞菊地黄、左归加石决之类。血压19.8/12.8kPa。诊其脉，两手俱缓大无力，左关稍弦；望其舌，暗红而胖大，苔薄白润。处方：桂枝30g，白芍15g，炙甘草10g，大枣5枚，桑寄生25g，丹参25g，鸡血藤25g。3剂。复诊时头痛稍减，仍头晕夜寝差，但已能休息2～3h，梦多。脉舌同前，舌仍暗红，血压20/12.6kPa。上方加何首乌25g，连服15剂，再诊：头晕耳鸣消失，夜寝转佳，但仍偶有怪梦。百合地黄汤加五味子、生龙齿调之。

桂枝加桂汤治疗高血压，方书未载。原方所主之"奔豚证""其发则突然觉有气上冲于心，即致眩晕昏仆，少时乃苏，苏后则形神疲倦……"，本例架某发病类此。2例病机均属寒凝经脉，营卫气血不调。前人认为："服桂枝汤补心气，更加桂，温阳祛寒，所以有平冲逆作用"，且桂枝"善抑肝木之盛使不横恣""善理肝木之郁使之条达"，具有"和营卫，暖肌肉，活血脉"功能。2例药后血压基本无变化，说明本方并无降压作用。但症状消失迅捷，可见本方"活血脉"致心脑肾血流供应输布重新获得平衡，乃取效原因。

【原文】火逆①下之，因烧针②烦躁者，桂枝甘草龙骨牡蛎汤主之。（118）

桂枝甘草龙骨牡蛎汤方

桂枝一两，去皮　甘草二两，炙　牡蛎二两，熬　龙骨二两

上四味，以水五升，煮取二升半，去滓。温服八合，日三服。

【词解】①火逆，误用烧针、艾灸、熏、熨等火法治疗而产生的变证。②烧针，将针体在火上加热后刺入人体的一种治疗方法。

【解析】桂枝甘草龙骨牡蛎汤由桂枝甘草汤加龙骨、牡蛎而成。方中桂枝甘草相配，辛甘化阳，温通心阳、补益心气。方中甘草倍于桂枝，一则补益之力大于通阳，

二则因心神浮动，用药宜甘缓，不宜过于辛散之故也。龙骨、牡蛎性涩质重，镇敛心神以治烦躁。全方相配，补中寓镇，通中有敛，标本同治，共达温阳安神除烦之效。

（1）主治：男子遗精，女子梦交，少腹弦急，自汗心悸，烦乱不安，目眩头晕，发落体瘦，肢冷，外阴部冷，眼花，舌质淡润，脉虚扎迟。

（2）说明：本方是由桂枝汤加龙骨、牡蛎所构成的，能温阳固气，镇惊安神。用治神经症、性神经衰弱症、遗尿症、小儿夜尿、产后多汗、梦遗、不眠、心悸亢进、易兴奋、易疲劳、脉大无力等。

（3）现代应用：①性神经衰弱、遗精、梦遗、心悸亢进、不眠、夜尿症及妇女产后多汗等。②生殖器神经衰弱症、神经过敏症、心悸亢进症、不眠症、血管神经症、歇斯底里、火伤后烦躁发热、夜尿症、脱发症、失眠健忘、盗汗疲倦、遗精梦泄及小儿夜啼。③虚弱性神经过敏、神经衰弱、遗尿。④柴胡加龙骨牡蛎用于治胸胁苦满、烦闷忧郁、易怒、痉挛等。

【原文】太阳伤寒者，加温针，必惊也。（119）

【解析】太阳伤寒，误用温针的变证。太阳伤寒为病邪在表，应用汗法。今反用温针以迫汗，温针亦火也，能损营血而动心气，所以说"必惊"。

【选注】陈修园说："太阳伤寒者，若在经脉，当用针刺；若在肌表，则宜发汗，宜解肌不宜针刺；若加温针，伤其经脉，则神气外浮，故必惊也。"

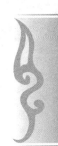

【原文】太阳病，当恶寒发热，今自汗出，反不恶寒发热，关上脉细数者，以医吐之过也。一二日吐之者，腹中饥，口不能食；三四日吐之者，不喜糜粥，欲食冷食，朝食暮吐，以医吐之所致也，此为小逆。（120）

【解析】太阳病误吐致脾胃气虚的证候。太阳病恶寒发热，是证在表，治当发汗，汗出表和，则寒热除而病解。今太阳病自汗出，反不恶寒发热，是表已解，而里未和。关上以候脾胃之脉，细为血少，数为有热。脉见关上细数者，脾胃之气伤，所以说"以医吐之过也"。用吐法以解表，表虽因吐汗出而得解，里之脾胃则因吐而伤，因伤而致未和。一二日吐之者，其势尚浅，吐后表解，仅胃气受伤，脾未受伤，故腹中饥、口不能食。若三四日邪入已深，吐后脾虚不运，胃液不足，故不喜糜粥、欲食冷食、朝食暮吐。这全是误吐之过。但脾胃虽一时受伤，而表证因之得解，故称"小逆"。食已即吐为热，朝食暮吐为寒。本证关上脉细数、欲食冷食，是脾胃受伤，非实热可比。

【原文】太阳病吐之，但太阳病曾恶寒，今反不恶寒，不欲近衣，此为吐之内烦也。（121）

病人脉数，数为热，当消谷引食①，而反吐者，此以发汗，令阳气微，膈气②虚，脉乃数也。数为客热③，不能消谷，以胃中虚冷，故吐也。（122）

【词解】①消谷引食，消化谷物而能食，即易饥而多食的意思。②膈气，膈，即横膈膜。膈气指膈间阳气。③客热，此指假热。

【解析】辨汗后引起胃寒吐逆而见假热之证。病人脉数而能消谷多食，伴口渴、喜冷饮、舌质红，是胃阳旺而有热。今脉虽数，不能食而反吐者，是因发汗不当，致令膈间阳气亏虚，胃阳亦显不足，中焦升降失常故出现吐逆，因而这种数脉也是真寒假热的表现。胃寒吐逆而见数脉，是因胃中虚冷，中虚气血失于统摄，虚阳躁动所致，实非真热，故仲景称为"客热"，其脉必数而无力，并伴见不能消谷而反吐等虚寒证。此与胃热证脉数有力，并伴见消谷引食等实热征象，自不难鉴别。另外，仲景在本条指出胃寒吐逆而见数脉，也是针对"病人脉数，数为热"的一般规律，而提示对数脉亦应通常达变，知其亦主真寒假热的另一面。说明数脉既可见于实热证，亦可见于虚热证，临床辨证不可拘泥于一脉一证，当四诊合参。

【原文】太阳病，过经十余日，心下温温欲吐，而胸中痛，大便反溏，腹微满，郁郁微烦者。先此时自极吐下者，与调胃承气汤。若不尔者，不可与。但欲呕，胸中痛，微溏者，此非柴胡汤证，以呕故知极吐下也，调胃承气汤。（123）

调胃承气汤

大黄 8g　甘草 4g　芒硝 16g

【解析】

（1）功能：和顺胃气，软坚泄热。

（2）主治：①发汗后，不恶寒，但热者，实也。当和胃气者：或太阳病三日，发汗不解，蒸蒸发热者。②伤寒吐后，腹胀满者。③阳明病，不吐不下，心烦者。

（3）说明：本方在诸承气通便剂中，本方药力较为缓和，可适用于轻症或体力稍微衰弱的患者。其症状为不恶寒而恶热，脉浮实，腹部有弹力，并伴有呕吐、谵语，口舌干燥等症。

（4）现代应用：诸热性病过程中便秘者，常习性便秘，老人便秘，急性胃肠炎，宿食。

（5）比较：本方与小承气汤皆可用于治热性病有便秘者，本方以治腹满便秘、心烦。后者以治腹满、大便硬为主。

【原文】太阳病六七日，表证仍在，脉微而沉，反不结胸①，其人发狂者，以热在下焦，少腹当鞕满，小便自利者，下血乃愈。所以然者，以太阳随经，瘀热在

里②故也，抵当汤主之。（124）

抵当汤方

水蛭三十个，熬　虻虫三十个，去翅足，熬　桃仁二十个，去皮尖　大黄三两，酒洗

上四味，以水五升，煮取三升，去滓，温服一升。不下，更服。

【词解】①结胸，病证名。其病机为痰水等实邪结于胸膈脘腹，以疼痛为主要临床表现。②太阳随经，瘀热在里，指太阳之邪在表不解而化热，随经脉入里，深入下焦血分，与瘀血结滞在里。

【解析】太阳随经瘀热在里的蓄血证治。太阳病至六七日，为表邪入里之期。若表病尚在，脉当见浮，今脉微而沉（微而沉，是沉滞不起之状，由气血壅阻所致，当沉而有力），虽有表证，凭脉知邪已陷于里。邪虽陷入，因不在上焦，故反不结胸。其人发狂，是热在下焦与血相结所致。太阳之邪随经入里，血气阻滞，故脉微而沉，瘀热结于少腹，故少腹鞭满。惟少腹鞭满证，有蓄水与蓄血之别。若见小便自利，则属蓄血；若小便不利，则是蓄水。属瘀血者，下血乃愈。本证之瘀血较桃核承气证为久为重，故用抵当汤主治之。"所以然者"是自注句，言太阳得病以后，表邪随经陷入下焦，血热相结，故曰"太阳随经瘀热在里"。

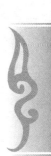

本方是行瘀逐血的峻剂，药力猛于桃核承气汤。方中除桃仁、大黄以外，有水蛭、虻虫直入血络，行瘀破结。

《伤寒论》第126条云："伤寒有热，少腹满，应小便不利，今反利者，为有血也，当下之，不可余药，宜抵当丸。"124条云："其人发狂者，以热在下焦，少腹当硬满，小便自利者，下血乃愈。所以然者，以太阳随经，瘀热在里故也。抵当汤主之。"两方原治邪热与瘀血结于下焦之蓄血证。中医学认为消渴病多伴瘀血的病变，西医学证明糖尿病可引起心、脑、下肢等大血管和视网膜、肾脏等微小血管的损害，导师的经验是：在糖尿病的各个时期和各种证型，无论有无舌质紫暗、舌有瘀斑、脉涩等其他瘀血证候均可应用抵当汤或抵当丸。常用药有水蛭、桃仁、生大黄、三七粉、䗪虫、虻虫等，研粉自配胶囊，长期服用。此方对于有并发症者可以减轻症状、延缓病情的进展，对于无并发症者可以预防其发生。

【验案】产后栓塞性静脉炎

患者王某，女，25岁。产后双下肢疼痛水肿50余天，于1964年6月23日就诊，门诊病历号430528。患者于4月24日足月分娩一女婴。产后第13天觉发热，左下肢浮肿疼痛，行走不便，确诊为产后左下肢栓塞性静脉炎，曾2次住院治疗，

使用青、链霉素、四环素等治疗，20天后症状缓解出院。后双下肢浮肿疼痛又日趋加重，而来中医院就诊。检查：舌质淡，苔白腻，脉沉弱。双下肢高度浮肿，腓肠肌压痛明显，踝关节背屈时双侧腓肠肌亦疼痛。中医辨证：新产之妇气血俱虚，恶血内阻，气血瘀滞于经络化为热毒，著于下肢经脉之间，而致肿痛发热。中医诊断：脉痹。治则：活血化瘀，清热利湿。方用抵当汤加味：水蛭6g，虻虫6g，桃仁6g，大黄3g，金银花30g，当归9g，赤芍9g，冬瓜子30g，术通3g，泽泻9g。3剂，每日1剂水煎服。药后双下肢肿胀，疼痛减轻，原方金银花改为15g，再加金银花藤30g，连续服药12剂，于7月4日三诊，病情明显好转，双下肢肿胀大减，但两腿仍有疼痛酸沉感，自觉两腿发热，舌象正常，脉沉缓。拟以清热养血通脉之剂：金银花藤30g，金银花12g，连翘9g，当归9g，桑寄生15g，甘草节6g，天花粉9g，川贝母9g，冬瓜子15g。又连服10余剂而基本痊愈。

【原文】太阳病身黄，脉沉结，少腹鞕，小便不利者，为无血[①]也。小便自利，其人如狂者，血证谛[②]也，抵当汤主之。（125）

【词解】①无血，无蓄血证候。②谛（dì，音帝），确实无误的意思。

【解析】补充蓄血重证的脉症，并强调小便自利对于诊断下焦蓄血的意义。本条承接124条，进一步补充了蓄血重证的症状。太阳病出现身黄，可由湿热和瘀血的因素导致。若属湿热发黄，则是由于表邪不解，热不得外泄，与太阴之湿相合，熏蒸郁遏，影响肝胆疏泄，使胆汁不循常道所致。因湿无出路，还可见小便不利、少腹硬等症状，身黄为阳黄，且身、目、小便俱黄。若属热与血结的下焦蓄血证，发黄的病机则为瘀血停滞，营气不能敷布，身黄为皮肤黯黄，而双目、小便不黄。由于病不在膀胱气分，没有影响到膀胱的气化作用，故小便自利。脉沉结为血瘀气滞，少腹硬为热与血结于下焦，如狂为瘀热影响心神，使神志错乱。与124条脉微而沉、少腹硬满、发狂相类，仅程度上略有差异，故云此"血证谛也"。辨证既明，确系下焦蓄血证，自然当用破血逐瘀的抵当汤治疗。

可见，湿热与蓄血虽均可导致发黄，但病机不同，而小便之利与不利是辨证要点之一，对临床辨别是否为下焦蓄血具有重要意义。钱天来亦云："此又以小便之利与不利以别血证之是与非是也"，可谓要言不繁。

《伤寒论》抵当汤（丸）主治之蓄血证，症见如狂、发狂、喜忘、少腹硬或满、身黄、消谷善饥、大便黑硬、脉微沉结等。

历代医家对抵当汤（丸）消除上述诸症的基本解释是：心藏神而主血脉，血热互结不能养心，神失所养，故见如狂、发狂、喜忘等"神"志异常。此方行瘀破积泻热，使血脉通畅，故上述如狂诸症自除；血脉流畅，瘀去热清，则脉象必趋和缓，其沉微结象安能尚存；屎硬是燥热所结，便黑则是瘀血与屎相混，但因血性濡，故临床所见屎虽硬而大便反易，有别于但燥热而无血瘀者。抵当汤（丸）使热泻瘀去，故其黑硬自消；此身黄非脾胃或肝胆湿热郁滞所致，若属肝胆或脾胃湿热，必兼见小便不利而尿黄，此则身黄而小便自利，是瘀血所致，故用该方逐瘀后，身黄即退；消谷善饥是胃热之证，张锡驹《伤寒直解·卷四》说："合，聚也。热聚则有余于胃，故消谷善饥"。胃热清磨谷正常，则不过消其谷，而当饥则饥；少腹满硬，是邪热结于肠中的表现，抵当汤除胃肠中之瘀血积滞，邪去正复，腹中自和。

　　水蛭味咸、苦，性平；虻虫味苦，性寒。二药俱入肝经。成无己《注解伤寒论》云："苦走血，咸胜血，虻虫、水蛭之咸苦以除蓄血。"当以水蛭为君，虻虫为臣，两药相协，专攻久新之蓄血，除瘀热互结之坚积。桃仁味苦、甘，性平，入心、肝、大肠经；大黄味苦，性寒，入脾、胃、大肠、肝、心经。成无己谓："甘缓结，苦泄热，桃仁、大黄之苦，以下热结。"桃仁甘润，能破瘀润燥，为佐；大黄泻热通腑，并能导邪从大肠排出，为使。全方共奏破瘀泻热之功。使血脉通利、腑气和降，周身气机调畅。

　　【验案】尿毒症

　　张某，男，34 岁，工人。1979 年秋患急性肾小球肾炎，治疗 3 个月，临床症状消失而出院，然水肿及尿蛋白反复出现。1993 年 4 月淋雨后出现头痛头晕，全身浮肿，当地医院对症治疗 7 日，症状加重，并出现恶心呕吐，遂住我科。初见症状：周身浮肿，恶心呕吐，头痛头晕，心悸胸闷，四肢酸沉，腰重神昏，少腹结满，小便自利，舌质暗，脉沉涩。血常规：Hb 80g/L、WBC 9.4×10^9/L、N 0.69×10^9/L、L 0.31×10^9/L；尿素氮（BUN）61mmol/L，血肌酐（Cr）954.7μmol/L。尿常规：蛋白（++）、脓球（++）。依舌脉可知，土壅水积，水血互结渐成斯证。治疗应破血逐瘀，渗湿利水。拟抵当汤合五皮饮化裁：水蛭 10g，桃仁 10g，大黄 30g，虻虫 10g，桑皮 30g，大腹皮 30g，茯苓皮 30g，陈皮 10g，生姜皮 10g。水煎 2 次，取汁 500ml，早晚 2 次分服。同时输新鲜同型血 300ml。服药 6 剂后，水肿大消，已能进食。查 Hb100g/L，BUN 35mmol/L，Cr 435μmol/L，尿蛋白（++++）。继以健脾益肾为主，活血化瘀为辅调理治疗 3 月余，临床症状消失。Hb 120g/L，BUN 6.4mmol/L，Cr 312μmol/L，尿蛋白（-），痊愈出院。随访至今无不适。

　　【原文】伤寒有热，少腹满，应小便不利，今反利者；为有血也，当下之，不可余药[①]。宜抵当丸。（126）

抵当丸方

水蛭二十个，熬　虻虫二十个，去翅足，熬　桃仁二十五个，去皮尖　大黄三两

上四味，捣分四丸，以水一升，煮一丸，取七合服之，晬时②当下血，若不下者更服。

【词解】①不可余药，不可用其他的药剂。从抵当丸服法看，亦可解释为不可剩余药渣，即连汤带渣一并服下。②晬（zuì，音醉）时，即周时，一昼夜 24 小时。

【解析】论述蓄血证病势较缓的证治。本方药物与抵当汤相同，但有两种变化，一是水蛭、虻虫的用量减少 1/3，二是改汤为丸。反映了病变治亦变，病轻则药亦轻的"随证治之"的治疗原则。

【选注】

（1）柯韵伯：有热即表证仍在。少腹满而未硬，其人未发狂。只以小便自利，预知其为有蓄血，故小其制而丸以缓之。（《伤寒来苏集·伤寒论注·抵当汤证》）

（2）尤在泾：此条证治，与前条大同，而变汤为丸，未尝何谓。尝考其制，抵当丸中，水蛭、虻虫，减汤之三分之一，而所服之数，又居汤方十分之六，是缓急之分，不特在汤、丸之故矣。此其人必有不可不攻，而又有不可峻攻之势，如身不发黄，或脉不沉结之类。（《伤寒贯珠集·太阳篇上》）

【验案】

蒋某，女，29 岁，家庭妇女。因患肺结核病，在用异烟肼治疗期间，肺尖部有啰音，心率频数，并发现脾肿大肋下 4 指，由于大便孵化几次都找到毛蚴，因之迫切要求治疗。……当时就试用仲景抵当丸，每次 5 ～ 6g，饭前 1 小时吞服，每日 2 次，共服 18 天，在服药期间，并无下血、便泄及其他反应，反觉食欲渐趋旺盛，未用其他中西药物，脾脏减小，大便孵化几次均呈阴性……（高德．伤寒论方医案选编．长沙：湖南科学技术出版社，1981）

【原文】太阳病，小便利者，以饮水多，必心下悸；小便少者，必苦里急①也。（127）

【词解】①苦里急，指小腹部有胀满急迫的不适感。

【解析】以小便利否辨水停中焦与水蓄下焦。太阳病如果饮水过多，大量水液停留于中焦，使得脾胃的运化转输不及。虽然膀胱的气化功能尚好，小便通利，但仍不能将多余的水饮排尽，终会导致中焦之水气上凌于心，引起心下悸动不安。如果饮水多而小便量少，则是水蓄于下焦；膀胱气化失常，故必见少腹部胀满急迫不舒。前者为水停中焦可治以茯苓甘草汤，后者为水蓄下焦可治以五苓散。

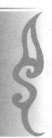

【原文】问曰：病有结胸①，有藏结②，其状何如？答曰：按之痛，寸脉浮，关脉沉，名曰结胸也。（128）

【词解】①结胸，证候名。指无形邪气与有形实邪结于胸膈脘腹部位，以胸膈脘腹硬满疼痛为主的证候。②藏结，证候名。藏同脏，指脏气虚寒、阴寒凝结于脏，以胸膈硬满疼痛为主的一种病证。

【解析】本条论结胸与脏结的鉴别。结胸为无形邪气与有形痰水结于胸膈脘腹而成，依据邪气性质的不同，分为热实结胸与寒实结胸，其证属实。脏结多为脏气虚弱，阴寒内盛，邪气结聚而成，属本虚标实证。在证候上，二者均见胸膈硬满疼痛，故应予以鉴别。结胸证之表现"按之痛"是由邪气与痰水相结，气机阻滞所致，寸脉主候上焦的病变，寸脉浮为邪结在胸膈，关脉主候中焦，关脉沉为痰水结于心下。本条简要地论述了结胸证的基本特点，尚需结合其他条文来全面认识结胸证。

【原文】何谓藏结？答曰：如结胸状，饮食如故，时时下利，寸脉浮，关脉小细沉紧，名曰藏结。舌上白胎滑者，难治。（129）

【解析】论脏结的脉症与预后。本条承接128条，论述脏结证的脉症特点，意在与结胸证作比较鉴别。脏结多因脏气虚衰，阴寒凝结所致，其病性属阴、属寒。"如结胸状"，是指脏结证与结胸证有类似的临床表现，如心下硬满、疼痛拒按，甚则牵及少腹硬痛等。阴寒凝结在脏，胃腑无实邪阻滞，故患者"饮食如故"。不过，此"饮食如故"并非指饮食正常，而是与结胸证相比而言。因结胸证在形成之前，患者能食，待其病形成之后，水热互结于胸膈心下，阻滞气机，便不能食。脏结患者素体虚寒，平日饮食不佳，既病之后，饮食情况与平时无异，故曰"如故"。本病脏虚阳衰，阴寒凝结，阳气不能温运。水谷不能腐熟泌别，所以"时时下利"。脏结之脉象虽见寸脉浮，关脉沉，与结胸证有相似之处，但其关脉还兼见细小沉紧，则与结胸证不同。此小细乃阳气不足之征，紧属阴寒凝结之象。再者，结胸之寸脉浮是浮而有力，而脏结之寸脉浮是浮而无力，此从关脉之小细可以推知。因此，脏结见寸脉浮、关脉小细沉紧，充分说明此病属脏气虚弱，阴寒凝结，是阴寒在里，气血虚衰的反映。脏结证若见舌苔白滑，则是阳气虚衰，津凝不化之象。本病属于正虚而邪实，寒结之实，非攻不去，而脏气虚衰，又不耐攻伐，故曰"难治"。

结胸与脏结两证有寒热虚实的不同。在病机上，结胸多为无形邪热之邪与有形痰水相搏，结于胸膈，其病性属阳，为热实证；脏结是脏气虚衰，阴寒凝结在脏，其病性属阴，属寒，虚中夹实证。在症状上，结胸多见心下硬满，疼痛拒按，大便秘结，不能饮食；脏结虽然亦见心下硬满疼痛，但饮食如故，时时下利；结胸寸脉浮，关脉沉而有力，舌苔燥黄；脏结寸脉亦浮，但浮而无力，关脉小细沉紧，舌苔白滑。

【原文】藏结无阳证，不往来寒热，其人反静，舌上胎滑者，不可攻也。（130）

病胁下素有痞①，连在脐傍，痛引少腹，入阴筋②者，此名藏结，死。（167）

【词解】①痞，痞块，包块。②阴筋，外生殖器。

【解析】论脏结的治禁及危候。130条补述脏结的证候及治禁。"脏结无阳证"，概括了脏结的证候特点。无阳证，即不见发热、心烦、口渴、舌红苔黄、脉数等阳热症状。"不往来寒热"，是说虽然可见胸胁硬满疼痛而类似少阳证，但没有往来寒热，故非少阳病。其人不烦躁而"反静"，口不渴而"舌上苔滑"，说明不仅无表热，亦无里热。既然邪不在三阴而里无热实，说明脏结证病位不在六腑而在五脏，属脏气虚衰，阴寒凝结之证。脏虚不耐攻伐，故曰"不可攻也"。

对于脏结证，前条言"难治"，本条言"不可攻"，均未出治法。但难治不等于不治，不可攻不等于不攻。

【原文】病发于阳，而反下之，热入因作结胸，病发于阴，而反下之，因作痞也。所以成结胸者，以下之太早故也。（131上）

结胸者，项亦强，如柔痉①状，下之则和，宜大陷胸丸。（131下）

大陷胸丸方

大黄半斤　葶苈子半升，熬　芒硝半升　杏仁半升，去皮尖，熬黑

上四味，捣筛二味，内杏仁、芒硝，合研如脂，和散，取如弹丸一枚，别捣甘遂末一钱匕，白蜜二合，水二升，煮取一升，温顿服之，一宿乃下，如不下，更服，取下为效，禁如药法。

【词解】①柔痉，证候名。痉，当为痉。痉病的主要临床表现为颈项强急，甚则角弓反张。其中有汗出者名柔痉，无汗出者为刚痉。

【解析】本条可分作两段，从"病发于阳而反下之"至"以下之太早故也"为上段，论述结胸与痞的成因。从"结胸者"以下为下段，论大陷胸丸的证治。

本条上段所论"阴""阳"二字，是指体质之强弱，胃阳之盛衰而言。"病发于阳而反下之"，是说胃阳素旺，体质较强者，若兼有水饮留滞，患表病而误下后，邪热内陷，与水饮相搏，结于胸膈，故成结胸证。"病发于阴而反下之"，是说胃阳不足，体质较弱者，患表病而误下后，胃气愈伤，客气内陷，结于心下，因而成痞。结胸、痞证之形成，固然有因误下而致者，可是不因误下，邪气内入而成者，亦复不少，临床但以脉证为凭，不必刻求误下与否。论结胸而言"下之太早"，寓药过病所，引狼入室之意，故云"热入因作结胸"。论痞证则不言"下之太早"，

亦不言"热入"，是因为体质较差，胃阳不足之人，始终无可下之理，故无早晚可言，亦无"热入"之说。

下段既言"结胸"，必见胸膈、心下硬满疼痛等证。由于水热互结，病势偏于上，使上部经脉不利，故头项强直。所云"如柔痉状"，是形容本证之项强而有汗出，乃胸膈膜水热郁蒸所致。水热一去，胸满自消，则项强亦除。用大陷胸丸峻药缓攻，使药力留恋于上部，是为对证之方。

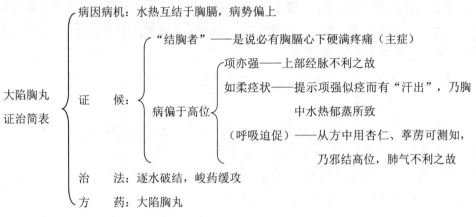

【原文】结胸证，其脉浮大者，不可下，下之则死。（132）

结胸证悉具，烦躁者亦死。（133）

【解析】辨结胸证治及其预后。第132条论述了结胸证的治禁。结胸证，无论是热实结胸还是寒实结胸，均为邪实在里，需以泻下的峻剂来治疗，如大陷胸汤或三物小白散。因此，如非里实邪盛，正气不虚者，不可使用。结胸里实，其脉当沉紧，若脉浮大者，可见于两种情况：其一，脉浮大有力，说明表证未解，表邪尚未悉入于里，在里之邪未实，故虽有心下硬满疼痛等结胸症状，也应遵循先表后里原则，不可妄用峻下逐邪之法；若过早用下，则必损伤正气，挫损脏腑之气，使在表未尽之邪乘虚内陷，形成邪盛正虚的危重证候；其二，若脉浮大无力，说明虽然邪实于里，结胸已成，但正气太虚，邪盛而正虚，治疗应当先补后攻，或攻补兼施，若一味峻下，必然导致正气虚脱，危及生命。两种情况误用下法，均会导致病情的加重，而后一种情况更为严重，故曰"下之则死"。

第133条论述结胸证的预后。"结胸证悉具"，是指心下硬痛或从心下至少腹硬满而痛不可近，短气，汗出，潮热，便秘，脉沉紧等症全部具备。此时当急用大陷胸汤泻热逐水，若医者畏首畏尾，不能断然下之，则邪结至深，正气日衰。如果患者在结胸形成以后，又出现烦躁不安的现象，说明真气散乱，正不胜邪，预后多凶险，故曰"亦死"。

【原文】太阳病，脉浮而动数，浮则为风，数则为热，动则为痛，数则为虚，头痛发热，微盗汗出，而反恶寒者，表未解也。医反下之，动数变迟，膈内拒痛。胃中空虚，客气①动膈，短气躁烦，心中懊憹，阳气②内陷，心下因鞕，则为结胸，大陷胸汤主之。若不结胸，但头汗出，余处无汗，剂颈而还③，小便不利，身必发黄。（134）

大陷胸汤方

大黄六两（去皮） 芒硝一升 甘遂一钱匕

上三味，以水六升，先煮大黄取二升，去滓，内芒硝，煮一两沸，内甘遂末，温服一升，得快利，止后服。

【原文】伤寒六七日，结胸热实，脉沉而紧，心下痛，按之石鞕者，大陷胸汤主之。（135）

伤寒十余日，热结在里，后往来寒热者，与大柴胡汤；但结胸，无大热者，此为水结在胸胁也，但头微汗出者，大陷胸汤主之。（136）

太阳病，重发汗而后下之，不大便五六日，舌上燥而渴，日晡所④小有潮热⑤，从心下至少腹鞕满而痛不可近⑥者，大陷胸汤主之。（137）

【词解】①客气，外来之邪气，因邪从外来，故称客气。此处是指内陷之热邪。②阳气，属阳之表邪、热邪。③剂颈而还，剂，通齐。剂颈而还，指头部汗出，到颈部而止，颈部以下无汗。④日晡所，午后申时左右，即下午3至5时。⑤潮热，一种热型，发热如潮水一样，定时而发，至时而降。⑥痛不可近，疼痛特甚，不可以近前触按。

【解析】论大结胸的病因、病机、证治。

本方为泻热逐水之峻剂。甘遂峻逐水饮，破其结滞，大黄泻热荡实；芒硝泻热软坚破结，三药合用，共奏泻热逐水破结之功。

本方先煮大黄，去滓后纳芒硝，煮一二沸。最后纳甘遂末，不去滓。因为甘遂采用煎法而去滓，则逐水之力甚弱，故不去滓，连末服下。服药后，"得快利，止后服"，是恐过剂损伤正气。

【验案】

医案1：许某，女，年近六旬。体质素丰，初为重感风邪，经医治后，寒热已退，里邪未清，即急于饮食，且常过量，因之胸脘结痛，连及脘部，上则气逆满闷，下则大便不通，挺倚床栏，不能平卧。按其胸腹两胁作硬而痛，心烦不安。舌苔湿腻兼黄，脉沉紧。周身并无热候，手足反觉微凉，大便数日未解。此结胸之重症，察其脉证俱实，以大陷胸汤加枳实与之。

　　处方：锦纹大黄（酒洗）15g，玄明粉（分冲）15g，制甘遂（为末）7.5g，炒枳实15g。

　　上4味，先煎大黄、枳实，汤成，纳玄明粉之半量，再温烊化，纳甘遂末半量，调匀服之。6小时后服二煎，如前法。二诊：服上方大泻数次，胸、胁、脘、腹部之满痛遂见轻减，至第三次泻下后，病者已渐能平卧。二煎服后，又续下两次，似已病去十之七。诊其脉，沉小起；观其舌，尖部苔已退，根上腻黄渐化，中心宣而浮起。恐其余邪未尽，再有反复，又顾及高年之体质，陷胸方不容不能再剂，乃仿傅青主方以瓜蒌为主合小陷胸汤及葶苈泻肺法，续服两剂而愈。（余瀛鳌．江苏中医药，1989，5：16）

　　医案2：沈家湾陈姓孩年十四，独生子也。其母爱逾掌珠，一日忽得病，邀余出诊。脉洪大，大热，口干，自汗，右足不得伸屈。病属阳明，然口虽渴，终日不欲饮水，胸部如塞，按之似痛，不胀不硬，又类悬饮内痛。大便五日未通。上湿下燥，于此可见。且太阳之湿内入胸膈，与阳明内热同病。不攻其湿痰，燥热焉除？于是遂书大陷胸汤与之。制甘遂一钱五分，大黄三钱，芒硝二钱。返寓后，心殊不安。盖以孩提娇嫩之躯，而予猛烈锐利之剂，倘体不胜任，则咎将谁归？且《伤寒论》中之大陷胸汤证，必心下痞硬而自痛，其甚者，或有从心下至少腹硬满而痛不可近为定例。今此证并未见痞硬，不过闷极而塞，况又似小儿积滞之证，并非太阳早下失治所致。事后追思，深悔孟浪。至翌日黎明，即亲往询问。据其母曰：服后大便畅通，燥屎与痰涎先后俱下，今已安适矣。其余诸恙，均各霍然。乃复书一清热之方以肃余邪。嗣后余屡用此方治愈胸膈有湿痰、肠胃有热结之证，上下双解，辄收奇效。语云：胆欲大而心欲小，于是益信古人之不予欺也！（曹颖甫．经方实验录．上海：上海科学技术出版社，1979）

　　【原文】小结胸病，正在心下，按之则痛，脉浮滑者，小陷胸汤主之。（138）

　　小陷胸汤方

　　黄连一两　半夏半升，洗　栝楼实大者一枚

　　上三味，以水六升，先煮栝楼，取三升，去滓，内诸药，煮取二升，去滓，分温三服。

　　【解析】论小结胸病的证治。小结胸病的基本病机为痰热互结于心下。其病变部位局限，正在心下，而且疼痛发生在触按之后，即触按则痛，不按则不痛，或不按无显著疼痛，所谓"正在心下，按之则痛"，点出了小结胸病的辨治要点。脉浮主热，脉滑主痰，脉浮滑既是小结胸病的特征性脉象，也表明小结胸病的主要病机是痰热互结。由于病位局限而病势较轻，故称之为"小结胸病"。治用小陷胸汤清热化痰开结。

　　小结胸病和大结胸病都属于热实结胸，但两者邪结的深浅有程度不同，病变部位有大小之异，证候有轻重之殊，病势有缓急之分，治疗有峻下与缓消之别。大结胸病是水热互结，其水势汹涌，病变部位以心下为主，可以旁及两胁，下到少腹，上涉胸肺；证候表现可见心下硬满疼痛，不可触按，脉象沉紧。其证重势急，治疗泻热逐水破结，用大陷胸汤治疗。小结胸病是痰热互结，较之大结胸病，其热不盛而痰邪内结，病变部位局限在心下胃脘部；证候表现可见，心下胃脘部痞硬不舒，按之则痛，不按不痛，脉象浮滑。其证轻势缓，治疗应当清热化痰开结，用小陷胸汤治疗。

　　【方义】小陷胸汤由黄连、半夏、栝楼实三味药物组成。黄连苦寒，清泄心下之火热；半夏辛温，涤痰化饮，降逆散结；栝楼实甘寒清润，功能清化热痰，理气宽胸，散结润下。三药配合，辛开苦降，痰热各自分消；宽胸散结，以祛结滞之患。方中栝楼实即今之全栝楼，临床中若证见便溏不爽，改用栝楼壳（皮）较妥。

　　【验案】

　　医案1：梅核气

　　孙某，女，48岁，1983年1月3日初诊。自诉咽喉部如有异物梗阻，吞之不下，吐之不出，已半年余。每遇恼怒或过食辛辣之品，则有所加重。咽干梗塞发黏，但不妨碍进食，胸中窒闷，晨起恶心。渴不思饮，时吐白黏痰，西医诊为慢性咽炎。虽多方调治，未能根治。患者颇感痛苦，特来求治。查舌苔黄腻，脉沉滑。患者平素心胸狭窄，多愁善感，致肝气不舒，气郁化火，灼津为痰，气火痰热壅阻咽喉而成本证。治以化痰清热，理气散结。处方：黄连6g，清半夏12g，栝楼实20g，枳实20g，射干10g，海藻10g，月石5g。

　　服药6剂后，胸闷、吐痰、恶心已去，精神转佳。腻苔渐化，中有剥落，但咽部异物感未消。口渴思饮。宗上方加沙参30g，石斛10g。续服8剂，诸证悉安，随访至今未发。

　　医案2：肺痈

　　李某，男，21岁。1983年2月10日就诊。患者于2日前淋雨后，当即感觉全身不适，恶寒发热，咳嗽，右胸闷痛。本人疑为感冒，未加治疗。现病人寒战高热，体温39.7℃，咳嗽气促，咯吐脓痰，痰稠量多，气味腥臭。右胸疼痛，转侧时尤甚。

舌红苔黄厚，脉洪滑数。此属痰热壅肺，热壅血淤之证，治以泻热解毒，宣肺化痰。

处方：黄连 6g，半夏 10g，栝楼实 20g，鱼腥草 30g，连翘 15g，桔梗 10g，桃仁 10g，甘草 10g。

服药 5 剂，诸证大减。唯觉口干而渴，神疲少气，干咳少痰，舌红少津。脉细略数。继用生脉散加味调治而愈。

医案 3：噎膈

吴某，男，65 岁。1983 年 2 月 18 日就诊。自诉进食梗噎，滞涩难下，已 10 余日，并伴胸脘灼痛，进热食时尤甚。嗳气时作，恶心呕吐，渴欲凉饮，口气臭秽，大便稍干，小便短黄。舌质紫暗，苔中黄腻，脉滑。X 线食管吞钡检查疑为食管炎。患者平素嗜酒，痰热内盛，上停胸脘，气机不利，遂成本证。治以清热化痰，理气降逆。

处方：黄连 10g，半夏 12g，栝楼实 15g，枳实 10g，代赭石 20g，半枝莲 10g，桃仁 10g。

共服 5 剂，病告痊愈。

医案 4：小结胸证

杨某，女，70 岁。1983 年 4 月 8 日初诊。患者低热怕冷 3 日，服西药后寒热虽除，但胸脘痞闷，恶心欲吐，不思饮食，心中懊憹，四肢困倦，口苦而干。经治无效，改求中医诊治。症见舌苔黄厚，脉浮滑，心下按之柔软，有轻度压痛，大便 5 日未行。此乃表邪陷里，与痰热互结心下所致，治以清热化痰，消痞除满。

处方：黄连 10g，半夏 10g，栝楼实 20g，杏仁 10g，栀子 10g，淡豆豉 10g。

2 剂。药后恶心呕吐已除，食欲转佳，纳谷香，痞满去半。嘱原方再进 2 剂，诸恙悉平。

医案 5：悬饮

王某，男，32 岁。1983 年 5 月 11 日就诊。患者畏寒发热周余，近两天，右侧，胸胁闷胀疼痛，呼吸急促，气短乏力，夜寐盗汗，脘痞纳呆，便干尿黄，苔黄腻，脉沉滑。X 线胸片报告，右侧胸腔中等量积液。西医诊断为渗出性胸膜炎（结核性）。此乃痰热水饮，阻于胁下，络道不通，气机不畅使然。治以涤痰逐饮，理气清热。

处方：黄连 6g，半夏 10g，栝楼实 20g，葶苈子 30g，杏仁 10g，车前子（包煎）15g，大枣 10 枚，2 剂。服药后，病告痊愈。

【原文】寒实结胸，无热证者，与三物小陷胸汤。白散亦可服[①]。（141 下）

白散方

桔梗三分　巴豆一分，去皮心，熬黑，研如脂　贝母三分上三味为散，内巴豆，更於臼中杵之，以白饮和服，强人半钱匕，羸者减之。病在膈上必吐，在膈下必利，不利，进热粥一杯；利过不止，进冷粥一杯。

【词解】①本条文原为"寒实结胸，无热证者，与三物陷胸汤，白散亦可服。考《金匮玉函经》《千金翼方》均无"陷胸汤"及"亦可服"六字，文义合理，故据此校正。

【解析】本方由三味药组成，又全白色而得名"三物白散"。方中巴豆辛热大毒之品，攻逐寒水，泻下冷积，为本方之主药。贝母能化痰散结。桔梗开提肺气，祛痰排脓，又可载药上行，使药力作用于上，更有助于水饮之邪泻下。三药相得，有温下寒实，涤痰破结之功。

【原文】太阳与少阳并病，头项强痛，或眩冒，时如结胸，心下痞硬者，当刺大椎第一间、肺俞、肝俞，慎不可发汗。发汗则谵语，脉弦。五日谵语不止，当刺期门。（142）

【解析】太少并病治用针刺法。太阳病未罢而并及少阳，称为太少并病。头项强痛属太阳，眩冒属少阳。时如结胸、心下痞硬，是邪气内结，经气不舒之故。此证非发汗能解，当采用刺法，刺大椎第一间、肺俞以和太阳在表之邪，因督脉总督诸阳故刺大椎，肺与皮毛相合故刺肺俞；刺肝俞以和少阳半表半里的邪气，以肝与胆合故刺肝俞。如误发汗，热邪入于肝经而谵语、脉弦、五日谵语不止者，当刺期门以泄肝邪。肝之邪热去，谵语自止。

【原文】妇人中风，发热恶寒，经水适来，得之七八日，热除而脉迟身凉。胸胁下满，如结胸状，谵语者，此为热入血室也，当刺期门，随其实而取之。（143）

妇人中风，七八日续得寒热，发作有时，经水适断者，此为热入血室，其血必结，故使如疟状，发作有时，小柴胡汤主之。（144）

妇人伤寒，发热，经水适来，尽日明了，暮则谵语，如见鬼状者，此为热入血室，无犯胃气，及上二焦，必自愈。（145）

【解析】热入血室的成因、证候、治法及禁忌。热入血室，是个病证名，不属于兼证或变证一类。它是指妇女在月经期间（或产后），由于抵抗力下降，外邪化热乘虚而入，与血相结而成的病证。因其临床表现有胸胁胀满不舒、寒热往来等少阳病的特点，故列在本篇一起介绍。

要掌握热入血室的辨证论治，首先就必须对"血室"这一概念有一个正确的认识。关于血室，在我国古代医书上有三种看法，有的认为是指冲脉，也有的认为是指肝脏，但大多数则认为是指胞宫（子宫）。事实上，按照中医的生理学，这三者都有着密切的相互联系。胞宫有主月经和孕育胎儿的作用，而"肝藏血""冲脉为血海"，它们都有调节血液的功能。正常的月经和胎儿的孕育，均有赖于血液的供应与营养。因此，对血室的理解，应该把这三者结合起来才比较全面。

热入血室的形成，一般不外乎两种情况：一是妇女在外感病初期（如太阳表证），月经来潮，血室空虚，外邪化热入里与血相结，二是妇女正在月经期间，或月经刚刚来过，或是产后，血室空虚，外邪乘虚而入，热与血相结，影响肝胆气机的疏泄，因而形成本病。

由于邪热与血相结的程度不一，而热入血室的临床表现，有轻重之别，轻者，只是影响肝胆气机而有胸胁胀满，小腹痛等症状，热与血结不深，月经可照常来潮。重者，因热与血结较深，可有经行不畅，甚至月经中断，腹痛较剧，而且除胸胁胀满之外，还有往来寒热等症状（正邪相争于血室，互有胜负）。如果血热上扰心神，患者甚至会神昏乱语，但这种现象往往是在夜间发生，这是由于热入血室为阴分受邪的缘故。

热入血室的治疗原则和少阳病一样，应当以和解为主。

【原文】伤寒六七日，发热微恶寒，支节烦疼①，微呕，心下支结②，外证未去者，柴胡桂枝汤主之。（146）

柴胡桂枝汤方

桂枝一两半，去皮　黄芩一两半　人参一两半　甘草一两，炙　半夏二合半，洗　芍药一两半　大枣六枚，擘　生姜一两半，切　柴胡四两

上九味，以水七升，煮取三升，去滓，温服一升。本云：人参汤，作如桂枝法，加半夏、柴胡、黄芩，复如柴胡法。今用人参作半剂。

【词解】①支节烦疼，支，通肢。支节，指四肢关节。烦疼，因四肢关节疼痛而烦扰不安。②心下支结，支，支撑。结，结聚，闷结。心下支结，即患者自觉心下如有物支撑而闷结。

【解析】本证因邪在半表半里，故有往来寒热，胸胁满微结，与心烦；因津液内燥，故尿量少，渴而不呕；因阳虚于上，故但头汗出而余处无汗，以上症状皆本证特征，患者多为身体虚弱。心悸亢进，手足易冷，并大便软或下利。

本方可用于感冒，肺炎，支气管炎，肺结核，颈腺结核，肝炎，胸膜炎，腹膜炎，疟疾，心悸亢进，胃酸过多症，胆囊炎，心内膜炎，神经症，不眠症，血道症，多汗症，胃弛缓症，胃下垂症。

【验案】宋某，女，87岁。胸骨下段及其周围压榨性疼痛，牵引双侧肩背痛，

颈项拘束不舒，酸胀隐痛。伴胸闷、气短、心悸，每次发作持续约 5 分钟，然后自行缓解而为微痛，多在早晚起卧时发作。饮食不佳，大便干结，小便正常，颜面虚浮，下肢亦肿。舌质淡，苔白厚腻。询知有多年冠心病、心绞痛史，心电图提示：心肌供血不足，T 波倒置。有颈椎病和胃病史。颈椎片提示，C_3—C_6 呈唇样改变。此例近 90 岁高龄，病程过长，时至今日，虽难辨别是太阳、少阳病变影响心脏抑或相反，但两者相互影响是显而易见的。故取太阳、少阳、少阴同病之法，拟方如下：柴胡 10g、黄芩 10g、法半夏 10g、人参（另煎）6g、桂枝 10g、赤芍 10g、白芍 10g、全栝楼 10g、薤白 10g、生蒲黄 10g、土鳖虫 10g、石菖蒲 10g、远志 10g、檀香 10g。共服 2 周，诉胸痛部位显著缩小，持续时间缩短，一般为隐痛性质，颈项肩背疼痛亦减，浮肿明显消退，舌苔薄白。上方为柴胡桂枝汤合栝楼薤白半夏汤化裁而成。惟需说明者，若舌苔白厚而舌质红者，为痰热痹阻，应以小陷胸汤替代栝楼薤白半夏汤，此为一方二法也。因限于篇幅，恕不举例。二诊时，舌苔变薄，浮肿大减，表明痰浊已化，故以黄芪生脉散加减，以善其后，是治分先后也。

【原文】伤寒五六日，已发汗而复下之，胸胁满微结，小便不利，渴而不呕，但头汗出，往来寒热，心烦者，此为未解也，柴胡桂枝干姜汤主之。（147）

柴胡桂枝干姜汤方

柴胡半斤　桂枝三两，去皮　干姜二两　栝楼根四两　黄芩三两　牡蛎二两，熬　甘草二两，炙

上七味，以水一斗二升，煮取六升，去滓，再煎取三升。温服一升，日三服。初服微烦，复服汗出便愈。

【解析】少阳病兼水饮内结的证治。伤寒五六日，经过发汗复下等法治疗后，致表证已罢，邪入少阳。其往来寒热，胸胁满，心烦，是少阳柴胡证，惟少阳证候一般是胸胁满，呕而不渴，小便自可。今胸胁满微结，小便不利，渴而不呕，当是少阳病兼水饮内结，又与纯属少阳者有所不同。

因少阳包括手足少阳两经及胆与三焦两腑。少阳枢机不利，胆火内郁，每可导致三焦决渎功能失调，以致水饮留结于中，又与少阳之邪相结，故胸胁满微结。决渎不通，水液不得下行，则小便不利。水停气郁，不能化生津液，故有口渴；胃气尚和，所以不呕。但头汗出，亦是少阳枢机不利，水道不畅，阳郁不能宣达于全身，而反蒸腾于上部所致。主用柴胡桂枝干姜汤，是于和解少阳之中兼以化饮散结之法。

【方义】本方即小柴胡汤去半夏、人参、大枣、生姜，加桂枝、瓜蒌根、牡蛎、干姜而成，有和解少阳温化水饮之功。本证因渴而不呕，胃气无明显上逆，故去半

夏。因水饮内停，三焦壅滞，且少阳之邪未解，故去人参、大枣之甘补。方后云"日三服，初服微烦，后服，汗出便愈，"是言本方为疏利少阳半表半里之方，初服正得药力，正邪相争，郁阳得伸，但气机一时尚未畅通，故有微烦之感。续服，气机得以宣通，表里阳气畅达，周身汗出，邪从汗解，故病除。非邪蒸于上而见"但头汗出"之病态，故曰"汗出便愈"。本方临床应用至广，能治寒多热少或但寒不热的疟疾，并常用于柴胡证兼津亏而痰饮内结，无论有无外感，用之多效。

【选注】唐容川：已发汗，则阳气外泄矣。又复下之，则阳气下陷，水饮内动，逆于胸胁，故胸胁满微结。小便不利，水结则津不升，故渴。此与五苓散证同一意也。阳遏于内，不能四散，但能上冒，为头汗出。而通身阳气欲出不能，则往来寒热。此与小柴胡汤同一意也。此皆寒水之气，闭其胸膈腠理，而火不得外发，则返于心包，是以心烦。故用柴胡以透达膜腠，用姜、桂以散撤寒水，又用瓜蒌、黄芩以清内郁之火。夫散寒必先助其火，本证心烦，已是火郁于内，初服桂姜，反助其火，故仍见微烦。复服则桂姜之性已得升达，而火外发矣，是以汗出而愈。（《伤寒论浅注补正·辨太阳病脉证并治》）

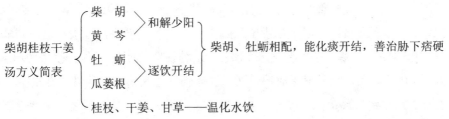
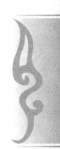

【原文】伤寒五六日，头汗出，微恶寒，手足冷，心下满，口不欲食，大便硬，脉细者，此为阳微结①，必有表，复有里也。脉沉，亦在里也，汗出为阳微，假令纯阴结②。不得复有外证，悉入在里，此为半在里半在外也。脉虽沉紧，不得为少阴病，所以然者，除不得有汗，今头汗出，故知非少阴也，可与小柴胡汤。设不了了者，得屎而解。（148）

【词解】①阳微结，热结在里，大便秘结为"阳结"。热结程度尚不重，叫作"阳微结"。②纯阴结，脾肾阳虚，阴寒凝结，温运无力而大便秘结，叫作"阴结"。没有兼夹证，叫作"纯阴结"。

【解析】本条论述阳微结与纯阴结的辨证，可分三段理解。

（1）自"伤寒五六日"至"必有表，复有里也"为第一段，阐述阳微结的脉症。微恶寒与头汗出、手足冷并见，当属阳气内郁，但能上蒸，不能外达。脉细同265条之。"脉弦细"，乃少阳邪气内结，必弦细有力。胆气犯胃，津液失布，故心下满，不欲食，大便硬。其整体病机为少阳热郁，有碍枢转，气血失畅，中焦失和。其证不重，故称阳微结。

（2）自"脉沉，亦在里也"至"故知非少阴也"为第二段，辨析阳微结与纯阴结的区别点。因阳微结有恶寒、手足冷、不欲食、脉细等似少阴纯阴结之脉症，故须认真鉴别。辨别要点如下：一是少阴纯阴结，全属里证，决无表证；而阳微结则是既有表证，又有里证，与半表半里之枢机相关。二是纯阴结为阴寒证，不应有汗；而阳微结是阳气内郁，郁热上蒸，故有头汗出。"脉沉紧"在阳微结的情况下，应当作沉弦来看，与266条的"脉沉紧者，与小柴胡汤"同义，不可认为是少阴病。

（3）自"可与小柴胡汤"至条文末为第三段，提出阳微结的治法。阳微结是半在里半在外之证，总由枢机不利所致，治当枢转阳气外达，所以可与小柴胡汤。服汤后，使上焦得通，津液得下，胃气因和，周身汗出而解。若阳结较重，里气未和，病人尚不了了，则自当微通其大便，得屎而解。

【选注】成无己：伤寒五六日，邪当传里之时，头汗出，微恶寒者，表仍未解也。手足冷，心下满，口不欲食，大便硬，脉细者，邪结于里也。大便硬为阳结，此热邪虽传于里，然以外带表邪，则热结犹浅，故曰阳微结。脉沉虽为在里，若纯阴结，则更无头汗、恶寒之表证。诸阴脉皆至颈胸中而还，不上循头，今头汗出，知非少阴也。与小柴胡汤，以除半表半里之邪。服汤已，外证罢，而不了了者，为里热未除，与汤取其微利，则愈，故云得屎而解。（《注解伤寒论·辨太阳病脉证并治中》）

【原文】伤寒五六日，呕而发热者，柴胡汤证具，而以他药下之，柴胡证仍在者，复与柴胡汤。此虽已下之，不为逆，必蒸蒸而振[①]，却发热汗出而解。若心下满而鞕痛者，此为结胸也，大陷胸汤主之。但满而不痛者，此为痞，柴胡不中与之，宜半夏泻心汤。（149）

半夏泻心汤方

半夏半升（洗）　黄芩　干姜　人参　甘草（炙）各三两　黄连一两　大枣十二枚（擘）

上七味，以水一斗，煮取六升，去滓，再煎[②]取三升。温服一升，日三服。

【词解】①蒸蒸而振，蒸蒸，这里指正气由内向外之势。振，指周身振动，即战汗的具体表现。②煎，将液体加热浓缩的过程。西汉杨雄《方言》云："凡有汁而干谓之煎。"

【解析】辨柴胡证误下后的几种转归及治法。

本方能和胃降逆，开结散痞，为寒热阻滞中焦致痞及湿热留恋，脾胃虚弱致痞者。用治心下痞满，恶心，呕吐，食欲不振，或胃内停水，腹中雷鸣，下利，舌苔腻而微黄等。可应用于急慢性肠炎，小儿中毒性消化不良，吐泻，肠鸣诸症状。

本方治胃肠炎之心下痞满而不痛，并会伴有恶心，呕吐，肠鸣，下痢等症状者为目标。

主要用于胃肠疾病的急慢性胃炎，肠炎，胃酸过多症，胃扩张症，胃下垂症，胃溃疡，十二指肠溃疡，口内炎，神经症，恶心呕吐，食欲不振，婴儿吐乳，车船眩晕，腹鸣泻泄等。

本方与黄连汤同用于治疗肠胃功能失调，寒热互结，升降失常，所不同者乃后者能治上热下寒的胸烦腹痛。

【验案】慢性萎缩性胃炎（胃脘痛）

患者孙某，男，54 岁，陕西省建筑公司工人，1991 年 4 月 16 日初诊：胃脘痞闷疼痛 7 年余，加重半年。1990 年 5 月胃镜检查为慢性萎缩性胃炎。现面色晦暗萎黄，胃脘痞闷且痛较剧，并向左肩放射，梦多失眠，纳差，乏力倦怠甚，二便尚可，舌红苔薄白，边有齿痕，脉弦细数，证属脾虚胃热，肝胃不和，气滞血瘀。治以健脾和胃，疏肝理气，活血止痛。

方以半夏泻心汤加减：

党参 18g　黄芪 15g　黄连 5g　半夏 10g　白术 15g　茯苓 15g　陈皮 10g
香附 10g　干姜 6g　枳实 9g　白芍 15g　郁金 10g　川楝子 10g　蒲黄 10g
五灵脂 10g　焦三仙各 9g　炙甘草 6g

6 剂，水煎服。二诊（4 月 23 日）：胃痛痞大减，但左肩痛，睡眠稍好，乏力稍好，脉舌未变。上方加姜黄 9g 以活血理气而止痛。三诊（5 月 7 日）：药后脘腹隐隐而痛，其余诸证均减而觉似愈。遂劝病人坚持服药，并调节情志，后在上方基础上加减变化，服 80 余剂，精神好转，胃纳好，睡眠佳，胃无其他不舒，10 月 18 日胃镜检查：浅表性胃炎。

按：该病人面色萎黄，乏力倦怠甚，舌边有齿痕，是脾气大虚；舌红脉数是热留于中；脘痞而痛，脉弦细，面色晦暗，是气滞血瘀。故用党参、黄芪、白术、云苓益气健脾，以陈皮、香附、枳实理气，合白芍、郁金、川楝子疏肝柔肝止痛；更加失笑散活血止痛。经验认为患者面色晦暗萎黄，伴胃脘痞闷疼痛是慢性萎缩性胃炎的典型证候。

半夏泻心汤是治疗胃炎和慢性胃炎之常用方剂。《伤寒论》中用半夏泻心汤治疗小柴胡汤证误下后出现的中气受损，热由外陷，寒从内生，脾胃虚弱，升降失司，气机阻滞，寒热错杂之心下痞证。其证候以痞（心下痞满）、呕（呕吐、呕逆）、利（泻泄）、鸣（肠鸣）为多见，因"痞证亦可有疼痛"故还应有轻微的疼痛。胃炎、慢性胃炎多见胃脘疼痛、脘腹痞满、呕逆等证，其病变部位在中焦，病理变化常涉及脾胃、大小肠、肝胆等脏腑，出现病证单一寒证、热证、虚证、实证者有之，但多见寒热错杂，虚实互呈，其恰合半夏泻心汤证的病机、病证。因而，治疗胃炎，尤其是慢性胃炎，半夏泻心汤便成了顺理成章的常用方剂。

【原文】太阳中风，下利呕逆，表解者，乃可攻之。其人漐漐汗出，发作有时，头痛，心下痞硬满，引胁下痛，干呕短气，汗出不恶寒者，此表解里未和也，十枣汤主之。（152）

十枣汤方

芫花（熬） 甘遂 大戟

上三味等分，各别捣为散，以水一升半，先煮大枣肥者十枚，取八合，去滓，内药末，强人服一钱匕，羸人服半钱，温服之，平旦服。若下少，病不除者，明日更服，加半钱。得快下利后，糜粥自养。

【解析】本方为水饮壅盛于里所致诸证而设。《素问·经脉别论》言："饮入于胃，游溢精气，上输于脾，脾气散精，上归于肺，通调水道，下输膀胱，水精四布，五经并行。"这说明了人体水液正常吸收、输布、排泄的过程。《圣济总录》言："三焦者水谷之道路，气之所终始也。三焦调适，气脉平匀，则能宣通水液，行入与经，化而为血，溉灌周身。三焦气滞，脉道闭塞，则水饮停滞，不得宣行，聚成痰饮。"由此可见，水液正常代谢与肺、脾、肾、三焦的功能关系密切，若因外感或内伤等因素，致肺、脾、肾、三焦功能失常，则水湿停留于体内，聚成痰饮。若水停胸胁，称为悬饮（痰饮之一，主要症状见：胸胁疼痛，咳唾，短气喘满，心下痞硬，干呕不已，头痛目眩，或胸背掣痛不得息）。水饮阻滞胸胁气机，则胸胁疼痛；肺居胸中，饮邪迫肺，火其肃降，则咳唾，牵引胸胁疼痛，短气喘满；饮停心下，气结于中，则心下痞硬；水饮干胃，则干呕不已；水饮阻碍清阳上升，则头痛目眩，甚则水饮冲击胸背，则掣痛不得息。

若水饮壅盛于脘腹，阻碍气机，则腹部胀满。甚则泛溢于周身，一身悉肿，此谓实水。以上诸证，既是水饮壅盛，随气攻窜，上下充斥，内外泛滥所致。此时治疗非一般化饮渗利之品所能胜任，当以峻剂攻逐。

【方义】甘遂，善行经隧之水湿；大戟，善泄脏腑之水湿；芫花，善消胸胁伏饮痰癖。三药峻烈，逐水作用强，但各有专长，合而用之，相须相济，则经隧、脏腑、胸胁积水皆能攻逐，其除积消肿之功甚著。由于三药均有毒，凡大毒攻邪，易伤正气，故以大枣之甘，既能益气护胃，培土制水，又能缓和诸药之峻烈与毒性，减少药后反应，使攻下不伤正，如此配合，寓有深意，共奏峻下逐水之功。

方以十枣命名，在于强调扶正利水，顾护脾胃之气的重要性。

【验案】

医案 1：腹水并全身水肿

彭某，男性，68 岁。1954 年 3 月患腹水症，遍体浮肿，肿处光亮，腹大如箕，便闭溺少，自服大黄，大便依然不通，而腹胀益甚。乃延余诊。至其家诊其脉息沉弦，舌苔薄白而甚润，腹胀欲裂，痛苦不堪言状。病人求余为之设法攻下，……此乃脾湿肿满。水溢皮肤。湿为阴邪，宜于通肠泻水，而反以苦寒之大黄攻其无过，无怪愈服而便愈不通，因其肿势太甚，乃为先处十枣汤与之，并嘱其禁食咸盐。

大戟 4.5g　芫花 4.5g　甘遂 4.5g　大枣 10 枚

服后一日夜大便连泻稀水 8 次，腹部顿消，腿足仍肿，尿量不多。翌日复诊，因从腰以下水肿，当利小便，与五苓散合控涎丹，令其再进 2 剂。

桂枝 6g　带皮茯苓 9g　猪苓 6g　泽泻 6g　白术 6g

另控涎丹 3g，用大枣 10 枚，炖水送服。

服上方后，小溲增多，大便仍泻、肿乃全消，于是改仿实脾饮法，调理脾肾而愈，后竟不发。［吴静山 . 水肿症治验两例 . 江西中医药，1959（7）30］

医案 2：悬饮病

宋某，男，18 岁，学生，病情经过：7 天前感冒，形寒发热（39℃），流涕稍咳痰少，咽喉不适，声音嘶哑，呼吸时胸痛，服退热药体温不迟。体检：右胸前区第 4 肋以下，语颤减弱或消失，叩诊呈浊音，听诊呼吸音减弱或消失。X 线透视，右侧第 3 肋以下胸腔积液。中医诊断：悬饮；西医诊断：渗出性胸膜炎。治则：逐水祛饮法。方药：十枣汤。用大戟、芫花、甘遂等分研末装胶囊，大枣 5 ～ 10 枚煎汤。用法：6 天为 1 个疗程。第一天服五分，以后每天增加一分，至一钱为止。清晨空腹用大枣汤吞服上药。

服十枣汤 1 疗程，诸症消失，X 线透视，积液消除。休息 3 个月复查亦为阴性。［中医杂志，1959（3）45］

医案 3：张任夫，水气凌心则悸，积于胁下则胁下痛，冒于上膈则胸中胀，脉来双弦，证属饮家，兼之干呕短气，其为十枣汤证无疑。炙芫花五分，制甘遂五分，大戟五分，右研细末，分作两服。先用黑枣十枚煎烂，去渣，入药末，略煎和服。

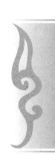

两进十枣汤，胁下水气减去大半，惟胸中尚觉胀懑背酸，行步则两胁尚痛，脉沉弦水象也。下后，不宜再下，当从温化……（《经方实验录》）

医案4：何某，男，36岁，1982年8月3日入院，住院号820254，5天前恶寒发热，咳嗽，右侧胸胁疼痛，某院以感冒、胃痛治疗，病情未见好转，复加气急胸痛。经胸透诊为"右侧渗出性胸膜炎（中等量积液）"；超声波示右第7肋间可探及2.5cm液平面，体温39.4℃，舌偏红，苔白腻，脉滑数。此为外邪犯肺，肺气郁滞，不能散布津液，导致水饮内停胸胁而成。治宜攻逐水饮，予十枣汤治疗，隔日1次，3次后身热退，咳嗽气急缓解，胸痛亦减，纳食增加，舌淡红，苔白腻，脉象弦滑。胸透示右侧胸膜积液已少。改用三子养亲汤加味：炙苏子、葶苈子、白芥子、杏仁、陈皮各10g，桑白皮12g，桔梗、法半夏各6g，茯苓、瓜蒌皮、车前子（包）各15g，3剂后再服十枣汤1次，以攻逐余邪，后经胸透已无胸腔积液，超声波检查正常，诸症悉退，继以健脾方药善后。（陈友亮.浙江中医杂志，1983，12：533）

【原文】心下痞，按之濡，其脉关上浮者，大黄黄连泻心汤主之。（154）

大黄黄连泻心汤方

大黄二两　黄连一两

上二味，以麻沸汤①二升，渍之须臾，绞去滓，分温再服。

臣亿等看详大黄黄连泻心汤，诸本皆二味，又后附子泻心汤，用大黄、黄连、黄芩、附子，恐是前方中亦有黄芩，后但加附子也。故后云附子泻心汤，云加附子也。

【原文】伤寒大下后，复发汗，心下痞，恶寒者，表未解也。不可攻痞，当先解表，表解乃可攻痞，解表宜桂枝汤，攻痞宜大黄黄连泻心汤。（164）

【词解】①麻沸汤，沸水。

【解析】论热痞的证治及痞证兼表的治疗原则。

大黄、黄连皆属苦寒清泄之品。大黄泻热和胃开结；黄连善清心胃之火，二药相合，使邪热得去，则气机畅通，痞满自除。

本方煎服法尤有要义。大黄、黄连均为苦寒药物，气味俱厚，煎煮与服必下走肠道而具泻下作用。今不取煎煮，而以麻沸汤浸渍少顷，绞汁饮服，是取其气之轻扬，不欲其味之重浊，使之利于清上部无形邪热，而不至泻下。正如《订正仲景全书伤寒论·太阳篇》所说："仅得其无形之气，不重在有形之味。"或问：就一般而言，大黄后煎，或泡服，具有较强的泻下作用，何言不至泻下，而但清无形之热？这是因为欲明大黄是否能发生泻下作用，除注意煎制方法以外，还必须注意其用量大小。观承气诸方，大黄用四两，故有较强的泻下作用。而本方之大黄仅得承气汤之半，况以沸水浸泡较短时间，故其作用，不在泻下，而在清热。

现代药理研究证实，大黄黄连泻心汤中大黄含有大黄素、大黄酸、芦荟大黄素、大黄酚等。对金黄色葡萄球菌、霍乱弧菌、大肠埃希菌、痢疾杆菌、绿脓杆菌、肺炎双球菌等，均有较强的抑制作用。大黄酸类物质，能刺激肠壁，引起血管收缩，分泌增加，使大肠内容物易于排出，从而达到泻下通便的作用。芦荟素能引起盆腔内脏充血，因而具有活血通经的作用。黄连主要含小檗碱等，抗菌谱很广，对痢疾杆菌、伤寒杆菌、大肠杆菌、铜绿假单胞菌、白喉棒状杆菌、百日咳鲍特杆菌、结核杆菌以及钩端螺旋体、阿米巴原虫、各型流感病毒、皮肤真菌均有抑制作用。又有实验结果表明，本方有明显的抗氧化作用和抑制血小板凝集作用。

【验案】

医案 1：孙某，男，60 岁。病鼻衄而心烦，心下痞满，小便色黄，大便不爽，舌苔黄，脉寸关皆数。辨为心胃之火，上犯阳络，胃气有余，搏而成痞。用大黄 9g，黄连、黄芩各 6g，以麻沸汤煎药，只饮 1 碗，其病应手而愈。（《通俗伤寒论讲话》）

医案 2：史某，50 岁。酒客大吐狂血成盆，六脉洪数。面赤，三阳实火为病。予大黄 18g，黄连 15g，黄芩 15g，1 剂而止，2 剂脉平。后 7 日又发，脉如故，又 2 剂。（《吴鞠通医案》）

医案 3：李某，1966 年。因长途旅涉，心火胃燥致吐血甚多，时止时作。特来邀余。症见心中烦热，面容憔悴，唇燥，舌红苔黄，脉洪。遂拟大黄黄连泻心汤加生地、鲜茅根 1 剂。服后当夜血止，次日守原方加太子参，去鲜茅根 1 剂，以巩固疗效。后嘱其清淡饮食自调而愈。［林文犀，古方新用 . 新中医，1979（5）：42］

【原文】心下痞，而复恶寒汗出者，附子泻心汤主之。（155）

附子泻心汤方

大黄二两　黄连一两　黄芩一两　附子一枚，炮，去皮，破，别煮取汁

上四味，切三味，以麻沸汤二升渍之，须臾，绞去滓，内附子汁，分温再服。

【解析】本方一般通称为泻心汤或三黄散，治一切实火、消炎、清热、降血压之要剂。以罹患实症有充血，逆上，颜面潮红，心情焦躁不安，肩头凝痛，胃部痞塞，便秘，脉搏有力者为使用对象。凡有以上症状二三种者都可使用。又中医外科亦有用作消炎止镇痛药。

本方能镇静由于气血上冲而起的颜面潮红，以及烦躁不安和兴奋状态。主用于

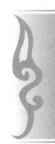

脑充血及脑溢血的发作后，或发作后的数日之间。又能镇静由于咯血、吐血、衄血（鼻血）、子宫出血、痔出血、血尿、肠出血、皮下出血、膀胱出血、齿龈出血等各种出血而起的惊恐状态。

更可应用于治疗动脉硬化症及高血压症所引起的烦躁不安，以及由于失眠症、皮肤病、眼疾、神经衰弱、神经症、精神分裂症、癫痫、妇人病等所发生的上逆感，复可治更年期症状、火伤、猝倒、跌打伤、齿痛、酒齄鼻、便秘、口内炎、口臭、口苦、宿醉等病，应用范围至为广大。

本方适用于三焦俱实之证，患者一般呈现充血性炎症状态，有气之上逆，精神不安，心悸亢进，血压上升，颜面潮红，以及便秘等症状。腹证上心下部有痞塞感，腹部表面柔软而底有力，其脉浮而大或数；如有出血，其写必为鲜红色，而非暗紫色的瘀血是其特征。

现代常用于实证高血压（本态性）动脉硬化，脑溢血，头痛，肝脏疾病，习惯性便秘，因胃火肠火引起口苦、口干、口臭，神经衰弱，心悸亢进，不安，逆上，青春痘，痔疮出血，肠出血，胃炎，面色涨红以及流鼻血等。

本方与酸枣仁汤皆有镇静，利尿，降血压的作用。但本方以治疗实症充血，逆上，便秘者为主。后者以治虚症烦躁，不眠，易疲劳等为主。出血日久，贫血显著，脉微弱者，不可使用。

【原文】本以下之，故心下痞，与泻心汤。痞不解，其人渴而口燥烦，小便不利者，五苓散主之。一方云，忍之一日乃愈。（156）

【解析】本条论述水饮致痞，并与泻心汤之痞证鉴别。表证误下，邪气内陷而成的痞证，用泻心汤治疗，本属正治之法，理应有效。但服汤后，其痞不解，而小便不利，因知既非热痞，亦非寒热错杂之痞。而是由于膀胱气化失司，水停下焦，逆于心下，阻碍气机升降所致。惟因水停而气不化津，则口燥而渴，心烦。故宜五苓散，化气行水，则诸症自除。

关于水痞，本条提示水饮内停心下，阻滞气机亦可致痞。水饮之痞，自然非泻心汤所能治。所以，此条说明了两个问题：一是见痞不治痞。即对痞证应辨证论治，而不能见痞即用泻心汤泻心消痞。二是五苓散治水痞。五苓散证既是三焦蓄水，故一旦水停中焦，气机阻滞，亦可见心下痞，证明蓄水证乃三焦蓄水而非单纯的膀胱蓄水，因为膀胱蓄水不会出现心下痞的，从而亦否定了所谓太阳府证的说法。

【选注】

（1）成无己：本因下后成痞，当与泻心汤除之。若服之痞不解，其人渴而口燥烦，小便不利者，为水饮内蓄，津液不行，非热痞也。与五苓散，发汗散水则愈。一方：忍之一日乃愈者，不饮者，外水不入，所停之水得行，而痞亦愈也。（《注解伤寒论·辨太阳病脉证并治法第七》）

（2）方有执：泻心汤者，本所以治虚热之气痞也，治痞而痞不解，则非气聚之痞可知矣。渴而口燥烦，小便不利者，津液涩而不行，伏饮停而凝聚，内热甚而水结也。五苓散者，润津液而滋燥渴，导水饮而荡结热，所以又得为痞满之一治也。（《伤寒论条辨·辨太阳病脉证并治中》）

【原文】伤寒，汗出解之后，胃中不和，心下痞硬，干噫食臭，胁下有水气，腹中雷鸣，下利者，生姜泻心汤主之。（157）

生姜泻心汤方

生姜四两，切　甘草三两，炙　人参三两　干姜一两　黄芩三两　半夏半升，洗　黄连一两　大枣十二枚，擘

上八味，以水一斗，煮取六升，去滓，再煎取三升。温服一升，日三服。附子泻心汤，本云加附子。半夏泻心汤，甘草泻心汤，同体别名耳。生姜泻心汤，本云理中人参黄芩汤，去桂枝、术，加黄连，并泻肝法。

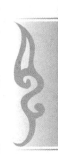

【解析】太阳伤寒汗出表证解后，由于汗后伤及脾胃阳气，导致津停为水或其人素有水饮，表热内传，与水饮相结，出现胃中不和，心下痞硬，但因其人水气内动而下行，出现胸胁之下有脘腹部出现水气涌动之声，甚则腹鸣声响如雷，下利，故不形成结胸，而只形成寒热错杂痞之偏实证。噫气带有食物腐败的气味，是本证的特点，提示本证热邪郁伏于内，故加速食物的腐败，故时时噫气带有食物腐败的气味。本证既然属于偏实之证，故用长于宣泄的生姜泻心汤治疗。

生姜泻心汤（《伤寒论》）即半夏泻心汤减干姜二两，加生姜四两（12g）。功用：和胃消痞，散结除水。主治：水热互结。心下痞硬，干噫食臭，腹中雷鸣，下利等证。生姜泻心汤证由脾胃气虚，水气内停，与入里之邪互结而致，故不仅心下痞硬，肠鸣下利，而且干噫食臭，腹中雷鸣。《灵枢·口问篇》曰："寒气客于胃，厥逆从下上散，复出于胃，故为噫。"《灵枢·百病始生篇》又曰："虚邪之中人也，……留而不去，传舍于肠胃。在肠胃之时，贲响腹胀，多寒则肠鸣飧泄不化。"所以用半夏泻心汤减少干姜用量，加入生姜四两，温胃止呕而散水气，则水寒散，邪热去，脾胃复健，下利止而干噫除。

【原文】伤寒中风，医反下之，其人下利日数十行，谷不化，腹中雷鸣，心下痞硬而满，干呕，心烦不得安。医见心下痞，谓病不尽，复下之，其痞益甚。此非结热，但以胃中虚，客气上逆[①]，故使鞕也。甘草泻心汤主之。（158）

甘草泻心汤方

甘草四两，炙　黄芩三两　干姜三两　半夏半升，洗　大枣十二枚，擘　黄连一两

上六味，以水一斗，煮取六升，去滓，再煎取三升。温服一升，日三服。

臣亿等谨按：上生姜泻心汤法，本云理中人参黄芩汤。今详泻心以疗痞，痞气因发阴而生，是半夏、生姜、甘草泻心三方，皆本於理中也。其方必各有人参，今甘草泻心中无者，脱落之也。又按《千金》并《外台秘要》，治伤寒慝食用此方皆有人参，知脱落无疑。

【词解】①客气上逆，客气，指邪气。客气上逆，即胃虚气逆。

【解析】太阳病无论伤寒中风，如果兼有水饮，但用解表法每每无效，可用表里两解之法，解表祛饮。若误以为里实之证，采用攻下，必然损伤正气，导致表热内陷，与水饮相合，结为湿热。湿热下注，严重者可见下利日数十行，内见未完全消化的水谷。湿热交结于中，则见心下痞硬而满。湿热上扰，则干呕心烦。若认为心下痞硬而满为下而未尽，再次攻下，必使病情加剧。此证不是水饮与热邪交结于中焦的结胸实证，只是热邪内陷胃中，与上逆的水湿之气相结，总属无形之聚，故只出现痞硬而满，未致结满紧实，疼痛拒按，只宜甘草泻心汤治疗。

【验案】阎某，女，43岁，1984年5月25日诊：脘痞满，纳减逐渐加重，从剑突下至脐上如物堵塞，恶心嗳气，肠鸣便溏，日行数次而有不尽感。诱因与劳累饮冷相关。舌质暗，边有瘀点，苔薄净，脉缓弱，辨为食伤脾胃，湿自内生，邪与热搏，痞于中焦，升降失调的痞满下痢证。拟甘草泻心汤。

处方：炙甘草15g，党参12g，半夏12g，黄芩12g，川黄连5g，干姜6g，砂仁6g，生姜6g，大枣4枚。3剂而瘥。半年随访未复发。[张连贵.浅论痞证证治.四川中医，1989（3）：8]

【原文】伤寒服汤药①，下利不止，心下痞硬。服泻心汤已，复以他药下之，利不止。医以理中与之，利益甚。理中者，理中焦，此利在下焦，赤石脂禹余粮汤主之。复不止者，当利其小便。（159）

赤石脂禹余粮汤方

赤石脂一斤，碎　太一禹余粮一斤，碎

上二味，以水六升，煮取二升，去滓，分温三服。

【词解】①汤药，此指具有峻下作用的一类汤剂。

【解析】伤寒，服用汤药攻下，导致下利不止，心下痞硬，当用甘草泻心汤等

类方剂治疗。服泻心汤后，疾病一时无好转，又以其他方剂攻下，导致下利更甚。此证为严重损伤脾胃阳气，转变成为太阴病，太阴病当温之，可用理中汤。理中汤主要治疗中焦脾胃虚寒的病证，对于因下焦病变而致的痞利病证效果不好。对于病及下焦肾阳不足的痞利证，可考虑采用赤石脂禹余粮汤治疗。对于病及下焦，水饮停蓄而致的痞利证，又当利其小便。

赤石脂甘酸性温，功能温涩收敛；太一禹余粮味甘无毒，有固涩之效，共为收涩固脱而治久利滑泄之方。

【验案】

医案1：陈某，男，56岁。患者于10年前，因便秘努责，导致脱肛，劳累即坠，甚至脱出寸余，非送不入。继之并发痔疮，经常出血，多方治疗不愈。按脉虚细，舌淡，体形羸瘦，肤色苍白，精神萎颓，腰膝无力，纳食呆滞，大便溏滑。证属气虚下陷，脾肾阳微，以赤石脂禹余粮汤固肠涩脱为主，加以温补脾肾，升提中气，药用赤石脂、禹余粮各五钱，菟丝子、炒白术各三钱，补骨脂二钱，炙甘草、升麻、炮干姜各一钱五分。服三剂后，直肠脱出能自缩入，粪便略稠。继服三剂，肠脱未出肛口，大便正常，食欲增加，后随证略为损益，续服六剂，脱肛完全治愈。同时如黑枣大的痔疮，缩小为黄豆大，一年后复诊，见其肤色润泽，精神饱满，询知脱肛未复发。[邱寿松.浙江中医杂志，1966（2）：22]

医案2：李某，女，25岁。1986年2月15日来诊。素患肠鸣腹泻，婚后三孕三流，屡进温补脾药，泻总不止。今又孕2个月，因阵发腹痛，前来就诊。症见肠鸣辘辘，泻下稀便，每日1～2次，倦怠懒言，面黄肌瘦，舌淡苔白，脉弱。治用五苓散合赤石脂禹余粮汤前后分消，抑肠止泻，安宫固胎。处方：赤石脂30g，禹余粮20g，茯苓15g，猪苓、泽泻、白术各9g，桂枝5g。每日1剂。服3剂后，肠鸣减，大便软；续服3剂，大便成形，2日1次，腹痛消失；嘱继服五苓散煎汤送服参苓白术丸15剂，隔日1剂。经随访，泄泻未犯，足月顺产一女婴。[新中医，1990（4）：46]

【原文】伤寒发汗，若吐、若下，解后，心下痞硬，噫气①不除者，旋覆代赭汤主之。（161）

旋覆代赭汤方

旋覆花三两 人参二两 生姜五两 代赭一两 甘草三两，炙 半夏半升，洗 大枣十二枚，擘

上七味，以水一斗，煮取六升，去滓，再煎取三升。温服一升，日三服。

【词解】①噫气，嗳气。

【方义】本方和胃降逆，下气消痰。用于胃气虚弱，痰浊内阻，胃失和降，证见胃脘胀满、嗳气、呃逆或恶心呕吐，苔白滑，脉弦滑无力者。本方可用于急慢性胃炎、神经性呕吐、耳源性眩晕及幽门不全梗阻而见胃气上逆之证者。

方中旋覆花消痰降逆，代赭石重镇降逆，半夏、生姜化痰止呕，人参、大枣、甘草益气和胃。诸药合用，共奏降逆化痰，益气和胃之功。

本方能益气和胃，降逆化痰。可治因胃气虚弱，痰浊内阻，胃气上逆所致之嗳气频作，胃作呕恶或吐涎沫，舌苔白滑，脉弦缓者等症状。

本方主治由中虚引起的多种浊气上逆证，如呃逆、嗳气、呕逆、反胃、不食等证，对胃虚不和的反胃等证，也都适用。尤以嗳气特别多的场合而用生姜泻心汤无效者，本方适宜。若有便秘者，用之大便能快通，相反的若为下痢，使用本方，亦有止痢的作用。又本方之证为虚证，患者大多体力衰弱，其腹证与大建中汤之腹证相似，同有虚满状态，心下部有胃肠蠕动亢进，却无腹痛者。

本方对于支气管炎、支气管哮喘等证见咳嗽痰多，喘促气急等亦可应用。

主要应用于胃神经官能症，慢性胃炎，胃下垂，胃扩张，胃溃疡，十二指肠溃疡，幽门不完全性梗阻，神经性反胃，胃炎，胃酸过多症，溜饮症，胃癌，幽门狭窄，慢性肠狭窄症，妊娠恶阻，小儿呕吐，胃弛缓症，鼓胀等。

【验案】

医案1：林某，男，37岁，干部。1964年11月20日初诊，嗳气频作，胸闷脘满已3个月。现呕吐少食，吞咽不爽，消瘦，乏力，大便不利，面色晦暗。舌尖赤，苔薄白，脉沉细滑。辨证：肝胃失调，气逆不降。治以辛开苦降，和胃镇逆。方用旋覆代赭汤和橘枳生姜汤加减：旋覆花9g，代赭石6g，北沙参9g，半夏9g，麦冬9g，陈皮4.5g，炒枳壳4.5g，姜黄连1.5g，生姜0.9g，生甘草3g，水煎服。11月5日二诊：服药3剂，胃脘舒适，嗳气已止，食欲少增。舌苔薄黄，脉沉滑数。改用理气和中清热化痰法，拟橘枳二陈汤加减，连服八剂收功。（《吴少怀医案》）

医案2：宋某，女，35岁，工人。1981年2月15日初诊：半年前因父患食管癌病故，嗣后渐觉喉部有梗塞感，曾在本院外科食管钡餐透视及食管脱落细胞检查三次，均为阴性。因症状持续存在，转来中医科。诊见患者自觉咽中如有物阻，吞之不入，吐之不出，失眠噩梦，沉默寡言，胸闷噫气，频频叹息，自觉胸部有气上冲，舌苔薄白，脉弦。予基本方（旋覆花、党参、法夏、炙甘草、酸枣仁、柏子仁各10g，代赭石、大枣各30g，生姜3片）加苏梗、厚朴，5剂，日服1剂。二诊时因咽喉部梗塞感显著减轻，余证亦好转，前方续服 5 剂（隔日 1 剂）而愈。至今两年余正常工作。（刘浩江 . 上海中医药杂志，1984，4：18）

【原文】下后，不可更行①桂枝汤，若汗出而喘，无大热者，可与麻黄杏子甘草石膏汤。（162）

麻黄杏仁甘草石膏汤方

麻黄四两，去节　杏仁五十个，去皮尖　甘草二两，炙　石膏半斤，碎，绵裹

上四味，以水七升，煮麻黄，减二升，去上沫，内诸药，煮取二升，去滓，温服一升。本云，黄耳杯②。

【词解】①更行，更，再也；行，用也。更行即是再用之意。②黄耳杯（pēi，音胚），杯《千金翼方·卷十》作"杯"，162 条原方后亦作杯。耳杯，为古代饮器，亦称羽觞，椭圆形，多为铜制，故名，实容一升。

【解析】汗下后，邪热壅肺作喘的证治。

汗下后，不可再用桂枝汤，将一个否定的结论前置以求醒目，而其所以不可再用桂枝汤发汗的原因，则在下文"汗出而喘，无大热者"八字。麻黄汤、小青龙汤均有喘，但喘因汗闭，汗出喘当愈。今汗出而喘，未言恶寒，则知其邪不在表，而属误用汗下，使邪热内传，肺热壅盛所致。"无大热"是指表无大热，而热壅于里，并非热势不甚。观 136 条大陷胸汤证，169 条白虎加人参汤证，269 条辨表邪传里，三条所云"无大热"都与此同义可证。由此可见，汗下后，病已由表入里，寒邪入里化热，证候已经发生了变化，所以不可再用桂枝汤，而应主以麻黄杏仁甘草石膏汤清热宣肺。

邪热壅肺简表 {
汗出——因肺主气，外合皮毛，肺热迫津外泄
喘——因肺司呼吸，热盛气逆，肺失清肃之权
无大热——指表无大热，而热壅于内，并非热势不甚
}

上三症总以肺热而喘为主，证之临床，尚多见口渴、咳嗽、苔薄黄、脉数等。

本节汗下后致喘，与桂枝加厚朴杏子汤证不同，两者鉴别如下。

证　别	麻杏甘石汤证	桂枝加厚朴杏子汤证
条　文	63、162	19、43
病　机	邪热壅肺	外证未解，肺寒气逆
相同点	汗出、喘	汗出、喘
不同点	里热盛，有口渴、苔黄、脉数等	无里热，有发热、恶风寒、脉浮缓等表证
治　则	清宣肺热	调和营卫，兼下气平喘

麻黄配石膏清宣肺热而定喘，且石膏倍重于麻黄则宣肺平喘而不温燥，清泄肺热而不凉滞，使麻黄辛温之性而转为辛凉之用。杏仁宣降肺气，协同麻黄以增平喘之功。甘草和中缓急，调和诸药。本方寒温相配，扬长避短，十分合理。

本证汗出用麻黄，无大热用石膏，似乎矛盾。其实麻黄不配桂枝，则发汗力微，而宣肺平喘之功著。同时，本证汗出缘于肺热蒸迫，故清泄肺热即所以止汗。"无大热"前已论及，乃表无大热，而肺热壅盛，本方麻黄、石膏相配，清热宣肺之功独擅，而无温燥或凉遏之弊。

【选注】

（1）方有执：前第15条（即63条，编者注）发汗后不可更行桂枝汤云云，与此止差"下"字，余皆同。夫以汗下不同而治同者，汗与下虽殊，其为反误而致变喘则一。惟其喘一，所以同归于一治也。（《伤寒论条辨·太阳篇》）

（2）尤在泾：发汗后，汗出而喘，无大热者，其邪不在肌腠，而入肺中，缘邪气外闭之时，肺中已自蕴热，发汗之后，其邪不从汗而出之表者，必从内而并于肺耳。（《伤寒贯珠集·太阳篇》）

【验案】丘某，患肺炎，高热不退，咳嗽频剧，呼吸喘促，胸膈疼痛，痰中夹有浅褐色血液，间有谵妄如见鬼状，请我及某医师会诊。患者体温40℃，脉象洪大。我拟给予麻杏甘石汤，某医师不大同意。他认为痰中夹血，难胜麻黄辛散，主张注射青霉素兼进白虎汤。我说，此证注射青霉素固未尝不可，但用之少量无效，用大量则病家负担不起（时在20世纪50年代中期，编者注）。至于用白虎汤似嫌太早，因白虎汤清热见长，而平喘止咳之功则不若麻杏甘石汤。此证高热喘促，是热邪迫肺；痰中夹血，血色带褐，胸膈疼痛，均系内热壅盛肺气闭塞之故。正宜麻黄、杏仁宣肺气，疏肺邪，石膏清里热，甘草和中缓急。经过商讨，遂决定用本方：石膏72g，麻黄9g，杏仁9g，甘草6g，水煎，分3次服，每隔1小时服1次。服1剂后，症状减约十之七八。后分别用蒌贝温胆汤、生脉散合泻白散2剂，恢复健康。（俞长荣.伤寒论汇要分析.福州：福建科学技术出版社，1984）

按：高热不退，脉象洪大，虽似白虎汤证，但患者突出表现有咳嗽频剧，呼吸喘促，胸膈疼痛，又不见大汗和口渴，仍为内热郁闭于肺之病机，断用麻杏甘石汤而取卓效。若误用白虎，非但喘不能平，且会导致热遏不散，而变证诸端。

【原文】太阳病，外证未除，而数下之，遂协热而利[①]，利下不止，心下痞硬，表里不解者，桂枝人参汤主之。（163）

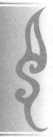

桂枝人参汤方

桂枝四两，别切　甘草四两，炙　白术三两　人参三两　干姜三两

上五味，以水九升，先者四味，取五升，内桂，更煮取三升，去滓，温服一升，日再夜一服。

【词解】①协热而利，协，合也。热，指表证发热。协热而利，此指里虚寒下利兼表证发热。

【解析】论太阳病误下后脾虚表不解的证治。

太阳病表证未解而屡用攻下之法，损伤脾阳，而表不解，以致里寒挟表证发热下利，因而称作"协热而利"。这里所谓"热"，是指病象而言，即有发热恶寒等风寒外证未除，不是指病性属表热。攻下损伤脾阳，则运化失职，升降反常。气机阻滞，浊阴不降，故心下痞硬；清阳不升，则下利不止。本病属表里合病，但以太阴里虚寒为主，故用桂枝人参汤以温中解表。

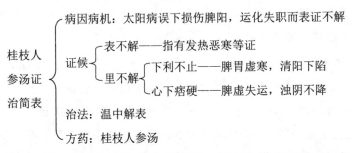
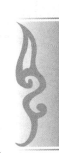

《伤寒论》多处提到表里同病的下利证，但病机各有不同。例如，太阳表邪不解，内迫阳明，影响大肠传导功能而下利的，用葛根汤治疗，使表解而里自和；太阳之邪内传阳明，热迫大肠而致下利的，用葛根芩连汤清热止利，兼以解表；太阴虚寒兼表证而下利的，用桂枝人参汤温中解表；少阴病下利清谷而兼太阳表证的，则应急投四逆汤以回阳救逆，后议解表等。应当前后互参，加以分析对比。

【选注】

（1）黄坤载：太阳病外证不解而数下之，外热不退，而内寒亦增，遂协合外热而为下利。利而不止，清阳既陷，则浊阴上逆，填于胃口，而心下痞硬，缘中气虚败，不能分理阴阳，升降倒行，清浊易位，是里证不解而外热不退。是表证亦不解，表里不解，当内外兼医。桂枝人参汤桂枝通经而解表热，参、术、姜，甘温补中气以转升降之机也。（《伤寒悬解·太阳篇》）

（2）程扶生：表证误下，下利不止，喘而汗出者，治以葛根芩连；心下痞硬，治以桂枝、参、术。一救其表邪入里之实热，一救其表邪入里之虚寒，皆表里两解

法也。（引自《医宗金鉴·太阳篇》）

【验案】

医案 1：陈某，19 岁。头痛身痛，发热恶寒，大便作泻，每日四五次，无红白黏液，腹中绵绵作痛，切其脉浮弦而缓，舌苔薄白而润。前医用"藿香正气散"未能取效。余辨为表里皆寒的"协热利"证，遂用桂枝人参汤，令其先煮理中汤，后下桂枝，日夜服之，两剂愈。（《伤寒论十四讲》）

医案 2：1959 年，余带领学生防治麻疹，内有一女孩，三岁许，疹子已收，身热不退，体温 39℃，头痛恶寒与否不得而知，下利日十余次，俱为黄色粪水。脉数无歇止，舌质尚正常。遂诊断为麻后热毒不净作利。与葛根芩连汤加石榴皮。服后体温反升至 39.5℃，仍下利不止。嗅其粪味并无恶臭气，沉思再三，观病孩颇有倦容，乃毅然改用桂枝人参汤，仍加石榴皮，一服热利俱减，再服热退利止。［沈炎南.广东中医，1963（3）：40］

【原文】伤寒大下后，复发汗，心下痞，恶寒者，表未解也。不可攻痞，当先解表，表解乃可攻痞。解表宜桂枝汤，攻痞宜大黄黄连泻心汤。（164）

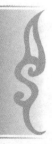

【解析】论热痞的证治及痞证兼表的治疗原则。伤寒表证，治当发汗解表。即使表证兼里实，也应先汗后下，乃正治之法。今病在表，就使用下法，必然引邪深入。医者不察，复因表证未解，再予发汗，是汗下失序，导致表证仍在，而邪热乘虚内陷，结于心下，壅滞气机，而成心下痞。恶寒是表证未解之征，不言发热、头痛、脉浮等自是省文。如此表里同病，治法应遵循表里先后之常法，待表解后乃可治痞。否则，最易发生变证。故曰："不可攻痞，当先解表，表解乃可攻痞。解表宜桂枝汤。

【原文】伤寒发热，汗出不解，心中痞硬，呕吐而下利者，大柴胡汤主之。（165）

【解析】伤寒表证之发热，多能虽汗出热退而病解。今"汗出不解"，并伴有心中痞硬，呕吐而下利等，是邪入少阳更兼阳明里实之证。阳明邪热内盛，迫津外泄，故汗出而热不退。

心下胃脘部痞满而硬痛，为邪入少阳、胆热内郁、枢机不利兼阳明里实、腑气壅滞之故。少阳胆热内郁，上犯于胃则呕吐，下迫于肠则下利；然少阳胆热兼阳明燥实内结，故其下利必以臭秽不爽、肛门灼热为特点。

【原文】病如桂枝证，头不痛，项不强，寸脉微浮，胸中痞硬，气上冲喉咽，不得息者，此为胸有寒也。当吐之，宜瓜蒂散。（166）

瓜蒂散方

瓜蒂一分，熬黄　赤小豆一分

上二味，各别捣筛，为散已，合治之，取一钱匕。以香豉一合，用热汤七合，煮作稀糜，去滓。取汁合散。温，顿服之。不吐者，少少加；得快吐，乃止。诸亡血、虚家，不可与瓜蒂散。

【解析】本证仍属水饮集结于里，阻滞气机，影响卫气的布散，在外出现类似太阳中风的现象。但本证水饮结聚的范围较窄，对于卫气的布散影响相对较小，故太阳中风表象的表现也不突出，头不痛，项不强，仅出现汗出伴寸脉微浮；胃脘阻滞也较轻，仅为胃脘痞硬；正气与邪争，尚能表现向上向外抗邪的倾向，出现气上冲逆咽喉部，影响呼吸的现象，可因势利导，针对胃中有实痰结聚，采用瓜蒂散涌吐痰实。

【方义】本方所治，为痰涎壅滞胸中，或宿食停积上脘之证。痰涎宿食填塞，气机被遏，故胸中痞硬，懊𢥠不安，欲吐不出，气上冲咽喉不得息。寸脉微浮为邪气在上之征。治当因势利导，遵《素问·至真要大论》"其高者，因而越之"的原则，采用涌吐痰食法治疗。方中瓜蒂味苦，善于涌吐痰涎宿食，为君药。赤小豆味酸平，能祛湿除烦满，为臣药。君臣配伍，相须相益，酸苦涌泄，增强催吐之力。以豆豉煎汤调服，取其轻清宣泄之性，宣解胸中邪气，利于涌吐，又可安中护胃，使在快吐之中兼顾护胃气。三药合用，涌吐痰涎宿食，宣越胸中邪气，使壅滞胸脘之痰食得以涌吐排出，诸症自解。方中瓜蒂苦寒有毒，易于伤气败胃，非形气俱实者慎用。若食已离胃入肠，痰涎不在胸膈者，均须禁用。

本方去豆豉，《外台秘要》引《延年秘录》用治急黄，心下坚硬，渴欲得水吃，气息喘粗，眼黄等。《温病条辨》以本方去豆豉加山栀子，亦名瓜蒂散，治太阴温病，得之二三日，心烦不安，痰涎壅盛，胸中痞塞欲吐者。这些方法是对瓜蒂散运用的发展，可资临床借鉴。

【验案】

医案 1：乳房肿块

杨某，男性，48 岁。自幼多病，禀性怯薄，发育正常，营养欠佳，体质为瘦长型，性情孤僻，沉默寡言，面容憔悴，表情淡漠。在乳房外上方生一结节，如杏核大，不热不红，不痛不痒，全身亦无任何自觉症状。切诊时，触知结节异常坚韧，硬若碎石，与皮肤无粘连现象，微具活动性，腋下及腹股沟淋巴结略显胀大。人皆谓恶疾，求某中医治疗无效，自用艾灸局部 50 余壮亦不效，遂用陈南瓜蒂 2 个，焙烘存性内服。

服 2 次后结节渐次缩小，半月后完全消失而获痊愈。至今 5 年之久，未曾复发，健康如常。[李霜成.陈南瓜蒂治愈初期"乳房癌"二例报告.中医杂志，1958（12）：

818]

医案2：痰厥不语

某女。素无病，忽一日气上冲，痰塞喉中，不能语言。此饮邪横塞胸中。当吐之。投以瓜蒂散，得吐后，即愈。［易巨荪医案选录.广东中医，1962（9）：36］

【原文】病胁下素有痞^①，连在脐傍，痛引少腹，入阴筋^②者，此名藏结，死。（167）

【词解】①痞，痞块、包块。②阴筋，即指外生殖器。

【解析】本条论脏结的危候。胁下素有痞，说明其病程较长，病久入络，致血络瘀滞不通，当属癥积之类。"连在脐旁"是痞块由胁下发展到脐旁，直至疼痛牵引少腹、阴部，故曰"痛引少腹，入阴筋者"。足厥阴肝经过阴器，抵少腹，挟胃属肝络胆，上贯膈，布胁肋，足太阴脾之经脉主大腹，少腹部为肝肾所主，故脏结涉及肝、脾、肾三脏之分野，脏气衰竭，病势危重，故曰"死"。

【原文】伤寒汗出，解之后，胃中不和，心下痞硬，干噫食臭^①，胁下有水气，腹中雷鸣^②，下利者，生姜泻心汤主之。（157）

【词解】①干噫食臭，噫，同嗳。食臭，即嗳气中有食物的馊腐气味。②腹中雷鸣，形容腹中有漉漉作响的声音。

【解析】胃虚水饮食滞致痞的证治。本条重点阐述生姜泻心汤证的成因、机理和治法。伤寒汗出，表邪虽解，但若汗后失于调理或汗不如法，而损伤脾胃；或因平素脾胃虚弱，易使外邪乘机内陷，以致寒热互结，阻于心下，脾胃升降功能失职，故"胃中不和，心下痞硬"。痞证就一般而言，是痞满而按之柔软。此言痞硬者，乃兼水饮食滞互阻所致。然则，虽痞硬，却按之不痛，故仍与结胸证有别。由于脾胃虚弱，不能腐熟水谷，谷不化则必然滞塞而腐败，更兼水饮内停，于是中焦升降逆乱，浊气不降，则干噫食臭；清气不升，水气偏走大肠，则腹中雷鸣而下利。治以生姜泻心汤和胃消痞，宣散水气。

【验案】

医案1：胡某，男，慢性胃炎，心下膨闷感，餐后嗳生食气，腹中常雷鸣、消瘦，面色少泽，胃脘痞硬，停水不去，予生姜泻心汤，1周后症状消失。（《岳美中医案》）

医案2：潘某，女，49岁，心下痞塞，高超如拳，嗳气频作，呕吐酸苦水液，肠鸣辘辘，大便溏，饮食不思，日见疲惫。脉滑按之无力，舌胖嫩，苔水滑，面虚浮而黄。触按其胃脘部，似有块物，但重按即无，抬手又起，中空无物，故属气痞。拟方：生姜15g，干姜3g，黄连3g，黄芩6g，党参6g，炙甘草9g，半夏9g，茯苓 18g，大枣 7 枚。服 2 剂，则心下块物消退，饮食好转。照原方又进 2 剂，诸症悉除，为巩固疗效，又服 2 剂痊愈。（《伤寒论通俗讲话》）

【原文】伤寒无大热，口燥渴，心烦，背微恶寒者，白虎加人参汤主之。（169）

【解析】阳明里热亢盛津气两伤的证治。白虎汤清透热邪，加人参益气生津。

【选注】陈修园：太阳之气由肌腠而通于阳明，服桂枝汤，当取微似有汗者佳。今逼取太过，则大汗出后，阳明之津液俱亡。胃络上通于心，故大烦；阳明之上，燥气主之，故大渴不解，阳气亢盛，诊其脉洪大无伦者，白虎加人参汤主之。白虎为西方金神，秋金得令，而炎气自除。加人参者，以大汗之后，必救其液以滋其燥也。（《伤寒论浅注·辨太阳病脉证篇》）

【验案】路某，女，54 岁。1992 年 9 月 11 日诊。患者 1 周前，过度劳累后，烦渴引饮，小便次数增多。查：血糖 9mmol/L，尿糖（+++）。舌红，苔薄白少津，脉细弱。诊为糖尿病。属中医学上消，为肺胃热盛，津液受伤。药用白虎加人参汤合生脉散加减：生石膏 100g，潞党参 50g，麦冬 20g，五味子 6g，知母、甘草各 10g。服药 3 剂后，症状迅速好转，复查尿糖转阴，血糖恢复正常。以后随症加减用药，调理巩固疗效，至今正常。[唐天俊.糖尿病验案二则.四川中医，1993；11（7）：28]

【原文】伤寒脉浮，发热无汗，其表不解，不可与白虎汤。渴欲饮水，无表证者，白虎加人参汤主之。（170）

【解析】阳明热盛津伤的证治及禁例。本条论里热灼及气阴的证治。太阳病，服桂枝汤，若汗不得法，致大汗出，则最易生变。或亡阳亡阴，或助热化燥。本证属后者，为邪入阳明，热邪内炽，气液两伤。脉洪大，示里热炽盛，气血弛张。大烦渴，是本证的重点，必苔黄燥，喜冷饮，渴不止，是热灼气阴，津气受损，也是治加人参的依据。以方测症，当有壮热、恶热、尿赤、汗出、舌红、苔黄诸症。

本条应与 25 条"服桂枝汤，大汗出，脉洪大者，与桂枝汤，如前法"相互参照。病因相同，脉亦类同，但方治各别，缘病机各异也。25 条为大汗表邪未解，阳气更浮，营阴益弱，脉也因阳气所激，由浮缓变为洪大（来盛去衰），且无烦渴不解之热证，故仍与桂枝汤。本条则脉象拍拍而来，洪大有力，为热入阳明，兼气阴两伤，已非桂枝汤证，故须白虎加人参汤清热益气生津。

【原文】太阳少阳并病，心下鞕，颈项强而眩者，当刺大椎，肺俞，肝俞，慎勿下之。（171）

【解析】太阳少阳并病的证治及禁用下法。本条与 147 条同一病理，治用刺法亦同。本条言慎勿下之，前条言不可发汗，须知汗吐下法，俱少阳病所禁。太少并病亦同此例，故用刺法。

【原文】太阳与少阳合病，自下利者，与黄芩汤；若呕者，黄芩加半夏生姜汤主之。（172）

黄芩汤方

黄芩三两　芍药二两　甘草二两，炙　大枣十二枚，擘

上四味，以水一斗，煮取三升，去滓，温服一升，日再夜一服。

黄芩加半夏生姜汤方

黄芩三两　芍药二两　甘草二两，炙　大枣十二枚，擘　半夏半升，洗　生姜一两半　一方三两，切

上六味，以水一斗，煮取三升，去滓，温服一升，日再夜一服。

【解析】辨太少合病下利或呕的证治。本条原文虽为"太阳少阳合病"，但病无太阳之证、方无太阳之药，是病偏重于少阳，为少阳邪热内迫阳明而见下利或呕吐的证治。因原文叙述简略，结合少阳病提纲和以方测证来看，本证当有发热、下利灼肛、腹痛，或口苦、咽干、目眩等，故宜用黄芩汤苦寒清热，坚阴止利。若胃气上逆而呕者，可加半夏、生姜降逆止呕。

太少合病下利或呕的证治简表
- 病因病机：少阳邪热内迫阳明，胃肠功能失职。
- 证候
  - 下利——少阳邪热内迫阳明，逼液下趋，大肠传导失职。因属里热下利，故肛门有灼热感
  - 呕吐——胆火犯胃，胃气上逆
  - 发热——里热蒸于外
  - 口苦、咽干、目眩——邪郁少阳，胆火上炎。因邪已离少阳半表，趋于阳明之里，故无往来寒热
- 治法：清热止利
- 方药：①黄芩汤　②兼呕者，黄芩加半夏生姜汤

《伤寒论》合病下利共有三条，证治病机各不相同，应加鉴别：一是"太阳阳明合病"下利（32条），乃表邪内迫阳明所致，其病机偏重于太阳之表，故用葛根汤解表而里自和；二是本条"太阳少阳合病"下利，为少阳邪热内迫阳明所致，病无太阳之证而偏重于少阳，故与黄芩汤清热止利；三是"阳明少阳合病，必下利"（256条），其下利属内有宿食之热结旁流，病机偏重在阳明之里，故用大承气汤，

通因通用，攻逐热结。上述三条合病下利，体现了辨证求因，审因论治的精神。

【选注】成无己：太阳阳明合病，自下利为在表，当与葛根汤发汗；阳明少阳合病，自下利为在里，可与承气汤下之；此太阳少阳合病，自下利为在半表半里，非汗下所宜，故与黄芩汤，以和解半表半里之邪。呕者，胃气逆也，故加半夏生姜以散逆气。（《注解伤寒论·太阳篇》）

【原文】伤寒，胸中有热，胃中有邪气，腹中痛，欲呕吐者，黄连汤主之。（173）

黄连汤方

黄连三两　甘草三两，炙　干姜三两　桂枝三两，去皮　人参二两　半夏半升，洗　大枣十二枚，擘

上七味，以水一斗，煮取六升，去滓，温服，日三夜三。疑非仲景方。

【解析】论上热下寒腹痛欲呕的证治。

伤寒阳气内郁胸中，胃中有邪气，致脾胃升降失常。胃不得降，则胸中有热而欲呕吐。脾不得升，则中焦有寒而腹中痛。邪气阻滞于中，寒热分据上下，故以黄连汤主治之。

太阳病类似证

【原文】伤寒八九日，风湿相搏，身体疼烦①，不能自转侧，不呕，不渴，脉浮虚而涩者，桂枝附子汤主之。若其人大便鞭，小便自利者，去桂加白术汤主之。（174）

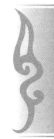

桂枝附子汤方

桂枝四两，去皮　附子三枚，炮，去皮，破　生姜二两，切　大枣十二枚，擘　甘草二两，炙

上五味，以水六升，煮取二升，去滓，分温三服。

去桂加白术汤方

附子三枚，炮，去皮，破　白术四两　生姜三两，切　甘草二两，炙　大枣十二枚，擘

上五味，以水六升，煮取二升，去滓，分温三服。初一服，其人身如痹，半日许复服之，三服都尽，其人如冒状②，勿怪，此以附子、术，并走皮内，逐水气未得除，故使之耳。法当加桂四两，此本一方二法，以大便鞭，小便自利，去桂也；以大便不鞭，小便不利，当加桂。附子三枚恐多也，虚弱家及产妇，宜减服之。

【词解】①身体疼烦，烦，剧也。身体疼烦，指全身疼痛剧烈难忍。②如冒状，冒，眩冒。谓患者服药后自觉头部昏晕、眩冒。

【解析】本条论风寒挟湿侵袭肌肉筋脉的证治。外感病八九日，风寒与湿相搏渐进为病。体痛与脉浮，是与太阳病类似之处，但无发热、头项强痛，故非属太阳为病。湿气阻滞筋脉肌肉，故身体痛烦不能自转侧；风寒挟湿为病，且正气不足，故脉亦浮虚而兼涩。不呕不渴，排除了少阳和阳明病。治当温阳祛寒，化湿止痛，方用桂枝附子汤。

风湿为病，常与体内素有内湿关系极大。内湿不化，当小便不利，大便不实。故"若其人大便硬，小便自利者"，说明湿气在表，并无里湿。治疗只须祛除表湿即可，去掉通阳化气的桂枝，加走皮内祛湿气的白术治之。

【解析】附子助阳化湿止痛，为治风寒湿痹要药。桂枝通阳化气利水，为治水湿内停要药。桂附合用，使表里之湿分消。姜枣调和营卫，甘草和中缓急。

若大便硬小便利，脏腑气化正常，里无湿气，则不需桂枝通阳化气，加白术走表祛湿，术附合用，走皮内，逐水气，去湿痹。

【原文】风湿相搏，骨节疼烦，掣痛①不得屈伸，近之则痛剧，汗出短气，小便不利，恶风不欲去衣，或身微肿者，甘草附子汤主之。（175）

甘草附子汤方

甘草二两，炙　附子二枚，炮，去皮，破　白术二两　桂枝四两，去皮

上四味，以水六升，煮取三升，去滓，温服一升，日三服。初服得微汗则解，能食，汗止后烦者，将服五合，恐一升多者，宜服六七合为始。

【词解】①掣痛，疼痛而有牵引拘急之感。

【解析】本方，温经除湿，祛风和荣。主治风湿相搏，骨节烦疼，掣痛（抽搐作痛）不得屈伸，近之则痛剧，汗出短气，小便不利（湿内蓄），恶风不欲去衣，或身微肿（湿外搏）者，甘草附子汤主之。

本条论风湿流注关节之证治。"风湿相搏"，流注关节，寒性收引，从而使气血凝滞，经脉不通，故"骨节疼烦"。筋脉附于关节，寒湿相阻，筋脉拘挛，故牵引拘急疼痛（掣痛），屈伸不利，近之痛剧，较之上证病位深重。湿阻气机则短气，湿阻气化则小便不利，湿邪溢于肌肤则身微肿，均为内湿更盛的表现。卫阳不足而失于固摄，故汗出；汗出肌疏，不胜风袭则恶风。所以白术、附子、桂枝三药并用。以甘草名方，示湿邪深入，顽固难拔，治宜缓图之旨义。

附子祛寒止痛，白术健脾除湿，术附并走皮内以逐表湿；桂枝通阳化气以治里

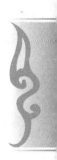

湿。本方重在甘草，其作用有二：一是湿邪深入关节，治宜缓除；二是关节抽掣疼痛，意在缓急。治风湿证，当注意湿性缠绵难拔的致病特性，故仲景于《金匮要略·痉湿暍病脉证治》中提出"但风气去，湿气在"的警示。本证湿留关节，邪入较深，其来电渐，其去也缓。仲景以甘草附子名方，意谓治宜缓而渐进。在方后服法中亦注明"恐一升多者，宜服六七合为始"，指出每次服药不应太多。

【原文】伤寒，脉浮滑，此以表有热，里有寒，白虎汤主之。（176）

白虎汤方

知母六两　石膏一斤，碎　甘草二两，炙　粳米六合

上四味，以水一斗，煮米熟汤成，去滓，温服一升，日三服。

臣亿等谨按：前篇云热结在里，表里俱热者，白虎汤主之。又云其表不解，不可与白虎汤。此云脉浮滑，表有热，里有寒者，必表里字差矣。又阳明一证云脉浮迟，表热里寒，四逆汤主之。又少阴一证云里寒外热，通脉四逆汤主之。以此表里自差，明矣。《千金翼方》云白通汤。非也。

【方义】本方清热生津。主治阳明气分热盛。壮热面赤，烦渴引饮，汗出恶热，脉洪大有力，或滑数。

本方主治阳明气分热盛之证。凡伤寒化热传阳明之经，温病邪传气分，皆能出现本证。邪从内传，里热正盛，故见壮热不恶寒；热灼津伤，乃见烦渴引饮，热蒸外越，故热汗自出；脉洪大有力或滑数，皆为热盛于经所致。本方用石膏为君，取其辛甘大寒，以制阳明（气分）内盛之热。以知母苦寒质润为臣，一以助石膏清肺胃之热；一以借苦寒润燥以滋阴。用甘草、粳米，既能益胃护津，又可防止大寒伤中之偏，共为佐使。四药共用，具有清热生津之功，使其热清烦除，津生渴止，由邪热内盛所致诸证皆可相应顿挫。本方在《伤寒论》是用治阳明热证的主方；在温病学范围是用治气分热证的代表方。两类疾病，均属里热证，对石膏用量皆主张偏重，方能生效。

本方能清热生津，除烦止渴，以治大热、大渴、大汗、脉大有力等为主。多用于发高热，出大汗，恶热不恶寒，身热面赤，烦渴引饮，舌生白苔，食不知味，尿多且有时失禁，或发热而不渴，见腹满但不便秘，有谵语却无潮热等，其脉浮滑数或洪大。或糖尿症之酸性中毒等症。

本方是治阳明经证气分表里俱热，以大热、大汗、大渴及脉大有力等症为使用目标，患者必发高热，大汗出，恶热而不恶寒，身热面赤，烦渴引饮，舌生白苔，食不知味，尿多且有时失禁。

本方清气解热的作用强而可靠，故在临床上的适用范围也较广泛，如流感，肺炎，脑膜炎，乙型脑炎，麻疹后期，流行性出血热，大叶性肺炎及败血症，糖尿病热象明显者，亦可用于急性口腔炎等见有阳明气分热证者，均可酌量使用。

本方主要用于感冒，流行性感冒，急性热性病，肠伤寒，斑疹伤寒，乙脑，流脑，中暑，麻疹，丹毒，猩红热，肺炎，疟疾，肠热，日本脑炎，日射病，糖尿病，精神病，流行性出血热，大叶性肺炎，败血症，急性口腔炎，白喉并发尿毒症，夜尿症，精神病，脑溢血，巴塞杜氏病，牙龈肿痛，烫伤，干癣及癣疹，皮肤瘙痒症而瘙痒至其不能安眠者。

表虚自汗以使用玉屏风散为主。阳明里实自汗可以本方为主。使用本方，应以大热、大汗、大渴及脉大有力等证为依据，如表症未解，恶寒无汗者，或发热而不烦渴者，或汗多而面色苍白者，或脉虽大而重按无力者等，皆不宜使用。

白虎汤是治阳明邪从热化之代表方剂。但阳明病又有经、腑之异，如大热、大渴、人汗出、脉洪大有力等为阳明经证；高热便秘神昏等为阳明腑证，经证轻而腑证重，经证只需清润解热，腑证必须泻下通便。清润解热属于白虎；泻热通便归于承气，此为治疗阳明病之总法。临床应用白虎汤应掌握其时机及要点，所谓时机，即表邪已罢，里虽热但尚未结实便秘，所谓要点，即大热、大渴、大汗出，脉洪大有力等。

【验案】

医案 1：吴某，男，38 岁，工人，广州中医药大学第一附属医院住院号：96087。患者以"高热 45 天"入院。1 个月前不明原因发生高热，体温在 39～40.2℃之间，高热前伴有恶寒甚，口不渴，无汗或少汗，曾在广州某西医院住院，经多方检查，除中性粒细胞稍高外，其余均未发现异常，予先锋Ⅵ等抗生素治疗数 10 天，效不佳，后考虑"药物热"停药 1 周观察，发热如故，遂要求转入我院治疗。来时症见：高热 39～41℃，无恶寒，发热以晚上甚，口渴甚，每天饮水 2 保温瓶，热则汗出甚，伴大便秘结，小便黄，舌苔薄黄，舌质干红，脉洪数。入院后多项检查均示正常。西医诊断不明，考虑感染引起，常规予丁胺卡那、普光联合静滴 3 天，热未退，患者坚决要求停用所有西医疗法（包括吊瓶），仅服中药治疗，经本院专家会诊，西医诊断考虑：①肺结核；②菌血症；③病毒性感染。建议试用抗结核治疗，后发现病人未遵医嘱执行，中药予柴葛解肌汤治疗 4 天无效。后根据患者症状，考虑颇似白虎汤症，改用白虎汤加味（石膏 60g，淮山药 30g，甘草 3g，知母、银柴胡、秦艽各 12g，淡竹叶 10g），2 剂渴减，大便通，病人精神好，3 剂后热退，续服 10 余剂，痊愈出院。出院后血培养结果示：溶血性金黄色葡萄球菌感染。药敏示：

丁胺卡那、普光敏感，其他耐药。

医案 2：杨某，男，41 岁，干部，广州中医药大学第一附属医院门诊号 88320。患者高热 1 个月余，曾在某县人民医院住院 1 个月，经多方检查未果，予数种抗生素治疗，效不佳，西医诊断不明，考虑病毒感染，建议转求中医治疗。患者在家停药 5 日，发热如故，家属催其就医方来，诊时症见：高热，无汗，微恶寒，口渴，大便干，小便黄，苔薄黄，舌尖红，脉浮数。考虑为表证未解，入气分化热；属卫气同病，气分为主，予清气为主，稍佐透表，使邪从表出，方用白虎汤加味（石膏 45g、知母 15g、粳米 12g、甘草 3g、金银花 12g、连翘 15g、鲜芦根 60g），3 剂热减，5 剂热退，连服 6 剂而愈。后追踪患者血培养结果示：耐药性金黄色葡萄球菌感染。

医案 1 中患者早期高热，恶寒甚，口不渴，大小便正常，说明邪尚在表；延误月余后，症见但高热，大汗出，无恶寒，口渴甚，大便干，小便黄少，乃典型白虎汤证，而患者发热以夜晚为甚，考虑邪有入营阴之势，因此予白虎汤为主稍佐清营之品而愈。至于疗效是否为西药之功，我认为可能性不大，①患者用西药 40 余日，后又停药 1 周观察，已排除西药疗效；②患者入我院时虽然使用后来药敏证实有疗效的抗生素，但使用仅 3 日，后停用各种西药服中药 4 剂无效，改用白虎汤 3 剂后热减，前后共有 10 余日未用西药，刚开始使用几天的西药早代谢殆尽，绝非西药之功。医案 2 中患者经西药治疗月余后症见：高热仍有些许，恶寒，口渴，便秘，小便黄，舌尖红，脉浮数。乃表证未解，入里化热传入气分，以气分热甚，故以清气为主，佐以透表，予白虎汤加金银花、连翘之类而愈。值得注意的是，石膏用量一定要因人因势而异，有人报道石膏渐用至 500g 方能退热，其中机巧不可不知。

【原文】伤寒，脉结代，心动悸，炙甘草汤主之。（177）

炙甘草汤

甘草四两（12g），炙　生姜三两（9g），切　桂枝三两（9g），去皮　人参二两（6g）生地黄一斤（50g）　阿胶二两（6g）　麦门冬半升（10g），去心　麻仁半升（10g）大枣三十枚（10 枚），擘

上以清酒七升，水八升，先煮八味，取三升，去滓，内胶烊消尽，温服一升，日三服。

【方义】本方主治阴血不足，阳气虚弱证。脉结代，心动悸，虚羸少气，舌光少苔，或质干而瘦少者。炙甘草汤所治"脉结代，心动悸"，是由阳虚不能宣通脉气，阴虚不能荣养心血所致。炙甘草汤用药阴阳兼顾，气血双调，而阴柔药量独重。

方内阿胶、地黄、麦冬、麻仁甘润滋阴，养心神血；人参、甘草、大枣健脾益气；生姜、桂枝、清酒辛温通阳复脉。全方用药，集益气、补血、滋阴、温阳于一体，故可收定悸、复脉之功，因此可治脉结代、心动悸。

　　本方主治虚劳肺痿。咳嗽，涎唾多，形瘦短气，虚烦不眠，自汗盗汗，咽干舌燥，大便干结，脉虚数。炙甘草汤适应于"伤寒、脉结代、心动悸"。后世应用不限于伤寒之疾，凡因汗、吐、下或失血之后或其他原因引起血气亏损而致的脉结代，心动悸均可应用。现今常用于两个方面，一是由于各种器质性心脏病所引起的心律失常，心电图检查提示为各种不同类型的早搏或心动过速、传导阻滞、心肌受损等改变，自觉症状为心悸，气急，胸部作痛等；二是由于各种因素尤其是情志过极引起自主神经功能紊乱所致的心脏神经官能症，表现为心悸、气急、紧张、失眠或胸部作痛等症。心电图检查绝大多数属于正常，部分病例可有早搏或心动过速。前者脉象多结代，后者大多无结代，但脉律轻重不匀，有的脉象正常。前后两者病家均有心动悸的自觉症状，可见炙甘草汤适应证"脉结代、心动悸"中，心动悸这个症状在临床上更为重要。临诊时，不论心脏听诊有否心律失常，心电图检查有否改变，只要心动悸这个症状存在，均可应用本方。

　　【验案】

　　医案1：刘某，男，41岁，患脉结代、心动悸之症。初就诊于某医，服药3剂无效，来师处求治。师索观其前服之方，则是仲景炙甘草汤。诊其脉，结代；问其证，心动悸，曰：的确是炙甘草汤证，因何不效？其关键则在于用量上。

　　今先究其脉结代、心动悸之病机：炙甘草汤，在仲景《伤寒论》治"伤寒，脉结代，心动悸"。脉何以结代？此证因平日血气衰微，血液不能充盈脉管，更有病邪阻滞，而心脏又无力激动血脉，则其搏动不能依次而前，所以现结代之脉。心何以动悸？悸即心动，即虚里部位跳动不安，营血既亏，心无所养，真气以馁，则都城震惊，脏神不宁，所以现心动悸之证。结代为炙甘草之脉候，心动悸为炙甘草之证候，所以谓前医投方无误。

　　兹再论炙甘草汤之方义及用量：仲景以炙甘草汤命名，显系以甘草为君，乃后世各注家却不深究仲景制方之旨，竟退甘草于附属地位，即明如柯韵伯，精如尤在泾，亦只认甘草留中不使速下，或囫囵言之，漫不经意。不知甘草具"通经脉，利血气"之功能，载在陶弘景《本经别录》，而各注家只依以甘草和中之说法，遗却古说不讲，反被东邦丹波元坚揭出别录之义，殊觉可惜。但甘草命方，冠诸首位，有人还知道注意。若方中大枣，无论中外注家，则多忽而不谈，不知此方仲景用大枣至30枚之多，绝非偶然，在伤寒、金匮诸方中，大枣用量居多者，唯此为最。而本方中，药味用量之重，堪与比肩者，唯生地黄为1斤。考大枣本经注"补少气，少津液"，可互证此义者，在十枣汤用10枚大枣煎送峻药，皂荚散、葶苈大枣泻肺汤亦用枣膏，大枣量颇重，均是恐峻药伤津，为保摄津液而设。生地黄本经"主伤中，逐血痹"，别录注"通血脉，利气力"，则大枣、地黄为辅弼甘草"通经脉，利血气"之臣药无疑。乃柯氏只认大枣与生姜相配，佐甘草以和营，直视如卒徒之侣，殊为智者千虑之一失。不知仲景大枣生姜相配之方，大枣最多者，不超过15枚，普通者皆12枚，从未有如此方30枚者。此方生姜是合人参、桂、酒以益卫气，大枣是合胶、麦、麻、地、甘草以益营气，各有专职，非寻常姜枣卒徒之列。前医以平列用量之炙甘草汤，而欲取复脉之效，何怪其无验。

问曰：本方用阴药则大其量，而阳药之量反不及其半，其旨有未尽达者，请仍示之！曰："阴药非重量，则仓促间无能生血补血。但阴则主静，无力自动，必凭借阳药主动者，以推之挽之而促激之，才能上入于心，推动血管之血行，使结代之脉去，动悸之症止。假若令阴阳之药量平衡，则濡润不足而燥烈有余，如久旱之禾苗，仅得点滴之雨露，而骄阳一曝，立见晞干，何能润枯泽槁，使血液充盈呢。此方煮服法中，以酒水浓煎，取汁多气少，其意亦可见"。固命余将古方份量折现代份量，并将三次服量改作一次服量，书方予之：炙甘草四钱，生地黄一两六钱，生姜三钱，桂枝三钱，阿胶二钱，麦冬（去心）二钱，人参二钱，麻仁二钱，大枣十枚。以清酒二盅，水三盅，先浓煎八味，取一盅，纳阿胶化开，温服。一剂知，三剂病若失。
［岳美中．哈尔滨中医，1960（2）：21］

医案2：病毒性心肌炎

纪某，男，17岁，1981年5月31日初诊。

1980年11月因患感冒后心悸，汗多，气短，神疲等证不除，至1981年5月上旬心悸日趋加重，心率98～128次/分，患者自觉胸腹发憋，睡眠不实，经医院确诊为"病毒性心肌炎"，曾用西药普萘洛尔、维生素C、地西泮等药无效，特请中医诊治。

患者心悸面白，气短神倦，口渴咽干，舌红脉弦细而数（118次/分）。心电图示窦性心律不齐。证属气阴两伤，治当益气养阴生血复脉。随投炙甘草汤加味。

炙甘草15g　太子参30g　生地黄24g　桂枝尖9g　麦冬12g　火麻仁15g　阿胶（烊化）9g　生姜9g　大枣5枚　炒枣仁15g　淡竹叶10g　首乌藤15g

上方服3剂后，病人自觉症状大有好转，心率降至88次/分，夜间能安睡6～7

小时，又服 10 剂，心电图转为正常，为巩固疗效用上方配成丸剂以收全功。（王尔玺.张仲景药法研究.北京：科学技术文献出版社，1984）

【原文】脉按之来缓，时一止复来者，名曰结。又脉来动①而中止，更来小数②，中有还者反动③，名曰结，阴也。脉来动而中止，不能自还，因而复动者，名曰代，阴也。得此脉者必难治。（178）

【词解】①动，指脉搏跳动。②小数，略为快一些。③反动，反，复、又之意。反动即复动。

【解析】本条承上条论结代脉的特征及预后。脉来一息四至为正，若缓中一止、止而复来，即为结代之脉。若续来之脉略见数象，且止后复来小数之中即能自还跳动，这是邪结血分，经脉流行受阻，名为"结阴"。若续来之脉不见数象，直到下一脉至后，始继续跳动，此为阴不能自还，必须阳代之而动，名为"代阴"。

脉之搏动，是阴阳荣卫调协之功；倘阴阳失调，气血因虚不能正常运行，皆属难治。

本证脉结代，为阴阳气血不调之征，所以说为难治之证。此外有跌仆、孕妇、失血之后，或痰饮内聚者，亦常见此脉，则非难治，亦有终身见此脉而无病者，乃生理现象而非病脉。

★ 自学指导

1. 太阳病类似证，本非太阳病，唯其有时出现发热、恶寒、汗出等症状，似乎为太阳病，故将此节列于篇末，以资区别而明治法。

2. 十枣汤证亦称悬饮证，是饮邪癖结于胸膈所致。漐漐汗出，发作有时，头痛，心下痞硬满，引胁下痛，干呕短气，不恶寒，是其证候。治宜峻逐水饮，十枣汤主之。若兼表未解而有发热、恶寒、汗出、头痛等症者，则应先解表，后攻其饮。十枣汤证与大结胸证宜加鉴别，请参阅该条。瓜蒂散证，由痰涎阻于胸膈所致，其证虽有发热、恶寒、汗出等现象，但是头不痛、项不强，浮脉仅见于寸部，故知非桂枝证。而胸中痞硬，气上冲咽喉，不得息者，乃痰实阻滞之象，宜瓜蒂散涌吐之。

第6章　辨阳明病脉证并治

阳明，是指手阳明大肠和足阳明胃而言，且与手太阴经肺、足太阴经脾为表里。胃主燥、主降、主受纳，腐熟水谷；脾主湿、主升、主运化转输。大肠主传导糟粕，犹赖肺气的肃降与输布津液。可见阳明、太阴相济为用，以共同完成水谷的受纳、腐熟、运化、吸收功能。唯其如此，则水谷精微物质，供养全身，而化生气。故阳明有"多气多血"之说。

病邪侵袭阳明，致使胃肠功能失常，邪从燥热而化。且困邪正相争，其势激烈邪实而正实，故阳明病每多现于外感病的邪热极盛阶段，其病变性质大多属里热实证。

阳明病的病理机制，仲景概括为"胃家实"。"胃家"是整个胃肠的泛称；"实"是指邪气盛而言。阳明病的证候表现有两大类型：一为燥热亢盛，肠胃无燥屎阻结，出现身大热，汗出，不恶寒反恶热，烦渴不解，脉洪大等，称为阳明热证（或称阳明经证）。二为燥热之邪与肠中糟粕相搏而成燥屎，腑气不通，出现潮热、谵语、手足濈然汗出，腹满硬痛，或绕脐疼痛、大便硬结、脉沉实有力，舌苔黄燥，或焦裂起刺等，称为阳明病实证（或称阳明腑证）。此外，表证已罢，或热病之后余热未尽，邪热留扰胸膈，出现心烦懊憹不得眠，为栀子豉汤证；阳明病下后损伤津液，余热未尽，而水热互结，出现脉浮发热，渴欲饮水，小便不利者，为猪苓汤证。以及固脾约津液内竭、肠道失润而大便硬者，为麻子仁丸等证。此皆已涉及阳明，故皆列入本篇讨论。

若阳明病热邪不解，与太阴脾湿相合，湿热郁于中焦，热不得外泄，湿不得下行，湿热熏蒸肝胆，而致身黄、发热、小便不利者：为阳明发黄证；有阳明热盛，深入血分，而见口燥但欲漱水不欲咽、鼻衄等，是阳明燥热耗血动血的结果。

【原文】问曰：病有太阳阳明，有正阳阳明，有少阳阳明，何谓也？答曰：太阳阳明者，脾约①是也；正阳阳明者，胃家实是也；少阳阳明者，发汗利小便已，胃中燥烦实，大便难是也。（179）

【词解】①脾约，胃肠燥热，损伤津液，使脾不能为胃行其津液，以致大便秘结者，称作"脾约"。

【解析】论阳明病的成因。本条阐述阳明病形成的因素主要有三个方面：一是自太阳转属而来者，谓之"太阳阳明"。多因太阳病发汗太过，或误用吐、下、利小便等法，损伤津液，外邪入里化燥，胃热肠燥，约束脾的转输功能，使脾不能为胃行其津液，以致津亏便秘的，称脾约证。二是外邪入里直犯阳明而成者，谓之"正阳阳明"。多因胃阳较亢，或有宿食积滞，燥热入里，与实邪相搏，结为燥屎，腑气不通者，名"胃家实"。三是由少阳转变而来的，谓之"少阳阳明"。多因少阳病误用发汗、吐下、利小便等法，伤津耗液，以致邪归阳明化燥成实，而大便坚涩难解者，谓之大便难。

太阳病误治形成脾约，少阳病误治而成大便难，阳明本经自病而成胃家实，此乃举例说明转属阳明病后的各种表现，属于互文见义之文法，宜活看，不可拘执。总的说来，从成因而论：有从太阳或少阳病误治而来者，亦有燥热直犯阳明而得者。从证候而言，不论成因如何，均有形成脾约，或胃家实，或大便难之可能，并非太阳误治只形成脾约；燥热发自阳明只形成胃家实；少阳病误治只形成大便难。若拘于条文字句，单以原因而限定证候，则既与临床实际不合，亦与大论本旨相违。观181条太阳病误治后，即有"不更衣"（即脾约证）、"内实"（胃家实）、"大便难"三证，其意自明。

【选注】章虚谷：太阳阳明者，谓邪由太阳传入阳明，即化为热，则不恶寒而反恶热也。脾主为胃行津液者也，胃家邪热盛，反约制其脾不得为胃行津液，故致燥渴便硬。如白虎汤滋其燥渴也，脾约丸通其燥结也。正阳阳明者，《内经》言邪中于面则下阳明，是阳明本经受邪，内及于府，故名胃家实也。其邪初感亦必有脉浮紧恶寒等证，如下各条所叙者。但以阳明阳气盛而邪易化热，旋即不恶寒而反恶热，不同太阳之常恶寒、少阳之往来寒热也。少阳止宜和解，若发汗利小便，则徒伤津液而邪不解，因之转入阳明。津液伤则胃燥而烦，邪热内实则大便难也。此总明三阳经邪所以入胃之证，……以下各条由此而生发也。（《伤寒论本旨·阳明篇》）

【原文】阳明之为病，胃家实是也。（180）

【解析】阳明病提纲。

"胃家"泛指胃肠而言。《灵枢·本输》曰："大肠小肠皆属于胃。""实"即邪气盛实。《素问·通评虚实论》曰："邪气盛则实。""胃家实"，是对阳明病热证、实证病理机制的高度概括，后世医家将此称为阳明病提纲。然就其实际而言，此条仅是指阳明病热证、实证，不包括阳明病虚证、寒证。

【原文】问曰：何缘得阳明病？答曰：太阳病，若发汗，若下，若利小便，此亡津液，胃中干燥，因转属阳明。不更衣①，内实，大便难者，此名阳明也。（181）

【词解】①不更衣，即不大便。成无己云："古人登厕必更衣，不更衣者，通为不大便。"

【解析】辨太阳病误治伤津转属阳明的几种证候。本条阐述阳明病由太阳转属的机理和证候类型。太阳病属表，发汗为正治之法，但若汗不如法，或发汗太过，或误用下法，或妄利小便，致使津液损伤，胃肠干燥，外邪乘势入里化热，而形成阳明病，则随程度轻重，及病机差异，可有"不更衣"（脾约证）、"内实"（胃家实）、大便难三种证候，均属阳明病范畴。

上条言"脾约、胃家实、大便难"分别来自太阳、阳明、少阳病之误治；本条言太阳病误治可成"不更衣、内实、大便难"三证，二者属互文见义，宜彼此映证。

【选注】

（1）尤在泾：胃者，津液之腑也。汗、下、利小便，津液外亡，胃中干燥，此时寒邪已变为热，热犹火也，火必就燥，所以邪气转属阳明也。（《伤寒贯珠集·阳明篇》）

（2）《医宗金鉴》：……邪在太阳时，发汗，若下，若利小便，皆为去邪而设，治之诚当，则邪解而愈矣；如其不当，徒亡津液，致令胃中干燥，则未尽之表邪，乘其燥热，因而转属阳明。为胃家之病者有三：一曰不更衣，即太阳阳明脾约是也；二曰内实，即正阳阳明胃家实是也；三曰大便难，即少阳阳明大便难是也。三者虽均为可下之证，然不无轻重之别，脾约自轻于大便难，大便难自轻于胃家实……（《订正仲景全书上·阳明篇》）

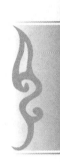

【原文】问曰：阳明病外证云何？答曰：身热，汗自出，不恶寒，反恶热也。（182）

【解析】阳明病的外候。身热、汗自出、不恶寒、反恶热，是阳明的外见证。里热太甚发扬于外，故现身热汗自出之证。不恶寒，是言无表邪。反恶热，是言有里热。因胃家实是病根，身热汗自出是外证，不恶寒反恶热是病人的自觉证，此为阳明病的必见证，当须详辨。

【原文】问曰：病有得之一日，不发热而恶寒者，何也？答曰：虽得之一日，恶寒将自罢，即自汗出而恶热也。（183）

【解析】阳明初感的见证与辨证要点。上条言阳明病的外证是身热、汗自出、不恶寒反恶热，本条言阳明病初起之时，亦有不发热而见恶寒者。其机理是因为阳明初感外邪，阳气内郁，未能及时伸展，热势未盛所致。虽则如此，但恶寒时间较为短暂，其程度亦极其轻微，并随其邪热入里，燥热鸱张，于是恶寒迅速自罢，而出现发热、汗自出、反恶热的征象。

阳明病初起虽见恶寒，然与太阳恶寒有别，须予鉴别：

恶寒鉴别表 ┤

太阳——恶寒程度重，持续不能自罢，伴见一系列太阳证

阳明——恶寒程度轻，时间短暂，可以自罢，而继之身体灼热，汗出，目赤鼻干，口渴苔黄，脉大等里热实之象

【选注】

(1) 成无己：邪客在阳明，当发热而不恶寒。今得之一日，犹不发热而恶寒者，即邪未全入府，尚带表邪；若表邪全入，则更无恶寒，必自汗出而恶热也。(《注解伤寒论·阳明篇》)

(2) 周禹载：承上言，虽云反恶热，亦有得之一日而恶寒者，日此尚在太阳居多耳。若至转阳明，未有不罢而恶者。(《伤寒论三注·阳明中篇》)

【原文】问曰：恶寒何故自罢？答曰：阳明居中，主土也①，万物所归，无所复传，始虽恶寒，二日自止，此为阳明病也。(184)

【词解】①阳明居中，主土也，据五行学说，脾胃属土。土之方位属中央，而脾胃居中焦，故曰阳明居中主土。

【解析】承上条说明恶寒自罢的原因。本条承上条，自设问答，问恶寒何故自罢，在未答恶寒何故自罢之前，先夹叙阳明的部位、功能、性质、病理并隐寓治法，言脾胃同属中土，胃居体之中部，有纳水谷的功能，其性主燥，胃燥太过，则三焦之邪，皆聚于胃，邪入之必从燥化，因燥成实，邪即留中不去，必待下之而后愈。

【原文】本太阳初得病时，发其汗，汗先出不彻①，因转属阳明也。伤寒发热无汗，呕不能食，而反汗出濈濈然②者，是转属阳明也。(185)

【词解】①彻，透也。②汗出濈 (jī，音机) 濈然，濈，水外流。形容汗出连绵不断的样子。

【解析】论太阳病汗出不彻及伤寒里热亢盛均可转属阳明。本条宜分作两段看，主要阐述太阳病转属阳明的两种情况：第一段讨论太阳病因发汗不彻而转属阳明。太阳病初起，法当汗解，若发汗不透彻，邪不能从汗而解，则易致外邪入里化热伤津，而形成阳明病。第二段为太阳病未经误治亦可转属阳明。伤寒发热无汗，是太阳表证，若因胃阳素旺，或素蕴内热，表邪易入里化燥而成阳明病。燥热炽盛，胃气上逆，故呕不能食；燥热迫津外泄，故濈濈然汗出。阳明汗出而云"反"者，是针对"无汗"句而来。说明太阳表证已罢，病邪尽归阳明，故曰"是转属阳明也。"

"汗出濈濈然"是汗出虽少，却持续不断，为阳明病汗出的特征之一，多出现于阳明腑实证中（阳明经证为大汗出）。因为一则燥热伤津，再者邪已归并胃肠，结聚成实，虽不断蒸腾津液为汗，然一般不致大汗出。此与阳明经证，由无形燥热充斥内外之大汗不同。

综合 179、181、185 三条可以看出，太阳病转属阳明有以下几种情况：一是发汗太过，或误下，妄利小便，津伤胃燥而转属。二是发汗不彻，外邪入里化热而转属。三是不经发汗或误治，因里热亢盛，亦可形成阳明病。

【选注】程郊倩：彻者，尽也，透也。汗出不透，则邪未尽出，而辛热之药性，反内留而助动燥邪，因转属阳明。《辨脉篇》所云：汗多则热愈，汗少则便难者是也。

【原文】伤寒三日，阳明脉大。（186）

【解析】阳明病的主脉。脉大为阳明病的主脉，因为阳明为多气多血之经，胃为不谷之海，外邪入里，侵犯阳明，易于化热化燥，而成正盛邪实之证。邪热亢盛，气血沸腾，血脉充盈，故脉应之而大。大为阳盛内实之诊，《素问·脉要精微论》谓"大则病进"是。故阳明病无论热证，或是实证，皆以脉大为共同特征。倘若细辨之，热证脉象多呈洪大滑数；实证则脉象多为沉实而大。

脉大又有虚实之辨。此条脉大为燥热盛。若脉大而无力，甚或浮大而无根，即仲景云"大为虚"（详见原文30条）之脉。

"伤寒三日"之伤寒，当指泛义，非单指太阳伤寒证。"三日"为约略之数，亦不可拘泥于字面。

【选注】《医宗金鉴》：伤寒一日太阳，二日阳明，三日少阳，乃《内经》言传经之次第，非必以日数拘也。此云三日阳明脉大者，谓不兼太阳阳明之浮大，亦不兼少阳阳明之弦大，而正见正阳阳明之大脉也。盖由表传里，邪热入胃，而成内实之诊，故其脉象有如此者。（《订正仲景全书上·阳明篇》）

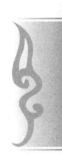

【原文】伤寒脉浮而缓，手足自温者，是为系在太阴。太阴者，身当发黄，若小便自利者，不能发黄。至七八日，大便鞭者，为阳明病也。（187）

【解析】太阴病转属阳明的临床特征。

阳明病的成因不止一端，本条是太阳病因过汗，或下，或利小便，致津液亏损，胃中干燥，热实在里而转属阳明。不更衣是不大便，内实是燥热内结成实，大便难是大便困难，此三者虽有轻重之分，均系肠胃因燥成热，因热成实，即胃家实，故云"此名阳明病"。

【原文】伤寒转系阳明者，其人濈然微汗出也。（188）

【解析】伤寒转阳明的证候。伤寒转属阳明，自有阳明之典型外证。濈然汗出，即是阳明燥化，里热蒸腾，汗液外泄使然。汗出虽微，却连续不断，是阳明病的特征之一，故断为转系阳明。阳明病濈然微汗出，既可见于阳明热证，也可见于阳明实证。如属热证，除前述者外，当有身大热，不恶寒，反恶热，烦渴不解，脉洪大等；如属实证，则可伴见潮热，谵语，腹满硬痛，不大便，脉沉实有力等。尤须申明者，濈然汗出也有不属阳明热证实证，而为阳明中寒者，如第191条"阳明病，若中寒者，不能食，小便不利，手足濈然汗出"即是。故审病问疾，须结合全部脉证加以辨析，通常达变，方能准确判断。

本条以"伤寒"二字冠首，当属广义而言，并非专指太阳伤寒，应看作是外感疾病之总称。

【选注】

（1）汪苓友：此承上文（指第187条，笔者注）而申言之。上言伤寒系在太阴，要之既转而系于阳明。其人外证，不但小便利，当濈然微汗出，盖热蒸于内，汗润于外，汗虽微而腑实之证的矣。（《伤寒论辨证广注·辨阳明病脉证并治法》）

（2）李培生：伤寒转属阳明，自有阳明典型之外证。濈，汗出也，并有疾貌。里热蒸腾，汗液外泄，故其人濈然微汗出也。上条（指第185条，笔者注）汗先出不彻，是转属阳明前事；此条濈然微汗出，是转属阳明后事。知所先后，则知如何审证论治矣。（《柯氏伤寒论注疏正·阳明脉证上》）

【原文】阳明病欲解时，从申至戌上①。（193）

【词解】①从申至戌上，系指申、酉、戌三个时辰，即从15时至21时这段时间。

【解析】论阳明病欲解的时间。阳明经气旺于申、酉、戌三个时辰，并以申时显著，即所谓"日晡所"。阳明有邪，若适值经气旺盛，则正邪斗争激烈，症状加重，日晡潮热一症则是典型的表现。若经治疗其病欲解，或本经邪气自解者，其欲解的时间，也多在本经经气旺盛，祛邪有力之时。因此阳明病的欲解时，则当在申、酉、戌三时。

【原文】阳明病，不能食，攻其热必哕，所以然者，胃中虚冷故也。以其人本虚，攻其热必哕。（194）

【解析】论胃中虚冷者，禁用下法。阳明病，症见不能食，有因阳明腑实燥结者，有因胃中虚冷者。阳明腑实燥结者，为燥屎阻结，腑气壅闭而不能纳食，当伴有潮热，谵语，腹满痛，不大便，脉沉实，苔黄燥等，当用大承气汤攻下。而胃中虚冷者，则为胃家虚寒，腐熟无权而不能受纳，治宜采取温中和胃之法，而不可攻下。如果将胃中虚冷之不能食，误认为是阳明腑实燥结而攻下，必然损伤胃气，以致出现胃虚气逆的呃逆不止。救误之法，可酌情选用丁萸理中汤。寒热虚实之辨，应综合全部脉证分析，不可仅见不能食一症，便轻断虚实。

【原文】阳明病，脉迟，食难用饱，饱则微烦头眩，必小便难，此欲作谷瘅①。虽下之，腹满如故，所以然者，脉迟故也。（195）

【词解】①谷瘅，黄疸的一种，因饮食失宜中焦运化功能失常而产生，故曰谷痒。有寒湿和湿热之分，本条所论当属寒湿。

【解析】论寒湿发黄的病机、证治及治疗禁忌。阳明病因里热熏蒸，津液被迫，本应多汗，今反无汗，此不但阴亏，津液不足，更兼阳虚失其温化之力，不能使汗达表，致汗液欲出不得，故有身痒如虫行皮中的感觉。本条与 23 条中同有身痒一证，但彼为邪郁肌表不能透达，治宜小发汗以祛邪；本条为正虚液亏，不能使汗畅达于表，治当养津液以扶正。

【原文】阳明病，法多汗，反无汗，其身如虫行皮中状者，此以久虚故也。（196）

【解析】论阳明久虚无汗身痒证。阳明病属里热实证，盖阳明为多气多血之腑，又主津液所生病，若燥热之邪内入阳明，津液为之蒸腾而宣泄于外，故阳明病多汗乃理法之常，今反无汗者，乃法之变也。此非表证未解，以不恶寒可知，考其原因，乃久虚之体，又患阳明燥热，则不仅津液不足，而且元气亦虚，无以化汗达于肌表，热邪不能发泄，欲汗不汗，故有身痒如虫行皮中之状。

本条与第 23 条均有身痒之证，但彼为太阳表郁轻证，邪郁肌表而不能透达，治当小发其汗以祛表邪。本条为久虚之人患阳明病，燥热虽盛，而津液久虚，无汗达于表所致，治宜益气生津，以充汗源；清解阳明燥热，以制其焦灼。

【选注】成无己：胃为津液之本，气虚津液少，病则反无汗。胃候身之肌肉，其身如虫行皮中者，知胃气久虚也。（《注解伤寒杂病论·辨阳明病脉证并治》）

【原文】阳明病，反无汗，而小便利，二三日呕而咳，手足厥者，必苦头痛。若不咳不呕，手足不厥者，头不痛。（197）

【解析】论阳明病寒证的病机及辨治要点。阳明病，法多汗，今反无汗，既无太阳之表，亦非津液久虚，而是阳明中寒，寒饮内聚于中焦，中阳不能健运，水气不得宣化所致。寒饮内蓄，胃失和降，上逆则为呕，射肺则为咳，阳气虚不能达于四末，因而手足厥冷，头为诸阳之会，水寒上逆，直犯清阳，必苦头痛。

反之，若不见呕、咳、厥冷，则水寒之气尚不至向上泛逆，则但有胃中之寒，而无饮邪上逆，故不会发生头痛。从本证的发病过程加以分析，先是寒饮聚于中焦，饮邪上逆而诱发诸证，故以呕、咳、厥冷为本，头痛为标。换言之，头痛见于寒饮证中，此与太阳头痛大有区别，盖太阳头痛由风寒袭表所致，故头痛见于发热恶寒、脉浮等症中，此乃辨证之关键。

【选注】程郊倩：阳明病，反无汗，阳虚不必言矣。而小便利，阳从下泄，中谁与温。积之稍久，胃中独治之寒，厥逆上攻，故二三日咳而呕，手足厥，一皆阴邪用事。必苦头痛者，阴盛自干乎阳，其实与阳邪无涉。头痛者标，咳、呕、手足

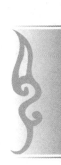

厥者本。条中有一呕字，不能食可知。（引自黄竹斋编《伤寒论集注·阳明篇》）

【原文】阳明病，但头眩，不恶寒，故能食而咳，其人咽必痛，若不咳者，咽不痛。（198）

【解析】辨阳明中风热邪上扰之证。本条阳明病而能食，其为阳明中风可知，说明胃阳素旺，感受风邪，胃气生热，观不恶寒，更可证阳明胃热。盖身热汗自出，不恶寒反恶热者，阳明外证也。所不言者，为省文笔法。

由于风邪入里化热，热邪上干扰于头，故头眩；犯肺则为咳。而咽喉为呼吸之门户，肺热上逆，咽喉为热邪所扰，故必咽痛。若不咳则肺胃未受影响，故其咽不痛。

【原文】阳明病，无汗，小便不利，心中懊忱者，身必发黄。（199）

【原文】阳明病，被火，额上微汗出，而小便不利者，必发黄。（200）

【解析】论阳明病误用火法而致火毒发黄证。两条讨论湿热发黄的病因病机。阳明病属里热实证，一般有汗出，小便自利，则热与湿外有出路，而无停留之患，其证仅有燥化一途。今阳明病无汗，则热无外泄之机；小便不利，则湿无下出之路，以致湿热相合。湿热郁蒸，上扰胸膈，影响心神，则心中懊忱；影响肝胆疏泄，以致胆汁不循常道而外溢肌肤，故身必发黄。此类发黄属后世之阳黄，除全身发黄外，常伴胸脘痞闷，恶心呕吐，发热无汗，或但头汗出，小便黄赤，腹满或便秘，或便溏不爽，舌红苔黄腻，脉濡数或滑数等。

200条补述火劫逼汗，仅额上微汗出，热不得外泄，若小便不利，湿又不得外泄，则湿热郁蒸致发黄。无汗或额上微汗，加之小便不利，是导致湿热郁蒸的先决条件，而湿热郁蒸，又是构成发黄的基本条件。正如柯韵伯言："无汗、小便不利是发黄之源。"

【选注】尤在泾：邪入阳明，寒已变热……且无汗，则热不外越；小便不利，则热不下泄。蕴蓄不解，集于心下，而聚于脾间，必恶热为懊忱不安。脾以湿应，与热相合，势必蒸郁为黄矣。（《伤寒贯珠集·阳明篇下》）

【原文】阳明病，脉浮而紧者，必潮热，发作有时。但浮者，必盗汗出。（201）

【解析】辨阳明病潮热发作有时与盗汗出之证。脉浮而紧，如果伴见发热恶寒，则属于太阳病。本条阳明病，脉浮而紧，则浮是阳明燥热外蒸，热盛于外，紧是燥热在内搏结，邪实于里，多见于阳明腑实燥结之证，所以每当日晡时分则发潮热，而发作有时，以及可以伴有不恶寒，反恶热，汗自出等症。脉但浮而不紧，且又不见潮热，则是阳明邪热虽盛，而腑未成实。寐则阳入于阴，卫气入里，卫表不固，阳明邪热也可以乘此时而迫津外泄，则为盗汗出。

若脉但浮而不紧，则是热虽盛，而腑未实，热气蒸腾，阴为之逼迫而发越于外，故寐则盗汗出。此条随证以辨脉，而非据脉以定证。可见临证时必须脉证合参，方能做出正确之诊断。

【选注】唐容川：此脉紧是应大肠中有燥屎结束之形也，故必潮热。凡仲景所言潮热，皆是大肠内实结，解为太阳实邪，非也。仲景脉法，如脉紧者必咽痛，脉迟身凉为热入血室，皆与后世脉诀不同。（《伤寒论浅注补正·阳明篇》）

【原文】阳明病，口燥，但欲漱水，不欲咽者，此必衄。（202）

【解析】辨阳明热在血分致衄。

阳明病，气分热盛，消耗津液，则渴而多饮，饮水能消。今为口燥，饮水不多，而只频频漱水，以湿润之，是热邪不在阳明气分而在血分的特点。因为营血属阴，其性濡润，血被热蒸，营气尚能敷布，所以"口燥，但欲漱水，不欲咽"。

热邪既入营血，则血热因而妄行，灼伤阳络，故有衄血之变。要知本条衄血不过举例而已，甚者还可能出现吐血、便血及妇女经水量多或先期而至等，仍是血热证候，如此举一反三可耳。

【选注】喻嘉言：口中干燥与渴异，漱水不欲咽，知不渴也。阳明气血俱多，以漱水不欲咽，知邪入血分。阳明之脉起于鼻，故知血得热而妄行，必由鼻而出也。（《尚论篇·阳明篇》）

【原文】阳明病，本自汗出，医更重发汗，病已差，尚微烦不了了者，此必大便鞕故也。以亡津液，胃中干燥，故令大便鞕。当问其小便日几行，若本小便日三四行，今日再行，故知大便不久出。今为小便数少，以津液当还入胃中，故知不久必大便也。（203）

【解析】根据小便多少推测大便硬的程度。阳明病不大便的原因，有燥热结实与津液内竭两种。前者当用苦寒泄热去实之法，如承气汤类。后者当俟津回肠润而大便自通，亦可根据大便结硬的病况，而酌用润下或导下法。

本证为阳明病自汗出，医者误发其汗，病邪虽去，但因津液内竭，肠胃干燥而大便硬，所以微微心烦，而病延不愈，是谓"不了了"。因本证之便硬以津伤为主，燥热不重，故有津复自愈之可能，欲知津液是否恢复，当问其小便的次数。如小便本为日三四次，今日行一二次，是小便次数减少，则知津液不偏渗于膀胱，而能还入胃肠，滋润其枯燥，虽大便暂闭，亦可知其"不久必大便"。

本证小便数少，故知不久必大便，是讨论津回燥释之候，而 247 条脾约证为小便数，大便硬；233 条之用导法，亦为小便自利，大便硬，是讨论津液偏渗膀胱，

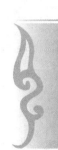

以致胃肠燥结之候。二者发病过程一正一反，似乎矛盾，然则从阳明津少则燥结；津回则便通的道理来看，仍是对立的统一体。

【原文】伤寒呕多，虽有阳明证，不可攻之。（204）

【解析】论伤寒呕多，病势向上者不可下。呕吐可出现于多种病证中，故治呕非只一法。本条所论之呕，为阳明里热，致胃气上逆使然。况热乃无形之气，病势又偏于胃脘以上，故不可攻下。若误攻，必然逆其病势，产生变证。决断此证，还需明白，必无腹满硬痛等。

本证之不可攻，尚有兼少阳的情形，然少阳喜呕，其病机为邪郁胸胁，胆热犯胃所致，而与阳明热实结于肠道者不同。论其治法当以和解为主，汗吐下均属禁例。即令少阳兼阳明病而呕，亦当和法与下法并用，不可单纯攻下。

【选注】沈明宗：恶寒发热之呕，属太阳。寒热往来之呕，属少阳。但恶热不恶寒之呕，属阳明。然呕多，则气已上逆，邪气偏侵上脘，或带少阳，故虽有阳明，是不可攻。攻则正伤邪陷，为患不浅。（《伤寒六经辨证治法·阳明篇》）

【原文】阳明病，心下鞭满者，不可攻之。攻之利遂不止者死，利止者愈。（205）

【解析】论阳明病邪结偏高者，禁用下法。阳明病使用攻下之法，适宜于腑实燥结，因肠中有燥屎阻滞，故以不大便而腹部硬满疼痛为特征。本条阳明病，心下硬满，与腹部硬痛大有区别，此为病位偏于上部，说明肠中并无实邪，仅因无形邪热聚结于上，气机阻滞不行，故仅觉心下硬满。是病位在上，况且不痛，是与阳明病腑实证的主要区别，故不可攻下，若误攻则脾胃阳气受伤，病邪内陷至下利不止。

【原文】阳明病，面合色赤①，不可攻之，必发热。色黄者，小便不利也。（206）

【词解】①面合色赤，即满面通红。

【解析】论阳明病无形热郁者，禁用下法。"必发热"前似省略了"若攻之"三字。如此理解方能文理贯通。

阳明病，面合色赤，是邪热怫郁于经而不得宣透于外，势必因火性炎上，而熏蒸于面，故面部通红。阳明邪热虽盛，但腑未成实，既无潮热腹满痛，又无大便硬等，故不可攻下。

阳明经热证法当清解，若误用攻下必损伤脾胃，脾虚则水湿不得运行，更兼热邪入里，与湿相合，湿热郁蒸，影响肝胆疏泄功能，胆汁外溢形成黄疸，必见发热、身黄、目黄、小便不利等症。

【选注】浅田栗园：此阳明病，望色而分表里者也。面有热色者，属发热，为在表之候；面热如醉者，属胃热，为在里之候。《金匮》云，"面热如醉，此为胃热上冲，熏其面，加大黄以利之是也。"今云面合色赤，乃知表里之热合著于颜面也。此与二阳并病面色缘缘正赤相同。法宜先发其表，故曰不可攻之也，必发热以下，茵陈蒿汤证也。（《伤寒论识·阳明篇》）

【原文】阳明病，不吐不下，心烦者，可与调胃承气汤。（207）

调胃承气汤方

甘草二两，炙　芒硝半升　大黄四两，清酒洗

上三味，切，以水三升，煮二物至一升，去滓，内芒硝，更上微火一二沸，温顿服之，以调胃气。

【方义】本方由甘草、芒硝、大黄三味药组成。大黄苦寒泄热，推陈致新以去实；芒硝咸寒润燥软坚，泻热通便；炙甘草甘平和中，顾护胃气，使下而不伤正，三药配伍，为泻热和胃、润燥软坚去实之剂。用于阳明燥热结实，或大便燥坚，痞满不甚，或腑实重证下后，邪热宿垢未尽者。

调胃承气汤主治邪热初入阳明；燥热结实不甚的阳明腑实轻证。此证燥热在胃，而肠内尚未全部结实，证以大便不通，蒸蒸发热，腹中胀满，并伴有心烦或谵语等，为主要特点。调胃承气汤由大黄、炙草、芒硝组成。本方据《内经》"热淫于内，治以咸寒，佐以苦甘"之旨，采用苦寒、咸寒，佐以甘温之法，以泻热润燥，和调胃气。方中以大黄苦寒泄热，荡实以通初结；芒硝咸寒，润燥软坚以除热；甘草甘缓和中，炙用则更增强温而平缓之性。然诸泻下方中皆不用甘草，独此汤复用炙草，其义有二：一则甘草甘缓不致伤胃，二则监制硝、黄峻下之力，乃呈调和胃气之旨，故调胃之名，由此而得。此外，本方服法有二种：一取顿服，为泻下热结而设；一取"少少温服之"，以调和胃气为功。

【验案】

医案 1：姚某，男，10 岁，学生，住院号 976。患者体质素弱，始病前精神欠佳，倦怠乏力。发病后，每日午后或夜间发热。体温 39℃左右。稍恶寒，时心烦，恶心而无呕吐，大便 5 日未下，腹无胀痛，小便正常。在大队卫生室用抗菌、解热药治疗无效来诊，以发热待查入院。体检：扁桃体Ⅰ度肿大，肝肋下 0.5cm。胸透：右肺门有一钙化点，双肺纹略增粗，余均（-）。治疗概况：入院 20 天中，西药治疗无效。曾以肥皂水灌肠 2 次，灌肠当日体温较低（38.5℃左右），于是商定中药治疗。当时病人形体消瘦，精神困倦，纳少。发热时精神萎靡不振，口渴喜饮，心烦无呕吐。住院后自排干燥粪便 1 次，今已数日未排便，舌质红，苔薄黄少津，脉滑数。根据《伤寒论》207 条"阳明病，不吐不下，心烦者，可与调胃承气汤"之理，

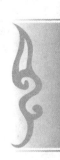

投予原方：大黄（后下）9g，芒硝9g，甘草6g，水煎分2次服。1剂后泻下稀粪兼燥屎黑块数次，当日发热截止，随后予以调补，食欲增加，二便正常，诸症消除而出院。半月后随访，未再发热。（宋会都.山东中医学院学报，1977，3：封3）

医案2：一人素伤烟色，平日大便七八日一行，今因受外感实热，十六七日大便犹未通下，心中烦热，腹中胀满，用洗肠法下燥粪少许，而胀满烦热如旧。医者谓其气虚脉弱，不敢投降下之药。诊之，知其脉虽弱而火则甚实，遂用调胃承气汤加野台参四钱，生赭石、天门冬各八钱，共煎汤一大碗，分三次徐徐温饮下，饮至两次，腹中作响，觉有开通之意，三次遂不敢服，迟两点钟大便通下，内热全消，霍然愈矣。（《衷中参西录》）

【原文】阳明病，脉迟，虽汗出不恶寒者，其身必重，短气腹满而喘，有潮热者，此外欲解，可攻里也。手足濈然汗出者，此大便已鞕也，大承气汤主之；若汗多，微发热恶寒者，外未解也，其热不潮，未可与承气汤；若腹大满不通者，可与小承气汤，微和胃气，勿令至大泄下。（208）

大承气汤方

大黄四两，酒洗　浓朴半斤，炙，去皮　枳实五枚，炙　芒硝三合

上四味，以水一斗，先煮二物，取五升，去滓；内大黄，更煮取二升，去滓；内芒硝，更上微火一两沸，分温再服。得下，余勿服。

小承气汤方

大黄四两，酒洗　浓朴二两，去皮，炙　枳实三枚，大者，炙

上三味，以水四升，煮取一升二合，去滓，分温二服。初服汤当更衣，不尔者尽饮之；若更衣者，勿服之。

【解析】脉迟是寒证，但是汗出不怕冷，这里应该不是太阴证的脉迟，太阴证的脉迟腹满一定是不出汗而恶寒，因为里面是虚证，而这个阳明病脉迟不怕冷还汗出，汗出伤到津液也会出现脉迟，不要见到阳明脉迟就认为是虚寒证或者太阴证，阳明证厉害了大承气汤证也会出现脉迟，津液不够了或血不够了，血少了进入心脏的时间延长，所以心脏搏动也会延长，要不然会做无用功，津液充足时会脉快，血少了会脉迟是伤到了少阴心血，从阳明伤到少阴。有潮热是证明里邪已经形成，潮热是阳明腑证形成的信号，虽然脉迟但是它热出汗烦躁，肚子胀，喘短气，里面实证已经形成了热冲到肺了，短气，喘又加重潮热，所以潮热喘是阳明腑实证的标志，证明外面的风寒已经没有了，可以放心大胆地用大承气汤了。手足濈然汗出就不是阳明胃寒的手足濈然汗出的冷汗，这个是热汗，阳明里热逼迫津液外泄从手脚出来

了，这种手足汲然汗出是阳明证大承气汤的标志，有潮热一摸手脚汗多，平常有些小孩子手脚出汗、睡不好觉或睡觉咬牙，闹腾翻来覆去，这就是阳明大肠有热，这时候就需要大承气汤来泻，如果不泻津液还在耗散，里面的热一定会耗散津液，老出汗仲景就怕出汗所以要急下存阴，马上把津液保住，不然的话汗为津之液，长久出汗就会伤到心液，心液出多了就会脉迟了，本来脉应该是大的但是伤到津液就会脉迟了，所以仲景要急下存阴，不然的话就会转成很多病，大承气汤主之。

【验案】便闭谵语

医案1：有人病伤寒八九日，身热无汗，时时谵语，时因下利，大便不通三日矣，非烦非燥，非寒非痛，终夜不得卧，但心中无晓会处，或时发一声，如叹息之状，医者不晓得是何症，予诊之曰：此懊侬怫郁，二证俱作也，胃中有燥屎，宜（小）承气汤，下燥屎二十余枚，得利而解。（《普济本事方·卷九》）

医案2：梁某，男，28岁。住某医院，诊断为流行性乙型脑炎。病已六日，曾连服中药清热解毒养阴之剂，病势有增无减，会诊时体温高（40.3℃），脉象沉数有力，腹满微硬，哕声连续，目赤不闭，无汗，手足妄动，躁烦不宁，有欲狂之势，神昏谵语，四肢微厥，昨日下利纯青黑水。此病邪踞阳明热结旁流之象，但未至大实满，而且舌苔腻，色不老黄，未可予大承气汤，乃予小承气汤微和之，服药后，哕止便通，汗出厥回，神清热退，诸症豁然，再以养阴和胃之剂调理而愈。（《蒲辅周医案》）

医案3：张某，男，47岁。干部。1973年3月就诊。大便如羊屎，数日一行，已四五月。腹部胀满，以左腹为甚，常因腹胀而不能进食，肢倦乏力，苔白而厚腻，脉弦滑有力。经钡餐透视，小肠传送正常，而入结肠后（尤其为降结肠）传送特别缓慢。西医诊断为肠功能紊乱，中医辨证属肠间气滞，当以行气通腑：厚朴24g，枳实9g，生大黄（另泡服）9g，炒莱菔子15g，3剂后大便通畅，继以上方加减，服三剂而愈。（张海峰.江西新医药资料，1976，2∶73）

【原文】阳明病，潮热，大便微鞕者，可予大承气汤，不鞕者不可予之。若不大便六七日，恐有燥屎，欲知之法，少与小承气汤，汤入腹中，转失气①者，此有燥屎也，乃可攻之。若不转失气者，此但初头硬，后必溏，不可攻之，攻之必胀满不能食也。欲饮水者，与水则哕。其后发热者，必大便后鞕而少也，以小承气汤和之。不转失气者，慎不可攻也。（209）

【词解】①失气，《玉函》卷三作"矢气"，可从。矢通屎，矢气即肛门排出的臭气。

【解析】论大小承气汤的证治以及使用小承气汤试探之法。本条可分四段理解。

从"阳明病"至"不可与之"为第一段,辨潮热及大承气汤证与禁例。阳明病,有潮热,是腑实燥结大便硬的重要标志之一,如上条潮热与不恶寒,手足濈然汗出,短气,腹满而喘,大便不通等并见,此明确昭示潮热因大便硬结,自宜大承气汤以攻下。若虽有潮热,而里实证未具,如"阳明病,发潮热,大便溏,小便自可,胸胁满不去者,与小柴胡汤"(第229条),即是不可攻下之例。按大便微硬之"微"字,疑系衍文。因"不硬者,不可与之",正与"大便硬者,可与大承气汤"的文字对举。设若大便微硬,则是燥坚不甚,即使见有潮热,亦不可贸用大承气汤。

从"若不大便"至"乃可攻之"为第二段,论用小承气汤试探燥屎法。燥屎乃因宿食与邪热相结而成。热与宿食相结,则阳明邪热愈炽,肠中宿垢益结,治疗之法,莫妙于釜底抽薪,故攻下燥屎,仲景多用大承气汤。此因不大便六七日,而潮热,腹满等证尚不明显,则肠中有无燥屎,一时尚难判决,欲知之法,可与小承气汤做试探。汤入腹中,转矢气者,此有燥屎,药力推动浊气下趋故也。然因药力不足,不能泻下燥屎,故可用大承气汤攻下。

从"若不转矢气者"至"与水则哕"为第三段,紧承上文,辨燥屎未成之证与误用攻下后的变证。即服小承气汤后,若不转矢气,是肠中尚无燥屎,则无矢气可以转动。追溯不大便之原因,是大便初硬后溏,即少许硬粪阻塞在前,挡住在后之溏便不得排出所致。此因胃家未实,故不可攻下。若误用攻下之剂,必然导致脾胃阳气受伤,旧病未已,新病复起。脾虚脏寒,中阳不运,则腹胀满而不能食。甚者胃气败坏,胃气上逆,而有饮水则哕等变证。

从"其后发热者"至"慎不可攻也"为第四段,是接大承气汤攻下而来。谓阳明腑实,有一下而愈者,有下后津伤,邪热复炽,而发热者。热与糟粕相合,仍可结为燥屎,故势必大便复硬,而硬粪较少,故治"以小承气汤和下之。""不转矢气者,慎不可攻也",是反扣前文,谆谆告诫不可妄攻之义。

阳明腑实之病,病证有轻重,通下方有大小。仲景对于攻下之法,一般采取审慎从事,故不用大承气峻下者,只宜小承气轻下,或少与之,作为试探有无燥屎之法。但遇危急重证,如阳明、少阴六急下证,则又当采取急下存阴法,是又不在此例。

【选注】成无己:潮热者实,得大便微硬者,则热未成实,虽有潮热,亦未可攻。若不大便六七日,恐有燥屎,当先与小承气汤渍之。如有燥屎,小承气汤热势缓,不能宣泄,必转气下矢。若不转矢气。是胃中无燥屎,但肠间少硬耳。止初头硬,后必溏,攻之则虚其胃气,致腹胀满不能食也。胃中干燥,则欲饮水,水入胃中,虚寒相搏,气逆则哕。其后却发热者,则热气乘虚,还复聚于胃中,胃燥得熟,

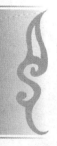

必大便复硬而少，与小承气汤，微利与和之。故以重云，不转矢气，不可攻内，慎之至。（《注解伤寒论·辨阳明病脉证并治》）

【原文】夫实则谵语，虚则郑声①。郑声者，重语也。直视谵语，喘满者死，下利者亦死。（210）

发汗多，若重发汗者，亡其阳②，谵语。脉短者死，脉自和者不死。（211）

【词解】①郑声，语言重复，声音低微，见于虚证。②亡其阳，阳气随大汗而外亡。

【解析】实则谵语，虚则郑声。阳明病热证实证，则多见谵语，是里热蒸腾扰乱神明所致，表现为胡言乱语，声高气粗，属《素问·通评虚实论》中之"邪气盛则实"；郑声多见于三阴虚寒证，颇与《素问·脉要精微论》所论述的"言而微。终日乃复言者，此夺气也"近似。但谵语而兼喘满，或下利，多是热极津枯之危重证候，更有发汗过多，亡阳而谵语者，则纯属虚证。因此，不仅辨阳明之证，亦须辨阳明之脉，以别其虚实。脉浮紧而潮热，浮为热盛于外，紧是邪实于里。注意与脉浮紧伴恶寒发热之太阳病的鉴别。脉浮而芤，亦是热盛阴伤之脉，不得与杂病失血之脉浮芤相提并论。脉浮取而微弱和缓，汗出又少者，是表病少许留恋，人体尚未康复之际，病欲自和之象，不得以脉微为虚证。脉浮取而实，汗出多者，必里热盛而津液亡，大便因而硬结。另外，阳明主津液所生病，故阳明燥热盛者，法当多汗，然则津液久虚之人患阳明病，常有无汗而身痒，应注意与太阳表证的区别。

上条所比之谵语，属阳明里热实证，由邪热炽盛扰乱心神所致。本条谵语则属于虚证，乃常中之变例，不得以常法视之。由于汗为心之液，必得阳气蒸腾施化而始出，故发汗过多，不仅阴液外泄，而且阳气随之消亡，阴竭阳亡，必致心气散乱，神明无主，亦发谵语。然则谵语类分虚实，何以为辨，要之，实证谵语，必有实热之象；亡阳谵语，必有亡阳之证。

亡阳谵语，因属虚证之危重证候，然则还须结合脉象，以判断预后之吉凶，若脉短涩者，为气血虚，津液竭，则预后多凶。若脉不短涩，而能自和，是病虽重，而阴阳之气尚未至衰竭程度，故预后较佳。

【原文】伤寒若吐若下后不解，不大便五六日，上至十余日，日晡所发潮热，不恶寒，独语如见鬼状。若剧者，发则不识人，循衣摸床①，惕而不安，微喘直视，脉弦者生，涩者死。微者，但发热谵语者，大承气汤主之。若一服利，则止后服。（212）

【词解】①循衣摸床，同捻衣摸床。即患者神志不清时，两手不自主地反复摸弄衣被床帐。

【解析】本条阐述阳明热炽阴虚重证的辨治及其预后。

自"伤寒"至"独语如见鬼状"，叙述大承气汤证的形成及其临床表现。伤寒或吐或下后，误治津伤，邪从燥化。五六日乃至十余日不大便，且日晡潮热不恶寒，甚至神志错乱，谵语如见鬼状，这是典型的大承气汤证。

自"若剧者"至"涩者死"为本条的重点，说明病情进一步恶化及其预后。"若剧者"，是大承气汤证的进一步发展，特征是神志不清、循衣摸床、惕而不安，为阴液枯竭，水不涵木，肝风内动；微喘是腑气不降，正气欲脱；直视是肾精将竭，目失其养。病情危急，此时当辨脉象以决生死。若其脉弦，弦是少阳之脉，示生机尚存。若脉但涩不弦，则是邪实液竭，多预后不良。故曰"弦者生，涩者死。"

自"微者"至末尾是说尚未至"若剧者"，仅是潮热和谵语，未出现循衣摸床、微喘直视等危证，仍可用大承气汤急下存阴。但本条提示阳明病里热炽盛，多死在竭阴，大承气汤虽能泻热也有伤阴之弊，故于最后申明"若一服利，则止后服"。

【原文】阳明病，其人多汗，以津液外出，胃中燥，大便必鞕，鞕则谵语，小承气汤主之。若一服谵语止者，更莫后服。（213）

小承气汤方
大黄四两　厚朴二两，炙，去皮　枳实三枚，大者，炙

上三味，以水四升，煮取一升二合，去滓，分温二服。初服汤当更衣，不尔者尽饮之，若更衣者，勿服之。

【原文】阳明病，谵语发潮热，脉滑而疾[①]者，小承气汤主之。因与承气汤一升，腹中转气[②]者，更服一升；若不转气者，勿更与之。明日又不大便，脉反微涩者，里虚也，为难治，不可更与承气汤也。（214）

太阳病，若吐、若下、若发汗后，微烦，小便数，大便因鞕者，与小承气汤和之愈。（250）

【词解】①脉滑而疾，脉来圆滑流利，跳动急速。②转气，即转矢气，俗称放屁。

【解析】阳明病，里热较盛，迫津外泄，以致肠胃干燥，大便硬结，津伤化燥，腑气壅滞。结合临床，小承气汤证应具有潮热，微烦或谵语，大便硬结，腹大满不通，脉滑而疾或沉实，舌红，苔黄厚腻等症。原文第213条中之多汗，便硬，谵语相互因果，按照次第发生，从而显示出其病机演变。谵语的发生是硬便阻滞在胃肠，燥热上冲扰乱心神所致，因此有"便硬是谵语之根"；但反过来看，谵语却是便硬阻滞腑气不通之征。也是基于此原因，所以服小承气汤"一服谵语止，更莫复服。"

意在说明即便是服用小承气汤这样不十分峻猛的攻下之剂（相较大承气汤而言），亦应中病即止。

　　阳明病，谵语，发潮热，为腑实燥结之征。若更见手足溅然汗出，腹满硬痛拒按，大便不通，脉沉实有力等，则是肠中燥屎阻结、痞满燥坚俱备之证，当与大承气汤攻下。今见谵语、潮热、脉滑而疾，是为里热虽盛，大便已硬，但未至大实大坚之程度，所以只宜小承气汤泄热通腑、理气消滞。

　　服小承气汤后，腹中转矢气者，是因肠中燥屎得药物的荡涤作用，气机得以转动，浊气得以下趋，这就表明内有燥屎，可继服承气汤一升，以攻泻内结之燥屎。若不转矢气者，则非燥屎阻结，多属大便初硬后溏之证。如 209 条"若不转矢气者，此但初头硬后必溏，不可攻之，攻之必胀满不能食也"，所以不可再与承气汤。

　　倘若明日仍不大便，脉反见微涩，微为阳气虚衰，涩主阴血不足，故曰"里虚也"。如此邪实正虚之证，不大便当下，而里虚又不可下，攻补两难，故称为"难治"，然"难治"者，并非不治，仍当采取攻补兼施之法以治之。

　　本条和 209 条服小承气汤，观察矢气以测燥屎内结之有无，属一种试探性的治疗方法，多用在燥屎成与未成，坚与未坚，一时尚难确诊之际，既能确保安全，又能协助诊断，具有一定的临床意义。

　　太阳病，本以发汗解表，若发汗太过，或误用吐下之法，致使津液受伤，表邪入里化热而转属阳明。邪热内扰，神明不安，故心烦。小便频数，则津液偏渗膀胱，肠中干燥，而燥屎内结，气机阻滞，所以大便结硬。是证既有燥热内扰之"心烦"，又有里实之"便硬"，当属阳明内实无疑。然其心烦既微，则知大便虽硬，但燥坚之程度亦微，自非大实大满之证，故与小承气汤，下其邪热燥结，使胃肠气机得以调畅，则病可愈。

　　本条提出"小承气汤和之愈"，其义在于：小承气汤主要功用是泻热去实，行气破滞除满，与大承气汤峻下相较，其泻热攻下之力较为缓和，故谓之"和下"。

　　本证与调胃承气汤证均由表病误治而来，但彼证以津伤热燥、里热炽盛为主，证见蒸蒸发热、心烦、谵语、腹满、不大便、舌苔干燥而黄等。本证则以津伤化燥、气机阻滞为主，见腹部胀满、大便硬、心烦、舌苔黄厚等。二者同属阳明实证，但因病机、证候有别，则治法同中有异，应予区别。

　　本证以微烦或谵语，大便硬，腹大满不通为主症。

　　（1）微烦、谵语：邪热内扰，神明不安则心烦；胃热较甚，上扰神明，热扰神昏则谵语。心烦，谵语有热扰轻重之不同。

（2）大便硬，腹胀满：阳明燥实内结，气机阻滞，腑气不通，故大便干燥而硬，阻碍气机则腹胀满较甚，用腹大满不通形容。

本证应以邪热化燥、气机阻滞为重点，除有上述主症外，常伴有舌苔黄厚或腻，或兼潮热，或出现热结旁流等症，总由阳明热结所致。

病机在于阳明热结气滞。本证为阳明实热互结，结聚重于热邪。

治法应以泻热通便，消滞除满为则。

小承气汤证以燥屎阻塞，痞满为主而燥热次之。故不用芒硝，独取大黄苦寒泻下，以推陈致新。大黄与芒硝为伍，则泻下之力峻，单用大黄则泻下之力缓，是小制其剂。肠腑不通而气机壅滞，无行气之品，则难除痞满，故用厚朴苦温行气除满；枳实苦微寒，理气消痞。虽用枳朴，而其量较小，是取其"微和胃气，勿令致大泄下"之意。故曰小承气。小承气汤为三药同煎，大黄不后入。服法一般以泻为度。

【选注】

（1）成无己：阳明病，谵语，发潮热，若脉沉实者，内实者也，则可下。若脉滑疾，为里热未实，则未可下，先与小承气汤和之。汤入腹中，得矢气者，中有燥屎，可更与小承气汤一升以除之。若不转矢气者，是无燥屎，不可更与小承气汤。至明日邪气传时，脉得沉实紧牢之类，是里实也；反得微涩者，里气大虚也。若大便利后，脉微涩者，止为里虚而犹可，此不曾大便，脉反微涩，是正气内衰为邪气所胜，故云难治。（《注解伤寒论·阳明篇》）

（2）尤在泾："若"与"或"同，病在太阳，或吐或下或汗，邪仍不解而兼微烦，邪气不之表而之里也。小便数大便因硬者，热气不之太阳之本，而之阳明之府，可与小承气和胃除热为主，不取大下者，以津液失亡，不欲更伤其阴耳。（《伤寒贯珠集·阳明篇》）

（3）汪苓友：太阳病既经汗吐下，其邪为已减矣，所未解者，内入于胃，胃府实热，必不太甚，故曰微烦。微烦者，大便未必能硬，其硬者，只因小便数故也。此非大满大实之证，故云与小承气汤和之则愈。（《伤寒论辨证广注·阳明篇》）

【原文】阳明病，谵语有潮热，反不能食者，胃中①必有燥屎五六枚也；若能食者，但鞕耳，宜大承气汤下之。（215）

【词解】①胃中，胃概肠而言，此处当指肠中。

【解析】以能食与否辨阳明腑实大便硬结微甚的证治。原文"宜大承气汤下之"，应接"胃中必有燥屎五六枚也"句下，为倒装文法。如前所述，潮热、谵语，是阳明里热炽盛，燥屎内结的外在反映。然而阳明里实有轻重之分，燥结程度有微甚之别，本以能食与否而辨别之。就一般证候而言，胃中有热，热能消谷，当能食，即"数为热，当消谷饮食"之意。现胃热实证，却不能食，故谓之"反"，是阳明胃热，津液干燥，浊气壅滞不行，燥屎内结阻于肠中所致，宜用大承气汤以攻下燥结。若潮热、谵语证见，而饮食尚可，是为大便虽硬，尚未至燥坚之程度，其病势较轻，胃府尚能受纳，此时即令有可下之实，只宜小承气汤轻下即可。

本条以能食与否而辨燥实内结程度之甚微。但纵观《伤寒论》承气汤证条文，有"阳明病，谵语，发潮热，脉滑而疾者，小承气汤主之"（214条）；有其热不潮，而"腹大满不通"可与小承气汤微和胃气（208条）者；有阳明病，"脉迟（迟而有力），潮热，谵语，而与大承气汤"者。足见燥实内结证候表现多端，而辨燥屎之法亦为多种，不可执一而论。因此，能食与不能食只是辨其燥屎阻结的一个方面。总以综合全部脉证，反复分析比较，方可作出结论。

不能食又有实热与虚寒之不同，从190条"不能食，名中寒"可知，应予鉴别。

恶寒鉴别表 {
胃虚寒盛——不能食，伴恶寒神疲、肢倦、腹痛绵绵、便溏、脉迟弱无力、苔白滑等虚寒见证
胃热实阻——不能食，伴有潮热，谵语，腹满硬痛、拒按，脉沉迟有力，苔黄燥等实热见证
}

从上可见，属实热者，宜清下；属虚寒者，当温补。若虚实不辨，但见不能食即以攻下，未有不致误者，故仲景复申"阳明病不能食，攻其热必哕，所以然者，胃中虚冷故也"（194条）示人当据证为辨，不可偏执。

【选注】

（1）张路玉：此以能食不能食，辨燥结之微甚也，详仲景言，病人潮热谵语，皆胃中热盛所致。胃热则能消谷，今反不能食，此必热伤胃中津液，气化不能下行，燥屎逆攻于胃之故，宜大承气汤急祛亢极之阳，以救垂绝之阴。若能食者，胃中气化自行，热邪原不为盛，津液不致大伤，大便虽硬而不久自行，不必用药反伤其气也。若以能食便硬，而用承气，殊失仲景平昔顾虑津液之旨。（《伤寒缵论·阳明篇》）

（2）周禹载：大承气汤，宜单承燥屎五六枚来，何者至于不能食，为患已深，故宜大下。若能食但硬，未必燥屎五六枚口气，原是带说只宜小承气汤可耳。（《伤寒论三注·阳明篇》）

【原文】阳明病，下血谵语者，此为热入血室[①]，但头汗出者，刺期门[②]，随其实而泻之，濈然汗出则愈。（216）

【词解】①血室，指胞宫。②期门，肝经募穴，在乳头中线直下第6肋间隙。

【解析】论阳明病热入血室的证治。阳明病，谵语，经、腑二证均可出现，为热邪上扰神明所致。今因阳明热盛，侵入血室，邪热迫血妄行，故下血。邪热与血相结，熏蒸于上，故发谵语，但头汗出。此属热入血室证，因血室为经水必行之所，而肝主藏血，二者关系密切，故刺期门以泻其实，使邪热从外宣泄，濈然汗出而解。

本证当与阳明腑实证进行鉴别。阳明腑实虽有谵语，但常与腹胀满疼痛、大便不通、潮热等症伴见。本证之谵语为血热上扰所致，主症有下血，并伴有胸胁或少腹急结、硬痛等。此外，太阳篇热入血室三条（本教材附于少阳篇后），均与妇女经水适来适断有关，可与本条互参。

【选注】

（1）成无己：阳明病，热入血室，迫血下行，使下血，谵语。阳明病，法多汗，以夺血者无汗，故但头汗出也。刺期门，以散血室之热，随其实而泻之。以除阳明之邪，热散血除，营卫得通，津液得复，濈然汗出而解。（《注解伤寒论·辨阳明病脉证并治》）

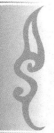

（2）张隐庵：此言阳明下血谵语，无分男妇，而为热入血室也，下血者，便血也，便血则血室内虚。冲脉、任脉，皆起于胞中，而上注于心下，故谵语，此为血室虚而热邪内入。但头汗出者，热气上蒸也。夫热入血室，则冲任气逆而肝脏实，故当刺肝之期门，乃随其实而泻之之意。夫肝脏之血，充肤热肉，淡渗皮毛，濈然汗出，乃皮肤之血液为汗，则胞中热邪共并而出矣。（《伤寒论集注·辨阳明病脉证并治》）

【原文】汗出谵语者，以有燥屎在胃中，此为风也。须下者，过经乃可下之。下之若早，语言必乱，以表虚里实故也。下之愈，宜大承气汤。（217）

【解析】辨表虚里实是否当下的证治。本条论述表证兼腑实证，一般情况下治当先表后里，攻下太早，乃生变证。本条用"汗出"代表表证，即"此为风也"；用"谵语"代表里实，即"以有燥屎在胃中"。表兼里实，不可遽用攻下，必待表解乃可攻之。一般经过六七日以后，风邪逐渐消失，燥屎必已结实，则宜大承气汤。"下之若早"，表邪内陷，实热更盛，致神志不清而语无伦次。

对"表虚里实"的解释主要有两种：一是释为太阳中风证属表虚，阳明腑实证属里实；二是认为表间之邪气，皆陷入于里，表空无邪，邪皆在里，故称表虚里实。两种解释虽不同，然其义则一，前者强调表里同病，治当先表后里否则易致变证；后者旨在说明攻下太早后产生的病理变化。然两者均是告诫需待表证罢，才可攻里。

【选注】

（1）成无己：胃中有燥屎则谵语，以汗出为表未罢，故云风也。燥屎在胃，

则当下，以表未和，则未可下。须过太阳经无表证，乃可下之。（《注解伤寒论·辨阳明病脉证并治》）

（2）钱天来：阳明外证本以自汗出，而中风亦自汗出，然谵语而汗出，则胃家实热也，所以有燥屎在胃中。风者，阳邪也。此因太阳中风之阳邪，传入阳明胃腑之所致，故曰此为风。但胃中之燥屎须下之，然必过经乃可下之。过经者，非所谓过经十余日，及十三日方谓之过经，言太阳之表邪已罢，邪气已过阳明之经，入里而胃实，乃可下之。若有太阳证：未罢，故不可下，即阳明之经邪尚未入里，亦不可遽下。下之若早，则胃气一虚，外邪必陷，必致热盛而神昏，语言必乱。盖以表间之邪气，皆陷入于里，表空无邪，邪皆在里，故谓之表虚里实也。邪既尽入于里，则邪热实于胃中，故下之则愈，宜大承气汤。（《伤寒溯源集·阳明中篇》）

【原文】伤寒四五日，脉沉而喘满，沉为在里，而反发其汗，津液越出，大便为难，表虚里实①，久则谵语。（218）

【词解】①表虚里实，即表和无病，里已成实。

【解析】本条根据脉沉与喘满推测阳明燥结的形成。伤寒四五日，脉由浮转沉，并出现喘和腹满等症，这是病邪由表入里，当属里实可知。热气壅滞而腹满，腑热犯肺则喘，病入阳明当考虑用下法。若误认为喘为表未解，反发其汗，以致津液外越，胃家转燥，则不仅喘满不除，且极易酿成阳明燥结，大便必难。这样虽然表和无病，却里实渐成，久之则热邪愈炽，心神被扰，出现谵语重症。

表与里、虚与实是相对而言的，"虚"非"精气夺"之意，这里借宾定主，以突出胃肠燥热结实，"大便为难"的里实病机。所以说，此"虚"字乃示表无邪气，不可从实处理解，当注意仲景书中的这种相对写法。

【原文】二阳并病，太阳证罢，但发潮热，手足漐漐汗出，大便难而谵语者，下之则愈，宜大承气汤。（220）

大承气汤方

大黄四两，酒洗　厚朴半斤，炙，去皮　枳实五枚，炙　芒硝三合

上四味，以水一斗，先煮二物，取五升，去滓，内大黄，更煮取二升，去滓，内芒硝，更上微火一两沸，分温再服。得下余勿服。

【解析】二阳并病，转属阳明内实的证治。本条虽云二阳并病，然太阳表证已罢，病已完全转属阳明。发潮热，是阳明里热结实的主要证型，由于里热蒸腾，逼津外泄，所以手足漐漐汗出。胃热上扰，神明不安，故见谵语。燥实内结，腑气不通，则大便硬。以上诸证，皆为阳明热邪内炽，燥屎阻结坚实之表现。既然腑实已成，

且表证又罢，故主以通下腑实，荡涤燥结之大承气汤。

【选注】成无己：本太阳病并于阳明，名曰并病。太阳证罢，是无表证；但发潮热，是热并阳明。一身汗出为热越，今手足漐漐汗出，是热聚于胃也，必大便难而谵语。《经》曰：手足漐然而汗出者，必大便已硬也。与大承气汤，以下胃中实热。（《注解伤寒论·阳明篇》）

【原文】三阳合病，腹满身重，难以转侧，口不仁①，面垢②，谵语，遗尿。发汗则谵语。下之则额上生汗，手足逆冷。若自汗出者，白虎汤主之。（219）

【词解】①口不仁，口舌麻木，食不知味，言语不利。②面垢，面部如蒙油垢。

【解析】本条有倒装文法，"若自汗出者，白虎汤主之"，应接在"谵语遗尿"下，则方证相应。此言三阳合病，是有三阳合病之名，而无三阳合病之实，或初为三阳病，目前已成阳明病。由于邪热内盛，胃气不能通畅，气机阻滞不利，故腹为之满。阳明热盛，伤津耗气，则身重难以转侧。此与"风温为病，脉阴阳俱浮，自汗出，身重"（第6条）的病机略同。胃之窍出于口，胃热炽盛，熏灼于上，津液耗伤，则口不仁。足阳明之脉起于鼻旁，循于面部；手阳明之脉起于示指外侧，亦上行面部，今阳明邪热壅滞，熏蒸胃肠浊气上泛，故面部油垢污浊。《灵枢·经别》云："足阳明之证，上至髀，入于腹里，属胃，散之脾，上通于心。"阳明胃热，循经上扰，神明不安，而见谵语。热盛神昏，膀胱失约，故见遗尿。里热迫津，向外宣泄，则汗自出。热盛如此，则当有身热、不恶寒反恶热等症，故后文以"若自汗出者"简括证候，承接前文，而申白虎汤之治法。然若以此条与白虎汤诸条对勘，则以此条为重证。

本条列举误治致变以申述其禁忌。在上述病情中，若因身重误认为表证，则胃热加重，谵语益甚；若因腹满误认为胃实而妄下之，则津液下竭，阳气无以依附而上越，故额上汗出，手足逆冷，此乃在阳明里热的基础上而见此危象，似可暂用回阳救逆法以治其标，继进甘寒救津法以理其本。

【原文】阳明病，脉浮而紧，咽燥口苦，腹满而喘，发热汗出，不恶寒反恶热，身重。若发汗则躁，心愦愦①，反谵语。若加温针，必怵惕②烦躁不得眠。若下之，则胃中空虚，客气③动膈，心中懊侬，舌上胎者，栀子豉汤主之。（221）

【词解】①愦愦，愦音溃（kuì）。愦愦，《集韵》"心乱也"，即心中烦乱不安之状。②怵惕，怵音触（chù）。惕，音替（tì）。怵惕，《孟子·公孙丑上》："今人乍见孺子将入于井，皆有怵惕恻隐之心"，即恐惧的样子。③客气，指邪气。

【解析】

（1）栀子豉汤的适应证：外感及内生之邪热，郁滞于胸膈，可阻滞胸膈气血，使经脉不得畅通。不通则痛，故可见胸痛，扰乱气机则肺之宣发肃降失常，故可见咳嗽，喘郁热逆传心包，扰乱心神，则可见烦闷懊恼、不眠等心神不宁的症状，而热邪灼伤脉络肌腠则可发生炎症，热迫血行则可见出血。

（2）现代临床应用：①神经系统，如神经官能症、癔病、感染性精神病、精神分裂症、癫痫等。中医属癫证、狂证、郁证、不寐、虚烦、热扰胸膈等范畴。②外感病，如流感、中暑、副伤寒、流脑等。中医属伤寒、春温、冬温、暑温、湿温等范畴。③循环系统，如病毒性心肌炎、心包炎等。中医学属发热、心悸等范畴。④呼吸系统，如上呼吸道感染、慢性支气管炎、肺炎等。中医学属咳嗽、喘证、痰饮等范畴。⑤消化道系统，如食管炎、慢性胃炎等。中医学属胃痛、呕吐、呃逆、嗳气等范畴。⑥妇科，如子宫功能性出血等。中医学属月经不调、崩漏等范畴。⑦其他，如齿衄、鼻衄、小儿夜啼、药物反应、心痒、食复、伏热等。

【验案】

医案1：倒经。一女生，近2个月来鼻出血，堵鼻则从口出，睡眠差，按其剑突下有胀痛感，予以栀子豉汤，1剂鼻衄除，感知月经亦来，追问其月经，原来已3个月未来，恍然明白此非单纯鼻出血，此乃倒经也。郁热阻滞血不下行反上行从鼻出。

医案2：胸膈郁热。陈某，男，5岁，5个月前因高热，抽风，昏迷。西医疑为"脑炎"，经治疗病情缓解，但遗有神智错乱哭笑无常，烦躁不安，曾进中西药未见效果。察其面色红润，口唇鲜红，舌质红而苔薄黄，脉滑微数。此属胸膈郁热夹痰阻滞心包之象，治宜清透郁热、豁痰开窍、镇心安神。于是用栀子豉汤加竹沥适量，送服安宫牛黄丸。每日3次，每次半粒。与服旬日诸症悉解，再服一旬巩固疗效。

【原文】若渴欲饮水，口干舌燥者，白虎加人参汤主之。（222）

【解析】白虎加人参汤的适应证，在《伤寒论》中有五条，皆言及口渴，如大烦渴不解、大渴、舌上干燥而烦、欲饮水数升、口燥渴、渴欲饮水以及口干燥等，可见津气所伤之重。

白虎加人参汤由白虎汤加人参而成。方以白虎汤辛寒清热，加人参以益气生津。

现代临床对白虎加人参汤的应用较为广泛，如口渴、顽固性发热、饥饿症、焦虑症、糖尿病、痿证等，辨证为阳明邪热亢盛，气阴两亏的病证，均可应用本方加减施治。

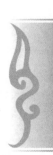

药理研究发现，白虎加人参汤可以显著降低糖尿病大鼠的血糖水平，显著降低大鼠的血清三酰甘油、总胆固醇含量。

【选注】

（1）沈明宗：……若渴欲饮水，口干舌燥，邪已入胃，阳热炽盛，以防津液耗竭，故用人参白虎，生津解热而止渴。（《伤寒六经辨证治法·阳明上篇证治大意》）

（2）汪苓友：此条本在前条（指第221条，编者注）栀子豉汤证之下。成注云："此下后之见证。"愚意云："此条不但误下，兼之误汗所致。误下则胃中虚，误汗则胃中不惟虚，而且燥热极矣。"渴欲饮水，口干舌燥者，此热邪伤气耗液之征也，故用白虎加人参汤，以清热补气润津液。（《伤寒论辨证广注·辨阳明病脉证并治法》）

【验案】朱某，女，2岁。1957年6月24日初诊。其母代诉：患儿于本月上旬，即患发热、恶寒、咳嗽，曾注射青霉素，发热仍然不退。继而渴饮无度，小便频数而量多，又曾服中药无效。诊察：发育正常，营养尚可。面赤唇红，舌质干而有微黄薄苔。头、胸、上肢漐然汗出，哭声洪亮，呼吸微促。体温39.2℃，白细胞9.6×10^9/L，中性粒细胞20%，淋巴细胞18%，指纹浮紫。据此证，乃阳明燥热所引起的"热中"。治宜辛甘而凉，直清其热。方用白虎加人参汤加荷梗5g，蚕茧3g。每天1剂，嘱服5天。6月30日二诊：服药后热仍持续未退，但夜间则发热稍低，口渴减轻，尿量亦少，体温39℃，原方加竹叶2g，麦冬3g。7月4日三诊：病情均见减轻，体温37.6℃，唯食纳不佳，予原方加鸡内金3g，炒薏米2g，服5剂而痊。[郭振球.小儿发热口渴尿多症50例临床观察.上海中医药，1959（7）：29]

【原文】若脉浮发热，渴欲饮水，小便不利者，猪苓汤主之。（223）

猪苓汤方

猪苓（去皮） 茯苓 泽泻 阿胶 滑石（碎）各一两

上五味，以水四升，先煮四味，取二升，去滓，内阿胶烊消。温服七合，日三服。

【方义】本方具利水清热养阴之功。主治水热互结，小便不利，发热，口渴欲饮，或心烦不寐，或兼有咳嗽，呕恶，下利。又治血淋，小便涩痛，点滴难出，小腹满痛者。

本方原治伤寒之邪，传入阳明或少阴，化而为热，与水相搏，遂咸水热互结，邪热伤阴，小便不利之证。水热相搏，不得气化，阴津不布，加之热邪伤阴，故口渴欲饮；水热互结，气化不行，则小便不利；水湿下渗于大肠，故而下利；水气上逆于肺，则为咳逆；中攻于胃，则为呕逆；阴虚且邪热上扰，则心烦不寐。此时急当利其小便以渗水湿，兼事清热养阴之法治之。方以二苓、泽泻渗利小便；滑石清热通淋；阿胶甘咸，滋阴润燥。五药合方，渗利与清热养阴并进，利水不伤阴，滋阴不敛邪，使水气去，邪热清，阴液复，诸证自解。但总以渗利为主，清热养阴为辅。血淋而小便不利者，亦可用本方利水通淋，清热止血。

　　本方与五苓散同为利水之剂，用治水气停滞小便不利证。五苓散用泽泻、二苓配桂枝以通阳化气，伍白术以崇土制水，合成化气利水之剂，主治膀胱气化不利之蓄水证。猪苓汤以二苓、泽泻配滑石以清热通淋，益阿胶以滋阴润燥，合成清热滋阴利水之剂，主治水热互结之小便不利。

　　【原文】阳明病，汗出多而渴者，不可与猪苓汤，以汗多胃中燥，猪苓汤后利其小便故也。（224）

　　【解析】猪苓汤的禁例。阳明病，由于里热炽盛，迫津外泄，所以汗出必多，即"濈然汗出"者是也。此时，既热盛灼津，复为汗多，则胃中干燥，故病者出现口渴、须引水以自救。阴液虚损，化源不足，小便必少，治宜清热生津之剂，切不可用猪苓汤复利其小便。因猪苓汤虽具清热育阴之效能，但实以通利小便为主。若用于阳明热证，势必津液更伤，邪热愈炽而发生变证。故特提出以为禁例。

　　【原文】脉浮而迟，表热里寒，下利清谷者，四逆汤主之。（225）

　　【解析】表热里寒证治。脉浮而迟，浮是表热，迟是里寒，因里有真寒，故下利清谷，因阴盛格阳于外，故表有假热。用四逆汤以温里散寒，使里证除而表证自解。

　　【原文】若胃中虚冷，不能食者，饮水则哕。（226）

　　【解析】辨胃中虚冷饮水致哕之证。胃居中焦为阳土，以阳用事，阳旺则能纳谷腐熟。若胃阳虚衰，则不能纳谷，即令纳谷亦不能腐熟。故不能食者名为阳明中寒证。本证由于胃阳虚衰，阴寒内盛为本，不能食为标，若迁延失治，或寒邪更盛，必致胃气更弱，即令饮水，亦不能蒸化，而停留于胃中，水寒相搏，胃失和降，则上逆为呕。

　　【选注】张令韶：此论阳明中焦虚冷也。"若"者承上文而言也，言不特下焦生阳不启，而为虚寒，即中焦火土衰微，而亦虚冷也。夫胃气壮，则谷消而水化，若胃中虚冷，则谷不消而不能食。夫既不能食，则水必不化，胃中虚冷，复饮以水，故饮水则哕。两寒相得，是以发哕。（《伤寒论直解·阳明篇》）

　　【原文】脉浮发热，口干鼻燥，能食者则衄。（227）

　　【解析】辨阳明气分热盛迫血妄行致衄证。脉浮，发热，是热在阳明气分，里热蒸腾外扬则发热，鼓动气血有力则脉浮。阳明之脉起于鼻旁，环口，循于面部。

邪热循经上扰，灼伤津液，故见口干鼻燥。上述脉证如与不能食同见，则是病势下趋，和胃肠糟粕相结，腑气不通而不能受纳所致。本条则与能食同见，阳明胃热则能食。并且热盛于经不得外越．由气入血，迫血妄行，伤及血络，而为鼻衄。由于邪热可以随衄作解，故衄血亦可能有自愈之机。能食和不能食，虽然是辨证的关键，但是热邪是否深入血分，还应当参考温病学说，如身热夜甚、舌绛等症综合辨析。

【原文】阳明病，下之，其外有热，手足温，不结胸，心中懊憹，饥不能食[①]，但头汗出者，栀子豉汤主之。（228）

【词解】①饥不能食，胃脘嘈杂，似饥非饥，不能进食。

【解析】阳明病下后余热留扰胸膈的证治。阳明病，若腑实已成，自当攻下，下后燥屎去而邪热外泄，其病可愈。此条言阳明病，热邪散漫，腑未成实，而下之过早；或腑实已成，下之燥实虽去，而余热尚存，致使邪热乘机入里，郁于胸膈而成栀子豉汤证。其外有热，手足温，是下后无形邪热未尽，散漫于表之故。太阴病表证有手足温，此因外有热，故属于阳明。心中懊憹，乃邪热内扰，心中烦乱之状。胸膈毗邻胃脘，热既炎上，胃脘亦受其扰，故胃脘嘈杂，似饥非饥。邪热郁于胸膈，难以消谷，则不能进食。邪热蒸腾于上，不能全身作汗，故但头汗出。因下后邪热未与胸中水气相结，纯属阳明余热内留，并无心下痛、按之石硬等征象，故曰"不结胸"。病之重点为上焦胸膈间留有郁热，故用栀子豉汤，以清解邪热，宣郁除烦。

【原文】阳明病，发潮热，大便溏，小便自可，胸胁满不去者，与小柴胡汤。（229）

【解析】论阳明病柴胡证未罢的辨治。发潮热为阳明病的主症，故见潮热可以断为阳明病。但作为阳明腑实证，除潮热之外，还当有腹满硬痛，烦躁谵语，小便数，大便硬等症。今虽见潮热，但无腹满硬痛，烦躁谵语，反大便溏泄，小便自调，是病及阳明，虽燥热而未成腑实，反观"胸胁满不去"，知少阳主证未解，少阳之邪仍在，故治当先表后里，从少阳论治，用小柴胡汤。

【原文】阳明病，胁下鞕满，不大便而呕，舌上白胎者，可与小柴胡汤。上焦得通，津液得下，胃气因和，身濈然汗出而解。（230）

【解析】阳明病中的小柴胡汤证。阳明病若邪郁少阳，致胃气不和，证见胁下硬满、不大便而呕，舌苔白者，仍应从少阳施治，与小柴胡汤，使上焦得通则胁下硬满可去，津液得下则大便自调，胃气和则呕自除，三焦通畅，气机无阻，自得濈然汗出而病解。

【原文】阳明中风，脉弦浮大，而短气，腹都满，胁下及心痛，久按之气不通，鼻干，不得汗，嗜卧，一身及目悉黄，小便难，有潮热，时时哕，耳前后肿。刺之小差，外不解。病过十日，脉续浮者，与小柴胡汤。（231）

脉但浮，无余证者，与麻黄汤；若不尿，腹满加哕者不治。（232）

【解析】阳明中风证治。本条证情，比较复杂，虽名阳明中风，实为三阳合病。脉弦浮大，弦为少阳，浮为太阳，大为阳明，此为三阳合病之脉。短气腹满、鼻干、面目悉黄、有潮热、嗜卧、时时哕等证，是阳明邪热郁闭所致；胁下及心痛、久按之气不通、小便难、耳前后肿等证，为少阳经邪热壅聚不通所致；而不得汗，又是太阳肌表闭塞之征。当此三阳合病时机，宜泄阳热之邪实为急不容缓之图，然解表攻里，均非所宜。故先用刺法，使针行阳气以泄经络闭郁之热。刺之小差，外不解，可知针刺以后，脉证少平而外邪犹不去。病过十日脉续浮，是余邪又有外解的趋势，故用小柴胡汤以解其外。以药测证，用小柴胡汤，当是胁下及心痛、耳前后肿等证偏重；若单纯见到脉浮而无余证，可用麻黄汤以发其汗。

【原文】阳明病，自汗出，若发汗，小便自利者，此为津液内竭，虽鞭不可攻之，当须自欲大便，宜蜜煎导①而通之。若土瓜根②及与大猪胆汁，皆可为导。（233）

蜜煎导方

食蜜③七合

上一味，于铜器内，微火煎，当须凝如饴状，搅之勿令焦著，欲可丸，并手捻作挺，令头锐，大如指，畏二寸许。当热时急作，冷则鞭。以内谷道④中，以手急抱，欲大便时乃去之。疑非仲景意，已试甚良。

又大猪胆一枚，泻汁，和少许法醋⑤，以灌谷道内，如一食顷⑥，当大便出宿食恶物，甚效。

【词解】①导，有因势利导之意，对津伤便秘者，用润滑类药物纳入肛门，引起排便，即谓导法。②土瓜根，土瓜，又名王瓜，气味苦寒无毒，其根呈长块状，富于汁液。葛洪《肘后备急方》有载："治大便不通，土瓜根捣汁，筒吹入肛门中，取通。"③食蜜，蜂蜜。④谷道，肛门。⑤法醋，食用醋。⑥一食顷，约吃一顿饭的时间。

【解析】津伤便硬，大便欲解不得的润导治法。阳明病，汗出，如果再发汗，加之小便量多，会导致津液内竭而使大便结硬，即使如此，也不可像阳明燥热结实之证一样用承气汤攻下，须待病人自欲大便，宜用蜜润导通下，亦可用土瓜根及猪胆汁。

本条阐述了阳明津竭便硬证之成因及其治疗。阳明津竭便硬证表现为大便硬结

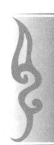

不解，而部位偏下，便意频繁，而终不能排出，常因汗出，或发汗过多，或小便较多，损伤津液而致肠燥便秘。唯其硬粪偏下，近于肛门，故可用滋润类药物，因势利导，如蜜煎导，土瓜根导，猪胆汁导，以润导通下大便。

土瓜根方已佚。蜜煎方，即用蜂蜜熬炼、浓缩成饴膏状，手搓成栓剂，纳入肛门，以润导通泻大便。猪胆汁方，即用大猪胆1个，加入少量食醋，混合，灌肠，以润导通泻大便。

【原文】阳明病，脉迟，汗出多，微恶寒者，表未解也，可发汗，宜桂枝汤。（234）

【解析】阳明蓄血的证治。有阳明证而记忆减退，必其人素有蓄血，盖久瘀血者，有喜忘证。一般阳明里热，津液耗损，肠胃燥结，大便必难。今患者的大便虽硬，而便时反易，其色必黑，此乃蓄血见证，当用抵当汤下其瘀血。

【原文】阳明病，发热汗出者，此为热越①，不能发黄也。但头汗出，身无汗，剂颈而遗，小便不利，渴引水浆②者，此焉瘀热③在里，身必发黄，茵陈蒿汤主之。（236）

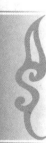

茵陈蒿六两　栀子十四枚，擘　大黄二两，去皮

上三味，以水一斗二升，先煮茵陈减六升，内二味，煮取三升，去滓，分三服。小便当利，尿如皂荚汁状，色正赤，一宿腹减，黄从小便去也。

【词解】①热越，越有外扬之意。热越即是热邪向外发泄。②水浆，泛指饮料，如水、果汁、蔗浆之类。③瘀热，瘀与郁可通用。瘀热即邪热郁滞在里的意思。

【方义】

（1）方歌：茵陈蒿汤治阳黄，栀子大黄组成方。栀子柏皮加甘草，茵陈四逆治阴黄。

（2）主治：湿热黄疸，一身面目俱黄（湿邪与瘀热郁蒸肌肤），黄色鲜明，则头汗出（熏蒸于上），小便短赤（湿热内郁），腹微满，口渴，苔黄腻，脉沉数。

（3）病机：湿热黄疸，为湿邪与瘀热蕴结于里所致。

（4）功用：清热利湿退黄。

本方能清热利湿，解毒退黄，是著名的治疗急性传染性黄疸型肝炎的有效方剂。以医治上腹部膨满，从心窝至胸中，苦闷不适，恶心。症见周身面目皆黄。黄色鲜明，小便短赤，腹微满，大便秘结，口渴，舌红，舌苔黄腻，脉滑实等症状。

本方能祛除阳明病的里（胃肠）实热，多用于湿热黄疸的初期，只要里有瘀热，即热气留滞怫郁于胃肠，且其热气迫于心脏而烦闷者，不论有无发黄疸，都可适用。

本方有消炎、利尿、利胆、保肝、降压、去脂、解热、泻下等作用。可用于黄疸、急性肝炎、流行性肝炎、肾炎、肾硬变、浮肿、脚气、胆石症、荨麻疹、皮肤瘙痒症、口内炎、齿龈炎、眼目痛、子宫出血等。

本方用于有无黄疸均可，但以治上腹部膨满，心头苦闷、闭塞，恶心，口渴，尿少便结为主。

茵陈五苓散用于治肝脏障碍或黄疸，尿利减少，小便黄赤，烦渴发热者。通常饭后温服。黄疸属于湿重热轻者，不宜使用本方。

中医在两千多年前就对黄疸病有记述，内经云"湿热相交，民当病疸"。现已有整套理论和经验，《金匮要略》云："瘀热在里，身必发黄，茵陈蒿汤主之"。我们以茵陈蒿汤为主方，依据湿热理论分型加味治之，能加速消除黄疸，改善食欲，缩短病程，提高治愈率。本文治愈率达 79.8%，有效率几乎百分之百。周期 20d 左右。中医治阳黄病多用茵陈、栀子。茵陈除具有解热、发汗、利湿、净血作用，实验医学亦证实茵陈及方剂具有消炎，扩张胆管，加速胆汁排泄，栀子有阻抑血胆红素增高。加味砂仁、黄柏等能增加食欲，加强清热利湿。

【验案】患者叶某，男性，42 岁。1973 年 10 月 29 日门诊。1 周来口苦恶心纳差，身目发黄，尿黄，大便稍干，舌苔黄腻，脉象弦滑，肝于肋弓下 2cm 且有压痛。查肝功能，诊为"急性传染性肝炎、重型、黄疸型"，此湿热发黄，遂与茵陈蒿汤加味：茵陈 45g，栀子 10g，大黄 10g，柴胡 10g，黄芩 10g，白芍 12g，枳实 6g，生姜 10g，大枣（去核）4 枚。每日煎服 1 剂，在门诊治疗服用 16 剂后，诸自觉症状消失，各指标均转为正常。舌苔转腻，脉象弦滑，改用茵陈五苓散，服用 20 剂后，胆红素降至正常，告临床基本治愈，随访七年如常。（《伤寒论临床研究》）

【原文】阳明证，其人喜忘①者，必有蓄血②。所以然者，本有久瘀血，故令喜忘。屎虽鞭，大便反易，其色必黑者，宜抵当汤下之。（237）

【词解】①喜忘，喜作"善"字解。喜忘即善忘、健忘之意。②蓄血，畜同"蓄"，瘀血停留叫蓄血。

【解析】阳明蓄血的证治。阳明蓄血证，是阳明邪热与宿有的瘀血相搏结而成。因心主血而藏神，宿瘀与邪热相合，心神被扰，故令喜忘，此为阳明蓄血的主症之一。正如《素问·调经论》云："血气未并，五脏安定""血并于下，气并于上，乱而喜忘"。阳明有热，故令大便燥结，而离经之瘀血，其性濡润，与硬粪相混，故大便虽硬，而排出时反易，其色必黑，此为阳明蓄血证便硬的特征。蓄血证之黑便，必黑如胶漆，是瘀血所致。阳明腑实证，亦有黑燥之硬粪，但是必然黑燥如煤，不能排出，二者以此为辨。

阳明蓄血与太阳蓄血及阳明腑实证鉴别表

证明	病　机	病位	证　候	辨证要点
太阳蓄血	外邪深入下焦与血相搏结	下焦	少腹急结或硬满，小便利，如狂、发狂	1. 辨太阳与阳明蓄血，在于发狂或健忘；小便利或大便黑
阳明蓄血	阳明邪热与宿瘀相搏结	胃肠	其人喜忘，屎虽硬，大便反易，其色必黑	2. 辨阳明蓄血与阳明腑实，在健忘或谵语；大便黑如胶漆易解，或黑硬如煤，不能排出
阳明腑实	阳明燥热与胃肠宿食搏结，腑实不通	胃肠	潮热谵语，腹硬满疼痛，不大便，脉沉实	

　　本证成因及临床表现，虽与太阳蓄血证不同，然热与血结的病理机转，故治疗亦取活血祛瘀或破血逐瘀之法，宜抵当汤类方下之。

　　【选注】张路玉：按大便色黑，虽曰瘀血，而热邪燥结之色，未尝不黑也。但瘀血则黏黑如漆，燥结则晦黑如煤，此为明辨也。（《伤寒绪论·阳明篇》）

　　【原文】阳明病，下之，心中懊憹而烦，胃中①有燥屎②者，可攻。腹微满，初头鞕，后必溏，不可攻之。若有燥屎者，宜大承气汤。（238）

大承气汤方

　　大黄四两（酒洗）　厚朴半斤（炙，去皮）　枳实五枚（炙）　芒硝三合

　　上四味，以水一斗，先煮二物，取五升，去滓，内大黄，更煮取二升，去滓，内芒硝，更上微火一两沸，分温再服，得下余勿服。

　　【词解】①胃中，胃泛指胃肠，此处当指肠中。②燥屎，结聚肠内异常干硬之类块。

　　【解析】238条论下后燥屎未尽与大便初硬后溏的辨治。阳明腑实，下之当愈，今下后，却见心中懊憹而烦，知邪气尚未尽除，浊热上扰心神所致，故其后断云“胃中有燥屎”。肠中有燥屎，其证除心中懊憹而烦外，还当有腹部胀满，或绕脐痛，大便不通，或潮热等。既有燥屎，则宜大承气汤攻下。若是腹满轻微，大便初硬后溏者，则非燥屎内结，而多为脾虚不运之象，故不可攻之。此亦说明，心中懊憹而烦可攻者，必伴有腹部大实大满；若下后心中懊憹，腹无胀满，大便不结者，则为虚烦，治宜栀子豉汤。

　　【原文】病人不大便五六日，绕脐痛，烦躁，发作有时者，此有燥屎，故使不大便也。（239）

　　【解析】辨阳明腑实燥屎内结证。病人不大便五六日，一般是邪热入里，归于

阳明。但里实不大便原因甚多，有燥屎内结者，亦有因津枯失润者。欲知其故，尚需结合全部证候进行辨析，不可单凭不大便与日数。今不大便五六日，伴有绕脐痛、拒按、烦躁，发作有时，是阳明燥屎内结之特征。因肠胃干燥，宿垢与燥热相结，阻塞肠道，腑气不通，故腹痛拒按，而尤以脐周为明显。盖脐之周围，皆肠也。燥屎内结，气机壅滞，浊热上扰，心神不安，故见烦躁。燥屎阻塞，不得下泄，热浊之气随其旺时而攻冲，则腹痛、烦躁，而发作有时也。本条紧承第 238 条"若有燥屎者，宜大承气汤"而来，故此虽未言治法，而泻热去实、攻下燥屎之意，自在其中矣。

【原文】病人烦热，汗出则解，又如疟状，日晡所发热者，属阳明也。脉实者，宜下之；脉浮虚者，宜发汗。下之，与大承气汤；发汗，宜桂枝汤。（240）

【解析】汗下除热法有表里之辨。病人有烦热证，若病在太阳则汗出即解。今汗出后又见如疟状的寒热，知表邪未尽；日晡所发热，是里实已成。似此表里证见，治法当有所区别。若脉实者；则宜下之，若脉浮虚，则宜发汗。下之，与大承气汤；发汗，宜桂枝汤。

【原文】大下后，六七日不大便，烦不解，腹满痛者，此有燥屎也，所以然者，本有宿食故也，宜大承气汤。（241）

【解析】下后燥屎复结的证治。阳明腑实的证候，每经大下后，不数日热邪复聚，燥屎又结。今下后六七日又不大便，证见烦不解、腹部满痛，此有燥屎之征，以本有宿食未尽，致燥屎复结，宜大承气汤下其宿食，则燥屎可除。

【原文】病人小便不利，大便乍难乍易，时有微热，喘冒不能卧者，有燥屎也，宜大承气汤。（242）

【解析】喘冒不能卧，内有燥屎的证治。阳明津液内亡，所以大便乍难；小便不利，津液当还入胃中，所以大便乍易；阳明内结，所以时有微热。喘冒不能卧，是腑气壅塞，火气上逆。入里之邪，化燥成实，故云"有燥屎也"。用大承气汤下其燥屎。

【原文】食谷欲呕，属阳明也，吴茱萸汤主之。得汤反剧者，属上焦也。（243）

吴茱萸汤方

吴茱萸一升（洗）　人参三两　生姜六两（切）　大枣十二枚（擘）

上四味，以水七升，煮取二升，去滓。温服七合，日三服。

【解析】

（1）方歌：吴茱萸汤人参枣，重用生姜温胃好；阳明寒呕少阴利，厥阴头痛皆能保。

（2）主治：虚寒呕吐。食谷欲呕，畏寒喜热，或胃脘痛，吞酸嘈杂；或厥阴头痛，干呕吐涎沫；或少阴吐利，手足逆冷，烦躁欲死。

（3）运用：①本方以中焦虚寒，浊阴上逆之证而设，除口不渴，四肢欠温等里寒表现外，应以呕吐，或干呕吐涎沫，舌淡苔滑，脉细、迟或弦细为证治要点。②慢性胃炎、妊娠呕吐、神经性头痛、耳源性眩晕等属中焦虚寒者，可用本方加减。

（4）注意事项：对郁热胃痛，热性吞酸及肝阳上亢之头痛等，均应忌用。

【验案】吴茱萸汤治高血压。

林某，女，48岁，1996年11月16日初诊。头痛以巅顶冷痛为甚半月余。伴干呕，泛涎沫，烦躁，眩晕，便溏，手足不温，素有高血压病3年多。曾服硝苯地平、尼群地平、卡托普利等，病情仍不稳定。近半月来头痛、干呕等症复发，BP 23/14.5kPa，舌淡、胖大有齿印、苔白滑腻，脉沉弦。诊为头痛，证属中虚寒盛，浊阴上逆，困扰清阳。治宜温中散寒，补虚降浊，方用吴茱萸汤加味。处方：吴茱萸、白术各12g，干姜9g，党参15g，大枣、茯苓各20g，炙甘草6g。每日1剂，水煎服。3剂后症状大减，BP20/12kPa，药切病机，效不更方。守方续服7剂，头痛干呕等症基本消失。三诊时吴茱萸量减为6g，去干姜加柴胡10g，山药25g。又服10余剂调和肝脾善后，追访6个月，血压基本稳定在20～18/12.5～10.5kPa之间。

按：本例素有高血压，由于阴寒内盛，胃虚不降，浊阴上逆，故头痛而尤以巅顶为甚并伴眩晕。阴寒内盛，胃气上逆则见干呕，胃有寒饮，随上逆之气而泛涎。阳虚所盛，阳气不达四末则四肢不温。浊阴上扰心神则烦躁。虚寒和浊阴为两个主要矛盾，治则采取温胃散寒，补虚降浊之法，方中吴茱萸温中散寒、化浊降逆为主药；干姜助吴茱萸散寒止呕；党参、大枣、炙甘草补虚和中，佐以白术、茯苓健脾化浊；诸药相配，正切病机，共奏温胃散寒、补虚化浊、降逆止呕之功。

【原文】太阳病，寸缓关浮尺弱，其人发热汗出，后恶寒，不呕，但心下痞者，此以医下之也。如其不下者，病人不恶寒而渴者，此转属阳明也。小便数者，大便必鞕，不更衣十日，无所苦也。渴欲饮水，少少与之，但以法救之。渴者，宜五苓散。（244）

【解析】太阳病误下变证与转属阳明之辨。太阳病脉见寸缓关浮尺弱，是中风浮缓之脉；发热汗出恶寒，是中风证；不呕知邪未内传，应用桂枝汤治之。但心下痞者，此非中风证，是因医者误下，表邪乘虚入里，聚于心下所致。此虽经误下而表证仍在，当遵太阳篇169条例，应先解表，后攻其痞。

如未经误下，自然传变，由恶寒变为不恶寒，由口不渴变为口渴，此太阳病转属阳明之证。无谵语、潮热、腹满等可下之证，可知病虽转阳明而腑未成实，此属阳明经病。若小便利者，大便必硬，此类便硬，虽十日不大便亦无痛苦，两证均不可用承气汤攻下。

若因胃燥而口渴欲饮水，应少少与之，多饮恐致水停不化；若渴仍不止，兼有小便不利证，此属停饮，当用五苓散以化气利水，蓄水得去，口渴自止。

本条内容重在辨证：一辨表证误下成痞与未下转属阳明；二辨阳明经病与津亏便硬均非承气汤证；三辨胃燥口渴与停水口渴。但有缺文，读者领会其大意即可。

【原文】脉阳微而汗出少者，为自和也，汗出多者，为太过。阳脉实，因发其汗，出多者，亦为太过。太过者，为阳绝于里①，亡津液，大便因鞭也。（245）

【词解】①阳绝于里，绝，极也，谓阳热之邪独盛于里。

【解析】辨汗出过多，津液受伤导致大便硬之证。脉浮取有微弱和缓之象，谓之"脉阳微"，说明正气虽虚，邪亦不甚，当参考证候，而判断其转归。若见汗出较少，说明邪正相争，正气将胜，病邪将退之象，故云"为自和也"。如汗出过多，则津液伤于外，邪热盛于里，是为太过。

阳脉实，指脉浮而充实有力，说明邪气较甚，而正气不虚，若因风寒在表所致者，理当发汗而解。发汗以遍身漐漐微汗为佳，若汗出太多，亦为太过。因为汗出过多，每易导致津液亡于外，阳热盛于里，因而会出现肠中干燥大便硬的变证。

【选注】《医宗金鉴》：脉阳微，谓脉浮无力而微也。阳脉实，谓脉浮有力而盛也。凡中风伤寒，阳微则热微，微热蒸表作汗，若汗出少者，为自和欲解；汗出多者，为太过不解也。阳脉实则热盛，热盛而发其汗，出多者，亦为太过，则阳极于里，亡津液，大便因硬，而成内实之证矣。（《订正仲景全书上·阳明篇》）

【原文】脉浮而芤①，浮为阳，芤为阴，浮芤相搏，胃气生热，其阳则绝。（246）

【词解】①脉浮而芤，脉轻按浮大，重按中空，形似葱管，为阴血不足阳气浮盛之象。

【解析】辨阳明热盛津亏的脉证。本条承上条而来，则热盛津伤，胃肠燥结，便硬不通，仍是其基本病理变化。病证如此，而脉可多变，故引浮芤之脉，反复辨析。

浮为阳气盛，芤为阴血虚，阳气盛则气有余而生热，阴血虚则阴不足以和阳。浮芤相搏，阳盛阴虚，所谓"胃气生热，其阳则绝"即是说明阳热独盛，阴液虚竭，阴阳不相调和，因而形成肠中干燥，大便硬结之证。

【选注】钱天来：浮为阳邪盛，芤为阴血虚。搏，聚也，浮芤并见，故曰浮芤相搏。阳邪盛则胃气生热，阴血虚则津液内竭，故其阳则绝。绝者，非断绝、败绝之绝，言阳邪独治，阴气虚竭，阴阳不相为用，故阴阳阻绝而不相流通也。即《生气通天论》所谓"阴阳离决，精气乃绝"之义也。注家俱谓阳绝乃无阳之互词，恐失之矣。（《伤寒溯源集·阳明篇》）

【原文】趺阳脉①浮而涩，浮则胃气强，涩则小便数，浮涩相搏，大便则鞕，其脾为约，麻子仁丸主之。（247）

麻子仁丸方

麻子仁二升　芍药半斤　枳实半斤，炙　大黄一斤，去皮　厚朴一尺，炙，去皮　杏仁一升，去皮尖，熬，别作脂

上六味，蜜和丸如梧桐子大，饮服十丸，日三服，渐加，以知为度。

【词解】①趺阳脉，即足背动脉，在冲阳穴处，属足阳明胃经。

【方义】

（1）功能：润肠通便，和里回津。

（2）主治：趺阳脉（即足背动脉的脉搏，为胃脉）浮而涩，浮则胃气强，涩则小便数，浮涩相搏，大便则难，其脾为约（因胃气强，约束其脾，不化津液，故大便难）。

本方用治不能使用大黄、芒硝合剂之老人或虚弱体质者便秘最宜。适用本方之便秘往往常有尿意频数症状，但无此症状亦可用之。患者大多为老人及体质虚弱者，并大多数体液缺少，皮肤呈现干燥。

本方能润肠通便，清热导滞，具有缓和泻下的作用。用治肠胃有伏热，缺乏水分，火便坚而粪粒小，有如羊屎，或痔疮便秘，尿意频数，患者多为年老虚弱体质者，因津液枯竭，皮肤干燥等。

本方用治肠胃有伏热，大便坚硬，水分缺乏，津液枯竭，年老虚弱体质者之便秘。润肠丸用治风热肠燥，血虚火盛，肠中津液不足，大便干硬者。通常，饭前冷服。

另外，本方兼有消导作用，只可暂用，不可久服。对于年老或体虚便秘，由于血虚津亏所致者，不宜使用。因方内含大黄、枳实等荡涤之品，对孕妇及习惯性流产的患者，应慎重使用。麻子仁丸治疗习惯性便秘。

【验案】

医案1：姚某，女性，39岁，干部，习惯性便秘已有数年之久，于1981年2月16日初诊。

患者胃脘胀痛不适，纳差食少，多年来大便干燥，两三日一行。兼有头晕心慌

气短四肢无力等症状。观其舌淡苔少，脉见沉细稍数，乃阴虚液燥，中气不足。遂投以补中益气汤与麻子仁丸及益胃汤三方化裁。

太子参30g 黄芪30g 白术9g 陈皮9g 当归12g 升麻6g 麻仁10g 白芍10g 枳壳9g 酒大黄3g 生地黄11g 玄参15g 沙参15g

上方服3剂后，大便通畅，转为正常，每日1次，胃脘胀痛明显好转。又将上方减酒大黄加淡苁蓉，川楝子，又服10剂胃痛消失，食欲大增，头晕乏力日趋好转，后又服7剂，共服药20剂而痊愈。

按：麻仁丸亦可按常规用药剂量改为汤剂服用。至于丸剂、为大家临床常用之品故不拟赘滛其例。（《张仲景药法研究》）

医案2：刘某，男，28岁。大便燥结，五六日一行。每次大便，困难异常，往往因用力太劳而汗出如雨，口唇干燥，以舌津舐之则起厚皮如痂，撕则唇破血出，其脉沉滑，舌苔黄。辨证：是属胃强脾约证，因脾荣在唇，故脾阴不足，则唇燥干裂。处方：麻子仁丸一料，服之而愈。（《伤寒论十四讲》）

【原文】太阳病三日，发汗不解，蒸蒸发热者，属胃也，调胃承气汤主之。（248）

【解析】太阳病汗后转属阳明证治。太阳病虽经发汗，热仍不解，转属阳明。此发热，非太阳病的翕翕发热，而是热聚于里腾达于外的蒸蒸发热，为燥盛于里之征，故曰"属胃也"。热虽聚于胃，尚未见潮热、谵语等证，故只用调胃承气汤以泄热和胃。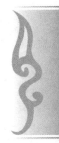

【原文】伤寒吐后，腹胀满者，与调胃承气汤。（249）

【解析】吐后腹胀满的治法。伤寒吐后，而见腹胀满，以原有实热在里，吐后实热不解，故腹仍胀满。但因吐后，胃气已虚，虽有热邪内聚，不宜峻下，故与调胃承气汤去其实热，兼和胃气。

【原文】太阳病，若吐若下若发汗后，微烦，小便数，大便因鞭者，与小承气汤和之愈。（250）

【解析】太阳病误治伤津成里热便硬的证治。太阳病，或吐，或下，或发汗后，津液受伤，热邪入里，邪热内扰故微烦、小便数、大便硬。本证经误治后，津液受伤，气滞热结，故与小承气汤和之，以通胃气而除热，热除津复，自愈。

【原文】得病二三日，脉弱，无太阳、柴胡证，烦躁，心下鞭。至四五日，虽能食，以小承气汤，少少与，微和之，令小安。至六日，与承气汤一升。若不大便六七日，小便少者，虽不受食，但初头鞭，后必溏，未定成鞭，攻之必溏，须小便利，屎定鞭，乃可攻之，宜大承气汤。（251）

【解析】本方主治阳明腑实证。大便秘结，腹部胀痛，硬满拒按，潮热谵语，自汗出，不恶寒，痞满燥实坚症俱全。杂病三焦大热，苔黄厚而干，脉沉实。

本方是阳明腑证的代表方，可用于治火实大满之证。其患腹部充实，膨胀坚硬。身体沉重，汗出而不恶寒，脉浮滑，并有便秘，潮红，口舌干燥，胡言乱语等症为病征。

本方是泻下峻剂，是为阳明腑实证而设，主治高热便秘证候。另外，在临床的运用上，又归纳为"痞、满、燥、实"四种，"痞"是自觉胸脘有闷塞感症状，胸部按之板硬。"满"是指脘腹胀满。"燥"是指肠胃化燥有燥屎，既燥又坚，按之肚腹坚硬，脉证俱实。此属热邪极盛，如不急下则阴液枯竭。

对于热结旁流，下利清水臭秽，脐腹疼痛，坚硬有块，口舌干燥，脉数而滑，或滑数有力者，亦当用本方治疗，所谓"通因通用"，亦即此义。

热厥，痉病，发狂等属于热实内结者，亦可选用本方衍化治疗。

现代多用于急性传染病或非传染性急性热病如乙脑、大叶性肺炎、肺脓肿、败血症等病之极期，急性菌痢则用于初起，亦可用于习惯性便秘，治疗急性阑尾炎，急性单纯性肠梗阻，急性胆囊炎，急性胰腺炎等，见有便秘苔黄脉实者，均有一定的疗效。

经研究证明，本方具有增加肠道蠕动和增加胃肠道容积，改善胃肠道的血循环和降低毛细血管通透性，以促进胆囊收缩，胆道口括约肌放松，胆汁分泌增多等作用。

（1）现代应用：①急性肺炎，伤寒，流行性感冒，麻疹，脑炎，高血压，破伤风，常习性便秘，精神病，赤痢，痔疾。②伤寒，流行性感冒，急性肺炎，麻疹，脑炎，高血压症，常习便秘，破伤风，脚气冲心，热厥，抽搐，发狂，齿痛，食物中毒，小儿急痫，癫痫，精神分裂症，躁郁病，喘息，宿食，赤痢，疫痢，尿闭，产褥热，月经闭止，腰脚麻痹，荨麻疹，肥胖症等。

（2）方证简释：大承气汤主治燥结成实已甚的阳明腑实重证。从病机上讲，可概括为"燥热结实，府气闭塞，痞满燥实具备"。证候表现以大便燥结，即燥屎已成为主要特征。辨燥屎依据当有四点：其一，燥屎内结，大便必坚硬，而形成异常干硬的粪块，或成球状，大小不等，但皆以顽固难下为特点。其二，燥屎内阻，故伴有腹满疼痛，绕脐作痛，腹满不减，虽减亦微不足道，并伴有疼痛拒按。其三，燥屎已成，肠实胃满，则不能食，甚则恶闻食臭。其四，燥屎内阻，腑气不通，肺气不利，故见喘满。腑实证的全身表现，当有汗出，日晡潮热，心烦谵语，甚者神昏，如见鬼状。若燥热下劫肝肾之阴，则见"目中不了了，睛不和"等伤阴之证。其脉见紧而有力，或沉迟有力，舌苔黄燥，或生芒刺。大承气汤由大黄、厚朴、枳实、芒硝组成。方中大黄苦寒泻下热结，荡涤肠中燥屎，同时又能活血行瘀，从而有利于推陈致新；芒硝咸寒，软坚润燥，协大黄以泻下燥屎；厚朴理气除胀；枳实下气消痞，二者结合，更助硝、黄泻下之功。古人云：通可去滞，泻可去实。四药相伍，各行其功。又因本方泻热破结，荡涤肠胃，攻遂六腑，其力迅猛，故称为大承气汤。后世用本方治疗癫狂热实证，宿食积滞，热性痢疾，热厥等证。近代又常用于治疗急腹症，以及某些热病过程中而见阳明腑实证者。

【原文】伤寒六七日，目中不了了①，睛不和②，无表里证③，大便难，身微热者，此为实也，急下之，宜大承气汤。（252）

阳明病，发热汗多者，急下之，宜大承气汤。（253）

发汗不解，腹满痛者，急下之，宜大承气汤。（254）

【词解】①目中不了了，视物不清。②睛不和，眼球转动不灵活。③无表里证，外无发热恶寒等表证，里无潮热谵语等里证。

【解析】伤寒六七日，是病程较久，然无发热恶寒等表证，则病已不在太阳，即使初感风寒在表，此时亦悉归于里。既归入里，又何言无里证耶？盖其所指，当为无潮热谵语之里证说。但病在阳明，证属里热内实无疑。其大便难，身有微热，乃阳明燥热结实之征。若单从证候表面现象看，表里之证似不太严重，实则阳热燔灼，阴液消亡显露，已出现目中不了了、睛不和之危急重证。《灵枢·大惑论》云："五脏六腑之精气，皆上注于目，而为之精，精之窠为眼，骨之精为瞳子……上属于脑。"叶天士《外感温热篇》谓："热邪不燥胃津，必耗肾液。"是病至如斯，腑热炽盛已极，胃肾阴液俱竭，精气不能上注于目，目睛失养，故视物不清，眼珠转动不灵活。而病机之关键处，仍在阳热邪实。故治取急下，速从釜底抽薪，以泻阳热之实，而救欲亡之阴液。否则热势炎炎，燎原莫制，预后堪虞。

阳明病，发热汗多，当是在阳明腑实的基础上，见有此等证候。然腑实之证，多为潮热或身微热，手足濈然汗出。今言阳明病发热，汗出过多，是里热蒸腾、迫津外泄的表现。腑实已成，热极汗多，津液过耗，则不大便、腹满疼痛拒按等，自不待言。当此之时，若不急施救治，则热极津涸之候，将接踵而至，是以目前虽无凶险证候，而凶险之象已隐伏其中，故宜急下，用大承气汤，抑其亢阳，救其真阴，以免燥热焦燎，而危及生命。

发热汗出，为阳明病热证、实证所共有。本条特以发热汗多作为急下的审证关键，须知除发热汗多外，当伴有腹胀满、疼痛拒按、不大便，或潮热谵语等候。若纯为阳明热证发热汗出，而无内实，则是白虎汤所主，断然不可攻下。

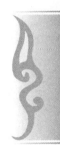

发汗病不解，津液已从外夺，腹满痛者，里之邪热又在急疾燥化成实，不急下去实，势将津液重伤，故急下通腑，旨在存阴。

【原文】腹满不减，减不足言，当下之，宜大承气汤。（255）

【解析】辨腹满当下的证治。本条是辨阳明腑实当下的重点之一。腹满不减，减不足言，是谓腹满严重，终日不减，即令有所减轻，然程度亦甚微，不足以言减。病因阳明腑实，腑气不通，气机壅滞，故有此大实大满之候。既属内实腹满，则腹痛拒按、大便不通、舌苔黄厚干燥等证亦可相兼出现，故宜大承气汤，以下其满实。

【原文】阳明少阳合病，必下利，其脉不负者，为顺也。负者，失也，互相剋贼^①，名为负也。脉滑而数者，有宿食也，当下之，宜大承气汤。（256）

【词解】①剋贼，伤害。

【解析】论阳明与太阳、少阳合病、并病的证治。阳明少阳合病，邪气较盛，热亦较重，影响肠胃而见下利。阳明主胃，少阳主胆，脾与胃合，肝与胆合，肝脾属木土之脏，有相互克制之义。以脉而论，阳明脉应实大，少阳脉弦，今病下利，若阳明脉见，下之即愈，即不负为顺；若少阳脉见，则不可下，邪无从出，病不能解，即为负。负者失也，木必克土，为正气失。今脉滑而数，为阳明有宿食之脉，脉不弦为顺，当下之即愈，宜大承气汤。

按：本证下利是热结旁流，用大承气汤亦通因通用的治法。

32条太阳与阳明合病自下利，是病偏重于太阳之表者，故用葛根汤，177条太阳与少阳合病自下利，是邪偏重于少阳之半表半里者，故用黄芩汤；而本条阳明少阳合病之下利，是偏重于阳明病。

【原文】病人无表里证，发热七八日，虽脉浮数者，可下之。假令已下，脉数不解，合热则消谷喜饥，至六七日不大便者，有瘀血，宜抵当汤。（257）

【解析】辨阳明腑实与有瘀血的证治。病人无表里证，是无头痛恶寒的太阳表证，又无腹满谵语的阳明里证。而发热经过七八日不解，因无表证，虽脉浮数，可用下法以泄其热。若下后脉浮已去，而数不减，是气分之热已去，血分之热不解，故脉仍数。若血分之热影响于胃，与胃合热，则消谷善饥。至六七日不大便，是血分之热已蒸于胃，故知有瘀血，宜抵当汤以去其瘀。若脉数不解，而下利不止者，是血分之热灼伤阴络，所以说"必协热便脓血也"。

【原文】若脉数不解，而下不止，必协热便脓血也。（258）

【解析】承上条论便脓血的证治。上条说下后脉数不解，又不大便，是邪热不得向外宣泄，热与血结，而为蓄血。本条承上文说，若下后脉数不解而下利不止，为邪热下趋，既不为蓄血，又不为阳明腑实便硬，而是迫血下行，灼伤阴络，则产生便脓血变证。所以说："必协热便脓血也。"

【选注】尤在泾：热在血则必病于血，其变亦有二，合犹并也，言热气并于胃为消谷善饥，至六七日，不大便者，其血蓄于中。若不并于胃而下利不止者，其血必走于下。蓄于中者，为有瘀血，宜抵当汤，结者散之，亦留者攻之也；走于下者为协热而便脓血，则但宜入血清热而已。（《伤寒贯珠集·阳明篇》）

【原文】伤寒发汗已，身目为黄，所以然者，以寒湿在里不解故也。以为不可下也，于寒湿中求之。（259）

【解析】寒湿发黄的病机与治则。寒湿发黄证，即后世所谓"阴黄"。由病者脾阳不运。寒湿为患。服发汗药后，中气愈虚，脾阳愈形困顿，脾虚湿滞，所以身目发黄。此时治疗，不可攻下，当温中散寒除湿，应在寒湿中以求治法。

寒湿在里的发黄，病属太阴；瘀热在里的发黄，病属阳明。阳黄脉证，黄包鲜明，脉滑数或濡数，必有大便秘结或不畅，小便黄赤不利，腹满，烦闷，呕吐，舌苔黄腻；阴黄脉证，黄色晦暗，大便稀薄，口淡舌苔滑润，身无大热，口不烦渴，纵渴亦喜热饮，脉沉或迟。

【原文】伤寒七八日，身黄如橘子色，小便不利，腹微满者，茵陈蒿汤主之。（260）

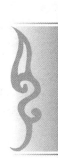

【解析】郁热发黄的证治。伤寒七八日，身黄如橘子色，属湿热发黄，即后世所谓"阳黄"。小便不利，湿无从出，腹微满，为湿热郁积在里，故用泄热渗湿的茵陈蒿汤主之。本条可与 238 条对看，彼重叙述病因，此重叙述证状。

【原文】伤寒身黄，发热，栀子柏皮汤主之。（261）

【解析】伤寒身黄发热的治法。伤寒病由于湿热相蒸，以致全身发黄，且有发热之证。此湿热郁于三焦，热势较重，只言身黄、发热，既无腹微满之里证，又无体痛、恶寒之表证，故用栀子柏皮汤以清热泄湿为治。

栀子柏皮汤方

肥栀子（擘）十五个　甘草（炙）一两　黄柏二两

上三味，以水四升，煮取一升半，去滓，分温再服。

【方义】论湿热发黄，热重于湿的证治。栀子苦寒清内热，治郁热结气，泄三焦之火从小便而出。黄柏寒能清热，苦可燥湿。炙甘草甘缓和中，并能调剂栀子、黄柏苦寒之性。诸药合用，既不损伤脾胃，又有清热退黄之功。本方为清泄湿热之剂，若加茵陈则效果更佳。

（1）临床应用：栀子柏皮汤在《伤寒论》中用于湿热郁蒸，热重于湿之阳黄。临床上凡见身目俱黄、色鲜明如橘子色，小便短少、色如浓茶样，身热，口渴，心烦，舌苔黄，脉数者，即可选用本方治疗。其方证的基本病机是湿热郁蒸，热重于湿，肝胆疏泄失职，胆汁外溢。运用本方旨在清泄里热，泄湿退黄。历代医家对本方应用广泛。如清代医家吴鞠通运用本方治疗阳明温病，不甚渴，腹不满，无汗，小便不利，心中懊侬，必发黄。近代有医家用本方加茵陈、郁金治疗传染性肝炎，获得显著效果，且有很好的预防作用。在肝炎流行地区的患者中，只要出现食欲不振、精神疲乏、胸胁不畅、四肢无力、头晕等前驱症状时，即使未出现黄疸，预服本方有较好的预防作用。但栀子必须生用。还有医家将本方加减制成"茵栀黄注射液"，有较好疗效而应用较广。目前临床上常用以治疗传染性肝炎、钩端螺旋体发黄、胆囊炎、泌尿系感染、急性结膜炎等。只要病机属湿热内郁，热重于湿者均可选用本方治疗。

（2）现代研究：现代药理研究证实，栀子柏皮汤中栀子体外试验有广谱抗菌作用，其水浸膏、醇浸膏，均有降血胆红素和促进胆汁分泌的利胆作用。黄柏含有小檗碱、少量棕榈碱、黄柏酮、黄柏内酯、甾醇类化合物等，抗菌谱很广，对痢疾杆菌、伤寒杆菌及大肠埃希菌、绿脓、白喉、百日咳、结核杆菌均有抑制作用，对钩端螺旋体、阿米巴原虫、各型流感病毒、皮肤真菌等均有抑制作用。药理研究还表明对血小板有保护作用，使其不易破碎，此外尚有利尿作用，甘草具有利尿作用，可使尿量增加，并能增强肝脏功能而有明显的解毒作用。（杨百茀，李培生．实用经方集成．北京：人民卫生出版社，1996，189）

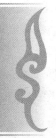

【原文】伤寒瘀热在里，身必黄，麻黄连轺①赤小豆汤主之。（262）

麻黄连轺赤小豆汤方

麻黄（去节）二两　连轺（即连翘根）二两　杏仁（去皮尖）四十个　赤小豆一升　大枣（擘）十二枚　生梓白皮（切）一升　生姜（切）二两　甘草（炙）二两

上八味，以潦水②一斗，先煮麻黄再沸，去上沫，内诸药，煮取三升，去滓，分温三服，半日服尽。

【词解】

①连轺，轺（yáo，音摇）。一说为连翘根；一说即连翘。现今处方中皆用连翘。

②潦水，潦（lǎo，音老）。潦水，下雨后在地面上汇聚的雨水。流动的称行潦，流潦；不动的称停潦，积潦。此处泛指雨水。

【解析】阳黄兼表的证治。本条虽云瘀热在里发黄，但以方测证，则知兼有太阳表证未解，当有发热、恶寒、无汗、身痒等表证。又因热邪瘀滞在里，不得外泄，故必小便不利，是以热与湿合，胶结不解，影响肝胆疏泄功能，故为湿热发黄，仍属阳黄范畴。

治疗本证，若从湿热而论，则汗法当禁，若从表证未解而言，又不得不用汗法，故需于矛盾中求得统一，采取内清湿热、外散表邪之法，使表里证分途而解，此为发汗与清利并用，对本证颇为适宜。

【选注】《医宗金鉴》：湿热加黄，无表里证，热盛者清之，小便不利者利之，里实者下之，表实者汗之，皆无非为病求去路也。用麻黄汤以开其表，使黄从外而散。去桂枝者，避其热也。佐姜枣者，和其营卫也。加连翘、梓皮以泻其热，赤小豆以利其湿，共成治表实发黄之效也。（《订正仲景全书上·阳明篇》）

第 7 章　辨少阳病脉证并治

概　说

少阳包括手少阳经三焦、足少阳经胆腑，并与手厥阴心包、足厥阴肝为表里。手少阳之经脉，布膻中，散络心包，下膈行属三焦。三焦主决渎而通调水道。故名"中渎之腑"，又为水火气机运行之道路。足少阳之经脉，起于目锐眦，上头角，下耳后，至肩，入缺盆，下胸贯膈、络肺属胆，行人身之两侧。胆附于肝，内藏精汁而主疏泄，故名"中精之腑"。胆腑清利，则肝气条达，脾胃自无克贼之忧。同时手足少阳之经脉，互有联系，故胆腑功能疏泄正常，则枢机运转，三焦通畅，水火气机得以升降自如，故上焦如雾，中焦如沤，下焦如渎，各有所司。

外邪侵犯少阳，气机郁滞，则自然胆火上炎，出现口苦、咽干、目眩等症。若邪入而正邪分争，枢机不利，进而影响脾胃功能，则有往来寒热，胸胁苦满，默默不欲饮食，心烦喜呕，脉弦细，舌苔白等，凡此皆称为少阳病。少阳居于太阳、阳明之间，因病邪既不在太阳之表，又未达于阳明之里，故少阳病亦称半表半里证。

少阳病有从太阳之表而来者，有自发于少阳者，有少阳受病多日不解者，所见证候虽然较多，但只要病入少阳而有柴胡证，则但见一证便是，不必悉具。更有少阳病因失治误治，阳盛而入阳明之腑，阴盛而入三阴之脏者，则各随其传变而论治。然则少阳病是否陷入三阴，每以中气盛为转移，故曰："伤寒三日，三阳为尽，三阴当受邪，其人反能食而不呕，此为三阴不受邪"是也。

由于少阳外邻太阳，内近阳明，故病邪每多传变，证情则常有兼挟。若少阳兼太阳表证，可见发热微恶寒，支节烦疼，微呕，心下支结，脉浮弦等，治宜和解发表之法并用。若兼阳明里实证，则见呕不止、心下急、郁郁微烦，或兼潮热、大便硬等，治宜和解兼通下之法。若兼水饮内停，证见胸胁满微结，小便不利，渴而不呕，但头汗出、往来寒热、心烦者，治宜和解与温化水饮并行。更有少阳病因失治误治，导致病邪弥漫，表里俱病，虚实兼见，因而出现胸闷、烦惊、小便不利、谵语、身重等症者，治法于和解少阳之中，兼以重镇安神、通阳和表、泻热去实之法。

少阳病治疗原则，应以和解为主。小柴胡汤是其主方。汗、吐、下法均属禁忌。但由于所兼表里证候不同，有时又不得不兼用汗下等法，这与少阳病禁例是辨证的统一。

少阳病纲要

【原文】少阳之为病，口苦，咽干，目眩也。（263）

【解析】论少阳病辨证提纲。病入少阳，邪在半表半里，以致枢机不利，则胆腑寄寓之相火郁而不发，势必上炎，灼伤津液，走窜空窍，故见口苦、咽干。手足少阳之脉起于目锐眦，且胆与肝合，肝开窍于目，胆火上扰，清窍不利，故头目昏眩。

以上胆火上炎而致口苦、咽干、目眩，虽为少阳病提纲证，然有正邪分争于半表半里，枢机不利，经气郁结，进而影响脾胃功能者，如往来寒热，心烦喜呕等，仍为少阳主证，二者应相互补充。故本条应与96条合看。

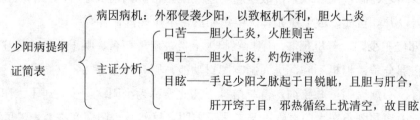

少阳病提纲
证简表
{
病因病机：外邪侵袭少阳，以致枢机不利，胆火上炎

主证分析 {
口苦——胆火上炎，火胜则苦
咽干——胆火上炎，灼伤津液
目眩——手足少阳之脉起于目锐眦，且胆与肝合，肝开窍于目，邪热循经上扰清空，故目眩
}
}

【选注】

（1）成无己：足少阳，胆经也。《内经》曰，"有病口苦者，名曰胆瘅。"《甲乙经》曰，"胆者，中精之腑，五脏取决于胆，咽为之使。"少阳之脉，起于目锐

眦,少阳受邪,故口苦、咽干、目眩。(《注解伤寒论·少阳篇》)

(2)柯韵伯:仲景特揭口苦、咽干、目眩为提纲,奇而至当也。盖口咽目三者,不可谓之表,又不可谓之里,是表之入里,里之出表处,所谓半表半里也。三者能开能阖,开之可见,阖之不见,恰合枢机之象,故两耳为少阳经络出入之地。苦、干、眩者,皆相火上走空窍而为病也。此病自内之外,人所不知,唯病人独知,诊家所以不可无问法。(《伤寒来苏集·少阳篇》)

(3)张隐庵:此论少阳风火主气。夫少阳之上,相火主之,标本皆热,故病则口苦咽干。《六元正纪大论》云"少阳所至为飘风燔燎",故目眩。目眩者,风火相煽也。(《伤寒集注·少阳篇》)

【原文】少阳中风,两耳无所闻,目赤、胸中满而烦者,不可吐下,吐下则悸而惊。(264)

【解析】少阳中风证治及禁忌与误治后的变证。少阳中风,是风邪侵入少阳之经,胆火得风邪之助,势必风火交煽,愈伤津液,而干扰清窍。况且足少阳经脉起于目锐眦走于耳中,故耳聋、目赤。胆经复下胸中贯膈,火邪内郁,结于胸胁,经气不利,故胸中满而烦。治法当以和解为主。

以上胸满而烦,若误作肠胃实邪阻滞,而用吐下之法,则火热未必得除,且徒伤气血,以致心神失养,神明无主,可出现心悸、惊惕等变证,故少阳病禁用吐下之法。

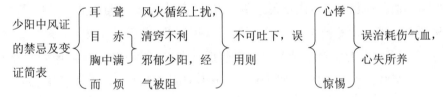

【选注】

(1)汪苓友说:少阳有吐下之禁。只因烦满,故误行吐下之法。

(2)成注云:吐则伤气,气虚者悸;下则亡血,血虚者惊。不知惊悸皆主于心,误吐且下,则气血衰耗,而神明无主,故怵然而悸,惕然而惊也。

【原文】伤寒,脉弦细,头痛发热者,属少阳。少阳不可发汗,发汗则谵语,此属胃。胃和则愈,胃不和,烦而悸。(265)

【解析】论少阳病禁用汗法以及误汗后的变证与转归。伤寒三阳皆有头痛发热,今脉弦细,知病属少阳。少阳病不在表,故不可发汗,误汗则津液外出,胃中干燥,津伤热盛,必见谵语。谵语是热实于胃,故曰"此属胃",当和胃气则愈。若胃气不和则将变见心烦而悸之证,皆少阳误汗之所致,故少阳病禁用汗法。

【原文】本太阳病不解，转入少阳者，胁下鞕满，干呕不能食，往来寒热①，尚未吐下，脉沉紧者，与小柴胡汤。（266）

【词解】①往来寒热，恶寒与发热交替出现。

【解析】论少阳病的证治。"本太阳病不解，转入少阳"，说明少阳病的来路之一，可以是由于病在太阳阶段未能治愈，进而传入少阳。胁下硬满较之胸胁苦满程度更甚，干呕不能食与心烦喜呕、默默不欲饮食同义，往来寒热是典型的少阳热象，脉沉紧是病已离表转入少阳之象。邪离太阳之表，则其脉不浮，相对谓之沉；紧乃弦之甚者，故合称沉紧。以上脉证出现，表明少阳证已具。"尚未吐下"，言尚未用吐、下法误治，正气未伤，一般无邪陷三阴之可能。脉证合参，证属少阳，当和解枢机，故与小柴胡汤。

小柴胡汤是《伤寒论》中治少阳病、妇女经期热入血室的著名方剂。妇女妊娠感寒，表邪易入里化热，这与经期感寒，表邪内传而热入血室的病机一致，故以小柴胡汤加减治疗妊娠感冒92例，收到良好效果。

【验案】朱某，女，25岁，干部，妊娠2月余。诉停经后即反复出现鼻塞、头痛等症状，并且饮食稍进香燥则感咽痛。3天前又觉鼻塞、头痛，并感恶寒发热，口苦，咽干咽痛，思饮，恶心，晨起呕吐，不思饮食，时感小腹隐痛，无阴道流血，大便正常，舌淡红，苔薄黄，脉浮滑。时值1月，冬去春来，患者感受风寒燥邪，邪客少阳，加之患者平素气阴不足，胎热内盛，为妊娠感冒与胎动不安并存，即予小柴胡汤去大枣，加苏梗12g、防风10g、炒荆芥10g、桑叶12g、麦冬15g、续断15g。3剂，并嘱患者忌食辛辣香燥。服药后患者仅感咽干咽痒，咳嗽痰少难咯，恶心，时有呕吐，偶感小腹轻微隐痛，再予小柴胡汤去大枣，加炒荆芥10g、苏梗12g、桔梗10g、竹茹6g、射干10g、麦冬15g、续断15g，服药3剂后，除感恶心，纳食欠佳外，其余症状均已消失。后追访患者，妊娠3个月后纳食正常，呕恶自然消失。

【原文】若已吐下发汗温针，谵语，柴胡汤证罢，此为坏病，知犯何逆，以法治之。（267）

【解析】论少阳病误治后变证的治则。本条承上条而发，补充论述少阳病的发病机制与转归阳明的证治。气血虚弱，谓病气血不足，抗病力弱，因而腠理疏松，易致外邪侵袭。邪入少阳，必与正气相互搏击，其结于胁下者，经气为之不利，以释上条胸胁苦满，或胁下痞硬句。其正邪分争，互有胜负，邪胜欲入则恶寒；正胜而拒之则发热，里寒热交替之势，以释上条往来寒热句。邪入而疏泄功能失常，胆火不得发越，郁犯心神，则心烦而神情默默；横克胃腑则喜呕而不欲饮食，以释上条心烦、默默不欲饮食句。如此上下两条对勘，则少阳病证及其机理，自可了然。

"脏腑相连"，是谓肝胆相连，脾胃相关，其气互通。且肝胆属木，脾胃属土，若胆腑清和，则木性条达，中土自不受邪；若中土健运，则化生万物，气血流畅，风木自无郁结之忧。今邪入少阳，其气郁而不达，往往克害中土。胃气不降，故生呕吐，脾络不和则腹痛。"邪高"，谓病变在胆，其位较高。"痛下"言腹痛，其位在下。尤在泾曰："邪高谓病所以来处，痛下谓病所结处。"即是此意。凡以上证候，皆以小柴胡汤治疗。

"服柴胡汤已，渴者"为邪传阳明，少阳病一般不渴，而96条有"或渴"，仍以少阳为主证，其渴必不太甚，故仍用小柴胡汤加减治疗。今服柴胡汤后之渴，申言属阳明，故知渴而多饮，必见阳明燥热之象。钱天来云："但云以法治之，而不言法者，盖法无定法也，假令无形之热邪在胃，灼其津液，则有白虎汤之法以解之。若津竭胃虚，又有白虎加人参之法以救之。若有形之实邪，则有小承气汤及调胃承气汤和胃之法；若大实满，潮热谵语，大便硬者，则有大承气汤攻下之法；若胃气已实而身热未除者，则有大柴胡两解之法。若此之类，当随时应变，因证便宜耳。"（见《伤寒溯源集·少阳篇》）

【选注】

（1）王肯堂：血弱气尽至结于胁下，是释胸胁苦满句。正邪分争三句，是释往来寒热句，倒装法也。默默不欲饮食，兼上文满痛而言。脏腑相连四句，释心烦喜呕也。（《伤寒准绳·帙之三少阳病》）

（2）方中行：已，毕也。渴亦柴胡或为之一证，然非津液不足，水饮停逆则不渴。或为之渴，寒热往来之暂渴也。今服柴胡汤已毕而渴，则非暂渴，其为热已入胃亡津液而渴可知，故曰属阳明也。（《伤寒论条辨·少阳篇》）

【原文】三阳合病，脉浮大，上关上，但欲眠睡，目合则汗。（268）

【解析】论三阳合病的脉症。三阳合病是言太阳病、阳明病、少阳病的证候同时出现，反映在脉象上，浮为太阳之脉，大为阳明之脉，"上关上"是说其脉端直以长，即弦脉，为少阳之脉。脉浮大，上关上，正是三阳受邪之脉。此虽三阳脉共见，但从"但欲眠睡，目合则汗"之证来看，其病之重在于阳明里热。内有里热，扰及心神，神识昏蒙，则但欲眠睡。至于"目合则汗"，属盗汗范畴。

【原文】伤寒六七日，无大热，其人躁烦者，此为阳去入阴[①]故也。（269）

【词解】①阳去入阴，概言邪气离表入里。

【解析】辨伤寒表病入里之征。伤寒六七日，有表病传里之可能，观其人无大热，是表无大热，而热邪传里，里热转盛之象。更见烦躁，则知表病全无，而传为里证，即"阳去入阴"之义。唯躁烦一证，阳证阴证均可出现，若欲确定诊断，还须综合脉证细辨。

本条总的精神，是言伤寒六七日之久，必须根据现有的证候来判断病势的进退，以决定适当治疗方法为是。

【选注】

（1）柯韵伯：此条是论阳邪自表入里证也，凡伤寒发热至六七日，热退身凉为愈。此无大热，则微热尚存，若内无烦躁，亦可云表解而不了了矣。伤寒一日，即见烦躁，是邪气外发之机。六七日乃阴阳自和之际，反见烦躁，是阳邪内陷之兆，阴者指里而言，非指三治法当可刺期门，或用小柴胡汤加减之类。

（2）方有执：无者，禁止之词。犯胃气，言下也。必自愈者，言伺其经行血行，则邪热得以随血而俱出，犹之鼻衄红汗，故自愈也。盖警人勿妄攻以致变乱之意。（《伤寒论条辨·太阳篇》）

【原文】伤寒三日，三阳为尽，三阴①当受邪，其人反能食而不呕，此为三阴不受邪也。（270）

【词解】①三阴，指太阴。亦可泛指太阴、少阴、厥阴。

【解析】辨伤寒不传三阴之征。本条以《内经》逐日传经说为悬拟之法，假定伤寒三日，已是病证转属三阴之时，然临床表现既不见太阴之腹满而吐、食不下，也未见少阴之自利而渴、脉微肢厥，更未现厥阴之饥不欲食，食则吐蛔等，如此则可断定病证仍在三阳，未传三阴。

影响疾病之传变与否及其转归趋向的关键要素有三：一为正气强弱；二为感邪轻重；三为治疗当否。而病程之长短，仅是一种参考因素，不可拘泥。

【选注】

（1）成无己：伤寒四日，表邪传里，里不和则不能食而呕，今反能食而不呕，是邪不传阴，但在阳也。（《注解伤寒论·辨少阳病脉证并治》）

（2）汪苓友：伤寒三日者，即《素问》相传日数，上条言六七日，此止言三日，可见日数不可拘也。（《伤寒论辨证广注·少阳篇》）

【原文】伤寒三日，少阳脉小者，欲已①也。（271）

【词解】①已，病愈。

【解析】辨少阳病欲愈的脉象。伤寒三日，病入少阳，其脉当弦，今少阳病而见脉小，则是欲愈的脉象。《素问·离合真邪论》说："大则邪至，小则平"，故知其欲愈。

　　本条是以脉象而概言证候及其病机，脉小，则知由弦脉而渐趋和平。此必少阳之邪有解除之机，虽不言证候，是必证候亦有所减轻，故为欲愈之象。若脉小而病证转剧，是邪胜正衰，病机向危重的方面转化，则另当别论。

　　【选注】成无己：《内经》曰，"大则邪至，小则平。"伤寒三日，邪传少阳，脉当弦紧。今脉小者，邪气微而欲已也。（《注解伤寒论·辨少阳病脉证并治》）

少阳病证治歌诀

少阳主证证治歌

半表半里属少阳，胆与三焦被邪伤；
正邪相争有进退，往来寒热心中烦；
胸胁满闷欲呕吐，沉默少言食不香；
胆郁化火熏清窍，口苦目眩并咽干。
治疗原则宜和解，小柴胡汤是主方。
汗吐下法均禁忌，以免伤正起变端。

少阳兼证证治歌

胸胁胀满四肢酸，少阳兼表微寒热；
和解少阳兼治表，方用柴胡桂枝汤。
兼里当辨虚与实，太阴阳明分两端；
阳明胃肠燥热结，便秘呕吐兼微烦。
胁下硬满发潮热，大柴胡汤效验彰；
若兼太阴腹胀满，心烦口渴大便溏；
胆热脾寒宜温清，柴胡桂枝干姜汤。
胆火下迫兼热利，清热止利黄芩汤；
里急后重腹中痛，若兼呕吐加夏姜；
后世加减多由此，湿热痢疾是祖方。

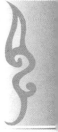

热入血室证治歌

妇女经期血室空，正气虚弱邪易侵；

表寒化热陷入里，热与血结有重轻。

往来寒热胸胁满，月经中断夜神昏；

治宜和解兼祛瘀，小柴胡汤可变通。

小 结

少阳为少火。少火主升发之气，性喜条达而恶抑郁，郁则易发病，不郁则病解。口苦、咽干、目眩三症，即为少火被郁的征象，尤其目眩一症，更为其所独有，最能反映出少阳病本质，故为少阳病提纲。

少阳病分为少阳中风和少阳伤寒两个类型。症见目赤、耳聋、胸中满而烦者，为少阳中风。若见脉弦细，头痛发热者，为少阳伤寒。少阳病病位在半表半里，病不在表、不在里，亦没有腑实，故汗、吐、下三法，为治少阳病之三禁。若违反此禁，误汗则热盛伤津，可发谵语，还可出现心烦、心悸之变证。吐下则胸阳受挫，则会出现悸而惊等变证。

少阳病有本经自发和从他经转属两个类型。本经自发的少阳病，其病机是少火被郁，提纲证及少阳中风、少阳伤寒即属此类。他经转属的少阳病，是表邪进入半表半里，结于胁下，症见往来寒热、胸胁苦满、心烦喜呕等，论中称此为柴胡证。无论自发的还是转属的少阳病，其发病原因，均由正气有所不足，外邪侵犯少阳所致。邪入少阳，少火被郁，治当发散郁火；邪结胁下，枢机不利，治当枢转少阳，均以小柴胡汤为其主方。邪结偏重，心下拘急者，方用大柴胡汤，枢转少阳兼开结气。小柴胡汤临证运用中有"伤寒中风，有柴胡证，但见一证便是，不必悉具"之论，颇为灵活。但这"一证便是"，是以能证明少火被郁或邪结胁下的病机存在的主症，如往来寒热、胸胁苦满即是。

少阳病除本证之外，又有兼证。若少阳病兼表证，两者均轻微者，以柴胡桂枝汤太少两解；兼阳明潮热者，用柴胡加芒硝汤，兼清阳明里热；兼渴而不呕、小便不利者，为水饮内结，投柴胡桂枝干姜汤，兼温化痰饮；兼烦惊谵语者，方用柴胡加龙骨牡蛎汤，兼以镇惊除烦。

第8章 辨太阴病脉证并治

太阴脾主运化，阳明胃主受纳，两者一里一表，一脏一腑，一升一降，互相配合，共同完成消化吸收水谷精微以营养全身的功能，故曰"脾胃为后天之本"。在病理变化方面，病在阳明，阳明阳气旺盛，邪热灼伤胃津，故多实证、热证；病在太阴，太阴脾阳受伤，寒湿停留胃肠，故多虚证、寒证。但是，两者的部位都在中焦脾胃，所以说"实则阳明，虚则太阴"。太阴病与阳明病虽然性质完全相反，但在一定条件下可以互相转化。如阳明病治疗不当，损伤脾阳，可内陷太阴，太阴病阳气恢复太过，亦可转属阳明。

太阴病的临床表现是腹部胀满，时时疼痛、呕吐、腹泻、不思饮食等一派脾胃虚寒的症状。

脾居中焦，主运化水谷精微与水湿，其生理功能主要来自脾阳，太阴为病，无论是传经而成，或者因寒湿直中，或者因误治损伤脾阳，凡导致脾阳不运、寒湿内阻，均有腹胀满的症状；又因寒主收引凝滞，阻碍气机，所以在腹满的同时，还常伴有腹痛时作时止的情况，太阴病的腹痛与阳明病实热燥屎内结、脐腹胀满疼痛拒按不同，它属虚寒性的腹痛，喜暖喜按。脾与胃相表里，寒湿困脾，清阳不升，水谷不化，故有腹泻；寒湿犯胃，浊阴不降，胃气上逆，故有作呕，脾失健运，胃气呆滞，消化功能减弱，所以不思饮食。因为证属虚寒，一般无口渴，患者舌质淡或淡红，苔白滑或白腻，脉象多缓弱。

【原文】太阴之为病，腹满而吐，食不下，自利①益甚，时腹自痛。若下之，必胸下结鞕②。（273）

【词解】①自利，不因攻下而自发泻利。②胸下结鞕，胸下，即胃脘部。指胃脘部痞结胀硬。

【解析】太阴病提纲。太阴病主要属脾虚湿盛。或由传变而来，或由本经自病而起。脾主运化，脾虚邪入，则运化无权，故太阴病多见腹满而吐、食不下等证。脾主腹，由于太阴虚寒，寒湿阻滞，是以腹满；寒犯中焦，胃气上逆，故吐；脾失健运，故食不下；寒湿下注必自下利甚剧、腹部时痛，此皆太阴虚寒之征。故其治法，当以温运为主。若误用下法，则中焦愈虚，邪气乘虚结于膈间，则引起胸下结硬。

【原文】太阴中风，四肢烦疼，阳微阴涩①而长者，为欲愈。（274）

【词解】①阳微阴涩，此处指脉象，阴阳作浮沉解，即浮取而微，沉取而涩。

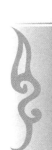

【解析】太阴中风的主证及欲愈候。太阴中风，乃脾胃虚寒之人感受风邪。因正气不能达表抗邪，故初感多见太阴里证。脾主四肢，故见四肢烦疼；风脉本浮，今脉仅见阳微，知在外之风邪不盛；脾主湿病，今脉仅见阴涩，知在里之湿邪未甚；且阴脉长，主里气充实。是脉阳微阴涩而长者，为邪气不盛，正气充实，故为欲愈之象。涩脉多与短脉并见，今脉涩而长，故知为欲愈。

【原文】太阴病，欲解时，从亥至丑上。（275）

【解析】论太阴病欲解的时间。《内经》云："脾为阴中之至阴，亥子丑为阴消阳长之时。"所以太阴将愈也在此时。六经皆有欲解时一条，因尚不能指导临床，当存疑待考。

【选注】陈修园：太阴为阴中之至阴，阴极于亥，阳生于子，至丑而阳气已增，阴得生阳之气而解也。

【原文】太阴病，脉浮者，可发汗，宜桂枝汤。（276）

【解析】论太阴兼表的证治。太阴之脉本弱，今脉不弱而浮，是由阴转阳，使邪气外达于肌表，出现四肢烦疼等症状，故用桂枝汤调和荣卫，使邪从汗解。

【原文】自利不渴者，属太阴，以其脏有寒①故也，当温之，宜服四逆辈②。（277）

【词解】①脏有寒，指脾脏虚寒。②四逆辈，辈指一类的意思。四逆辈即指理中汤、四逆汤一类的方剂。

【解析】太阴病的主证、病机和治则。"自利不渴"是太阴病下利的特点。"自利"是太阴病的主症，为脾阳虚弱而清阳不升；"不渴"是太阴病下利的辨证要点，为脾阳虚弱而寒湿弥漫所致。太阴为阴土，主湿，病则多从寒湿而化，以"不渴"揭示了太阴为病的特征，故仲景明确指出："自利不渴者，属太阴"。

"脏有寒"是指脾脏虚寒，是仲景进一步对自利不渴病机的解释。太阴自利，大多责之脾阳虚弱，寒湿阻滞。

太阴病虚寒下利的治疗原则是"当温之"。治疗方药只提出"宜服四逆辈"。

【原文】伤寒脉浮而缓，手足自温者，系在太阴①；太阴当发身黄，若小便自利者，不能发黄；至七八日，虽暴烦下利日十余行，必自止，以脾家实②，腐秽③当去故也。（278）

【词解】①系在太阴，系，联系，涉及之意。系在太阴，即涉及太阴。②脾家实，实，在此指正气充实。脾家实，即脾阳恢复之意。③腐秽，指肠中腐败秽浊之邪。

【解析】太阴病阳复转愈的临床表现和机制。本条自"伤寒，脉浮而缓"至"系在太阴"，是讲病邪涉及太阴的脉证。伤寒脉浮缓，与太阳中风脉相同，然太阳中风当有发热恶寒头痛等表证，今无发热恶寒，亦无头项强痛，而手足自温，可知不是太阳中风证，而是病涉太阴。脉浮，乃太阴自感外邪所致；脉缓，为太阴本脉，乃脾阳不振，脾为湿困之象。三阳皆有发热，三阴多无发热，病至太阴，虽感外热，然正气抗邪无力，故不发热，而但手足温者，以脾主四肢故也。

自"太阴当发身黄"至"不能发黄"，是阐述太阴寒湿发黄的机制。太阴居中焦而主湿，外邪内入，则从寒湿而化，寒湿郁阻中焦，影响肝胆疏泄功能，致疏泄失常，胆汁外溢，则可出现太阴寒湿发黄证。此即所谓"太阴当发身黄"之谓也。此种身黄多黄而晦暗，并伴一派虚寒之象，是为阴黄，与湿热郁蒸之阳黄，黄如橘子色不同。若虽病系太阴，而小便自利者，则湿邪能从下而泄，湿有出路，寒湿不能郁阻于内，故不能发黄。

从"七八日"至"腐秽当去故也"，是阐述太阴病脾阳复自愈的证候及机制。病至七八日，若骤然出现心胸烦热，是谓"暴烦"，示脾阳恢复，阳气伸展，与邪相争；烦而下利者，是因脾阳恢复，运化功能恢复正常，清阳得升，浊阴得降，推荡肠道腐败积滞之物从下而去的特殊现象。当腐秽之物尽去之时，则利必自止，故云"脾家实，腐秽当去故也"。需要说明的是，病人虽暴烦下利，然必下利逐渐减轻，并伴诸症好转之象，如手足温和，精神慧爽，腹痛渐止，舌苔渐化，脉转调匀和缓等，方可断为正复邪去，其病为愈。若烦利并见手足厥冷，精神困顿，或躁扰不宁，舌苔不化，诸症不见好转，甚或加重，则为阴寒更甚，而非欲愈之象。

【原文】本太阳病，医反下之，因尔腹满时痛①者，属太阴也，桂枝加芍药汤主之；大实痛②者，桂枝加大黄汤主之。（279）

桂枝加芍药汤方

桂枝三两，去皮 芍药六两 甘草二两，炙 大枣十二枚，擘 生姜三两，切

上五味，以水七升，煮取三升，去滓，温分三服。本云：桂枝汤，今加芍药。

桂枝加大黄汤方

桂枝三两，去皮 大黄二两 芍药六两 生姜三两，切 甘草二两，炙 大枣十二枚，擘

上六味，以水七升，煮取三升，去滓，温服一升，日三服。

【词解】①腹满时痛，腹满疼痛，时轻时重，时作时止。②大实痛，腹满疼痛较甚，或腹痛拒按，或大便不通。

【解析】太阳病误下邪陷太阴腹满时痛或大实痛的证治。本太阳表证，治当发汗解表，不可用下法。今医反下之，误下而损伤脾气。脾虚失运，气机不畅，故出

现腹满疼痛,时重时轻,时作时止,喜温喜按之见证。这表明病已由太阳转属太阴,治宜桂枝加芍药汤通阳和脾、缓急止痛。若出现腹满疼痛,拒按,难以缓解,大便不通者,即所谓"大实痛",乃宿滞内阻,气机郁滞,病关阳明,治宜桂枝加大黄汤,和脾止痛兼通实滞。

本条"腹满时痛"与太阴病提纲证"腹满而吐,食不下,自利益甚,时腹自痛"有所不同。二者虽同属太阴,然彼则脾虚寒温内盛,故除腹满时痛外,还见食不下、呕吐,以自利为甚,寒湿显著,是以宜理中汤类温中健脾以散寒湿;此证为邪气初入太阴,脾络不和,气机不畅,故重在腹满时痛,寒湿不显,亦不下利,故用桂枝加芍药汤以通阳和脾,缓急止痛。

本条"大实痛",与阳明府实证腹满硬痛、拒按、便秘,似同而实异。彼为阳明燥实内阻,府气不通,除腹满硬痛、拒按、便秘外,尚见潮热、谵语、濈然汗出等一派燥热炽盛之象;此为病初涉阳明,实邪内阻,必无潮热、谵语等症,故用桂枝加大黄汤和络止痛、泻胃去实。

本条由太阳病误下,而腹满时痛者,病属太阴;大实痛者,病关阳明,自是以里证为主,至于表证之有无,不必拘执,从原则而论,当以张注为得。而柯氏虽谓太阳表证未罢,仍含以里证为主之意,故从辨证论治,灵活运用而言,则柯注犹可备参。至于"大实痛",汪氏谓"太阴之邪,已归阳明",较为合理,然为邪气初入阳明,而非阳明腑实可比。程氏直以为太阴实证,殊不知"当温之,宜服四逆辈,为太阴主法,即令太阴阴寒凝结而实者,亦非本方所能治,故其说难从。

腹满时痛者,宜通阳和脾、缓急止痛。

【选注】

(1)钱天来:本太阳中风,医不汗解,而反下之,致里虚邪陷,遂入太阴,因而腹满时痛,故曰属太阴也。然虽属太阴,终是太阳之邪未解,故仍以桂枝汤解之,加芍药者,桂枝汤中已有芍药,因误下伤脾,故多用之,以收敛阴气也。(《伤寒溯源集·太阴篇》)

(2)张隐庵:本太阳病,医反下之,因而腹满时痛者,乃太阳之邪入于地土而脾络不通,故宜桂枝加芍药汤主之,此即小建中汤治腹中急痛之义也。大实痛者,乃腐秽有余而不能去,故以桂枝加大黄汤主之。(《伤寒集注·太阴篇》)

(3)汪苓友:如腹满痛甚,又为大实之证。……其人胃家本实,虽因太阳病误下,热邪传入太阴之经,然太阴之邪,已归阳明而入于府,此非里虚痛,乃里实痛也。(《伤寒论辨证广注·太阴篇》)

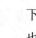

（4）程郊倩：倘大实而痛，于证似可急下，然阴实而非阳实，仍从桂枝例，升发阳邪，但加大黄以破结滞之物，使表里两邪各有去路，则寒随实去，不温而自温矣。（《订正仲景全书·上·太阳篇》）

【原文】太阴为病，脉弱，其人续自便利，设当行大黄芍药者，宜减之，以其人胃气弱，易动故也。（280）

【解析】太阴病脾胃虚弱，当慎用酸寒之药。太阴病脉弱，其人续自便利，主胃气弱，虽见脾家实，必须并用大黄、芍药时，亦应减其剂量用之，因胃弱者，积滞易动，少用即可，若用量不减，必致伤及胃气，造成下利不止。

★ 自学指导

本节讨论太阴兼表、太阴腹痛以及太阴病的转归三个问题。

1. 太阴兼表证，276 条所讨论者，是以表病为主的证候。因为太阴之脉，以缓弱为主，今见脉浮，说明太阴里证不重，而表证明显，故宜桂枝汤，权从表解。学习本条，尚需联系 163 条桂枝人参汤证（见太阳变证），其病亦为太阴兼表，然以太阴为重，故用理中汤加桂枝。可见太阴兼表之治法，有偏表、偏里之不同。

2. 太阴病本有"时腹自痛"一症，而此处所讨论者，乃表病误下，病涉太阴或阳明而致腹痛，不可与太阴病提纲之"腹痛"混同对待。本条太阳病误下后之腹满时痛，为邪气初入太阴，脾络不和所致，故以桂枝加芍药汤，通阳和脾，缓急止痛；若大实痛，是病涉阳明里实而痛，故用桂枝加大黄汤活络止痛，泻胃去实。280 条承上述证候而来，说明病兼太阴或阳明腹痛，固有用大黄、芍药之例，然在脉微弱，而续自便利者，则里虚已重，胃气已弱，宜减量行之。

3.278 条、187 条讨论太阴病的转归，扼要说来，无非以下数种：①寒湿不化，则为阴黄之候，反之则不发黄，病情有向愈之机。②脏邪还腑，而转化成阳明病。③脾家实，腐秽当去。

第9章　辨少阴病脉证并治

少阴病，是人体感受外邪，机体抗病能力明显衰退，正虚邪盛出现的病证，是伤寒六经病变发展过程中的危重阶段。

少阴病的生理功能以足少阴肾、手少阴心经，肾脏、心脏两经两脏的生理功能为基础，同时由于经脉的络属关系，又与太阳膀胱、小肠的生理功能密切相关，互为表里。少阴病也可以说是机体抗病能力减弱，感受外邪后，引起少阴所属脏腑、经络生理功能紊乱所致的较为危重的病证。

少阴的生理功能主要包括肾、心两脏的功能，肾主藏精，内寓真阴真阳，为先天之本，生命之根；心主血脉，又主神明，为君主之官。在正常的生理活动中，心火下蜇于肾，肾水上奉于心，使心肾相交，水火既济，阴阳交通，彼此制约，则心火不亢，肾水不寒，维持人体的正常生命活动。由于心、肾两脏的性质不同，加之致病因素和病人体质特点不同，抗病能力已经明显衰退，因此少阴病又是外感疾病过程中的危重阶段。

少阴病的典型表现是：脉微细，但欲寐。

少阴病的基本病理变化是以肾、心的病理变化为基础，少阴病虽分为寒化证和热化证，但以寒化证为主，其病理变化可归纳为：心肾阳虚，阴寒内盛。

少阴寒化证，是由于心肾阳气衰弱，阳虚则阴盛，邪气从寒转化而引起的全身性虚寒证。它是少阴病的主要证型。因为本证的临床表现复杂多变，而且多出现危重证候，所以治疗时必须特别注意。现将少阴寒化证的几种证治介绍如下。

所谓阳衰阴盛证，顾名思义，即阳气衰弱，阴寒之邪极盛的证候。阳衰与阴盛，二者互为因果。阳气虚导致阴寒盛，阴寒盛则更使阳气衰。但究其根本，少阴寒化证毕竟以阳虚为主因。若无心肾阳虚，即便是风寒邪气盛，也不至于形成少阴病。

本证的临床表现，主要是不发热而怕冷，尤其四肢冰冷，伴有严重的腹泻症状，大便清冷稀薄如水，内夹杂未消化的食物，因为四肢是人体内阳气最不易到达的部位，所以当体内阳气衰微，不能充养四肢时，就会出现四肢厥冷。同时，又因为肾阳既衰，火不生土，不能支持脾主运化的功能，水谷无从腐熟消化转输，阴寒凝集，所以腹泻清水样粪便，内夹未消化的食物。这里还须说明的是，少阴病的腹泻较之太阴病的腹泻，其症状和程度都更为严重，太阴病腹泻，手足尚温暖，口不渴，少阴病腹泻则是四肢冰凉，有时口渴，喜热饮（这是阳虚气不化津的缘故），若寒邪上逆，还可出现干呕不能食，或食入即吐的症状。此外，由于心肾虚衰，正气不支，所以患者经常出现精神萎靡不振，神情恍惚、似睡非睡、似醒非醒的状态，《伤寒论》中称之为"但欲寐"。

【原文】少阴之为病，脉微细，但欲寐①也。（281）

【词解】①但欲寐，指似睡非睡、精神萎靡、体力衰惫的状态。

【解析】少阴病提纲证。少阴属心肾两脏，心主血属火，肾藏精主水，内寓真阴真阳。病及少阴，则心肾虚衰，阴阳气血俱不足，故出现脉微细，但欲寐之证。脉微，即脉微弱无力，似有似无，乃心肾阳衰，不能鼓动血脉所致；脉细，即脉形细小如丝，乃阴血虚少，不能充盈脉道所致；但欲寐者，是指精神萎靡不振，神志恍惚昏沉，而呈似睡非睡状态，此乃心肾阳气虚衰，心神为阴寒所困而成。《素问•生气通天论》云："阳气者，精则养神"，说明阳气能化生精微，奉养心神。今阳气虚衰，精微不化，无所奉养，故有"但欲寐"之征象。

少阴病危重病证甚多，而提纲仅及"脉微细，但欲寐"，似乎有所不足。然则此脉证已露出心肾虚衰之机转，有此即是少阴病，何待厥利呕逆，凶险毕至，而后识少阴病面目。

"但欲寐"与邪去人安之嗜卧及热盛神昏之嗜卧鉴别表

类型	原文	相似证	鉴别
邪去人安之嗜卧	37条：太阳病，十日已去，脉浮细而嗜卧者，外已解也	嗜卧	病邪已去，但以新瘥之体，精神疲倦而嗜卧，必安舒静卧，脉静身和而无所苦
热盛神昏之嗜卧	231条：阳明中风……嗜卧……	嗜卧	为三阳合病、热盛神昏之嗜睡，并见脉弦浮大、短气、腹满而喘、胁下及心痛、鼻干不得汗、一身及目悉黄等邪热弥漫三阳之证
少阴病之但欲寐	281条：少阴之为病，脉微细，但欲寐也	但欲寐	为少阴阳气虚衰，阴寒内盛，神失所养，而呈精神萎靡不振、神志恍惚昏沉、似睡非睡状态，伴脉微细等

微细之脉，欲寐之证，则心肾虚衰显然，而阳虚寒甚，亦在其中矣，观282条"少阴病，欲吐不吐，心烦，但欲寐，五六日自利而渴者，属少阴也……"可知。《金鉴》以阳虚寒化为解，可从。恽氏兼寒化、热化而论之，似属牵强。盖阴虚热化证之脉细数有力，不是脉微细；心烦不得眠，亦非但欲寐，两相参校，自可了然。

【选注】

（1）《医宗金鉴》：少阴肾经，阴盛之脏也。少阴受邪则阳气微，故脉微细也；卫气行阳则寤，行阴则寐，少阴受邪，则阴盛而行阴者多，救但欲寐也。（《订正仲景全书•少阴篇》）

（2）恽铁樵：阴虚火旺者，恒苦竟夜不得寐；阴盛阳衰者，无昼夜但欲寐。阴虚火旺之不寐，并非精神有余不欲寐，乃五内躁扰不宁。虽疲甚而苦于不能成寐；阴盛阳虚之但欲寐，亦非如多血肥人，头才着枕即鼾声雷动之谓，乃外感之寒盛，本身阳气徵，神志若明若昧，呼之则精神略振，须臾又惝恍不清，此之谓但欲寐。病入少阴，无有不如此者。（《伤寒论辑义按·少阴篇》）

【原文】少阴病，欲吐不吐①，心烦，但欲寐。五六日自利而渴者，属少阴也，虚故引水自救，若小便色白②者，少阴病形悉具，小便白者，以下焦③虚有寒，不能制水，故令色白也。（282）

【词解】①欲吐不吐，指要吐而又无物吐出。②小便色白，小便量多色淡，即小便清长。③下焦，这里指肾脏。

【解析】少阴寒化的病机及辨证要点。病至少阴，下焦阳气虚弱，阴寒上逆，则欲吐；复因胃肠空虚，故不能吐。阴寒盛于下，虚阳上扰，心神不宁，则心烦。但欲寐，是精神萎靡、昏沉模糊、似睡非睡之象，为心肾阳气衰微、阴寒内盛、神失所养所致。至五六日，邪入更深。正气愈耗，心肾之阳更虚，火不生土，水谷不化，因而下利。阳气衰虚，不能蒸化津液，更加利多耗液，故口渴。即所谓"自利而渴者，属少阴也"。此证既不同于太阴病之"自利不渴"，亦异于热利口渴。

下利口渴鉴别表

证候	条文	病机	下利特点及兼证
肠热下利	34条：太阳病，桂枝证，医反下之，利遂不止，脉促者，表未解也；喘而汗出者，葛根黄芩黄连汤主之	热壅大肠，传导失职，或兼表邪未解	下利黄水，臭秽，灼肛，多有发热口渴，苔黄，脉数，或有轻微表证
太阴下利	273象：自利而渴者，属太阴，以其脏有寒故也，当温之，宜服四逆辈	脾阳虚衰，清气下降。水湿下注	下利多水粪杂下，所下清冷，无热不渴，苔白
少阴下利	282条：少阴病，欲吐不吐，心烦但欲寐，五六日自利而渴者，属少阴也，虚故引水自救。若小便色白者，少阴病形悉具。小便白者，以下焦虚有寒，不能制水，故令色白也	肾阳虚衰，火不生土，水谷不化	下利清谷，小便清利，口渴，或伴肢冷、脉沉微、但欲寐等

本条辨证，步步深入。上文"自利而渴者，属少阴"，已明少阴虚寒之本质。困其口渴，恐人犹有疑义，故申言"虚故引水自救"，则渴由虚寒可知。然则，虚有中焦之虚及下焦之虚，故复以小便而辨之。此证小便利而清白如水，必是肾中真阳不足，统摄无权，不能制约水液之故，则是"下焦虚有寒"无疑。辨证至此，则

以"少阴病形悉具"一语以括之。观本条前后二"虚"字，则多少疑惑，可以冰释。

【原文】病人脉阴阳俱紧，反汗出者，亡阳也。此属少阴，法当咽痛而后吐利。（283）

【解析】少阴病阴盛亡阳的脉症。"脉阴阳俱紧"，系指尺寸脉俱紧而言。紧脉主寒，若属太阳伤寒，其脉当浮而阴阳俱紧，并见无汗恶寒，头痛身疼之证。今不兼表实之证，应为寒盛于内之象，其脉当沉而阴阳俱紧。里寒之证，多应无汗，今见汗出，故曰"反汗出"。此乃少阴阴寒太盛，虚阳外亡之象，故曰"亡阳也"。少阴之脉循喉咙，上挟咽，阴寒盛于少阴，虚阳循经上扰，郁结于咽，因而咽痛。然此咽痛应是不红不肿而微痛，与实热咽痛截然不同。阴盛于内，中阳不守，升降无序，故见上吐下利。本条未出方治，然少阴病阳虚阴盛，且见亡阳之变，宜用四逆汤一类方剂以回阳救逆。

【原文】少阴病，咳而下利谵语者，被火气劫①故也，小便必难，以强责少阴汗②也。（284）

【词解】①被火气劫，劫，作强取解。被火气劫，即为被火法迫汗所伤。②强责少阴汗，强责，过分强求的意思。强责少阴汗，指少阴不当发汗而强用发汗的方法。

【解析】论少阴病被火劫伤阴的变证。少阴受邪，应用温药扶阳兼驱邪，则邪去正复，其病自愈。若以火劫迫使汗出，则阳未复而阴已伤，致肾虚气逆而作咳，阳微于下而下利，火浮于上、神志被扰而谵语。此皆少阴被火之过。津亏者小便必难，故少阴病首戒强汗。

【原文】少阴病，脉细沉数，病为在里，不可发汗。（285）

【解析】少阴禁汗之脉。少阴病，脉细沉数。细为血虚，沉为在里。数脉与沉细并见，且不发热，不能认以数为热而误以汗解。常见阴寒之证，有一息七八至者，但按之必散而无力。今少阴病脉细沉数，当亦无力。一般病在里者，且不可发汗，况少阴里病，须知所戒。

【原文】少阴病，脉微，不可发汗，亡阳故也；阳已虚，尺脉弱涩者，后不可下之。（286）

【解析】少阴病不可汗下之脉。少阴病脉微为阳虚，尺脉弱涩为血少。阳气虚，不可发汗，发汗则亡阳；阴血少，不可下，下之则亡阴。凡阳气已虚，而又见尺脉弱涩者，既不可发汗，复不可下，否则亡阳亡阴之变，可立而待。

【原文】少阴病，脉紧，至七八日，自下利，脉暴微，手足反温，脉紧反去者，为欲解也，虽烦，下利必自愈。（287）

【解析】少阴病下利自愈证。少阴病脉紧为里寒盛，至七八日出现下利，似病势增重。乃下利后脉由紧突然变微，是邪气去；同时手足由冷而转温，是阳气复。正复邪退，乃病有向愈之机，虽有烦而下利之证，必能自愈。

【原文】少阴中风，脉阳微阴浮者，为欲愈。（290）

【解析】少阴欲愈脉象。少阴的主脉是微细，表现为里气虚衰之象。今少阴中风，见阳脉微，知邪不盛，阴脉不沉而浮，知正不虚，乃正气有抗邪外达之象，故为向愈之征。

【原文】少阴病，欲解时，从子至寅上。（291）

【解析】预测少阴病欲解时。阳生于子，阳进则阴退，阳长则阴消。少阴解于子至寅，正所谓阴得阳则病解。于此更可知少阴重在真阳，阳气存亡关系病之进退。六经皆有欲解时一条，因尚不能指导临床，当存疑待考。

【原文】少阴病，吐利，手足不逆冷，反发热者，不死；脉不至者，灸少阴①七壮。（292）

【词解】①灸少阴，是灸少阴经的太溪穴，在内踝后跟骨动脉凹陷中。

【解析】少阴病，阳复可治，脉不至可灸。少阴病吐利是阴盛阳虚，应见寒证。今手足不逆冷，而反发热，可见是阳气来复，阴寒渐退，所以不至于死。若脉不至，是由于吐利交作，正气暴虚，致脉一时不能接续，可灸少阴太溪七壮，以通阳复脉。凡此等证，内服与艾灸，可以并行不悖。

本条言少阴病吐利、手足不逆冷、反发热，可以不死，与287条，288条同义。

【选注】陶节庵说："伤寒直中阴经，真寒证甚重而无脉，或吐泻脱然而无脉，将好酒、姜汁各半盏与病人服之，其脉来者可治。"

【原文】少阴病，八九日，一身手足尽热者，以热在膀胱，必便血也。（293）

【解析】论少阴病热移膀胱的变证。少阴与太阳互为表里，阴证转阳，由里达表，则可从少阴之脏转出太阳之腑膀胱。"一身手足尽热"为本条辨证的关键，一则可与阴盛格阳证鉴别：阴盛格阳证有身热不恶寒，但又与手足厥冷同时出现，此则全身包括手足均热。二则反映本证之病位特点：热在膀胱，而膀胱外应皮毛，故一身手足尽热。然阳复太过而化热，热移膀胱，热伤血络，则可发生"便血"的变证。

【原文】少阴病，但厥无汗，而强发之，必动其血，未知从何道出，或从口鼻，或从目出者，是名下厥上竭①，为难治。（294）

【词解】①下厥上竭，阳衰于下，厥从下起，故称下厥；血从上出，阴从上竭，故称上竭。

【解析】论强发少阴汗导致下厥上竭的变证。少阴病，但厥无汗，是少阴阳气衰微之表现。阳衰不能温养四末则厥；不能蒸化阴液，故无汗。法当回阳救逆，切忌发汗。即或兼有表证，亦当根据表里轻重缓急，或急救其里，或用温阳发汗之法。今但厥无汗，则脉微细、但欲寐之意自在其中，本无发汗之理，医者不察，而强发其汗，则不仅更伤阳气而厥逆加重；且辛燥发汗之品，燥动营血，逼血上逆，或从口鼻出，或从目出，则阴血涸竭可知。阳气衰于下而厥，阴血出于上而竭，是名下厥上竭。

本条下厥上竭，病情危重，而治疗棘手。盖下厥非温不可，而上竭却不能用温，补阳则碍阴，补阴则碍阳，故曰"难治"。

【选注】

（1）张令韶：此论少阴生阳衰于下，而真阴竭于上也。少阴病但厥无汗者，阳气微也。夫汗虽血液，皆由阳气之熏蒸宣发而出也。今少阴生阳衰微，不能蒸发，故无汗。强发之，不能作汗，反动其经隧之血，从空窍而出也。然未知从何道之窍而出。少阴之脉循喉咙，挟舌本，系目系，故或从口鼻，或从目。阳气厥于下而阴血竭于上，少阴阴阳气血俱伤矣，故为难治。（《伤寒论直解·少阴篇》）

（2）喻嘉言：强发少阴汗而动其血，势必逆行而上出阳窍，以诸发汗药皆阳经药也。或口鼻，或耳目，较前证血从阴窍出者，则倍甚矣。（《尚论篇·少阴篇》）

【验案】许叔微治一妇人，得伤寒数日，咽干烦渴，脉弦细，医者汗之，其始衄血，继而脐中出血。许曰："少阴强汗之所致也。盖少阴不当发汗，仲景云，少阴强发汗，必动其血，未知从何道而出，或从口鼻，或从耳目，是为下厥上竭，此为难治。仲景无治法，无药方"。许投以姜附汤，数剂血止，后得微汗愈。（《伤寒九十论》）

【原文】少阴病，恶寒身蜷而利，手足逆冷者，不治。（295）

【解析】少阴纯阴无阳的危候。少阴病恶寒身蜷，为阳气虚衰，毋庸赘述。下利自属阳衰阴盛、火不生土之故，更见手足逆冷，则全部病情示真阳衰败、纯阴无阳之危象，故云"不治"。"不治"者，病情危重之意也，医者岂可坐视垂危？若论救治之法，总宜大剂姜、附，或加人参之类，以挽危厄，倘能救治及时，多有转危为安者。

本条与 288 条同有恶寒、蜷卧、下利，何以彼云可治，此云不治？盖 288 条虽有恶寒身蜷下利，然手足温，下利逐渐减轻乃至渐止，知阳回阴退，尚有生机，故云可治。本条恶寒、身蜷、下利，而手足厥冷不回，是一派阴寒之中，无阳复之兆，

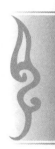

生机微弱，故以"不治"而警示之。

【选注】钱天来：前恶寒而蜷，因有烦而欲去衣被之证，为阳气犹在，故为可治。又下利自止，恶寒而蜷，以手足温者，亦为阳气未败，而亦曰可治？此条恶寒身蜷而利，且手足厥冷，则四肢之阳气已败，故不温。又无烦与欲去衣被之阳气尚存，况下利又不能止，是为阳气已竭，故为不治。虽有附子汤及四逆、白通等法，恐亦不能挽回既绝之阳矣。（《伤寒溯源集·少阴篇》）

【原文】少阴病，吐利躁烦，四逆者死。（296）

【解析】少阴病，阴寒独盛，虚阳欲脱，极危之候。少阴病，既吐复利，是阴寒盛极，阳气已虚。若加烦躁四逆，则虚阳有欲脱之势，故属危殆。

【原文】少阴病，下利止而头眩，时时自冒者死。（297）

【解析】少阴阴盛阳绝的危候。少阴病，四逆，恶寒而身蜷，为少阴阳虚、阴寒内盛所致。脉不至，较脉微欲绝更重，表明阳气欲绝，不能鼓动血脉。更见不烦而躁，即病者神志昏沉而手足无意识的躁动，是残阳外扰、神气浮越的表现。此种危恶之候，属阳气败绝，纵投大剂姜附回阳，亦有难于救治者，预后不良，故曰"死"。

本条与292条同有脉不至，然彼属可治，此则云"死"，须加辨别。292条之脉不至乃暴发吐利，正气暴虚，气血一时不相接续所致。因属暴病，则与久病真元衰败者不同，故用灸法，以通阳复脉，多有回复之望。本条脉不至，是由少阴阳衰阴盛重证发展而成，不仅真元衰微，而且见证有阴无阳，故难于救治。

【选注】

（1）黄坤载：四逆恶寒而身蜷，阴盛极矣。脉又不至，则阳气已绝，如是则不烦而躁者亦死。盖阳升则烦，阳脱则躁，阳中之阳已亡，是以不烦。阴中之阳欲脱，是以躁也。阳气者，静则神藏，躁则消亡。精者，神之宅也。水冷精寒，阳根欲脱，神魂失藏，是以反静而为躁也。（《伤寒悬解·少阴篇》）

（2）陈修园：少阴病，阳气不行于四肢，故四逆，阳气不布于周身，故恶寒而身蜷。阳气不通于经脉，故脉不至。且不见心烦，而唯见躁扰者，纯阴无阳之中，忽呈阴证似阳，为火将绝而暴张之状，主死。此言少阴有阴无阳者，死也。（《伤寒论浅注·少阴篇》）

【原文】少阴病，四逆[1]恶寒而身蜷，脉不至[2]，不烦而躁者[3]，死[4]。（298）

【词解】[1]四逆，恶寒而身蜷，阴寒甚，虚已极也。[2]脉不至，血不足，且心脏已衰竭。[3]不烦而躁者，烦者，正邪争，热也。因无热，故不烦。躁者，乱也。躁动无暂安时，只躁不烦，有阴无阳，邪盛正衰，神欲离散也。[4]死，孤阴无阳也。

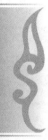

【解析】少阴病，四逆，恶寒而身蜷者，虚寒至甚也。脉不至者，血不足而气衰也。因无热，故不烦。神欲离，故但躁。病属不治，必死。无下利，未传太阴。波及心脏，为少阴并于厥阴。四逆，脉细欲绝者，与当归四逆汤尚可治。但若脉不至，不但血不足，心力亦大衰，尤其不烦但躁，死在顷刻也。

【原文】少阴病，六七日，息高^①者死。（299）

【词解】①息高，息指呼吸。息高指吸气不能下达而呼吸浅表。

【解析】少阴肾气绝于下、肺气脱于上的危候。肺司呼吸而主出气，肾为生气之源，呼吸之根而主纳气。《难经·四难》云："呼出心和肺，吸入肾和肝。"今少阴病六七日，说明病程日久，知正气日衰，肾阳日少，病已危重，更见"息高"，是肾气绝于下，肺气脱于上的危候，预后不良，故曰"死"。

少阴病总属全身虚衰证候，不防其心肾衰竭，即虑其肺肾脱绝，故少阴病呼吸稍有不利，便应预先固护，积极救治。若迫至息高之时，则真阳涣散，肺肾双绝，纵使投以大剂参附、四逆，亦有难痊者。因此，防微杜渐，最为重要。

【选注】

（1）程郊倩：夫肺主气，而肾为生命之源，盖呼吸之门也，关系人之生死也甚巨。息高者，生气已绝于下，而不复纳，故游息仅呼于上而无所吸也。死虽成于六七日之后，而机自兆于六七日之前，既值少阴受病，何不预先固护，迫今真阳涣散，走而莫追，谁任杀人之咎。（《伤寒论后条辨·辨少阴病脉证并治篇》）

（2）喻嘉言：诸阳主气，息高则真气上逆于胸中，本实先拔而不能复归于气海，故主死也。"六七日"三字，辨证最细，见六七日经传少阴而息高，与二三日太阳作喘之表证，迥殊也。（《尚论篇·少阴篇》）

【原文】少阴病，脉微细沉，但欲卧，汗出不烦，自欲吐，至五六日自利，复烦躁不得卧寐者死。（300）

【解析】论少阴病阴盛阳脱之危候。脉微细沉，但欲卧，为少阴之本证。汗出，为阳衰不固，阴液外泄。不烦，则示阳衰至极，无力与阴相争。自欲吐，为阴寒内盛，浊阴上逆。此时治当急温，若迁延失治，至五六日而下利，复见烦躁不得卧寐，则显然是阴盛阳脱，正不胜邪，病至垂危。故医者临证时要见微知著，谨守病机，防微杜渐。

【原文】少阴病，始得之，反发热，脉沉者，麻黄细辛附子汤主之。（301）

麻黄细辛附子汤方

麻黄二两，去节　细辛二两　附子一枚，炮，去皮，破八片上三味，以水一斗，先煮麻黄，减二升，去上沫，内诸药，煮取三升，去滓，温服一升，日三服。

【原文】少阴病，得之二三日，麻黄附子甘草汤微发汗。以二三日无证[1]，故微发汗也。（302）

麻黄附子甘草汤方

麻黄二两，去节　甘草二两，炙　附子一枚，炮，去皮，破八片

上三味，以水七升，先煮麻黄一两沸，去上沫，内诸药，煮取三升，去滓，温服一升，日三服。

【词解】①无证，《金匮玉函经》作"无里证"指无少阴虚寒所见的恶寒蜷卧、四肢逆冷、下利清谷、脉微欲绝等脉症。

【解析】方用麻黄外散表寒，附子温经扶阳，细辛辛香走窜，能透彻表里，既能直入少阴，佐附子以温经，又能佐麻黄以发散在表之风寒。三药合用，则于温阳中促进解表，解表中不伤阳气。

【验案】

医案1：患者，女，38岁。素有肺结核。感冒，初以小疾，未予治疗，突然寒热止，声嘶，发音不扬，喉痛咯痰，深恐触发旧疾，于1974年4月25日就诊。舌质淡白少苔，脉象沉迟细弱。印象："失音"。此因感冒失治，寒犯少阴经，拟麻黄附子细辛汤合二陈丸加味。处方：麻黄三钱，附片三钱，细辛五分，石菖蒲一钱五分，法夏三钱，云苓三钱，甘草二钱，巴戟三钱，枸杞子四钱，玄参三钱。二剂，煎服。越二日，患者来告，二剂服毕，音开痛止。续求治结核方，遂疏补肺益肾之剂，嘱其常服。（肖曙明．新中医，1975，3：250）

医案2：一男性，30余，患感冒咳嗽，迁延未愈，曾服西药和中药，咳嗽不能止。肺部透视无异常发现。服药约一月左右，咳嗽仍不好。来我处就医，体温37.5℃，喉痒，咳嗽，痰白而稀，量少，神形憔悴，声微嘶，困倦嗜卧。舌淡，有薄润白苔，脉沉弦，而尺部独浮。根据上述的脉和舌来诊断，应该是风寒传经，入于少阴。虽然不是"少阴病始得之"的证候，但它是少阴病的见证则无疑义。我想到《张氏医通》说："暴哑声不出，咽痛异常，卒然而起，或欲咳不能咳，或无痰，或清痰上溢，脉多弦紧，或数疾无伦，此大寒犯肾也，麻黄附子细辛汤温之，并以蜜制附子噙之。慎不可轻用寒凉之剂。"于是采用麻黄附子细辛汤方，给服二剂，微热退清，咳止声扬。原方出入，兼予调理，体力康复。[肖熙．江苏中医．1959（2）：12]

医案3：赵某，女，26岁。患者4个月前因受凉后发热，咳嗽，吐黄痰，在中

日友好医院呼吸内科住院诊为肺炎，因对阿米卡星、红霉素、青霉素均过敏，而予口服抗生素及中药治疗，20d 后发热等诸症减轻出院继服中药。此次因发热、咳嗽一直未消，3 日来咯血痰 2 次，门诊摄片为肺炎而于 1996 年 9 月 7 日入院。

【原文】少阴病，得之二三日以上，心中烦，不得卧①，黄连阿胶汤主之。（303）

黄连阿胶汤方

黄连四两　黄芩二两　芍药二两　鸡子黄二枚　阿胶三两，一云三挺

上五味，以水六升，先煮三物，取二升，去滓，内胶烊尽，小冷，内鸡子黄，搅令相得，温服七合，日三服。

【词解】①不得卧，指失眠。

【解析】本方清热补虚，润燥除烦。主治少阴病、得之二、三日以上，心中烦不得卧。

本方适用于内热血虚，以心悸亢进，胸中烦苦，心烦而不能安眠之证。大多伴有体液枯燥，颜面红潮，头重，上逆，衄血，下利，尿赤。本方有少阴病的泻心汤之称，意即用于虚证的泻心汤证。

以血虚心烦，心悸不眠，上逆面赤，脉沉细数为主要目标。

主要用于睡眠障碍、精神分裂症、诸出血症，肺炎、肠炎、丹毒、猩红热、脑膜炎、脑溢血、高血压，干癣、皮肤瘙痒症。

【验案】

医案 1：李某，女，43 岁，会计，1992 年 9 月 28 日初诊。患者半年前因工作调动，精神抑郁，情绪不宁，经中西医治疗未愈。1 周前复因精神刺激而病情加重。刻诊：神情抑郁忧虑，面容憔悴，易怒善哭，多善疑虑，两胁胀痛，少寐多梦，苔薄，舌质红，脉细弦无力。心肺检查正常，脑血流图未见异常。此属中医郁证，乃久郁化火伤阴，心肝失养，肾水不济而致。治拟滋阴清火，养血柔肝，佐以疏利气机。处方：炒知母、当归、朱茯神各 10g，酸枣仁 12g，炙甘草 3g，川芎 6g，黄芩 6g，黄连 3g，白芍 10g，柴胡 4g，制香附、广郁金、阿胶（烊化）各 10g，鸡子黄1 个，7 剂。

二诊：药后情绪较舒展，诸症均减轻，但夜卧易醒，遇有重音忧心胆怯，食欲不振，原方加煅龙骨、煅牡蛎各 12g，浮小麦、焦山楂、焦神曲各 10g，14 剂。

三诊：14 剂服后，神情自如，睡眠正常。药证相合，以巩固疗效，续服 7 剂。随访半年未见复发。

按：郁病虽多，皆因气不周流，法当以顺气为先，然气郁日久，持续不愈的郁

证病患者，往往化火伤阴耗血。故本案方中以滋阴养血安神的酸枣仁、茯苓、甘草、阿胶、芍药、鸡子黄，配与清热除烦的黄连、黄芩、知母为主，再佐以疏肝解郁的柴胡、香附、郁金、川芎而获良效。

医案 2：恐惧

张某，女，53 岁，职工，1993 年 4 月 3 日求诊。患者 1 年前受惊后，常失眠，心慌，每闻响声而惶惶不安，终日恐慌，曾经西医诊断为"恐怖症"，治疗后略有好转。二星期前因不如意事生气哭泣旧病又发。刻诊：时有泛恶噫气，口干，食欲不振，腰酸乏力，恐惧，入夜竟不敢单人入睡，终日疑神疑鬼，烦躁，舌红无苔，脉细弦滑数。证属肝郁气伤，阴亏血虚火扰。治拟疏肝健脾，滋阴清火，养血安神。处方：制香附、广郁金各 10g，石菖蒲 4g，炙远志 6g，酸枣仁 12g，茯苓、茯神各 10g，川芎 6g，炒知母 10g，黄连 3g，阿胶、当归各 10g，炙甘草 3g，磁石 12g，炙黄芪、焦楂曲各 10g，7 剂。

二诊：药后情绪稍稳定，食欲增加，余证亦有所减轻，药已对证，不必更方。原方续服 14 剂。

三诊：服 14 剂后，诸证大减，胆气大增，精神爽快。守服 5 剂，以巩固疗效。

按：本案恐惧，舌红无苔，脉细弦滑数，为心火亢盛，肾阴不济，故烦躁，又肾在志为恐，肾精不足，心肝失养，则恐惧，阴虚火扰，胃失和降，则泛恶、噫气、纳差。实与酸枣仁汤、黄连阿胶汤病机相符，故以此二方加减，再佐以疏肝健脾之品而迅速痊愈。

医案 3：眩晕

刘某，女，50 岁，干部，1996 年 4 月 5 日初诊。患者身体素虚，贫血，4 个月前因一子突然死亡而悲伤过度，连续彻夜不眠。嗣后常感头晕胀痛，午后面赤升火，心悸怔忡，尤以紧张时更甚。曾在某医院治疗，效果不明显。刻诊：眩晕，伴心烦失眠，盗汗，大便偏干，神疲，口干，舌红少津，脉细弦。血压：21.5/13kPa。综合证情乃心肝血虚，髓海空虚，阴亏火扰，水火不济而致。治拟滋水涵木清火，养血安神除烦。处方：生地黄、杭白芍、阿胶（烊化）、当归各 10g，五味子 3g，酸枣仁 20g，炒知母 15g，煅龙骨、煅牡蛎、珍珠母各 12g，明天麻 10g，鸡子黄（冲）1 个，黄连 3g，黄芩、川芎各 6g，丹参、茯苓各 10g，甘草 3g，7 剂。

二诊：服药后，血压 19/11.7kPa，眩晕减轻，睡眠好转，仍守前法续服 21 剂，诸证均消。

按：本例贫血又加忧思郁结，伤及心肝阴血，致阴虚火炽，下及肾阴。故方中用酸枣仁汤以养血调肝，宁心安神；以黄连阿胶汤育阴清热，交济水火；再佐潜阳息风的龙牡、珍珠、明天麻等以收全功。

【原文】少阴病，得之一二日，口中和①，其背恶寒者，当灸之，附子汤主之。（304）

附子汤方

附子二枚，炮，去皮，破八片　茯苓三两　人参二两　白术四两　芍药三两

上五味，以水八升，煮取三升，去滓，温服一升，日三服。

【词解】①口中和：口中不苦、不燥、不渴。

【解析】论述附子汤证的辨证与灸法。背恶寒、口中和是辨证要点。督脉循行于背部，统督诸阳，今少阴阳衰，寒湿不化，故恶寒以背部为甚。证属少阴阳虚，寒湿阻遏，治法须灸、药并用，附子汤以温阳化湿，"灸之"去寒通阳。阳通湿化，背恶寒、身体痛自然易愈。

口中和并非病证，是指口中不苦、不燥、不渴，主要为排除热证而提出的鉴别指征。阳明热证亦有背恶寒，属阳明热盛，阳郁不达，故兼见舌红苔黄、口燥渴、脉洪大等；而本证之背恶寒，属少阴阳虚，寒湿凝滞，故舌淡苔白、口中和。

【方义】本方重用炮附子温经回阳，祛湿止痛；配人参温补元阳，扶正祛邪；配白术温补脾阳，化湿止痛；佐茯苓健脾利湿，佐芍药通络止痛，共奏补阳化湿，温经止痛之功。附子汤与真武汤皆用附术苓芍，所不同处，附子汤附、术倍用，并配伍人参，重在温补元气，真武汤附、术半量，更佐生姜重在温散水气。

（1）病机：肾阳虚衰，寒湿凝滞于肢体关节。

（2）主症：身体痛，骨节痛，手足寒，背恶寒，脉沉。

（3）治法：温经散寒，除湿止痛。

（4）方药：附子汤（炮附子、白术、茯苓、人参、芍药）。

（5）方歌：生附二枚附子汤，术宜四两主斯方，芍苓三两人参二，背冷脉沉身痛详。

【原文】少阴病，身体痛，手足寒，骨节痛，脉沉者，附子汤主之。（305）

【解析】少阴阳虚寒湿身痛的证治。论述阳虚寒湿身痛证的主要脉证。少阴阳衰阴盛，寒湿失于温化，浸渍于肌肉，留滞于关节，故身体痛，骨节痛；阳气虚衰，寒湿留滞，阳气不能充达于四肢，故手足寒；阳虚阴盛，加之寒湿阻滞，故脉沉而不起。治当用附子汤，温经散寒除湿止痛。

本方可辨证用于寒湿凝滞之风湿性、类风湿性关节炎，肾阳虚的尿闭、多尿、

遗尿，心阳不振之心悸，心功能不全之怔忡，冠心病之背恶寒，脾肾阳虚之水肿，胃下垂，内耳眩晕症，血管神经性水肿，阳虚寒盛的子宫下垂，妊娠腹部冷痛，滑精等证。

【验案】陈某，男，30 岁。初受外感，咳嗽愈后，但觉精神萎靡，食欲不振，微怕冷，偶感四肢腰背酸痛。自认为病后元气未复，未即就医治，拖延十余日，天天如是，甚感不适，始来就诊。脉象沉细，面色苍白，舌滑无苔，此乃脾肾虚寒，中阳衰馁。治当温补中宫，振奋阳气，附子汤主之。处方：炮附子三钱，白术四钱，横汶潞三钱，杭芍（酒炒）二钱，茯苓三钱，水煎服。服一剂后，诸症略有瘥减，次日复诊，嘱按原方继服二剂。过数日，于途中遇见，病者愉快告云：前后服药三剂，诸证悉愈，现已下田耕种。（俞长荣 . 伤寒论汇要分析（修订版）. 福州：福建科学技术出版社，1985）

【原文】少阴病，下利便脓血者，桃花汤主之。（306）

桃花汤方

赤石脂一斤，一半全用，一半筛末　干姜一两　粳米一升

上三味，以水七升，煮米令熟，去滓，温服七合，内赤石脂末方寸匕，日三服。若一服愈，余勿服。

【解析】虚寒下利便脓血的证治。下利便脓血，一般多属热证，而本条下利便脓血却属虚寒，乃为脾肾阳虚、寒湿内阻、脉络不固、统摄无权所致。其证多由湿热痢经久不愈，损伤脾肾，或外感寒湿，聚于肠道，损伤络脉而成，其证候特点是：脓血杂下，颜色暗淡，滑脱失禁，臭秽不甚，无里急后重或较轻，腹痛绵绵，喜温喜按，口和不渴，舌淡苔白等。

【方义】本方以赤石脂为主药，取其质重性温，酸涩收敛，以涩肠固脱；干姜温中散寒；粳米补益脾胃，合用则有温涩固脱之功。本方赤石脂之用法尤有妙义，取其一半全用（粗末），与诸药同煎，以温里涩肠，另一半筛末（细末），用药汁冲服，使其直接留滞肠胃，以增强涩肠止泻之功。本方适用于虚寒下利便脓血者。对于久泻滑脱不尽者，虽无脓血，亦可应用。

本方临床主要应用于急、慢性菌痢和阿米巴痢疾、慢性结肠炎、肠伤寒、功能性子宫出血、白带过多等疾病。

实热痢与虚寒痢鉴别表

证型	病机	证候
实热	实热壅遏大肠，蒸腐气血，化为脓血	下利脓血，颜色鲜明，其气臭秽，里急后重明显，腹痛较剧，发热口渴，苔黄脉数。多属新病
虚寒	脾肾阳虚，寒湿中阻，脉络损伤，统摄无权	下利脓血，颜色暗淡，臭秽不甚，或为腥气，无里急后重或较轻、腹痛绵绵，喜温喜按，无热不渴，苔白脉弱。多属久病

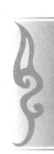

【选注】

（1）汪苓友：此条乃少阴中寒，即成下利之证。下利便脓血，协热者多。今言少阴病下利，必脉微细，但欲寐而复下利也。下利日久，至便脓血，乃里寒而滑脱也。（《伤寒论辨证广注·太阴少阴厥阴中寒篇》）

（2）钱天来：见少阴证而下利，为阴寒之邪在里，湿滞下焦，大肠受伤，故皮坼血滞，变为脓血。滑利下脱，故以温中固脱之桃花汤主之。（《伤寒溯源集·少阴篇》）

【验案】

医案1：曾某，女，42岁，1978年4月5日就诊。自诉1977年10月起，即作腹胀，少腹拘急，尿少而尿意频频，日排尿仅100～200ml左右，住某医院内科治疗，因尿常规及各项生化、物理检查均未见异常而不能确诊，仅拟诊"少尿原因待查和内分泌功能紊乱"，而据尿少、尿意频频给予维生素类、氢氯噻嗪、速尿等剂治疗。初服药后尿增至1500～2000ml，腹胀随减，但纳食渐差，且停药诸症又发，再以前药治而难有起色。转中医治疗，以八正散、五苓散等利水剂出入，亦仅服药时症情好转，停药复如旧，病趋重笃，转省某医院治疗，全面检查亦未见异常。建议继续中医治疗，改济生肾气丸、滋肾通关丸等剂加减也仅取一时之效。数日后复旧状。经人介绍前来求诊：其人面色苍白，形体肥胖，口和纳呆，恶心欲呕，心烦易怒，少腹拘急，腹胀，尿少，尿意频频，尿色白浊，大便干，三四日一行，舌黯淡肥大，脉沉紧。此属脾肾阳气衰惫，枢机不运，气化无权。治宜温运脾肾阳气、枢转气机，方拟桃花汤：赤石脂60g，干姜、粳米各30g，清水煎至米熟烂为度，弃渣分昼三夜一温服。二日后大便通，小便利，色白浊，精神好转，寐安，纳食稍增，余症减轻。嘱再服2剂，煎服法同前。四日后，尿量增，膨胀、少腹拘急和心烦欲呕等症已除，面色转红润，纳增，舌体肥大，苔净，脉沉紧，此中阳已运，肾气来复，原方再进。10日后舌脉复如常人，小便正常，大便通畅，遂以调理脾肾之剂善后。（林上卿．运

用仲景桃花汤的体会，中医杂志，1984，7：18）

按：脾阳不足，累及肾阳，不主二便，遂生"腹痛，小便不利，下利不止，便脓血"之证。其病位，除大肠外，尚应包括膀胱，概为下焦病变。在临床运用时，不能仅以赤石脂有一定收涩作用，断本方为固涩剂，而应认为是温里剂更切合，其中赤石脂、粳米补益脾土，干姜温中固肾，全方具有温运脾肾阳气，枢转中下焦气机之功。不仅用于便脓血一证，对临床表现为小便不利的腹胀、癃闭，用他药无效时投予桃花汤往往奏效。

医案2：张某，男，40岁，干部，1993年10月8日初诊。患者反复腹泻1年余，日行4～5次，大便稀薄夹有血性黏液，伴有腹痛、肠鸣、里急后重。久服西药乏效，特前来求诊。大便常规示：黏液（+++），白细胞（++），红细胞（+++），未见阿米巴滋养体和包囊培养阳性。纤维结肠镜检查：结肠充血、水肿，有数个大小不同的溃疡，上面覆盖着带血的渗出物。形体消瘦，面色萎黄，畏寒肢冷，神疲乏力，下利脓血及黏液，日行7～8次，五更必泻，伴有肠鸣腹痛，舌质淡红，苔薄黄腻，脉沉细，诊为慢性溃疡性结肠炎。此湿热秽毒蕴结大肠，伤及血络，致正气损伤，脾肾阳虚。治当标本兼顾，予以扶正固本以健脾肾，化湿清肠以解秽毒，行气活血以推陈致新。拟桃花汤加味：赤石脂、生薏苡仁、冬瓜仁、山药、焦山楂各30g，党参、苍术、白术、茯苓、炒白芍、广木香、补骨脂各15g，炒黄连、炒吴萸、干姜各10g。每日1剂，煎服3次。7剂后脓血便减少，腹痛减轻，原方继服14剂。后宗前方，随症化裁，2个疗程后大便成形，检查正常，随访1年未复发。

按：溃疡性结肠炎是一种原因不明的直肠、结肠非特异性炎症。主要临床症状为腹泻、腹痛、黏液脓血便及里急后重。属中医学"肠澼""滞下""休息痢"等范畴。其病势缠绵，经久不愈。临床常将其分为湿热内蕴、气滞血瘀、脾肾两虚、阴血亏虚等型。然而笔者认为无论各型，究其根本原因无不由脾虚湿盛所致。湿为阴邪，最易伤及脾阳；脾气虚弱，运化失司，易致津液不化而水湿内停，使脾阳更虚。湿邪壅滞肠道，致大肠气机阻滞，通降不利，而出现腹痛、腹泻、里急后重；壅阻气血，损伤肠膜脉络，而见下利脓血；脾病日久则可及肾，致脾肾俱虚，而使本病缠绵日久，经久不愈。故治当扶正固本以健脾肾，化湿清热以解秽毒，行气活血以推陈致新，佐以排脓生肌、固涩止泻为原则，用桃花汤之意即在此中。桃花汤乃《伤寒论》方。方中赤石脂质重性温而善固涩下焦滑脱，又具有甘温调中、收涩生肌、敛肠止血之功效。但一些医者宗"痢无止法"之说，不敢使用本品。然而本病常以虚实相见，虚多实少，特别是赤石脂与干姜、薏苡仁、冬瓜仁等诸药相配，既有涩肠止血之功效，又可避其敛邪之弊。干姜为大辛大热之品，既可斡旋已败之中气，又可杀灭残余之病源。原方粳米，稼穑作甘，不补之补。本方易以薏苡仁，并伍冬瓜仁，半合千金苇茎汤方制，可排脓生肌，消肠部未消之壅肿。加入苍术、白术取其能燥湿健脾，脾土健则能运化水湿，使清升浊降，而泄泻自止；广木香以行郁滞之气；炒白芍既可避其寒凉之性，又可取其敛阴和营止痛之功效。诸药合用，使涩而不敛邪，共起温阳散寒除湿、涩肠止泻、愈合溃疡之功。临床疗效观察表明，桃花汤加味治疗慢性溃疡性结肠炎与西药对照组相比，疗效显著，作用肯定，且避免了长期服用西药所致的对肝、肾功能损害的副作用，值得临床进一步研究与推广。

医案3：毛方来忽患真寒证，腹痛自汗，四肢厥冷，诸医束手，予用回阳汤救急而瘥。吴石虹：证虽暂愈，后必下脓血，则危矣。数日后，果下利如鱼脑，全无臭气，投参、附不应。忽思三物桃花汤，仲景法也，为丸与之，三四服愈。（《续名医类案》）

医案4：胡某，男，68岁。患下利脓血，已一年有余。时好时坏，起初不甚介意，最近以来，每日利七八次，肛门似无约束，入厕稍迟，即便裤里，不得已，只好在痰盂里大便。其脉迟缓无力，舌质淡嫩。辨为脾肾虚寒，下焦滑脱之下利。为疏：赤石脂二两（一两研末，一两煎服），炮姜三钱，粳米一大撮，煨肉蔻三钱。服三剂而效，五剂而下利止。又嘱服用四神丸，治有月余而病愈。（《伤寒挈要》）

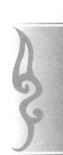

【原文】少阴病，二三日至四五日，腹痛，小便不利，下利不止，便脓血者，桃花汤主之。（307）

【解析】补述虚寒下利便脓血的证治。少阴病，二三日至四五日，邪气内入，脾肾阳虚，而寒湿阻滞，故腹痛。因证属虚寒，故必腹痛绵绵，喜温喜按。脾肾阳虚，寒湿内郁，脉络损伤，固摄无权，滑脱不禁，故下利不止，便脓血。下利过多，津液损伤，化源不足，故小便不利。

【原文】少阴病，吐利，手足逆冷，烦躁欲死者，吴茱萸汤主之。（309）

【解析】本条所述证候看似阴盛阳虚，但关键是"烦躁欲死"一症，这一症以烦为主。虽然阴邪很盛，阳气被阴寒所郁，然阳气尚能与阴邪剧烈抗争，未到阴盛阳衰的境地，所以不用四逆汤回阳救逆，而以吴茱萸汤温降肝胃，泻浊通阳。

本证以剧烈呕吐为主症，兼见有手足逆冷、烦躁、下利等症。

本证提示寒邪犯胃，浊阴上逆的证治，并与少阴病虚阳欲脱的危候相鉴别。

（1）呕吐：呕吐是本证的主症，由于胃气虚寒，肝气犯胃，致使胃失和降，浊阴上逆，故出现剧烈呕吐。

（2）手足逆冷、烦躁：是由于呕吐剧烈与频繁所致，与真阳欲绝的肢冷、烦躁根本不同。呕吐剧烈的患者，由于胃气上逆，痛苦不可名状，故以"烦躁欲死"来形容；呕吐剧烈时，造成阴阳之气不相顺接，也可以出现手足逆冷，但此种逆冷，是一时性的，逆冷亦仅限于指尖足趾，决不至如四逆汤证那样冷过肘膝。

（3）下利：虽有下利，但必不甚剧。由脾胃虚寒所致。

病机为肝胃虚寒，浊阴上逆。

治法为温降肝胃，泄浊通阳为则。

【原文】少阴病，下利咽痛，胸满心烦，猪肤汤主之。（310）

猪肤汤方

猪肤①一斤

上一味，以水一斗，煮取五升，去滓，加白蜜一升，白粉②五合，熬香，和令相得③，温分六服。

【词解】①猪肤，即刮去内脂及外垢的猪皮。②白粉，即白面粉，为今日之小麦粉。③和令相得，即调和均匀。

【解析】少阴阴虚咽痛的证治。病至少阴，心肾水火俱损，下利则加重阴津的损伤。肾水不足，邪从热化，虚火循少阴经脉上扰则咽痛，此咽喉部红肿不太明显，痛势也不剧烈，不同于风热实证之咽部红肿热痛。虚火上炎，热扰胸中则胸满；上扰心神则心烦。证属阴虚火邪上扰，故不须用苦寒之品，宜用滋阴润燥的猪肤汤。

【方义】猪肤汤中猪肤为君药，甘寒性凉，滋肾水，润肺燥，而清降少阴浮游之虚火；白蜜甘寒润肺补脾，清上炎之火而润咽喉；白面粉甘凉入心脾肾经，养心益肾，除热止烦。该方诸药皆为药食之品，按原方要求煎煮，堪称一首滋肾润肺、补脾益胃的食疗方。

（1）病机：少阴阴亏，虚火上扰。

（2）主症：咽部红肿不甚，疼痛较轻，伴见咽干咽痒，甚或呛咳少痰，或见其他阴虚内热之象者。

（3）治法：滋阴润肺，清热利咽。

（4）方药：猪肤汤（猪肤、白蜜、白粉）。

（5）方歌：斤许猪肤斗水煎，水煎减半滓须捐，再投粉蜜熬香服，烦利咽痛胸满痊。

【验案】李某，女，22岁。擅唱歌，经常演出。忽声音嘶哑，咽喉干痛，屡服麦冬、胖大海等药不效。舌红、脉细，辨为肺肾阴亏、虚火上扰、金破不鸣"之证。授以猪肤汤法，令其调鸡子白，徐徐呷服。尽一剂而嗓音亮，喉痛除。（刘渡舟．伤寒论通俗讲话．上海：上海科学技术出版社，1980）

【原文】少阴病，二三日，咽痛者，可与甘草汤。不差，与桔梗汤。（311）

甘草汤方

甘草二两

上一味，以水三升，煮取一升半，去滓，温服七合，日二服。

桔梗汤方

桔梗一两　甘草二两

上二味，以水三升，煮取一升，去滓，温分再服。

【解析】本条论述少阴客热咽痛的证治。本条述证简略，但以方测证，知此咽痛是邪热客于咽部。证分轻重两种：轻者，咽痛不重，轻度红肿，故只用生甘草清热解毒；若服后咽痛不除，属客热咽痛之重者，再加桔梗开肺利咽，咽痛则愈。

甘草生用，凉而泻火，清热解毒，能消痈肿而利咽喉。方用一味，其力更专。轻度红肿之咽痛服之则愈。服后咽痛不除者，则更加桔梗。桔梗苦辛而平，入于肺经，辛散苦泄，宣肺利咽，后世易名甘桔汤，通治咽喉口舌诸病，因此成为治疗咽喉疼痛之基本方。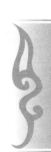

（1）甘草汤：《千金要方》用本方治肺痿涎唾多，心中温温液液者。《圣济总录》载舌卒肿起，满口塞喉，气息不通，顷刻杀人，甘草煎浓汤热漱频吐。《方极》用本方治病急迫，及咽急痛者。《得效方》治小儿遗尿，大甘草头，煎汤，夜夜服之。《至宝方》治小儿尿血，甘草一两二钱，水六合，煎二合，一岁儿一日服尽。《直指方》治诸痛大便秘方，甘草一两，锉碎，井水浓煎，入酒调服，能疏导恶物。近代常用于治疗下列疾病：口腔内疾病，如口腔炎、牙痛、咽喉痛、食道痛、口唇溃疡；声哑、失音、反射性或痉挛性咳嗽等；消化系统疾病，如胃痛、腹痛，以腹肌紧张为应用指征；胃溃疡、十二指肠溃疡、食物中毒，如菌类中毒等。还用于治疗药物过敏；肺痿，痈疽；排尿痛，尿闭，小儿遗尿，小儿尿血；阿狄森病；外用于痔核、脱肛等引起的肛周疼痛；阴部瘙痒肿痛；跌打损伤、刺伤、虫螫引起的疼痛，主要采用浓缩液湿布外敷。

（2）桔梗汤：《肘后方》喉痹专用神效方，桔梗、甘草煮服即消，有脓即出。《和剂局方》如圣汤，即本方，治风热毒气上攻咽喉，肿塞妨闷，及肺痈咳嗽，咯唾脓血，胸满振寒，咽干不咳，时出浊沫气息腥臭，久久吐脓状如米粥。《兰室秘藏》桔梗汤治斑已出，时时与之，快咽喉，宽利胸膈咽。《务预百要方》用本方治喉闭，饮食不通，欲死者。桔梗汤近代主要用于治疗喉痹咽痛、声音嘶哑症；加半夏治失音症；加诃子名铁叫子如圣汤，用于治疗咽喉炎、扁桃体炎、食道炎、肺痈咳吐脓血。

【选注】

（1）吴谦：少阴病二三日，咽痛，无他证者，乃少阴经客热之微邪，可与甘草汤缓泻其少阴之热也。若不愈者，与桔梗汤，即甘草汤加桔梗，以开郁热。不用苦寒者，恐其热郁于阴经也。（《医宗金鉴·订正仲景全书·伤寒论注·辨少阴病脉证并治》）

（2）唐容川：此咽痛当作红肿论，……故宜泻火以开利，……故以甘草缓缓引之，使泻火而生土，则火气退矣。近有硼砂能化痰清火，为治喉要药，其味颇甘，今皆知其治咽痛，而不知即仲景甘草汤意也。服之不差，恐咽壅塞未易去，故加桔梗开利之，后人用刀针放血，即是开利之意。（《伤寒论浅注补正·辨少阴病脉证篇》）

【验案】夏某，男，32岁，军人。患有慢性咽炎，最近几天咽部疼痛不适，有时发痒咳嗽，无痰，经服四环素等药无效。患者过去曾多次发病服用西药效果不太满意，故于1973年4月23日来诊，要求服中药治疗。诊脉弦细，苔少质红。方用桔梗汤加味：桔梗3g，甘草3g，生地3g，元参3g，泡水当茶饮，每日1剂，连服3剂后，咽痛已愈。（王占玺.张仲景药法研究.北京：科学技术文献出版社，1984）

【原文】少阴病，咽中伤，生疮①，不能语言，声不出者，苦酒汤主之。（312）

苦酒汤方

半夏十四枚，洗，破如枣核　鸡子一枚，去黄，内上苦酒，着鸡子壳中

上二味，内半夏著苦酒②中，以鸡子壳置刀环③中，安火上，令三沸，去滓，少少含咽之，不差，更作三剂。

【词解】①生疮，指咽喉部发生溃疡。②苦酒，即醋。③刀环，即万柄一端之圆环，便于放置蛋壳。今可用铁丝作带柄圆环以置蛋壳。

【解析】少阴病咽中伤生疮的证治。咽部受到疮伤，出现局部溃疡，疼痛较剧，波及会厌，因疼痛而难于语言，甚者不能发出声音。此因痰火郁结所致，故治宜清热涤痰、敛疮消肿之苦酒汤。

【方义】方中半夏辛燥涤痰散结，鸡子白甘寒清润利咽，苦酒味酸苦，消疮肿，敛疮面。半夏得鸡子白，有利窍通声之功，无燥津涸液之弊；半夏得苦酒，辛开苦

泄，能加强劫涩敛疮的作用。全方共成涤痰消肿，敛疮止痛之剂。

服法强调"少少含咽之"，可使药物直接作用于咽喉患处，有利于对咽喉局部疮面的治疗，以提高疗效。

苦酒汤可用于治疗口腔溃疡、咽炎、扁桃体炎、小儿重舌等病证，对咽喉部炎症，水肿溃烂，咽痛，失声均有良效。以痰热郁闭导致口腔、咽喉部溃疡为使用指征。另据报道，对早期疖肿、外伤性肿胀，局部敷蛋清，有止痛、消炎、防止化脓的作用。

（1）病机：痰火郁结，咽喉不利。

（2）主症：咽部溃烂，有阻塞感，声音嘶哑，甚或不能言语。

（3）治法：清热涤痰，敛疮消肿。

（4）方药：苦酒汤（苦酒、半夏、鸡子白）。

（5）方歌：生夏一枚十四开，鸡清苦酒搅几回，刀环捧壳煎三沸，咽痛频吞绝妙哉。

【验案】严某，男，石匠。咽中痛，声喑，吞咽困难，脉象两寸独浮虚。诊断：少阴之经，循咽喉，系舌本。阴火上炎而致咽痛。处方：苦酒汤。取鸡子白清火润肺，半夏破结散邪，合苦酒酸以散瘀解毒。仅服一剂，痛止，声开。[游建熙.医案四则.广东中医，1962（7）：31]

【原文】少阴病，咽中痛，半夏散及汤主之。（313）

半夏散及汤方

半夏（洗）　桂枝（去皮）　甘草（炙）

上三味，等分。各别捣筛已，合治之，白饮合服方寸匕，日三服。若不能散服者，以水一升，煎七沸，内散两方寸匕，更煮三沸，下火令小冷，少少咽之。半夏有毒，不当散服。

【解析】本条论述少阴客寒咽痛的证治。本条叙证简略，仅提"咽中痛"。以方测证，可知本证咽痛当属少阴感寒所致。风寒邪气客于少阴经脉，阳气郁而不宣，津液凝而为痰，寒痰凝结于咽喉，故咽喉疼痛。因属寒邪痰涎客阻咽喉，一般不见红肿，同时伴有恶寒，气逆，痰涎缠喉，咳吐不利，舌淡苔白等症。治当以半夏散及汤，散寒涤痰，开结止痛。

【方义】方中桂枝通阳散寒，半夏涤痰开结，甘草缓急止痛，三药合用，共奏散寒涤痰，开结止痛之功。白饮即白米汤，其性甘温，和药内服，取其健脾胃，益津气，且可制半夏、桂枝之辛燥，以防劫阴。本方为散剂，若不能服散者，亦可作汤剂服，即为半夏汤。煎汤服时，应注意少少含咽，使药物持续作用于咽喉，以收

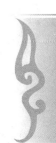

内外同治之效。

方后注文末有"半夏有毒，不当散服"八字，疑为后人所加。

《类方准绳》半夏桂枝甘草汤，治暴寒中人咽痛，即本方。《外台寿世方》暴寒中人，伏于少阴经，旬日始发为咽痛者，俗名肾伤寒，用半夏、桂枝、甘草，姜汁调涂颈上及脐内，再用附子片贴足心。现代临床以本方为基础，可加减化裁治疗证属寒邪郁闭证，咽痛、咽炎、咽喉炎；声带水肿；扁桃体炎、扁桃体周围炎、化脓性扁桃体炎；口腔溃疡；食道癌初期进食噎塞等。

【选注】

（1）成无己：甘草汤主少阴客热咽痛，桔梗汤主少阴寒热相搏咽痛，半夏散及汤主少阴客寒咽痛也。（《注解伤寒论·辨少阴病脉证并治法》）

（2）柯韵伯：此必有恶寒欲呕证。故加桂枝以散寒，半夏以除呕。若挟相火，则辛温非所宜矣。（《伤寒来苏集·伤寒论注·猪肤汤证》）

【验案】郑某，家庭妇女，身体素弱，有痰嗽疾病。因娶媳期届，心力俱劳，引起恶寒、发热、头痛等症，咽部疼痛尤剧，卧床不起，吞咽困难，脉象两寸浮缓，咽部颜色不变。治以《伤寒论》半夏汤原方。义取桂枝以解肌，甘草以清火，半夏以散结降逆，表里兼治方法。嘱徐徐咽下。服2剂，寒热、痰嗽、咽痛等顿消，继以扶正而愈。［游建熙．医案四则．广东中医，1962（7）：36］

【原文】少阴病，下利，白通汤主之。（314）

白通汤方

葱白四茎　干姜一两　附子一枚，生，去皮，破八片

上三味，以水三升，煮取一升，去滓，分温再服。

【解析】白通汤即四逆汤去甘草，减少干姜用量，再加葱白而成。主治阴寒盛于下焦，须急通阳破阴，以防阴盛逼阳，所以用辛温通阳之葱白，合姜、附以通阳复脉。但下利甚者，阴液必伤，所以减干姜之燥热，寓有护阴之意。若利不止，厥逆无脉，干呕烦者，是阴寒盛于里，阳气欲上脱，阴气欲下脱之危象，所以急当用大辛大热之剂通阳复脉，并加胆汁、人尿滋阴以和阳，是反佐之法。原文有"服汤，脉暴出者死，微续者生"，方后还有"若无胆，亦可用"，可知所重在人尿。这些都是白通加猪胆汁汤证治画龙点睛之笔，须仔细领悟。

【方义】本方即白通汤加猪胆汁、人尿而成。以白通汤破阴回阳，通达上下；加咸寒之人尿，苦寒之猪胆汁，取其咸寒苦降，引阳药入于阴中，使热药不致为阴寒所格拒，从而发挥回阳破阴作用。同时，猪胆汁还兼有降逆止呕之效。

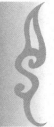

【验案】

医案1：杨某，男，31岁。1923年3月，病已廿日。始因微感风寒，身热头痛，连进某医方药十余剂，每剂皆以苦寒凉下并重加犀角、羚羊角、黄连等，愈进愈剧，犹不自反，殆至危在旦夕，始延吾诊视。斯时疾者目赤，唇肿而焦，赤足露身，烦躁不眠，神昏谵语，身热似火，渴喜滚烫水饮，小便短赤，大便数日未解，食物不进，脉浮虚欲散。此乃风寒误治之变证，外虽呈一派热象，是为假热；内则寒冷已极，是为真寒。设若确系阳证，内热熏蒸，应见大渴饮冷，岂有尚喜滚饮乎？况脉来虚浮欲散，是为元阳有将脱之兆，苦寒凉下，不可再服，惟有大剂回阳收纳，或可挽回生机。病象如此，甚为危笃，急宜破阴回阳，收敛浮越，拟白通汤加上肉桂主之。处方：附片（开水先煮透）60克，干姜60克，肉桂（研末，泡水兑入）10克，葱白4茎。拟方之后，病家畏惧姜附，是晚无人主持，未敢煎服，次晨又急来延诊，吾仍执前方不变。并告以先用上肉桂泡水试服之，若能耐受，则照方煎服，舍此别无良法。病家乃以上肉桂水与之服，服后，旋继呕吐涎痰碗许，人事稍清，自云心内爽快，遂进上方。服一剂，病情有减，即出现恶寒肢冷之象。午后再诊，身热约退一二，已不作烦躁谵语之状，且得入寐片刻，乃以四逆汤加上肉桂主之。处方：附片（开水先煮透）100g，干姜36g，甘草12g，上肉桂（研末，泡水兑入）10g。服后身热退去四、五，脉象稍有神，小便色赤而长，能略进稀粥。再剂则热退七、八，大便始通，色黑而硬。（《著名中医学家的学术经验》）

医案2：林某，60岁。因食冷物病泻，每日四五次，腹中冷痛幽幽，脉沉而伏，极不易辨，而手足亦厥冷。先给四逆汤方，服后腹痛似减少而脉仍如故，泻未止。因想仲景有"少阴病，下利，白通汤主之"之说，想正为此证而设。处方：附子15g，干姜10g，葱白5茎，服一剂，即脉起手温，再服一剂，则泻止而病愈。（刘渡舟.伤寒论十四讲.天津：天津科技出版社，1982）

【原文】少阴病，下利，脉微者，与白通汤。利不止，厥逆无脉，干呕烦者，白通加猪胆汁汤主之。服汤，脉暴出者死，微续者生。（315）

白通加猪胆汁汤方

葱白四茎　干姜一两　附子一枚，生，去皮，破八片　人尿五合　猪胆汁一合
上五味，以水三升，煮取一升，去滓，内胆汁、人尿，和令相得，分温再服。若无胆，亦可用。

【解析】承上条论利不止病趋恶化的证治及预后。少阴病，下利脉微，乃阳气微，阳为阴拒，与白通汤通阳下济，则利自止。若利不止，是阴液欲下脱；脉微而

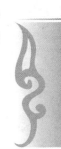

至无脉，是阴阳之气上下已不能交接；且真寒之厥逆与假热之干呕心烦同时并见，是阳无所附，欲上脱矣。故除用白通汤通阳外，加入猪胆、人尿，引阳入阴，使阳气得以上行下济，诸证可愈。

若服药后脉暴出，是无根之阳暴露；微续，是被郁之阳渐复。生死之机，实系于此。

本方即白通汤加人尿、猪胆汁，引阳药达于至阴，而调二气之拒格，通上下之阴阳。

【验案】杨某，男，31岁。1923年3月，病已20日。始因微感风寒，身热头痛，连进某医方药十余剂，每剂皆以苦寒凉下并重加犀角、羚羊角、黄连等，愈进愈剧，犹不自反，殆至危在旦夕，始延余诊视。斯时疾者目赤，唇肿而焦，赤足露身，烦躁不眠，神昏谵语，身热似火，渴喜滚烫水饮，小便短赤，大便数日未解，食物不进，脉浮虚欲散。此乃风寒误治之变证，外虽呈一派热象，是为假热；内则寒冷已极，是为真寒。设若确系阳证，内热熏蒸，应见大渴饮冷，岂有尚喜滚饮乎？况脉来虚浮欲散，是为元阳有将脱之兆，苦寒凉下，不可再服，惟有大剂回阳收纳，或可挽回生机。病象如此，甚为危笃，急宜破阴回阳，收敛浮越，拟白通汤加上肉桂主之。处方：附片（开水先煮透）、干姜各60g，肉桂（研末，泡水兑入）10g，葱白4茎。拟方之后，病家畏惧姜附，是晚无人主持，未敢煎服，次晨又急来延诊，余仍执前方不变。并告以先用上肉桂泡水试服之，若能耐受，则照方煎服，舍此别无良法。病家乃以上肉桂水与之服，服后，旋继呕吐涎痰碗许，人事稍清，自云心内爽快，遂进上方。服一剂，病情有减，即出现恶寒厥冷之象。午后再诊，身热约退一二，已不作烦躁谵语之状，且得入寐片刻，乃以四逆汤加上肉桂主之。处方：附片（开水先煮透）100g，干姜36g，甘草12g，上肉桂（研末，泡水兑入）10g。服后身热退去四五，脉象稍有神，小便色赤而长，能略进稀粥。再剂则热退七八，大便始通，色黑而硬。（《著名中医学家的学术经验》）

按：此证危重，故用大剂姜附，力挽沉疴。然则附子用至百克，不可视为常法，且需有丰富之临床经验，方可偶尔为之。又案中此方，未用猪胆汁、人尿，恐是前医用凉药太过之故。

【原文】少阴病，二三日不已，至四五日，腹痛，小便不利，四肢沉重疼痛，自下利者，此为有水气。其人或咳，或小便利，或下利，或呕者，真武汤主之。（316）

真武汤方

茯苓三两　芍药三两　白术二两　生姜三两，切　附子一枚，炮，去皮，破八片上五味，以水八升，煮取三升，去滓，温服七合，日三服。若咳者，加五味子半升、细辛一两、干姜一两；若小便利者，去茯苓；若下利者，去芍药，加干姜二两；若呕者，去附子，加生姜，足前为半斤。

【解析】

（1）功用：温阳利水。

（2）主治：①脾肾阳虚，水气内停。小便不利，四肢沉重疼痛，腹痛下利，或肢体浮肿，苔白不渴，脉沉。②太阳病。发汗，汗出不解，其人仍发热，心下悸，头眩，身瞤动，振振欲擗地。

【方义】本方为治疗脾肾阳虚，水气内停的主要方剂。水之所制在脾，水之所主在肾。脾阳虚，则湿积而为水；肾阳虚，则聚水而从其类。水湿聚而不化，溢于肌肤，则四肢沉重疼痛，其则水肿；水湿下注，则腹泻便溏；水气上冲，则或咳或呕；聚而不行，则小便不利；清阳不升，则头眩短气；至于发汗后，身瞤动者，殆为汗出过多，阴随阳伤，经脉失养之故。治以助阳行水之法，俾阳气胜，水气消，则诸症自愈；方中君以附子之大辛大热，温肾暖土，以助阳气。臣以茯苓之甘淡渗利，健脾渗湿，以利水邪；生姜辛温，既助附子之温阳祛寒，又伍茯苓以温散水气。佐以白术健脾燥湿，以扶脾之运化。其用白芍者，一者取其利小便；一者取其缓急止腹痛。《本草经》尝言芍药"主邪气腹痛……止痛，利小便"；或取其敛阴缓急，以解身之瞤动。诸药相伍，温中有散，利中有化，脾肾双补，阴水得制，故为脾肾阳虚，寒水为病的有效之剂。原书方后有：若咳者，加五味子、细辛、干姜；若小便利者，去茯苓；加下利者，去芍药，加干姜；若呕者，去附子、加重生姜。可资临床参考。

【验案】邓某，女，31岁，1985年3月初诊。七年来时常小腹部疼痛，其痛隐隐不休，有时呈剧烈疼痛。近来，发作频繁，痛无休止，注射青、链霉素不效，遂求中医诊疗。患者自述小腹痛已有2月未止，遇冷则痛重，得温痛缓，身沉乏力，有时恶心，但不吐，饮食不馨。患者神志清，面苍白。按其小腹濡软，麦氏点压痛明显，反跳痛呈弱阳性。舌质正常，苔白滑，脉沉紧。病慢性肠痈，乃寒湿客于阑门，脉络痹阻所致，投真武汤温阳化湿、活络通痹。处方：附子20g，白术30g，赤芍45g，茯苓45g，生姜45g。以水1600ml，煎至600ml，分三次服。服3剂后小腹痛去其大半，恶心已止，纳可。麦氏点稍有压痛，无反跳痛。守原方继服5剂而告痊愈。（毕明义．真武汤临床运用举隅．中医杂志，1986，6：46）

按：少阴属下焦，肝、肾、大肠同主。若下焦阳气不足，水湿不得输布排泄，痹阻于阑门，寒水与瘀浊相结，遂发肠痈。取真武汤温阳化湿，行水破结，以除肠痛。本案诸症诚为阳虚水湿内盛之候，真武汤正为的对之方。若为热毒未尽，阳气不行之里虚夹热性肠痛，则非本方所宜，可选薏苡附子败酱散加味。

【原文】少阴病，下利清谷，里寒外热，手足厥逆，脉微欲绝，身反不恶寒，其人面色赤，或腹痛，或干呕，或咽痛，或利止脉不出者，通脉四逆汤主之。（317）

通脉四逆汤方

甘草二两，炙　附子大者一枚，生用，去皮，破八片　干姜三两，强人可四两

上三味，以水三升，煮取一升二合，去滓，分温再服。其脉即出者愈。面色赤者，加葱九茎；腹中痛者，去葱，加芍药二两；呕者，加生姜二两；咽痛者，去芍药，加桔梗一两；利止脉不出者，去桔梗，加人参二两。病皆与方相应者，乃服之。

【解析】功能回阳救逆。主治少阳病，阳气虚衰，阴寒内盛而致的四肢厥逆，恶寒蜷卧，神疲欲寐，下利清谷，腹中冷痛，口淡不渴，舌淡苔白，脉沉微；及误汗或大汗而致的亡阳证；近代将本方制成注射剂，用于心肌梗死，心源性休克。方中附子回阳祛寒；干姜温中散寒，助附子以回阳；甘草和中益气。

【验案】

医案1：四逆汤治疗吐泻

理中汤治寒湿霍乱，其症泄利不已，眼下陷、面青，目黑、吐泻汗出，脉沉微无力，四肢微冷或抽筋，全身疲乏，无神气。回阳救急则以四逆汤为主，所谓阳不足者温之以气，故以理中四逆等复其阳维其阴，方可挽救子垂危。至于四逆汤中之附子，俱是生用，其效较一般熟附子为佳。我曾治疗一病例，当时已四肢厥冷，脉微欲绝。大肉消脱，病势相当危急，即予大剂四逆汤（炮附子用至四钱）服后吐利如故。后用四逆汤作散剂六钱（附子生用），服后约半小时，吐利均止，四肢回暖，转危为安。以后药用匹逆汤散剂（生附子一钱，炒甘草二钱、干姜三钱为末）治疗很多（寒霍乱）患者，均确显效。[广东中医，1962（4）：37]

医案2：苏某妻，三十余岁。月经期中不慎冲水，夜间忽发寒战，继即沉沉而睡，人事不省，脉微细欲绝，手足厥逆。当即针人中及十宣穴出血，血色紫黯难以挤出。针时能呼痛，并一度苏醒，但不久仍呼呼入睡。此因阴寒太盛、阳气大衰、气血凝滞之故。急当温经散寒，挽扶阳气。拟大剂四逆汤一方：炮附子八钱，北干姜四钱，炙甘草四钱，水煎，嘱分四次温服，每半小时灌服一次。病人家属问：此证如此严重，为何将药分作四次，而不一次服下使其速愈？我说：正因其症状严重，才取"重剂缓服"办法。其目的为使药力相继，缓缓振奋其阳气而驱散阴寒。譬如春临大地，冰雪自然溶解。如果一剂顿服，恐有"脉暴出"之变，譬如突然烈日当

空，冰雪骤解，反致弥漫成灾。家属信服。服全剂未完，果然四肢转温，脉回，清醒如初。（《伤寒论汇要分析》）

医案3：王某，体质素弱，多服温补剂，渐强壮。次年3月24日晨，头昏、胸满、四肢厥冷、汗出，即延余诊。与四逆汤一剂，服后手足暖，汗收，能寐一时许，甚喜。不意甫醒辛苦如故，再服四逆汤稍顺。十时许，更辛苦，再服四逆汤（附子加至二两），稍能睡，醒后辛苦异常。余曰：病势剧烈，然非多服药、频服药，则药气过而寒气即发矣；遂改四逆为白通汤（附子用至三两），入口如烘炉点雪，胸之阴霾四散。暂安一时，乃嘱其用吴茱萸炒热布包频频熨之，胸稍舒适，再拟白通汤原方加吴萸五钱，频频服之，始觉药有辣味。服后数小时，病势大定，安然入睡，至三鼓未醒，余嘱勿扰。次早往诊，已行动如常。后数日连服大剂四逆、白通，始复原。

［黎少庇.广东医学（祖国医学版），1963（1）：40］

【原文】少阴病，四逆，其人或咳，或悸，或小便不利，或腹中痛，或泄利下重者，四逆散主之。（318）

四逆散方

甘草，炙　枳实，破，水渍，炙干　柴胡　芍药

上四味，各十分，捣筛，白饮和服方寸匕，日三服。咳者，加五味子、干姜各五分，并主下利；悸者，加桂枝五分；小便不利者，加茯苓五分；腹中痛者，加附子一枚，炮令坼[①]；泄利下重者，先以水五升，煮薤白三升，煮取三升，去滓，以散三方寸匕内汤中，煮取一升半，分温再服。

【词解】①坼（chè，音彻），破裂。

【解析】本方疏肝理气，解郁泄热。用于肝气郁结，胸胁脘腹胀痛或兼有腹泻，或月经不调。或热郁于里，而见四肢发凉、口干，舌红苔黄，脉弦细数者。可用本方加减，治疗肝胆疾病引起的胁肋痛（如慢性肝炎、胆道蛔虫症、胆囊炎、胸膜炎等），胃肠神经官能症以及溃疡病所致胃脘痛等。

四逆者，乃手足不温也。其证缘于外邪传经入里，气机为之郁遏，不得疏泄，导致阳气内郁，不能达于四末，而见手足不温。此种"四逆"与阳衰阴盛的四肢厥逆有本质区别。正如李中梓云："此证虽云四逆，必不甚冷，或指头微温，或脉不沉微，乃阴中涵阳之证，惟气不宣通，是为逆冷。"故治宜透邪解郁，调畅气机为法。方中取柴胡入肝胆经，升发阳气，疏肝解郁，透邪外出，为君药。白芍敛阴养血柔肝为臣，与柴胡合用，以补养肝血，条达肝气，可使柴胡升散而无耗伤阴血之弊。佐以枳实理气解郁，泄热破结，与柴胡为伍，一升一降，加强舒畅气机之功，

并奏升清降浊之效：与白芍相配，又能理气和血，使气血调和。使以甘草，调和诸药，益脾和中。综合四药，共奏透邪解郁，疏肝理脾之效，使邪去郁解，气血调畅，清阳得伸，四逆自愈。原方用白饮（米汤）和服，亦取中气利则阴阳之气自相顺接之意。由于本方有疏肝理脾之功，所以后世常以本方加减治疗肝脾气郁所致胁肋脘腹疼痛诸症。

本品总以治疗阳气内郁之热厥，或肝脾不和所致的胸胁脘腹不舒等症为主。

（1）热厥：本方在《伤寒论》中原为治疗少阴热化之四肢厥逆证。但后世对此已做了发展应用。临床中凡属肝郁、四肢厥逆、脘腹胁痛、脉弦等症皆可用之。如高血压、胃肠神经官能症和蛔虫症属于肝郁、肝脾不和证候者属之。

（2）肝郁：两胁胀痛，或脘腹胀气，暖气则舒，或痛则呕逆，泄泻，脉弦有力等症。如胃肠神经官能症，慢性肠炎，以及更年期综合征属于肝郁证候者，可用本散治之。

【原文】少阴病，下利六七日，咳而呕渴，心烦不得眠者，猪苓汤主之。（319）

猪苓汤方

猪苓，去皮　茯苓　阿胶　泽泻　滑石，碎，各一两

上五味，以水四升，先煮四物，取二升，去滓，内阿胶烊尽，温服七合，日三服。

【解析】阿胶滋阴润燥，滑石去热，二苓、泽泻淡渗利水，为滋阴利水的方剂。

阴虚水热互结证，是肾阴虚，津液不行，膀胱与尿道干涩，排尿不畅，水液内停与阴虚内热相结而出现下利，小便不利、咳嗽、呕吐，口渴、心烦不得眠的证候。

本证因阴虚阳亢，虚火上扰心神，所以有心烦不得眠，但与黄连阿胶汤证的水不济火，心火独旺，心中特别烦而不能入睡有区别，而且本证因水热互结，阻于下焦，影响膀胱气化，定有小便不利的主要症状。所以，在治疗方面，本证须滋阴清热利水，用猪苓汤。

【验案】

医案1：卢某，女，44岁，教师，住院号277。1990年4月19日以"心肌炎后遗症，慢性支气管炎急性发作"而被收住。查体：血压13.3/7.8kpa，一般尚可，面目轻度水肿，桶状胸，双肺呼吸音粗糙，心界不大，HR64次/分，心律不齐，各瓣膜区未闻杂音，腹软，肝脾未及，右下肢轻度水肿。三大Rt无异常，ECG：①窦性心动过缓。②完全性右束支传导阻滞。③阿托品试验（+）。

一诊（4月20日）：胸痛胸闷反复发作5年，因洗澡受凉而加重3天，气喘，咳嗽痰多色黄，尿黄，大便干，心烦梦多，眠差，面目及右下肢轻度浮肿，舌红

苔薄黄而干，脉代。辨证：胸痹（水热结胸），方以猪苓汤加减。猪苓 12g，茯苓 15g，泽泻 15g，滑石 10g，阿胶（烊化）15g，炙黄芪 60g，酸枣仁（冲）10g，桂枝 15g，葛根 15g，丹参 30g，甘草 6g。

二诊（4 月 23 日）：胸闷，胸痛，气喘减轻，仍痰多黏稠，难咯，色黄，尿清，仍浮肿，舌脉同前，效不更方，原方去桂枝，加薏苡仁 20g，冬瓜仁 20g，炙远志 15g。

三诊（4 月 27 日）：浮肿消，偶有咳嗽，痰少，眠好转，仍有心烦，口干，上方加山栀 6g，炒黄芩 12g。

4 月 29 日入院诸症消失而出院，ECG：①窦性心律，②大致正常心电图。

按："胸痹"，中医多从活血化瘀，通阳理气而治，该患者由于久病化热伤阴，复感外邪，水热互结于胸而致以上诸症，故以猪苓汤加减，意为利水清热养阴而获效。

医案 2：不寐

钟某，男，38 岁，干部，住院号 311。1990 年 6 月 6 日以"神经衰弱综合征"被收住。查体：血压 16/10kp，疲乏貌，心肺（-），腹部无异常。

一诊（6 月 6 日）：眠差 2 年，最近半年因劳累而加重，每晚仅眠 3～4 小时，伴汗多，梦多，乏力，烦躁，尿黄，口干，舌红少苔，脉弦细。辨证：不寐（虚热上扰）。以猪苓汤加减，猪苓 12g，茯神 15g，泽泻 10g，阿胶（烊化）15g，五味子 10g，酸枣仁 12g，黄精 12g，甘草 6g。

二诊（6 月 9 日）：眠差好转，每晚眠 4～5 小时，口干，尿黄减，出汗少，舌脉同前，上方加银柴胡 12g。

三诊（6 月 11 日）：现每晚眠 6 小时，梦少，乏力改善，仍烦躁，上方加生龙骨 12g。

6 月 15 日诸症消失而出院。

医案 3：不射精症

朱某，29 岁，汽车司机，1988 年 10 月 19 日诊。因婚前物资准备不当，精神闷闷不乐，新婚之夜性交时阴茎强硬久不射精，且有尿意欲尿不出，小腹睾丸坠胀，阴茎冷痛。婚后半月每次性交皆然，尿黄，舌质红，苔薄白，脉沉弦数。辨证为郁怒伤肝，肝郁化火，阳热郁闭，疏泄失司。据其病因以"术郁达之"疏泄肝郁为治法。方用四逆散加味：柴胡 15g，枳壳 10g，赤芍 15g，白芍 15g，炙甘草 10g，王不留行 15g，木通 6g，黄芩 10g，附子 3g，乌药 10g。服药 5 剂，已能射精，但精出后阴囊阴茎仍有疼痛。上方去术通加金铃子散（川楝子、玄胡各 10g）又服 3 剂病愈，

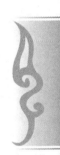

时隔半年路遇患者，问知一切正常。

医案 4：阳痿症

宋某，33 岁，技术员，1990 年 8 月 4 日诊，以阳事不举或举而不坚两个月就治，询问其因，由于职称晋升受挫，情志不畅，因此性生活淡漠乃致阳痿，证见神情抑郁，胸胁满闷善叹息，手足心热，舌红苔薄黄，脉弦细。诊为肝气郁结，疏泄失常，不能淫气于筋，宗筋弛纵而致。正如《景岳全书·阳痿》篇说："思虑焦劳忧郁太过者，多致阳痿。"治拟疏肝解郁。处方：柴胡 10g，白芍 15g，枳实 10g，郁金 10g，枸杞子 15g，牡丹皮 10g，生地黄 15g，川楝子 20g，甘草 10g。服药 5 剂后精神转佳，胸闷烦热减轻，但阴茎尚未能勃起。继守原方加川断、杜仲各 20g，再进 12 剂，性功能恢复正常，随访一年未见复发。

医案 5：阳缩症

刘某，38 岁，工人，1985 年 4 月 18 日就诊。患者阳缩有 3 年之久，时轻时重，每因情志不畅而加重。困苦于脸面，未得到治疗。发时见四肢屈曲，缩成一团，阴囊阴茎向内缩入外观如女阴状，小腹拘急疼痛，胸胁闷塞，嗳气不出，小便不畅。观舌苔薄白微腻，按脉象弦而紧。证属肝郁气滞，阳物舒展失常所致。治宜疏肝理气，四逆散加味：柴胡 10g，白芍 15g，枳壳 10g，郁金 10g，当归 10g，青皮 10g，陈皮 10g，吴茱萸 4g，延胡索 10g，甘草 6g。水煎服，日服 1 剂。服药 4 剂后症状好转，精神已振，为增强疗效，原方加台乌药 10g，10 剂病愈。随访半年未再复发。

按：肝主藏血，主筋，职司疏泄，性喜条达，其经络绕阴部、过小腹，阴器为宗筋之会。肾主藏精主生育，且肝肾同源，肾之气化，亦赖肝之疏泄条达。在女子常因肝气郁滞而致月经不调或闭止不行。在男子也有因肝气郁闭而出现性功能障碍。笔者在临床上以此理论为指导，运用四逆散具有疏肝条达之功效，辨证治疗男科疾病，收到良好的效果。

【原文】少阴病，得之二三日，口燥咽干者，急下之，宜大承气汤。（320）

【解析】论述少阴急下证的证治。320 条以"口燥咽干"为重点。感受外邪"二三日"即出现口燥咽干，知患者素体心肾阴虚，具有体质性发病的因素。邪从本而化，火热内炽，进一步损伤阴液，口燥咽干提示肾水有告竭之危，故须急下之。本证肯定具备阳明燥结的脉症，如腹胀满、不大便、潮热等。为了突出肾水枯竭的病机特点，所以只是强调了"口燥咽干"一症，而省略了阳明燥热的脉症。

【原文】少阴病，自利清水，色纯青，心下必痛，口干燥者，可下之[①]，宜大承气汤。（321）

【词解】①可下之，《金匮玉函经》及《注解伤寒论》作"急下之"，可从。

【解析】论热结旁流，津伤热炽，治当急下存阴。321条论燥实内结，迫液下泄，火炽津枯者，治当急下。自利清水，色纯青，指所下为黑色臭秽浊水。是燥屎结聚肠间，逼迫津液下泄，所谓热结旁流即此。燥屎内结，腑气壅滞，故心下必痛；燥热内炽，灼伤真阴，则口干燥。本来阳明燥热，结为燥屎，阴液损伤的程度就已经十分严重，而又"自利清水"，说明阴液仍然不断下泄，必然损及肾阴。本证不但病情重，而且病势急，真阴枯竭迫在眉睫，故当急下。文中"可下之"三字，《金匮玉函经》及《注解伤寒论》作"急下之"，结合上下文分析，当以"急下之"为是。

【原文】少阴病，六七日，腹胀不大便者，急下之，宜大承气汤。（322）

【解析】论腑气壅塞，土燥水竭，治当急下存阴。本条"腹胀不大便"为审证要点，腹胀、不大便即所谓的无水舟停，以此说明燥屎内结、壅滞的程度甚重，非一般腹胀、不大便。特点为腹满不通，痛而拒按。燥热极甚，热灼真阴，故须急下以救肾水。

对少阴急下证的成因，注家有不同的理解。其一，认为此乃真实假虚之象。如沈尧封即云："此非真少阴也，以其见证但欲寐，故不得不称少阴。"其二，认为属少阴传入阳明，脏邪传腑。如钱天来即云："此少阴之邪复还阳明也。所谓阳明中土，万物所归，无所复传之地，故当急下。"其三，将其等同于阳明腑实。如陆渊雷即云："少阴篇用大承气急下者三条，其病皆是阳明，盖亦热论家之旧文，故称少阴耳。"其四，认为是伏气发于少阴。如张路玉云："伏气之发于少阴，其势最急，与伤寒之传经热邪不同，……故宜急下以救少阴之燔灼也。"我们认为，此证当属真实真虚，即阳明腑实与少阴阴竭并见。尽管历代医家看法不一，概括起来不外两点：其一，土燥而致水竭，即阳明燥结，消灼真阴，由阳明病及少阴；其二，水竭而致土燥，乃平素阴虚，邪从燥化，致胃家燥热，而阳明燥热又反灼肾阴，即病由少阴而起涉及阳明，又从阳明影响少阴。尽管先后因果说法不一，但对最终病及少阴，肾阴将竭病机的认识是一致的。所以我们认为仲景在少阴病篇重列三急下证的真实旨义，即在提示少阴之阴乃人身阴气之根本，对少阴病的治疗，在重视救阳的同时，还必须重视救少阴之阴。体现了"存阴液"的治疗学思想。

【选注】

（1）尤在泾：腹胀不大便，土实之征也。土实则水干，故非急下不可。夫阳明居中，土也，万物所归，故无论三阳三阴，其邪皆得还入于胃，而成可下之证。然太阴传阳明，藏邪还府，为欲愈也；厥阴传阳明者，木邪归土，不能复木也；唯

少阴则肾邪入胃，而胃实复将消肾，故虽并用下法，而少阴之法，视太阴、厥阴为加峻矣。（《伤寒贯珠集·少阴篇》）

（2）吴谦：少阴病六七日，腹胀不大便者，盖因其人阳气素盛，胃有宿食故也。所以传邪已入少阴，复转属阳明，而成胃实，故宜大承气汤急下之也。（《医宗金鉴·订正仲景全书，伤寒论注·辨少阴病脉证并治》）

【原文】少阴病，脉沉者，急温之，宜四逆汤。（323）

四逆汤方

甘草二两，炙　干姜一两半　附子一枚，生用，去皮，破八片

上三味，以水三升，煮取一升二合，去滓，分温再服。强人可大附子一枚，干姜三两。

【解析】论少阴病阴盛阳衰的证治。

（1）功用：回阳救逆。

（2）主治：①少阴病。症见四肢厥逆，恶寒踡卧，呕吐不渴，腹痛下利，神衰欲寐，舌苔白滑，脉象微细。②太阳病误汗亡阳。

（3）方解：本方为回阳救逆之代表方剂。《素问·厥论》曰："阳气衰于下，则为寒厥。"病至寒邪深入少阴，肾中阳气衰微，阴阳之气不相顺接，故外则四肢厥逆，恶寒踡卧，神疲欲寐；内则呕吐不渴，腹痛不利。舌苔白滑，脉象微细，是不仅肾阳衰微，而且心脾之阳气亦衰，阴寒独盛之危候。此时非大剂辛热不足以回阳破阴而救逆。《素问·至真要大论》曰："寒淫于内，治以甘热，佐以苦辛，以咸泻之，以辛润之，以苦坚之。""寒淫所胜，平以辛热，佐以苦甘，似感泻之。"所以用大辛大热之附子为君药。附子纯阳有毒，为补益先天命门真火之第一要剂，通行十二经，生用尤能迅达内外以温阳逐寒。干姜温中焦之阳而除里寒，助附子升发阳气，为臣药。生附子有大毒，与干姜同用，其性峻烈，故又用益气温中之炙甘草为佐药，既能解毒，又能缓姜、附辛烈之性，合而回阳救逆，又不致有暴散之虞，故方名"四逆"。若服药呕吐，可用冷服法，即《素问·五常政大论》"气反者……治寒以热，凉而行之"之意。

【验案】苏某妻，30余岁。月经期中不慎冲水，夜间忽发寒战，继即沉沉而睡，人事不省，脉微细欲绝，手足厥逆。当即针人中及十宣穴出血，血色紫黯难以挤出。针时能呼痛，并一度苏醒，但不久仍呼呼入睡。此因阴寒大盛，阳气大衰，气血凝滞之故。急当温经散寒挽扶阳气。拟大剂四逆汤一方。处方：炮附子24g，北干姜12g，炙甘草12g，水煎服，每半小时灌服1次。病者家属问，此证如此严重，

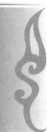

为何将药分作四次，而不一次服下使其速愈？我说，正因其症状严重，才取"重剂缓服"办法。其目的为使药力相继，缓缓振奋其阳气而驱散阴寒。譬如春临大地，冰雪自然溶解。如果一剂顿服，恐有"脉暴出"之变，譬如突然烈日当空，冰雪骤解，反致弥漫成灾。家属信服。服全剂未完，果然四肢转温，脉回，清醒如初。（俞长荣 . 伤寒论汇要分析 . 福州：福建科学技术出版社，1984）

按：经期冲水，寒中少阴，阴寒大盛于内，非四逆汤之温不足以驱阴霾。然服药之法，犹当考虑，本案分四次温服，缓缓给与，则使药力绵绵，阳气续生。此法值得临床效仿。

辨证固然重要，然药物服法亦是疗效的关键，临床不可轻视。此案实践了《伤寒论》315条"服汤，脉暴出者死，微续者生"的理论，临证治疗阴盛阳衰下利之候，尤当注意防止阴竭阳脱之发生。

【原文】少阴病，饮食入口则吐，心中温温①欲吐，复不能吐。始得之，手足寒，脉弦迟者，此胸中实，不可下也，当吐之。若膈上有寒饮，干呕者，不可吐也，当温之，宜四逆汤。（324）

【词解】①温温（yùn，音运），同愠，心中自觉蕴结不适。

【解析】少阴病膈上有寒饮与胸中痰实的辨证。本条论述少阴阳虚阴盛、浊阴上逆与邪阻胸阳、气机上逆的鉴别及证治。两证均可出现饮食入口则吐，心中温温欲吐复不能吐及手足寒，脉弦迟等。两证的辨证要点在：胸中实邪阻滞者，病程较短，正气不虚；由于实邪阻胸，胸阳不布，故手足寒；实邪内阻，脉道不利，故脉弦迟。邪结在上，当因势利导，"其高者，因而越之"，故治宜吐，不可下，可选用瓜蒂散一类的涌吐药。吐则实邪去，胸阳通而诸症愈。而少阴病属脾肾阳虚，失于运化，寒饮内生，停于膈上的病变，少阴为病，阳虚为本，寒饮为标，故不能用吐法，逐用吐法则更伤正气，致虚虚之变，故文中曰"当温之"。指当用四逆汤温补肾阳，以化寒饮，阳复饮去，诸症则除。

【选注】

（1）吴谦：饮食入口即吐，且心中温温欲吐复不能吐，恶心不已，非少阴寒虚吐也，乃胸中寒食吐也，故始得之脉弦迟。弦者，饮也，迟者，寒也。而手足寒者，乃胸中阳气为寒饮所阻，不能通达于四肢末也。寒实在胸，当因而越之，故不可下也。若膈上有寒饮，但干呕有声而无物吐出，此为少阴寒虚之饮，非胸中寒实之饮也，故不可吐，唯急温之，宜四逆汤，或理中汤加丁香、吴茱萸亦可也。（《医宗金鉴·订正仲景全书伤寒论注·辨少阴病脉证并治》）

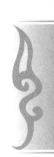

（2）尤在泾：肾者，胃之关也，关门受邪，上逆于胃，则饮食入口即吐，或心中温温欲吐，而复不能吐也。夫下气上逆而为吐者，原有可下之例，如本论之哕而腹满，视其前后，知何部不利者而利之。《金匮》之食已即吐者，大黄甘草汤主之是也。盖始得之，手足寒，脉弦迟者，胸中邪实而阳气不布也，则其病不在下而在上，其治法不可下而可吐，所谓因其高者而越之也。若膈上有寒饮而致呕者，则复不可吐而可温，所谓病痰饮者，当以温药和之也。故实可下，而胸中实则不可下，饮可吐，而寒饮则不可吐。仲景立法，明辨详审如此。（《伤寒贯珠集·少阴篇》）

【原文】少阴病，下利，脉微涩，呕而汗出，必数更衣，反少者①，当温其上，灸之。（325）

【词解】①数更衣，反少者，即大便次数多而量反少。

【解析】少阴下利，阳虚气陷，阴血不足的证治。本条阐述了少阴病下利便脓血除用药物治疗外，还可以用针刺法。针刺具有泄邪与固摄的双重作用。但本条未出具体穴位，亦未分析下利便脓血究竟属寒属热，以致学者各持己见。我们主张应该综合脉证全面分析，临证时灵活选穴，例如，针刺长强穴可治疗泄痢滑脱之证，供参考。另外，第292条所述吐利并作，阳虽虚而未甚（手足不逆冷，反发热），脉不至，可用灸法。"灸少阴七壮"，温通阳气，后世医家有主张灸太溪，有主张灸复溜，涌泉，可参考。第325条所述少阴阳虚血少下利可用灸法。其临床特点：大便频数，泻下之物甚少，脉微涩。治当升阳止利，可选用上部的百会穴。

第10章 辨厥阴病脉证并治

概　说

厥阴包括手厥阴心包、足厥阴肝，并与手少阳三焦、足少阳胆为表里。

厥阴肝为风木之脏，主藏血而内寄相火，性喜条达而主疏泄，对脾胃受纳运化功能有着重要的作用。心包为心之外卫，代心用事。心包之火以三焦为通路而达于下焦，使肾水温暖以涵养肝脏，这样上焦清和，下焦温暖，以促进脏腑功能活动，保持人体健康。

若病邪侵及厥阴，肝失条达，则脾胃最易受其影响，而表现为肝气横逆乘脾犯胃的上热下寒、寒热错杂证。故见消渴，气上撞心，心中疼热，饥而不欲食，食则吐蛔或呕吐，下利等证候。厥阴为阴尽阳生之经，邪入厥阴，或见热极，或见寒极、种种不一，然皆可导致阴阳气不相顺接，故多四肢厥冷证。厥阴为六经中最后一经，具有阴尽阳生、极而复返的特性，故厥阴为病，每多阴阳争胜，而为厥热胜复的证情，即厥与热交替出现，总以阳胜为佳，阴胜为逆。另外，病入厥阴，邪从热化，可表现为单纯热证，如肝热迫肠下利等证。又有邪从寒化，而表现为单纯寒证者，如巅顶痛、干呕、吐涎沫等肝胃虚寒，浊阴上逆证；或为四肢厥冷、脉细欲绝的血虚寒凝证等。

厥阴病的形成，多由传经而来，亦有寒邪直中阴经而成者。其中少阳之邪最易陷入厥阴，以其少阳与厥阴为表里，少阳病误治失治，损伤正气，则往往陷入厥阴；反之，厥阴病阳复太过，亦可转为少阳病。故有"实则少阳、虚则厥阴"之说。

厥阴病的治法，因证候而异，上热下寒、寒热错杂者，宜寒温并用、清上温下，乌梅丸是其代表方；寒证宜温，如肝胃寒逆者，当暖肝降逆，用吴茱萸汤；血虚寒凝者，当温经散寒兼以养血，用当归四逆汤；热证宜清，如肝热迫肠下利，则当凉肝解毒治利，用白头翁汤等。厥阴病的治禁，不可一概而论。对于寒热错杂证及寒证，则汗、吐、清、下等法皆属禁忌；对于热证，则忌用发汗温补等法。

【原文】厥阴之为病，消渴，气上撞心①，心中疼热②，饥而不欲食，食则吐蛔，下之利不止。（326）

【词解】①气上撞心，心，此泛指心胸。气上撞心，即病人自觉有气上冲心胸部位。②心中疼热，自觉心胸或胃脘部疼痛，伴有灼热感。

【解析】本条为厥阴病提纲证。反映了厥阴阴尽阳生，阴阳转化的病变特点。肝为厥阴之脏，内寄相火，藏血而主疏泄。若邪入厥阴，一方面相火炽盛，横逆上冲；另一方面乘犯脾土，使脾虚肠寒，结果出现上热下寒证。肝火炽盛，消灼津液，可见消渴；肝失疏泄，气郁化火，横逆上冲，则气上撞心，心中疼热；肝火犯胃，热则消谷，故嘈杂似饥；但木邪乘土，脾气虚寒，运化失职，故不欲食。若强与食，脾胃不能受纳运化，往往随食吐出，或可随食吐出蛔虫。

若以火为实，妄用攻下，必更伤下阳，使脾胃虚寒加重，清阳不升，则利不止。此属厥阴上热下寒证，治宜清上温下。

消渴一证，从字义来讲是指渴饮如消，即口渴特甚，大量饮水，随饮随消。即《金匮要略》所谓"以饮一斗，小便一斗"。但从《伤寒论》所论消渴的两条原文分析，似乎并未达到这种程度，所以具体情况当具体分析对待。首先看太阳篇蓄水证之消渴，其病机为气化失常，水饮内停，津不上承，故可见口渴，甚至口渴的程度较重，但这种口渴一般具有饮亦不多，或水入则吐，舌淡苔白等特点。本条之消渴，是由于相火亢盛，灼伤肝阴，虽有渴喜冷饮，甚至舌赤少苔，但终究下焦虚寒，很难随饮随消的。另外，一寒一热，一水气一阴虚，仲景于《伤寒论》列出两条"消渴"症，对比鉴别之意不言自明。

【选注】

（1）成无己：邪传厥阴，则热已深也。邪自太阳，传至太阴，则腹满而嗌干，未成渴也。邪至少阴者，口燥舌干而渴，未成消也。至厥阴成消渴者，热甚能消水故也。饮水多而小便少者，谓之消渴。木生于火，肝气通心，厥阴客热，气上撞心，心中疼热。伤寒六七日，厥阴受病之时，为传经尽，则当入府，胃虚客热，饥不欲食。蛔在胃中，无食则动，闻食臭而出，得食吐蛔，此热在厥阴经也。若便下之，虚其胃气，厥阴木邪相乘，必吐下不止。（《注解伤寒论·辨厥阴病脉证并治》）

（2）恽铁樵：详本节心中疼热，饥而不欲食，是病在胃，卜之利不止，是病在肠，肠胃病，不属之阳明，不属之太阴者，以其病之兼风化也。（《伤寒论辑义按·辨厥阴病脉证并治》）

【原文】厥阴中风，脉微浮为欲愈，不浮为未愈。（327）

【解析】327条之厥阴中风见脉微浮，为阴证见阳脉，微浮标志阴邪消退，阳气来复，正气向外，驱邪外出，故为欲愈；若不见脉浮，说明阳气未复，阴邪内盛，故为未愈。临床上，还须脉症合参，综合分析，才能做出正确的诊断。

【原文】厥阴病欲解时，从丑至卯上。（328）

【解析】论厥阴病欲解的时间。丑、寅、卯三个时辰，在子时阴极之后，阴极则阳生，借助自然界阳气生发之机，既可扶助厥阴之阳气，祛除寒邪；又可借助其升发之性，使郁闭之相火，得以外发，由阴出阳，由里达表。因此厥阴病欲解之时，常在丑、寅、卯时，即午夜后1时至早晨7时。

【选注】

（1）方有执：厥阴属木，主于丑寅卯之时，正气得其主时，邪退而病解，在六经皆然。（《伤寒论条辨·辨厥阴病脉证并治》）

（2）张隐庵：厥阴借中见少阳，木火之气化也。从丑至卯上，乃少阳木气生旺之时，厥阴而得木气之阳春，故欲解也。（《伤寒论集注·辨厥阴病脉证篇》）

【原文】厥阴病，渴欲饮水者，少少与之愈。（329）

【解析】329条论厥阴病阳气来复口渴的调护之法。厥阴病邪退阳气来复之时，出现渴欲饮水，为津液一时不能上承所致。其渴必不甚，当属微渴，与 326 条厥阴病提纲所述之"消渴"不同。此时无须用药治疗，少少与饮之，令胃中津液恢复，则可自愈。

【原文】诸四逆厥者，不可下之，虚家亦然。（330）

【解析】虚寒厥逆，禁用下法。一切虚寒性质的厥逆，不可用通下、发汗、催吐、清热等攻邪之法，体虚不足之人同样如此。虚寒诸厥，治宜温、宜灸。禁用攻下，包括禁用攻邪之剂，如发汗、催吐、清热等法。热厥，治宜下，宜清，禁用汗法。假使误汗，则热势上炎，可发生口伤烂赤的变证。

厥逆有虚寒与实热之分。本条首句用"诸"字，是指一般虚里之厥而言。外证既见四逆而厥，则阴阳气之不相顺接，脉之沉微可知。因此，切忌用清下之法。此外，如亡血或阳虚之厥，常有假热之象，皆不可下，故云"虚家亦然"。

【选注】张锡驹：诸病凡四逆者，俱属阴寒之证，故不可下。然不特厥逆为不可下，即凡属虚家而不厥逆者，亦不可下也。

【原文】伤寒先厥，后发热而利者，必自止，见厥复利。（331）

【解析】厥热与下利的关系。伤寒病深入厥阴，病愈之机全赖一阳来复。阳长阴退，即是生机；阴胜阳清，则入危境。患者先剧四肢厥冷，乃阴寒过盛，阳气衰微，不能外达于手足之象。后来发热，是阳气恢复，所以体表转温，手足厥冷亦渐消去，体内的功能转强，寒邪逐渐驱向体表而利自止，此阳复厥退的好转现象。若阳气恢复后，又见手足厥治、下利的症状重复发生，是寒邪复盛而阳气又衰之象，势必利发于内，病将复起。由此可知，厥阴病的厥热胜复，是阴阳消长的重要关键。

【原文】伤寒，始发热六日，厥反九日而利。凡厥利者，当不能食；今反能食者，恐为除中[1]。食以索饼[2]，不发热者，知胃气尚在，必愈。恐暴热来出而复去也。后三日脉之，其热续在者，期之旦日[3]夜半愈。所以然者，本发热六日，厥反九日，复发热三日，并前六日，亦为九日，与厥相应，故期之旦日夜半愈。后三日脉之[4]而脉数，其热不罢者，此为热气有余，必发痈脓也。（332）

伤寒脉连六七日，而反与黄芩汤彻其热[5]。脉迟为寒，今与黄芩汤，复除其热，腹中应冷，当不能食，今反能食，此名除中，必死。（333）

【词解】①除中，证候名。中，此指胃气。除，为消除、去除之意。除中，即胃气垂绝，表现为本当不能食，而反突然求食，是病情恶化的表现。②食以索饼，食，读作饲，喂食之意。索饼，面粉做成的条状食品。③旦日，明日。④脉之，诊察。⑤彻其热，清除其热。

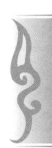

【解析】332 条论述如何判断阳复、除中及阳复太过。厥阴病厥热胜复，其本质是阴阳盛衰进退，凡厥时则阴寒盛，当不能食而下利；热时则阳气复，当能食而利止。现热少厥多，且伴下利，厥多寒盛，胃阳虚衰，当不能食，今反能食，属反常现象，故应考虑除中的可能，辨识之法可采用"食以索饼"。若进食索饼后，不发暴热，肢体渐温，是为胃气来复，阳气渐旺；若进食后，突发燥热，是为胃阳上脱，将须臾而亡，发生"除中"。《内经》明言"有胃气则生，无胃气则死"，故除中实质是胃阳败绝的一种回光返照现象。若非除中，胃阳逐渐恢复，体温持续稳定，三日后诊察其热仍续在，则可推测次日夜半阳生之时必自愈，这是因为厥热相等，阳复亦为适度。若三日后，脉数不去，发热不退，则属阳复太过，日久必耗阴动血，热盛肉腐，发为痈脓。

综上厥热胜复条文分析可见，厥阴与少阳相表里，均主枢机，少阳为半表半里，故有寒热往来；厥阴为阴阳之界，故有厥热胜复。这种厥热交替胜复的特殊现象，是厥阴阴尽阳生转化机制的外在反映，故三阴病唯厥阴病才有厥热胜复。

333 条论述应用黄芩汤不当导致除中。厥阴肝寒，故脉迟；厥阴厥热胜复，当阳复发热之初，且未太过，医家却误认为是少阳热证，"反与黄芩汤彻其热"。阳气初复，骤用黄芩汤，不但重伤初复之阳，还易致胃阳垂绝，造成"今反能食"的除中证。

本条紧承上条而论，意在提示对厥阴阳复之热，须详查明辨，切勿轻易施以寒药。因为厥阴由寒转热，继而又可能由热转寒。当然，若阳复太过，或发为痈脓下利脓血时，自当果断应用黄芩汤以彻其热。

【原文】伤寒先厥后发热，下利必自止。而反汗出，咽中痛者，其喉为痹[①]。发热无汗，而利必自止；若不止，必便脓血。便脓血者，其喉不痹。（334）

【词解】①其喉为痹，咽喉红肿，闭塞不通，吞咽受阻。

【解析】辨阳复病愈及阳复太过的两种变证。伤寒先厥后发热，是阴寒已退，阳气恢复之佳兆，若阳复适当，即使原有虚寒下利，亦可随阳气来复而自止，病可痊愈。若阳复太过，则会化热，病性由阴转阳，产生新的变证。随着邪热所伤部位不同，变证有所差异。若热邪熏灼于上，病势向上向外者，则热迫津泄而见汗出；热灼咽喉者，则咽痛喉痹。若热邪向下向内者，则火郁于内，不能宣发于外，故发热无汗；热邪涉及血分，损伤络脉，腐败气血，则便脓血。便脓血者，表示邪热下迫，故其喉不痹。

【选注】

（1）汪苓友：先厥后发热，下利必自止……然阳回变热，热邪太过而反汗出、咽中痛者，此热伤上焦气分也。其喉为痹，痹者闭也。此以解咽中痛甚，其喉必闭而不通，以厥阴经循喉咙之后，上入颃颡故也。又热邪太过，无汗而利不止，便脓血者，此热伤下焦血分也。热邪泄于下，则不干于上，故云"其喉不痹"。（《伤寒论辨证广注·辨太阴少阳厥阴中寒病脉证并治》）

（2）张令韶：夫既得热化，下利必自止，而反汗出咽中痛者，阴液泄于外，而火热炎于上也。经云："一阴一阳结，谓之喉痹"。一阴者，厥阴也；一阳者，少阳也。病厥阴而热化太过，故其喉为痹。夫发热无汗，既得热化，津液不泄，利亦必自止，若不止，则火热下行，必便脓血。夫既下行而便脓血，不复上升而为喉痹，上下经气之相通，有如此也。（《伤寒论直解·辨厥阴病脉证并治》）

【原文】伤寒一二日至四五日，厥者必发热，前热者后必厥，厥深者热亦深，厥微者热亦微。厥应下之，而反发汗者，必口伤烂赤。（335）

【解析】热厥的证候特点与治疗宜忌。

伤寒经过数日，在四肢厥冷的同时伴见热证，这是热厥证。就其发生来看，开始一定有一系列热证，而后演变为厥证。这种厥证热邪越盛厥证厥逆越严重，热邪相对较轻，厥逆也就较轻。热厥证可用攻下、清解等法治疗，如误用汗法，则以热助热，发生口伤烂赤的变证。

伤寒一二日至四五日，指病程的大概日数，当活看。厥者必发热，前热者后必厥，厥深者热亦深，厥微者热亦微。这四句论述了热厥的特征与机转。热厥的病理机制为热伏于里，不得外达。即热盛阳郁。病变之始终，阳热内盛，热与厥是因果关系，原文所谓"厥深者热亦深，厥微者热亦微"。我们需要说明的是，诊断热厥，除根据有发热的病史外，还应结合胸腹的热度，口燥渴的程度，舌苔的变化，脉搏的有力无力或数与不数等综合详细辨别，方不致有误。对于热厥的治疗，原文提出"厥应下之"。对于"厥应下之"的"下"应变通的理解，其不仅指攻下，同时包括清解、清下等法在内。如热厥是由于阳明腑实造成的，自当用攻下之法；如热厥是由无形之邪热内郁，则当用清泄邪热之法。本条的"厥应下之"与第330条"诸四逆厥者，不可下之，虚家亦然"是不矛盾的。因为两条文所指不同，即是对两个不同的问题进行阐发的。第335条所针对的是热厥，而第330条所针对的是寒厥，故不可混为一谈。热厥不可发汗，误用汗法，以热助热，劫夺津液，使热邪更盛，火热上炎，出现口伤烂赤的变证。

（1）主要脉症：本证以厥而胸腹灼热，烦躁，口干渴，舌燥，小便黄，脉滑数为主要脉症。热厥是因热邪内伏，阳不外达，而见四肢厥冷的证候。四肢虽冷，必伴有其他热证，如胸腹灼热，烦躁，口干渴，舌燥，小便黄，脉滑数等。

（2）病机：热邪郁结，阳气被遏，简称热盛阳郁。

（3）治法：大清里热。

（4）主方：选用白虎汤或白虎加人参汤。若属腑实结聚，当酌情选用三承气汤。

【原文】伤寒病，厥五日，热亦五日。设六日当复厥，不厥者自愈。厥终不过五日，以热五日，故知自愈。（336）

【解析】336条为辨厥热相等的自愈证。外感病中，厥五天，热也五天，表明阴阳邪正消长的时间相同，若阴长于阳，第六天又当出现厥，如果第六天不见厥，说明邪气已退，病情向好的方向转归，故也。

四肢厥冷与发热的外在证候，是疾病内在正邪消长，阴阳相争胜负的客观表现，故可根据厥热多少来判断病势的进退。

本条阳衰阴盛而肢厥五日，阳气来复而热亦为五日，倘若阴盛于阳第六日则当再厥，今不厥，是为发热与厥逆时间相等，表明阴阳趋于相对平衡，根据《内经》："阴平阳秘，精神乃治"的原则，故推知病将自愈。

至于厥热日数多少，只是借以说明时间长短的假设之辞，不必拘泥。

【选注】黄坤载：阴盛而厥者五日，阳复而热者亦五日，设至六日，则阴当又胜而复厥，阴胜则病进，复厥者病必不愈。若不厥者，阴不偏盛，必自愈也。盖天地之数，五日以后则气化为之一变，是以阴盛而厥，终不过乎五日，阴盛而阳不能复，则病不愈；以阳复而热者，亦是五日，阴不偏胜而阳不偏负，故知自愈。（《伤寒悬解·厥阴篇》）

【原文】凡厥者，阴阳气不相顺接，便为厥。厥者，手足逆冷者是也。（337）

【解析】论厥逆的病机与证候特征。伤寒是泛指感受外邪，"凡厥"指一切厥证。其特征为手足逆冷。厥不是一个单独的疾病，而是多种疾病发展过程中出现的一种共同症状，其病因虽多，但其病机总属阴阳气失去了相对平衡，不能相互贯通。

人体阴阳在正常情况下，是相辅相成，互相维系的，一旦偏胜偏衰，以致不相顺接，就必然产生病变。如热邪极盛，阳气被遏，不能通达四末，则成热厥。反之寒邪内盛，阳气衰微，不能通达四末，则成寒厥。若因肝气郁结，疏泄失常，以致阳气内郁不达四末而厥者，称为气厥，凡此种种，乃"阴阳气不相顺接"故也。

【选注】

（1）陈修园：本条推原所以致厥之故，不专指寒厥言也。看用"凡"字冠首，

236

则知不独言三阴之厥，并赅寒热二厥在内矣。盖阳受气于四肢，阴受气于五脏，阴阳之气相贯，如环无端。若寒厥则阳不与阴相顺接，热厥则阴不与阳相顺接也。或曰：阴不与阳相顺接，当四肢烦热，何反逆冷也？而不知热邪深入，阳遏于里，不能外达四肢，亦为厥冷，岂非阴与阳不相顺接之谓乎！仲景立言之妙如此。（《伤寒论浅注·辨厥阴病脉证并治》）

（2）魏念庭：凡厥者，其间为寒为热不一，总由肝脏受病，而经脉隧道同受其患，非阴盛而阳衰，阳为寒邪所陷，则阳盛而阴衰，阴为热邪所阻。二气之正，必不相顺接交通，寒可致厥，热亦可致厥也。言"凡厥者"，见人遇厥，当详谛其热因寒因，而不可概论混施也。夫厥之为病，手足逆冷，是为厥也。（《伤寒本义·厥阴篇》）

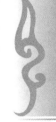

第 61~63 日

厥阴病证

【原文】伤寒脉微而厥，至七八日肤冷，其人躁无暂安时者，此为藏厥①，非蛔厥②也。蛔厥者，其人当吐蛔。今病者静，而复时烦者，此为脏寒③，蛔上入其膈，故烦，须臾复止，得食而呕，又烦者，蛔闻食臭出，其人常自吐蛔。就厥者，乌梅丸主之。又主久利。（338）

乌梅丸方

乌梅三百枚　细辛六两　干姜十两　黄连十六两　当归四两　附子六两，炮，去皮　蜀椒四两，出汗④　桂枝六两，去皮　人参六两　黄柏六两

上十味，共抟筛⑤，合治之，以苦酒渍乌梅一宿，去核，蒸之五斗米下，饭熟抟成泥，和药令相得，内臼中，与蜜杵二千下，丸如梧桐子大，先食⑥饮服十丸，日三服，稍加至二十丸。禁生冷、滑物、臭食等。

【词解】①脏厥，肾脏真阳极虚而致的四肢厥冷。②蛔厥，蛔虫内扰，气机逆乱而致的四肢厥冷。③脏寒，此指脾脏虚寒，实为肠中虚寒。④出汗，用微火炒至油质渗出。⑤抟筛，将药物分别捣碎，筛出细末。⑥先食，即先于食，指进食之前。

【验案】

医案 1：治胆囊炎

李某，女，45 岁。1993 年冬邀余诊治。自述胃脘偏右肋胀痛月余，胸闷口苦，不思饮食，既往做 B 超检查为胆结石（泥沙型）症。望其舌苔白黄相兼，诊其脉沉弦，初治以清热利胆，消石止痛为法。处方：柴胡 10g，黄芩 10g，半夏 10g，大

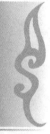

黄 10g，川连 10g，郁金 15g，三棱 10g，莪术 10g，鸡内金 10g，金钱草 30g，白芍 15g，川楝子 15g，延胡索 10g，丹参 10g，甘草 10g，生姜 10g，先后加减，共服 4 剂后，疼痛减轻，继转为凌晨 3 时许作痛，每次约半小时，连续 3 次，过时即止。复请诊治，我苦思良久，病犯在鸡鸣时，正值阴阳交替之际，脉象又显弦滑，是有寒热错杂之兆，前期病在少阳胆经，从阳治，白天疼痛得解，今时在夜，属厥阴肝经，应从阴而治；少阳厥阴相为表里，互相传变，是为规律，且有症可见，故以乌梅汤加味治之。处方：乌梅 10g，当归 15g，细辛 10g，黄柏 10g，黄连 10g，人参 10g，附片 6g，花椒 3g，干姜 10g，桂枝 10g，川楝子 15g，延胡索 10g，水煎服，每剂 3 煎，日服 3 次。果然 2 剂后痛减，4 剂后痛除，后续以调和肝胆之剂而收功。由此可知，古人把一昼夜分为四个时段，说明阴阳二气互相消长之理。人们即可依其时而知其气，依其气而知将养，临床治疗能审时度势，药肯中的，实施捷而科学之道，现代医学方悟此为"时间医学"，则又是中医学宝库之一大资证。

医案 2：治痢

杜某，男，56 岁，1976 年深秋患痢，经当地医疗站青年医生静滴氯霉素，并口服中药等治疗 1 周，效果不佳。请余出诊，按其脉微细无力，望其舌色黯红苔白，问其苦，自述大便为黏液状，兼暗红色，里急后重腹痛绵绵，日夜入厕十余次，精衰神疲，身困乏力，不思饮食，坐不能支，自言病危，忧虑重重，看其前医用方为附子理中汤加黄连重用人参，脾肾双补，寒热并用，亦为得力之方，何以无效，再三斟酌，久痢滑脱，脾肾两虚，寒热错杂，肝血不调，属《伤寒论》三阴证，当从厥阴、少阴、太阴之经并治，以乌梅汤加白术、白芍为妥。处方：乌梅 10g，当归 10g，白芍 10g，附片 10g，干姜 10g，黄柏 10g，人参 10g，川黄连 10g，桂枝 10g，细辛 10g，花椒 3g，白术 10g。水煎服，每剂 3 煎，每日 1 剂。2 剂后痛大减，精神日增，复诊时继与原方 2 剂，诸症俱除，尔后追访，身体健壮，证明疗效确实。此例所示，辨证之道，贵在精要，失之毫厘，则谬以千里，患痢不论时日多少，但观其征，寒热补泻之道人人可知，而论补与收之兼长，乌梅汤实为不可多得之方。

[甘肃中医，1996，9（5）]

【原文】伤寒热少微厥①，指头寒，嘿嘿不欲食，烦躁。数日，小便利，色白者，此热除也。欲得食，其病为愈；若厥而呕，胸胁烦满者，其后必便血。（339）

【词解】①微厥，程度轻微的厥冷。

【解析】论热厥轻证及其转归。本条论述厥阴热厥轻证的两种转归。厥阴与少阳相表里，少阳主外，厥阴主内，阳气外而不内则发热，病属少阳；阳气内而不外则厥逆，病属厥阴。热少为阳气外出不多，微厥为阳气内闭较轻，病情变化介于少阳厥阴之间，尚不稳定。《伤寒论》论述热与厥之间的关系是厥深者热亦深，厥微者热亦微，故"指头寒"，属厥阴热厥轻证。此时病机经"数日"后可有两种转归：一是由阴出阳，里热消除，疾病向愈，微厥指头寒消失，小便转清，食欲好转；二是由阳入阴，里热内闭，病情深重，形成厥阴热厥重证，必指头寒加重为手足厥，不欲食加重为呕逆，烦躁加重为胸胁烦满。厥阴主藏血，内热日久，伤及血络，有热迫血液妄行趋势，故"其后必便血"。

本条以"厥"，特别是热厥为辨证眼目，极能说明厥阴主阴阳转换之枢及阴尽阳生、阴中有阳、寒中包热的特点。同时说明厥与热是鉴别厥阴与少阳为病的重要标志。其他症状，则属两经病所共有，均为肝胆疏泄失常所致。另外，"便血"亦为厥阴病特征，因肝为血脏，少阳虽热，却很少动血。

【选注】

（1）成无己：指头寒者，是热微厥少也。嘿嘿不欲食，烦躁者，热初传里也。数日之后，小便色白，里热去，欲得食，为胃气已和，其病为愈。厥阴之脉，挟胃贯膈布胁肋，厥而呕，胸胁烦满者，传邪之热，甚于里也。厥阴肝主血，后数日热不去，又不得外泄，迫血下行，必致便血。（《注解伤寒论·辨厥阴病脉证并治》）

（2）程郊倩：此条下半截日数日小便利色白，则上半截小便短赤可知，是题中二眼目；默默不欲食，欲得食是二眼目；胸胁满烦躁，与热除是二眼目。热字包括有烦躁等症，非专指发热之热也。（《伤寒论后条辨·辨厥阴病脉证篇》）

【原文】病者手足厥冷，言我不结胸，小腹满，按之痛者，此冷结在膀胱关元①也。（340）

【词解】①膀胱关元，关元为任脉经穴，在脐下三寸，膀胱关元是泛指小腹部位。

【解析】冷结膀胱关元致厥。本条论述冷结关元之手足厥冷证，阐明此厥为下焦阳虚，手足厥冷之证，有阴阳之分、寒热之别、虚实之异。"言我不结胸"是提出针对热实结胸（137条）、寒实结胸（141条）要加以鉴别，则知中上二焦无病。"小腹满，按之痛者"申明本证只在下焦少腹，此为审证之关键，寒邪凝结在小腹膀胱关元处所致，而小腹为厥阴经脉所属，因寒凝肝脉，阳气衰微，阴寒内盛，膀胱位于下焦，关元位在脐下，下焦寒凝气滞，则小腹满、按之痛。"冷结在膀胱关元"本证之病因病机病位一言而破，实为辨证之要点。阳气不能温煦四末，而见手足厥冷；因阳虚寒凝于下焦，当有小腹喜温畏寒、小便清长、苔白脉迟等寒象。

【原文】伤寒发热四日，厥反三日，后热四日，厥少热多者，其病当愈。四日

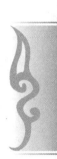

至七日热不除者，必便脓血。（341）

【解析】本条与上条对比阐发厥热胜复之理。发热四日，厥反三日，复热四日，热明显多于厥，示阳气来复，故推测其病当愈。若四至七日热不除，又是阳复太过，热壅血络，血败肉腐成脓，而便脓血。

【选注】钱天来：此条较前热多于厥，为阳胜于阴，乃寒邪退而阳气已回，故其病当愈。自复热四日之后，至七日而热犹不除，是阳气太过，亢而为害，热蓄于里，必伤阴血，腐变而便脓血矣。（《伤寒溯源集·厥阴篇》）

【原文】伤寒厥四日，热反三日，后厥五日，其病为进。寒多热少，阳气退，故为进也。（342）

【解析】辨厥多于热为病进。本条根据厥多热少推断病情加重。厥阴寒证，先厥四日，热反三日，说明厥多于热，阳复不及。复又厥五日，则更属阳不胜阴，病情深化，故"其病为进"。三阴为病，以阳为重，故原文自注"寒多热少，阳气退，故为进也。"

【选注】程郊倩：厥阴少阳，一脏一腑，少阳在三阳为尽，阳尽则阴生，故有寒热之往来。厥阴在三阴为尽，阴尽则阳生，故有厥热之胜复。凡遇此证，不必论其来自三阳，起自三阴，只论厥与热之多少。热多厥少，知为阳胜……过胜而阴不能复，遂有便血诸热证；厥在后而不退，则为阴过胜，过胜则阳不能复，遂有亡阳诸死证。所以调停二者治法，须合乎阴阳进退之机，阳胜宜下，阴盛宜温。若不图之于早，坐令阴竭阳亡，其死必矣。（《伤寒论后条辨·辨厥阴病脉证并治》）

【原文】伤寒六七日，脉微，手足厥冷，烦躁，灸厥阴，厥不还者，死。（343）

伤寒发热，下利厥逆，躁不得卧者，死。（344）

伤寒发热，下利至甚，厥不止者，死。（345）

伤寒六七日不利，便发热而利，其人汗出不止者，死。有阴无阳故也。（346）

【解析】伤寒六七日，证见脉微，手足厥冷，是病致厥阴，因阳气虚衰，阴寒内盛，血脉失于阳气鼓动而见脉微，四肢失于阳气温煦而见厥逆。虚阳与阴邪抗争，浮越而扰及心神而致烦躁不安。此时病情危急，可用灸法，急救回阳。原文中只提出灸厥阴，并没有明确具体穴位，后世医家则各持己见，有主张灸厥阴肝经荥穴，行间、章门穴的，有主张灸厥阴肝经腧穴，太冲穴的，可供参考。灸后视肢厥还否以断预后，若肢冷转温者，为阳气来复，为其病可治，预后较好；若肢厥不还，为阳气衰竭，阳复无望，故断为危候，故曰"死"。本条只言灸法不言用药，意在凸现急用灸法在急救回阳病证中的重要作用。临床可配合用四逆汤、通脉四逆汤等，回阳救厥之药进行治疗。

伤寒病至厥阴，见下利厥逆，为阳虚阴盛之里虚寒证，寒证见发热，若同时可见手足变温，下利停止，此利止厥回，则为阳复，是正复邪退之佳兆。若寒证虽发热，但下利不止，肢冷仍存在，厥逆不回，知其此发热非为阳复，而是阴寒内盛，格阳于外。此时更有躁不得卧，则为阴寒盛极，阳气将绝有欲脱之势，心神散乱，故断为死候。

伤寒病至厥阴，如发热为阳气来复者，必见利止厥回，其病向愈，但本条之发热并见下利至甚，肢厥不止，知其发热之机非阳复，为阴寒内盛，格阳于外，但下利、厥逆却较之为甚。利甚为阴液即将下竭；厥逆不止为阳气行将衰竭，阴竭阳绝，故亦断为死候。本条与344条不同之处为无"躁不得卧"之症，但有下利至甚，厥不止等差别，说明两者辨证视角不同，上条着重从阳气消亡阐明死候，本条着重从阴寒盛极阐明死候，两者合参，相得益彰。

厥阴病发热与肢厥并见者，若发热见手足变温，则为阳复，是正复邪退之佳兆。若虽见发热，肢冷仍存在，厥逆不回，知其此发热非为阳复，而是阴寒内盛，格阳于外。"六七日下利"者，是阴寒日渐转甚，阴寒内盛，虚阳外浮，病势呈进行性加重，故曰"为难治"。

【原文】伤寒五六日，不结胸，腹濡^①，脉虚后厥者，不可下，此亡血^②，下之死。（347）

【词解】①腹濡，指腹柔软。②亡血，即血虚，伤血过多。

【解析】血虚致厥，禁用下法。本条论述厥证的鉴别诊断和血虚致厥的治疗禁忌。伤寒五六日出现厥证，应据症状和体征判定属于何种厥证，再确定治疗原则。不结胸，则不属痰厥；腹濡，则排除燥结之热厥和冷结之寒厥；结合脉虚，知属血虚之厥，厥为血虚不能温养四肢所致，治当养血通阳，宜选当归四逆汤。若误下必犯虚虚之戒，甚至造成死证。

【选注】

（1）沈目南：此血虚之厥也。腹濡脉虚，而不结胸，上下表里是无实证，但脉虚，乃因平素胃气不充，肝脏血虚受邪，复乘胃间而厥。矧血虚，则肠胃津液，素为不足，而纵有邪转阳明，大便结硬，是不可下，下则肝胃气血两脱，故下之死。（《伤寒六经辨证治法·厥阴全篇证治大意》）

（2）陈修园：伤寒五六日，六经已周也，不伤于气，而伤于血，故不结胸，则腹亦不硬而软濡，脉乃血脉，血虚则脉亦虚，阴血虚于内，不能与阳气相接于外，故手足复厥者，慎不可下，此厥不为热深，而为亡血。若误下之，则阴亡而阳亦亡

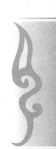

矣，故死。（《伤寒论浅注·辨厥阴病脉证篇》）

【原文】发热而厥，七日下利者，为难治。（348）

【解析】发热厥利难治证。厥阴病阴寒证，出现发热，若是阳回阴退，则厥、利当自止。今虽发热而伴厥逆，至七日又见下利，则不属阳复，而是虚阳浮于外，阴寒盛于内，阳气外脱之重证，故云"难治"。

本条与344条、345条同为阴寒内盛，阳气外浮而出现发热、厥、利的证候，但344条出现"躁不得卧"为神气外越，345条出现"下利至甚，厥不止"为阴寒独甚，故皆主死。本条虽属真寒假热，但较上两条证情稍轻，故不言死，而言难治。

【原文】伤寒脉促，手足厥逆，可灸之。（349）

【解析】脉促厥逆，可用灸法。促脉一般属阳盛。本条脉促而见四肢厥逆，当属阳为阴阻，故可用灸法以运行阳气。

【选注】尤在泾说：脉阳盛则促，阴盛则结。手足厥而脉促者，非阳之虚，乃阳之郁而不通也，灸之所以引阳外出。若厥而脉微者，则必更以四逆汤温之，岂特灸之哉。

【原文】伤寒脉滑而厥者，里有热，白虎汤主之。（350）

【解析】无形热郁致厥的脉象与治法。

伤寒，为广义之伤寒。如因寒内盛而致之寒厥，其脉必现沉微，今脉现滑象则知非是阳虚而有内热，因滑为阳脉，多见阳盛邪实之证，因阳热内郁，邪热深伏，阴阳之气不能顺接，郁阳不能畅达四末，而见手足厥逆。"里有热"为本证之病机，治宜内清里热，方用白虎汤主之。本条述证简略，只提脉象，突出里有郁热的辨证要点，为举脉证之省文笔法，其证当有身热、口渴、汗出、心烦、舌红苔黄、小便黄赤等里热证。

本厥属阳明热证，当与168、169条的无大热、时时恶风、背微恶寒症状相参。四症机理均为阳热内郁，只是随着热邪郁结程度的轻重不同，依次表现为无大热→恶寒→厥逆，体现了"厥深者热亦深，厥微者热亦微"的特点。

【选注】

（1）柯韵伯：脉微而厥为寒厥，脉滑而厥为热厥，阳极似阴之证，全凭脉以辨之。然必烦渴引饮，能食而大便难，乃为里有热也。（《伤寒来苏集·伤寒论注·阳明脉证下》）

（2）喻嘉言：滑为阳脉，其里热炽盛可知，故宜行白虎汤以解其热，与三阳之治不殊也。（《尚论篇·厥阴经全篇》）

【验案】

医案 1：某患，40 岁，台山人。诊时微热，神气呆，面色焦燥，齿干，舌黄黑，不渴，心烦，四肢厥冷，苦热，频频易其坐卧处，两手反复置石桌，使人煽风不稍停，目不交睫者十余日，大便少，小便黄，无脉。迭经医治，为病日笃。诊下，知其为内蕴大热而有假象，恰如灰掩红炉，所谓不得火之明，而具火之烈者，乃作二方为分治法。一与白虎汤内服，以清肃其伏热，另与栀子豉汤夜服，使坎离交媾而能睡。免其炎热沸腾，至有一发而不可复遏之势。一诊稍宁，三诊告安。[马英翠．马云衡医案．广东中医，1963（5）：36]

医案 2：刘某，男，88 岁，干部，长春市人，门诊病历号：002051701。

2002 年 5 月 17 日初诊：发热、咳嗽、痰黄 1 月余，手足发凉、大便秘结 2 周，头晕 3 天。因"感冒"引起发热，咳嗽，痰黄，使用多种抗生素，体温未能控制。2 周后出现手足发凉，大便秘结，每次大便必用开塞露。现症：发热，咳嗽，稍喘，纳差，乏力，晨起痰黄成块，手足凉，大便 3 日未便。体检：体温 38.6℃，心率 96 次 / 分，呼吸 24 次 / 分，血压 20/12.7kPa。唇燥，苔黄干，脉洪而虚，手足凉。过去患慢性支气管炎，嗜烟。

诊断：咳嗽、厥、便秘、眩晕。证属阳明热盛，津气两伤。厥之病机为邪热内部，阳不外达。治宜辛寒清热，益气生津，透达郁阳。处方：生石膏 60g，知母 20g，炙甘草 10g，党参 10g，山药 10g，金银花 10g，牛膝 10g，陈皮 5g。7 剂，日 1 剂，水煎温服，日 3 次。

2002 年 5 月 24 日二诊：发热、咳嗽、痰黄明显减轻，手足转温，服药当天曾用开塞露通便，一直未用。饮食量增，自觉气力增强。查：体温 36.6℃，心率 82 次 / 分，呼吸 20 次 / 分，血压 18.7/12kPa。舌苔薄黄，脉弱，手足温。调方：知母 10g，炙甘草 5g，党参 10g，山药 10g，金银花 10g，陈皮 5g。7 剂，日 1 剂，水煎温服，日 3 次。

2002 年 5 月 31 日三诊：诸症悉除，停药。2002 年 6 月 7 日随访，未再复发。[金东明．经方治验．长白山中医药研究与开发，2003，2（1）：361]

【原文】手足厥寒，脉细欲绝者，当归四逆汤主之。（351）

当归四逆汤方

当归三两　桂枝三两，去皮　芍药三两　细辛三两　甘草二两，炙　通草二两　大枣二十五枚，擘，一法十二枚

上七味，以水八升，煮取三升，去滓。温服一升，日三服。

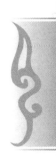

【解析】本方有温经散寒、养血通脉之功。主治阳气不足而又血虚，外受寒邪；手足厥寒，舌淡苔白，脉细欲绝或沉细；寒入经络，腰、股、腿、足疼痛。

【方义】四肢为诸阳之本，阳气不足，四末失其温养，所以手足厥寒。然而不见其他阳微阴盛证，却又脉细欲绝，是血虚而又经脉受寒，血脉不利之故。况手足厥寒只是指掌至腕、踝不温，与四肢厥逆有别。正如成无己云："手足厥寒者，阳气外虚，不温四末；脉细欲绝者，阴血内弱，脉行不利。"所以但用温经散寒，养血通脉为治。本方从组成看，是桂枝汤去生姜，倍大枣，加当归、细辛、通草而成。当归苦辛甘温，补血和血，与芍药合而补血虚。桂枝辛甘而温，温经散寒，与细辛合而除内外之寒。甘草、大枣之甘，益气健脾，既助归、芍补血，又助桂、辛通阳。更加通草通经脉，使阴血充，客寒除，阳气振，经脉通，手足温而脉亦复。本方为当归建中汤的变方，以由寒冷刺激所引起之表位血行障害为目标，可作易患冻疮者之预防剂，能温和血行，改善末梢循环，子宫及其附属器所引起的腹痛，腰或臀部似有冷风钻穿而过者，以及每遇寒冷则腹胀而停留秽气，下痢或下或止者，与黎明时下痢者等之治疗。腹证上全面呈现虚满，腹底无力，而表面紧张，腹直肌发生拘急。并会有腹疝，腹鸣，下利及头痛，膝痛，背痛，四肢痛等症状。

本方现代应用如下。

（1）热性病因发汗过度而引起手足冷与脉微弱者，贫血性风湿痛，手足冻疮，手掌角皮症，坐骨神经痛，椎间板疝脱，腰痛，脱疽，雷诺病，皮肤病呈现郁血紫斑者，肠疝痛，慢性腹膜炎，血栓闭塞性脉管炎，妇女月经不调，痛经，子宫脱出，子宫及附属器疼痛，妇科病腹痛，下腹部为中心而向腰部及下肢等处放散疼痛，冷症下利，寒性疮疡等。

（2）冻疮，慢性风湿性关节炎，腰痛，肠疝痛，子宫及附属器官疼痛，下肢疼痛。

（3）本方临床可用于治疗风湿性关节炎，血栓闭塞性脉管炎，溃疡病，冻疮，以及妇女的月经不调，痛经而呈血虚有寒者。对偏于任何一侧的腹痛，肢体疼痛，如系寒证，亦可使用本方。综合上述，凡属寒邪凝滞血脉而呈寒冷、疼痛之症，均可应用。

（4）尚有报道以本方治疗虚寒型的小儿麻痹症后遗症获效，患儿症见颜面苍白，四肢厥冷，活动障碍，脉沉细等。

（5）日本有人用本方治疗习惯性便秘，亦获良效。这些患者都有寒证（即本方所主的厥寒证），并且具有遇寒加重的特点。此种习惯性便秘，是因体内有久寒，使肠功能失调所致。

（6）本方加吴茱萸、生姜，名当归四逆加吴茱萸生姜汤，则健胃、止吐、镇痛之力增强，多用于慢性消化道疾病而疼痛，呕吐较剧者。对于早期雷诺病亦有较好疗效。

（7）综观全方，其调整血液循环，改善末梢循环障碍的作用取为突出：镇静，镇痛及抗实验性关节炎作用较显著：并有促进消化功能，缓解胃肠痉挛，以及调节子宫功能，缓解子宫挛痛等多种作用。

本方能温经散寒，可医治厥阴虚寒，手足厥冷，脉细欲绝之症状。厚朴温中汤能燥湿除满，以治脾胃虚寒，胃寒脘胀为主。可饭前或不拘时温服。

【验案】

医案 1：补血温通治闭经

刘某，女，34 岁，1990 年 8 月 3 日初诊。患者于 8 个月前行人流术，术中发现吸出物中无绒毛组织而反复多次吸刮，手术过程失血较多，术后数天，阴道流血停止后，月经 8 个月未潮。自觉小腹冷，腰酸痛，白带较多，伴头晕，眼花，肢冷，舌淡胖，脉沉细。据其病史症情，乃血虚之体，寒邪凝结胞宫，治宜补血温宫通经。处方：当归 15g，桂枝、木通、大枣、炙甘草、艾叶各 12g，白芍、菟丝子、党参各 20g，细辛 4g。服药 12 剂后觉小腹冷，头晕、腰酸痛，肢冷明显好转，小腹微胀坠，继予当归、桂枝、桃仁、香附各 15g，莪术、青皮、木通各 10g，白芍、牛膝各 20g，细辛 4g。服 8 剂，月经来潮，量少色暗。后以八珍汤益气养血，随症加减调治 3 个月，月经周期基本正常，随访 5 年，月经正常。

按：月经之本，所重在血。本例人流时正值冬季，失血伤津，冲任血少，血室正开，感受寒邪，邪客胞宫，血为寒凝，冲任受阻，故继发闭经。以当归四逆汤补血温通，伍党参益气；菟丝子、牛膝补肝肾及引血下行，艾叶暖宫调经。后期守方加桃仁、青皮、莪术、香附等活血行气药，方可取血得生，寒得祛，滞得行，瘀得化，月经得通之效。

医案 2：养血和营消瘾疹

黄某，女，24 岁，1993 年 10 月 6 日初诊。患者于近年来，皮肤风团反复发作，冬重夏轻，每于月经后及受寒冷风吹后诱发。风团多发于头面、上肢等暴露部位，甚则腹部亦现，风团浅红，甚痒。素体虚弱，常感冒，唇舌皆淡、苔白、脉浮缓。证属血虚之体，复感风寒，邪客肌肤皮毛腠理之间，而起瘾疹。治以养血疏风散寒，调和营血。处方：当归 15g，桂枝、炙甘草、大枣各 12g，白芍、乌梢蛇、熟地黄各 20g，细辛 4g，木通、荆芥各 10g。服药 3 剂，瘾疹消退。后予上方合玉屏风散随症加减调理月余，并嘱其经期注意避风寒，经后宜进补，随访3个月，瘾疹未发。

按：《诸病源候论》云，"邪气客于皮肤，复逢风寒相折，则风瘙瘾疹。"本例平素体弱，气血不足，经后血耗，肌腠失濡养，营卫失和，风寒之邪乘虚而袭，故瘾疹缠绵。方中以当归温补肝血；桂枝宣通卫阳，祛风散寒，祛邪于外；芍药敛阴和营于内，两药相伍可调和营卫，使营阴内守，卫外得固；熟地黄加强补血养血与濡润之力；荆芥、乌梢蛇祛风止痒，标本同治。预后予养血益气固表调理，药证相符，故能获效。

医案3：散寒通络除肩凝

董某，男，38岁，1997年8月5日初诊。患者卧竹席于空调室内睡眠一夜，次日起床觉左肩疼痛甚，活动不利，左上肢上举、背屈均严重受限，牵拉作痛，舌淡、苔白，脉弦细略浮。证为营卫不固，寒邪侵袭肌表经络，气血运行不畅所致。治宜散寒通络，养血祛风。处方：桂枝15g，当归、羌活、炙甘草、木通各12g，细辛6g，蜈蚣3条，鸡血藤30g。服药3剂后左肩疼痛明显减轻，继进3剂，肩痛基本消除，活动自如。

按：《济生方》曰，"皆因体虚，腠理空疏，受风寒湿气而成痹也。"营卫不充之人，睡眠状态下最易受邪。本倒有明显受寒病史，以关节痛有定处，屈伸不利为主要表现，局部无红肿热，此实为寒邪凝滞经络，气血痹阻。寒善闭，性收引，碍屈伸。方拟当归四逆汤之桂枝、细辛辛温散寒通络止痛；伍羌活、蜈蚣通痹止痛，祛风胜湿；当归、白芍、鸡血藤养血柔筋，舒筋活络，寒邪去，营血充，经络舒，痹痛便除。

【原文】若其人内有久寒者，宜当归四逆加吴茱萸生姜汤。（352）

当归四逆加吴茱萸生姜汤方

当归三两　芍药三两　甘草二两，炙　通草二两　桂枝三两，去皮　细辛三两　生姜半斤，切　吴茱萸二升　大枣二十五枚，擘

上九味，以水六升清酒六升和，煮取五升，去滓，温分五服。一方，水酒各四升。

【解析】血虚寒厥兼久寒的证治。本方承上条而论，上条为"手足厥寒，脉微细欲绝者，当归四逆汤主之。"本条是"若其人内有久寒"内为内脏，肝、肾、胃等器官，"久寒"沉寒痼冷也。较前证为重，证重药轻，据所加药物为吴茱萸、生姜推测，或为寒凝胞宫致月经不调、白带清稀、宫寒不孕，或为寒滞胃肠，水饮内停，而致脘腹冷痛、呕吐痰涎、下利；或为寒积下焦而致少腹冷痛、疝气等，所以在当归四逆汤之基础上，再加入吴茱萸、生姜以散内外之寒。吴茱萸温中止痛，理

246

气燥湿，重在降久寒之气逆，生姜辛散化饮重在宣通，两者合用暖肝散寒，温胃化饮，降逆止呕，散久滞之陈寒。并以清酒扶助药力，驱散久伏之沉寒痼冷。

【原文】大汗出，热不去，内拘急[①]，四肢疼，又下利厥逆而恶寒者，四逆汤主之。（353）

大汗，若大下利，而厥冷者，四逆汤主之。（354）

【词解】①内拘急，腹内拘挛急迫。

【解析】本条就大汗，大下利而论，其含义有二：其一，是阳虚不能固摄的症状，阳虚于外则表不固而汗出，阳虚于内则中阳不振而下利。其二，是导致阳气暴脱的原因，大汗或大下则阴液大量外泄，阳则无所依附，而阳气随阴液暴脱，大汗则阳亡于外，大下则阳亡于内，今大汗大下太过，阳气衰微，阳虚则寒生，阴寒内盛，阳气不能畅达四末，而见四肢厥逆，治当回阳救逆，方用四逆汤主之。

厥阴亡阳，真寒假热的证治。原文指出大汗出，热不去，既非太阳表证发热，又非阳明里证发热。盖太阳表证发热，汗后其热当去；阳明里热蒸腾，势必烦渴引饮，胸腹灼热。综观全文，实属阴寒内盛，虚阳外亡的真寒假热证。大汗出是阳气外亡，不能摄纳固表所致。热不去是阴盛格阳，残阳外浮的表现。内拘急，四肢疼，是阳衰阴盛，筋脉失于温煦，加之汗多津伤，筋脉无所濡养所致。更见下利，厥逆而恶寒等，实属脾肾阳衰，阴寒内盛，故应急救回阳，四逆汤主之。

本证所述大汗出，热不去，内拘急，四肢疼颇似桂枝加附子汤证，但彼证是表证不解而卫阳已虚，其发热并无假象，更未出现下利厥逆等证。此证于下利厥逆恶寒之中，出现大汗出，热不去，是寒盛于内，阳亡于外无疑，故两者有表里轻重之别。

亦有注家认为"大汗出，热不去"由表邪引起，而"下利、厥逆"是里虚寒所致，证虽表里同病，但以里证重且急，故治法总宜急温其里，与第 92 条"病发热，头痛，脉反沉，若不瘥，身体疼痛，当救其里，宜四逆汤"其理相同，聊存此说，以备参考。

患者大汗出，则阳亡于外；或大下利，则阳亡于内。汗下太过，阳气衰微，阴寒内盛，故四肢厥冷。治当急救回阳，用四逆汤主之。

本证汗出、下利而与四肢厥冷并见，且不发热，自非热证可比，而纯属阴寒可知。

此证多属暴寒骤中，阳气暴衰所致，亦可因误用汗下之法损伤阳气而成，其阴寒虽盛，但阳气初伤，真元之气尚未离散，此时急用回阳救逆之法，多可力挽狂澜，使患者转危为安。

【选注】

（1）《医宗金鉴》：通身大汗出，热当去矣，热仍不去，而无他证，则为邪

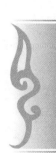

未尽而不解也。今大汗出，热不去，而更见拘急肢疼，且下利厥逆而恶寒，是阳亡于表，寒盛于里也。故主四逆汤，温经以胜寒，回阳而敛汗也。（《医宗金鉴·订正仲景全书·伤寒论注》）

（2）方有执：大汗出，阳虚而表不固也。热不去，言邪不除也。内拘急、四肢疼者，亡津液而骨属不利也。下利，厥逆而恶寒者，亡阳而阴寒内甚也。四逆汤温以散寒，回阳而敛液者也。（《伤寒论条辨·辨厥阴病脉证并治》）

【原文】病人手足厥冷，脉乍紧①者邪②结在胸中，心下满而烦，饥不能食者，病在胸中，当须吐之，宜瓜蒂散。（355）

【词解】①脉乍紧，脉忽然变紧。②邪，此指停痰、食积等致病因素。

【解析】痰食致厥的证治。病人手足厥冷，脉乍紧，乃痰食内阻所致。痰涎壅塞，或宿食停滞，胸阳被遏，不能通达四末，故手足厥冷。痰食之邪阻滞于里，气血运行不畅则脉乍紧。邪结胸中，浊气不降故心下满而烦；邪结偏上，故病人尚能知饥，然则毕竟有痰实阻滞，故不能食。紧脉不仅为诸寒收引之象，而且又为内伤饮食之兆。《金匮·腹满寒疝宿食篇》云："脉乍紧如转索无常者，有宿食也。"又云"脉紧，头痛风寒，腹中有宿食不化也"皆可为证。本证邪实胸中，病位较高，根据《内经》"其高者，因而越之"的精神，采用因势利导之法，用瓜蒂散涌吐胸中之邪，则诸证可平。

痰食阻滞证，《伤寒论》共有三条，散见各篇，除本条外，第166条云"病如桂枝证，头不痛，项不强，寸脉微浮，胸中痞硬，气上冲喉咽，不得息者，此为胸有寒也，当吐之，宜瓜蒂散"，第324条曰"少阴病，饮食入口则吐，心中温温欲吐，复不能吐，始得之，手足寒，脉弦迟者，此胸中实，不可下也，当吐之"。虽述证有别，但病机、治法相同，宜彼此互参。

【选注】

（1）程郊倩：手足乍冷，其脉乍得紧实者，此由阳气为物所遏而不得外达，以致厥也。考其证，心下满而烦，烦因心满可知，饥不能食，实不在胃可知，以此定其为邪结在胸中也。夫诸阳受气于胸中，胸中被梗，何能复达于四末！但须吐以宣之，不可下也。（《伤寒论后条辨·辨厥阴病脉证并治》）

（2）《医宗金鉴》：病人手足厥冷，若脉微而细，是寒虚也，寒虚者可温可补。今脉乍紧者，是寒实也，寒实者宜温宜吐也。时烦吐蛔，饥不能食，乃病在胃中也；今心中烦满，饥不能食，是病在胸中也。寒饮实邪，壅塞胸中，则胸中阳气为邪所遏，不能外达四肢，是以手足厥冷，胸满而烦，饥不能食也。当吐之，

宜瓜蒂散涌其在上之邪，则满可消而厥可回矣。（《医宗金鉴·订正仲景全书·伤寒论注》）

【原文】伤寒厥而心下悸，宜先治水，当服茯苓甘草汤，却①治其厥。不尔，水渍入胃，必作利也。（356）

【解析】伤寒厥而心下悸的治法。水饮停蓄心下则悸，胸阳被遏而不达四末则厥。本条悸厥之证，系水邪阻遏胸中的阳气所致，故先治水，水得温化，胸中之阳气布达，自能厥回悸止。若厥不止，当再治其厥以复其阳，若不先治其水，则水渗入肠胃，必然引起下利。

【原文】伤寒六七日，大下后，寸脉沉而迟，手足厥逆，下部脉①不至，喉咽不利，唾脓血，泄利不止者，为难治，麻黄升麻汤主之。（357）

麻黄升麻汤方

麻黄二两半，去节　升麻一两一分　当归一两一分　知母十八铢　黄芩十八铢　葳蕤十八铢，一作菖蒲　芍药六铢　天冬六铢，去心　桂枝六铢，去皮　茯苓六铢　甘草六铢，炙　石膏六铢，碎，绵裹　白术六铢　干姜六铢

上十四味，以水一斗，先煮麻黄一两沸，去上沫，内诸药，煮取三升，去滓，分温三服。相去如炊三斗米顷令尽，汗出愈。

【词解】①下部脉，从寸关尺三部来说，指尺脉；从全身上中下三部来说，指足部的趺阳与太溪脉。

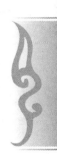

【解析】本方以麻黄、升麻、桂枝发越郁阳。麻黄能发散肺经火郁，升麻不仅能升散，且擅解毒，用之使郁阳得伸，邪能外达，则肢厥等症自解。石膏、黄芩、知母、葳蕤、天冬、当归、芍药等清热养阴、润肺解毒，以除上热，则喉咽不利、唾脓血等症可除。以小量白术、干姜、甘草、茯苓温中健脾，祛除下寒，则泄利等症可止。本方药物虽多，然配伍严谨，针对性强，值得进一步研究。

【验案】李梦如子，曾两次患喉疾，一次患溏泻，治之愈。今复患寒热病，历十余日不退，邀余诊，切脉未竟，已下利二次。头痛，腹痛，骨节痛，喉头尽白而腐，吐脓样痰夹血。六脉浮中两按皆无，重按亦微缓，不能辨其至数。口渴需水，小便少。两足少阴脉似有似无。诊毕无法立方，且不明其病理，连拟排脓汤、黄连阿胶汤、苦酒汤，皆不惬意；复拟干姜黄连黄芩人参汤，终觉未妥；又改用小柴胡汤加减，以求稳妥。继因雨阻，寓李宅附近，然沉思不得寐，复讯李父，病人曾出汗几次？曰：始终无汗。曾服下剂否？曰：曾服泻盐三次，而至水泻频仍，脉忽变阴。余曰：得之矣，此麻黄升麻汤证也。病人脉弱易动，素有喉痰，是下虚上热体质。

新患太阳伤寒而误下之，表邪不退，外热内陷，触动喉痰旧疾，故喉间白腐，脓血交并。脾弱湿重之体，复因大下而成水泻，水走肠间，故小便不利。上焦热甚，故口渴。表邪未退，故寒热头痛，骨节痛各证仍在。热闭于内，故四肢厥冷。大下之后，气血奔集于里，故阳脉沉弱；水液趋于下部，故阴脉亦闭歇。本方组成，有桂枝汤加麻黄，所以解表发汗；有芩、术、干姜化水，利小便，所以止利；用当归助其行血通脉；用黄芩、知母、石膏以消炎清热，兼生津液；用升麻解咽喉之毒；用玉竹以祛脓血；用天冬以清利痰脓。明日，即可照服此方。李终疑脉有败征，恐不胜麻、桂之温，欲加丽参。余曰：脉沉弱肢冷，是阳郁，非阳虚也。加参转虑掣消炎解毒之肘，不如勿用，经方以不加减为贵也。后果愈。（《伤寒论译释·厥阴篇》）

【原文】伤寒四五日，腹中痛，若转气下趣①少腹者，此欲自利也。（358）

【词解】①下趣（qū，音区），趣，同趋。下趣，即向下移动的意思。

【解析】欲作自利的征兆。伤寒四五日，为外邪入里之期，腹中痛，为肠胃气机不畅，壅滞不通所致。此时若见腹中转气下趋少腹者，为欲作自利之先兆与审证要点。

腹痛转气下趣、欲作自利，是下利的前驱症状，是临床常见证候，可见于多种病证，须综合分析，才能辨其寒热、虚实性质。本条未论欲作自利寒热之性，后世注家亦各执一论，临床当具体辨之，如阳明实证，可见腹痛、转气下趣，多伴有发热、口渴、舌红脉数等症；如太阴寒证，亦可见腹痛、转气下趣，多伴有肢厥、脉微、口不渴、小便清长等，临证自当详辨。

【原文】伤寒本自寒下，医后吐下之，寒格①更逆吐下，若食入口即吐，干姜黄芩黄连人参汤主之。（359）

干姜黄芩黄连人参汤方

干姜　黄芩　黄连　人参各三两

上四味，以水六升，煮取二升，去滓，分温再服。

【词解】①寒格，指下寒与上热相格拒。

【解析】上热与下寒相格的证治。伤寒，泛指感受外邪而言。本自寒下，指患者平素有脾胃虚寒下利证。如此虚寒下利又感外邪，医者不查，复用吐下之法，不仅脾胃阳气更伤，下寒更甚，而且引邪入内，邪热内陷，形成上热下寒，寒热格拒之证。上热则胃气上逆，故呕吐或食入即吐。下寒则脾气不升，故下利。治当清上温下，辛开苦降，用干姜黄芩黄连人参汤。

本证与黄连汤证都属上热下寒证，其辨证要点为，本证为上热下寒阻格较甚，且上热偏重，出现呕吐频频，食入口即吐，其下寒为脾阳素虚，运化失职，下利稀溏为特点。黄连汤证上热下寒阻格不甚，且上热较轻，证见欲呕吐，下寒重在肠中寒凝气滞，脉络不和，证见腹中痛。

治法以寒温并用，辛开苦降为则。

【方义】本证寒热格拒较甚，因胃热重而呕逆尤剧，故重用黄芩、黄连苦寒以清上热，热清胃气得降，呕吐自止。配干姜辛温以祛下寒，寒去脾气能升，则利自除。人参补益中气，助中焦运转之力。方中芩连配干姜，为辛开苦降、清上温下，调和脾胃之剂。

半夏泻心汤与本方同属辛开苦降、寒温并用之方，然彼适用于寒热错杂于中之痞证，故以芩连配姜夏，辛开苦降，佐参、枣、草补中益气。本方适用于寒热格拒，上热下寒，但以上热呕吐为重，故重用芩、连，仅配干姜以辛开苦降，只用人参补中益气。

本方治中虚胃热呕吐，每多良效。陈修园说：凡呕家挟热"不宜于橘半甘草，以干姜黄连黄芩人参汤主之""若汤不得入口，去干姜加生姜汁少许，徐徐呷之，此少变古法，屡验"。（《伤寒论浅注·辨厥阴病脉证并治》）

本方寒热互用，辛开苦降，以治疗胃肠疾病为主，历来文献中，有治疗呕家挟热；治胃反，心胸郁热，心下痞硬或嘈杂，骨蒸劳热，心胸烦闷，咳嗽干呕，或下利；治伤寒脉迟，胃冷呕吐；治膈有热，吐逆不受食等记载。现代临床报道有治疗夏月贪凉饮冷，以致吐泻交作；治幼儿吐乳，口舌糜烂；治消化性溃疡；治注射百日咳疫苗引起的发热恶寒，食入则吐；治急慢性肠炎、痢疾等病证，然则必须病证与方药相应，方可用之。

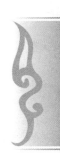

【选注】章虚谷：仲景云，伤寒本自寒下，医复吐下之，寒格，更逆吐下，是本来中宫虚寒，误行吐下，反动厥阴相火，与寒气格拒，更逆吐下。故以人参、干姜温中助气；芩、连泻三焦之相火，使阴阳气和，则吐下自止。此但中焦受伤，故不用附子，与少阴之格阳证不同也。（《伤寒论本旨·厥阴篇方》）

【原文】下利，有微热而渴，脉弱者，今自愈。（360）

【解析】虚寒下利将愈之脉证。本条论述虚寒下利转归。此下利为阳虚阴盛，中阳不足所致，临床多见下利清谷，畏寒肢冷，口中不渴等虚寒之象，而今下利见发热口渴，四肢渐温等症，为阳气来复，阴寒消退之象。若下利而见脉沉紧，为正虚邪实，阴寒内盛之象，其病为重，而今见下利脉弱者，乃阳气来复，阴寒消退，邪气衰退之象，故病有自愈之机。

【原文】下利，脉数，有微热汗出，今且愈，设复紧为未解。（361）

【解析】虚寒下利将愈及未解之脉证。本条论述厥阴病阳复自愈的辨证。虚寒下利，当脉紧恶寒，现脉由紧转数，恶寒转为微热，说明阳气来复，阴证转阳。实际本证脉数汗出，已为阳复太过，尽管如此，阴病转阳，仍属佳象，故为自愈。假设脉又由数转紧，是寒邪复盛，大有厥热往来之势，故称病未解。

【选注】

（1）程郊倩：下利脉数，寒邪已化热也。微热而汗出，邪从热化而出表也，故令自愈。设复紧者，未尽之邪复入于里阴之下，故为未解。盖阴病得阳则解，故数与紧，可以定愈不愈。（《伤寒论后条辨·辨厥病脉证篇》）

（2）成无己：下利，阴病也。脉数，阳脉也。阴病见阳脉者生，微热汗出，阳气得通也，利必自愈。诸紧为寒，设复脉紧，阴气犹盛，故云未解。（《注解伤寒论·辨厥阴病脉证并治》）

【原文】下利，手足厥冷，无脉者，灸之，不温，若脉不还，反微喘者死；少阴负趺阳者为顺也。（362）

【解析】厥利无脉的治法及其预后。下利手足厥冷，无脉，有因阴寒一时充斥者，有因阳气将绝者，前者，用灸法挽治（灸关元、气海等穴），灸后，手足能温，脉能自还，即为邪去自愈证。若灸后手足不温，脉不能还，更增微喘，是阳不复而上脱，肾气先绝，诚属极危。

病势危笃者可诊少阴趺阳脉以决安危，少阴脉在足内踝后跟骨上动脉陷中太溪穴，趺阳脉在足大趾次趾间上行五寸冲阳穴，少阴以候肾气，趺阳以候胃气，病至手部无脉，诊其足部少阴与趺阳之脉，上下相应不绝，尚为可治；若趺阳盛于少阴，胃气未绝，更可救治，故云"少阴负趺阳者为顺也"。

【选注】

（1）成无己：下利，手足厥逆，无脉者，阴气独胜，阳气大虚也。灸之阳气复，手足温而脉还，为欲愈。若手足不温，脉不还者，阳已绝也。反微喘者，阳气脱也。（《注解伤寒论·辨厥阴病脉证并治》）

（2）钱天来：阴寒下利而手足厥冷，至于无脉，是真阳已竭，已成死证，故虽灸之，亦不温也。若脉不还，反见微喘，乃阳气已绝，其未尽之虚阳随呼吸而上脱，其气有出无人，故似喘非喘而死矣。夫少阴肾也，水中有火，先天之阳也；趺阳，胃脉也，火生之土，后天之阳也。此承上文下利而言。凡少阴证中诸阳虚阴盛之证，而至于下利，及下利清谷之证，皆由寒邪太盛，非惟少阴命门真火衰微，且火不能

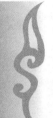

生土，中焦胃脘之阳不守，故亦败泄而为下利。少阴脉虽微细欲绝，而为阴寒所胜，则为少阴之真阳负也。若趺阳脉尚无亏损，则是先天之阳虽为寒邪之所郁伏，而后天胃脘之阳尚在，为真阳犹未磨灭，所谓有胃气者生，故为顺也。若趺阳亦负，则为无胃气而死矣。（《伤寒溯源集·厥阴篇》）

【原文】下利，寸脉反浮数，尺中自濇者，必清脓血。（363）

【解析】363 条为虚寒下利，脉当见沉迟无力，今"寸脉反浮数"，是阳盛来复。"尺中自濇"为阳复太过，化热伤络，血行不畅，热郁而化腐为脓之象，故可以出现大便脓血。

本条论述阳复太过的脉症。寒利脉当沉紧或沉迟，若寸部脉反浮数，寸脉属阳，浮数主热，阳脉见于阳部，是阳气来复，阴证转阳，但阳复已太过。尺中自涩，尺部脉属阴，涩脉示不足，故尺中自涩，说明热灼阴血，阴血已伤。必清脓血，是补充说明热伤血络，阴血外溢，蒸腐为脓，可出现大便脓血的变证。以寸与尺、数与涩相对应，说明阳复与阴伤的病机。

【选注】

（1）舒驰远：关前为阳，寸脉浮数，阳盛可知；关后为阴，尺中自涩，阴亏可知。今以阳热有余，逼迫微阴，所以必圊脓血也。（《再重订伤寒论集注·厥阴篇》）

（2）周扬俊：阴证阳脉，病家最幸。今云反浮数，虽则下利，安知不转出阳分有汗而解，然合尺中自涩观之，则精受伤，正气难复，况阳邪正炽，势必下陷而内入伤阴，不致圊血不已也。（《伤寒论三注·厥阴经全篇》）

【原文】下利清谷，不可攻表，汗出必胀满。（364）

【解析】虚寒下利兼表证误汗形成的变证。下利清谷，为脾肾阳虚，阴寒内盛，水谷失于温运寒湿下注所致，故当急救其里，温补脾肾，散寒回阳。治宜四逆辈，因里证为急，即使与表证同见，亦不可先攻其表，当遵循先里后表的治疗原则。若用汗法先治攻其表，汗出则阳随阴泄，阳气脱于外，阴寒聚于内，浊阴不得离散，壅滞气机，则腹必胀满。本条和 372 条相互照参，进一步说明治里治表之先后顺序原则。

【原文】下利，脉沉弦者，下重也；脉大者，为未止；脉微弱数者，为欲自止，虽发热，不死。（365）

【解析】据脉象辨下利的不同转归。本证下利伴见脉沉弦，应为厥阴热利，因厥阴属肝，主疏泄，喜条达，邪入其里，则肝气郁结，气机不畅，湿热壅滞，迫注大肠，因此下利时，肛门有重滞感；肝经湿热互结于里，故脉沉而弦。

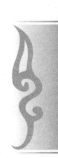

《素问·脉要精微论》云："大则病进"，下利而见脉大者，为邪气盛，病情继续加剧，故"为未止"。若下利脉微弱数者，微弱是邪衰，数中有柔和之象，表明邪气已衰里热减轻，故预示下利有自止之望。此时虽有发热，必不甚，并随邪气渐退，发热当可随之而愈，故云不死。反之，若脉数大有力，下利不止，发热反剧者，为厥阴邪热鸱张，病势继进，预后多不良。

【选注】

（1）汪苓友：此辨热利之脉也，脉沉弦者，沉主里，弦主急，故为里急后重，如滞下之证也。脉大者，邪热甚也。《脉经》云："大则病进"故为利未止也。脉微弱数者，此阳邪之热已退，真阴之气将复，故为利自止也。下利一候，大忌发热，兹者脉微弱而带数，所存邪气有限，故虽发热不至死耳。（《伤寒论辨证广注·辨厥阴病脉证并治》）

（2）喻嘉言：下利而脉沉弦、主里急后重，成滞下之证，即今所称痢证也。脉大者，即沉弦中之大，脉微弱数者，即沉弦中之微弱数也。（《尚论篇·厥阴篇》）

【原文】下利，脉沉而迟，其人面少赤，身有微热，下利清谷者，必郁冒①汗出而解，病人必微厥。所以然者，其面戴阳，下虚故也。（366）

【词解】①郁冒，头昏目眩如物覆蒙貌。

【原文】下利，脉数而渴者，今自愈。设不差，必清脓血，以有热故也。（367）

【解析】虚寒下利阳复时有转愈和化热两种转归。下利指下利清谷之虚寒证，本不应有脉数口渴之证，而今见脉数口渴者，为阳气来复，阴寒消退，病情由阴转阳之征，下利有自愈之机，如果脉数不解，口渴不除，则为阳复太过，便可化为热证，热盛伤及血络，血败肉腐，蒸腐为脓，则见便脓血。"以有热故也"为仲景自释"必清脓血"的原因，指出了本证病机之关键所在。

【原文】下利后脉绝①，手足厥冷，晬②时脉还，手足温者生，脉不还者死。（368）

【词解】①脉绝，脉伏不见，不能摸到。②晬（zuì，音最）时，即一昼夜，亦称周时。

【解析】下利后突见脉绝肢冷的生死两种转归。本条论述利下太甚，气血暴脱，阳气垂绝不治之证。暴病下利后，脉沉微欲绝，手足厥冷，为利下太甚，气血暴脱，阳气闭绝，但未必属死候，应积极治疗，注意观察。若经过一昼夜时间，阳气逐渐回复，脉气必浮，手足必温，预后尚好。若脉仍不起，厥逆不回，则阳气垂绝，已难回复，生机无望，故为死候。

【选注】钱天来：晬时，周时也。夫寒邪下利而六脉已绝，手足厥冷，万无更生之理，而仲景犹云周时脉还，手足温者生，何也？夫利有新久，若久利脉绝，而至手足厥冷，则阳气以渐而虚，直至山穷水尽，阳气磨减殆尽，脉气方绝，岂有复还之时。唯暴注下泄，忽得之骤利，而厥冷脉绝者，则真阳未至陡绝，一时为暴寒所中，致厥利脉伏。真阳未至陡绝，故阳气尚有还期，此条乃寒中厥阴，非久利也。故云晬时脉还，手足温者生；若脉不见还，则孤阳已绝而死矣。（《伤寒溯源集·厥阴集》）

【原文】伤寒下利，日十余行，脉反实①者死。（369）

【词解】①脉反实，实脉大而长，应指强劲有力，多见于大热大实之证。本条虚证而见实脉，故云反。

【解析】下利证虚反见脉实者预后不良。伤寒下利指诸虚寒下利，日十余行，次数之多，必伤正气，正气即虚，脉当见沉微无力之虚象，此为脉证相符，为顺，此时治当以温补，预后较好。而今下利，却反见脉实，脉证不符，为逆，故曰"反"。提示正气衰败，而邪气独盛，是胃气败绝之兆，《素问·玉机真脏论》云"真脏脉见者，皆死不治"，为不治之死候。

【原文】下利清谷，里寒外热，汗出而厥者，通脉四逆汤主之。（370）

【解析】阴盛格阳下利的证治。本证以下利清谷，冷汗出，四肢厥冷，身有微热，面少赤为主症。

（1）里寒外热：是里真寒而外假热。

（2）下利清谷、四肢厥冷：下利清谷，四肢厥冷为阳虚阴盛，里有真寒所致。

（3）身有微热、面少赤：身有微热，面少赤是虚阳外浮假热的表现。

（4）冷汗出：冷汗出，为阳气外亡之证，特别需要重视。

【验案】周某，年届弱冠，大吐大泻之后，汗出如珠，厥冷转筋，干呕频频，面色如土，肌肉消烁，眼眶凹陷，气息奄奄。脉象将绝，此败象毕露。处方：炮附子 30g，干姜 150g，炙甘草 18g。一边煎药，一边灌猪胆汁，幸胆汁纳入不久，干呕渐止，药水频投，徐徐入胃矣。是晚再诊：手足略温，汗止，惟险证尚在。处方：炮附子 60g，川干姜 45g，炙甘草 18g，高丽参 9g。急煎继续投药。翌日，其家人来说："昨晚服药后呻吟辗转，渴饮，请先生为之清热。"观其意嫌昨日姜附太多也。吾见病人虽有烦躁，但能诉出所苦，神志渐佳，诊其脉亦渐显露，凡此皆阳气复振机转，其人口渴，心烦不耐，腓肌硬痛等证出现，原系大吐大泻之后，阴液耗伤过甚，无以濡养脏腑肌肉所致。阴病见阳证则生，且云今早有小便一次，俱佳兆也。照上方加茯苓 15g，并以好酒用力擦其硬痛处。两剂烦躁去，诸症悉减，再两剂，神清

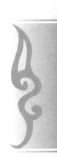

气爽，能起床矣！后用健脾胃，阴阳两补诸法，佐以食物调养数日复原。[许小逊．广东医学，1963（2）：235]

按：吐泻之后，阳虚至极，阴津不继，而见尿冷转筋，脉微欲绝诸症。治当回阳救逆，然又虑阴寒太盛，恐对辛热之品拒而不受，故加猪胆汁以反佐之，引阳入阴。服药后病人出现渴饮，乃阴退阳复之象，但又有烦躁一症，故加茯苓，即成茯苓四逆汤而除烦躁。法施有序，其效立竿见影。

【原文】热利下重者，白头翁汤主之。（371）

白头翁汤方

白头翁二两　黄蘗三两　黄连三两　秦皮三两

上四味，以水七升，煮取二升，去滓，温服一升，不愈，更服一升。

【方义】本方证是因热毒深陷血分，下迫大肠所致。热毒熏灼肠胃气血，化为脓血，而见下痢脓血、赤多白少；热毒阻滞气机则腹痛里急后重；渴欲饮水，舌红苔黄，脉弦数皆为热邪内盛之象。治宜清热解毒，凉血止痢，热退毒解，则痢止而后重自除。故方用苦寒而入血分的白头翁为君，清热解毒，凉血止痢。黄连苦寒，泻火解毒，燥湿厚肠，为治痢要药；黄柏清下焦湿热，两药共助君药清热解毒，尤能燥湿治痢，共为臣药。秦皮苦涩而寒，清热解毒而兼以收涩止痢，为佐使药。四药合用，共奏清热解毒，凉血止痢之功。

本方与芍药汤同为治痢之方，但本方主治热毒血痢，乃热毒深陷血分，治以清热解毒，凉血止痢，使热毒解，痢止而后重自除；芍药汤治下痢赤白，属湿热痢，而兼气血失调证，故治以清热燥湿与调和气血并进，且取"通因通用"之法，使"行血则便脓自愈，调气则后重自除"。两方主要区别在于：白头翁汤是清热解毒兼凉血燥湿止痢，芍药汤是清热燥湿与调和气血并用。

本方可凉血解毒，用于治湿热郁于血分所致的下利脓血为主。葛根黄芩黄连汤能解肌除烦热，用于治表邪未解、里热已成之热泻、热痢为主。

本方现代常用于治急、慢性细菌性痢疾、阿米巴痢疾等病，见有热毒内盛，下痢脓血证候者。

【选注】汪昂：此足阳明、少阴、厥阴药也。白头翁苦寒，能入阳明血分，而凉血止痢；秦皮苦寒性涩，能凉肝益肾，而固下焦；黄连凉心清肝，黄柏泻火补水，并能燥湿止痢而厚肠，取寒能胜热，苦能坚肾，涩能断下。徐忠可，"此主热利下重，乃热伤气，气下陷而重也，陷下则阴伤，阴伤则血热，虽后重而不用调气之药，病不在气耳。"（《医方集解》）

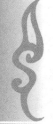

【原文】下利腹胀满，身体疼痛者，先温其里，乃攻其表，温里宜四逆汤，攻表宜桂枝汤。（372）

【解析】论虚寒下利重证兼表证的治疗原则与主方。条文中下利指下利清谷，下利与腹胀满皆是由脾肾阳虚，阳微而浊阴不化，阳虚阴盛所致。此时虽有身疼痛的表证，但以里虚为急，治当先温其里，宜用四逆汤。俟里阳恢复，清便自调，倘若表证未罢，再治其表，宜用桂枝汤。若下利清谷，里阳已虚，反先用发汗治其表，则阳气随汗外泄，里阳更虚，阳虚不运，浊阴壅滞不化，则腹部胀满更甚。关于表里同病，表里先后的治疗原则可以与太阳病篇 91 条互参。

【原文】下利欲饮水者，以有热故也，白头翁汤主之。（373）

【解析】补述热利的证治。本条承上条而来，补述厥阴热利的证治。上条言及热利下重为肝热迫肠，湿热熏蒸，损伤络脉，蒸腐气血，出现下利脓血、里急后重的证候特点；本条进而言及渴欲饮水，属里热灼津的证候特征，故彼此宜互参。因其主证病机相同，故皆以白头翁汤，清热燥湿，凉肝解毒。

下利口渴有寒热虚实之辨，如第 282 条"自利而渴者，属少阴"，为虚寒下利，亦有口渴，然而其渴是阳虚不能蒸化，津液无以上承所致，故应与本证鉴别。

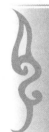

热利口渴与虚寒利口渴鉴别表

鉴别项	热利（痢）	虚寒利
相似症	口渴	口渴
不同症	下利脓血色红，腹痛里急后重，伴发热口渴喜冷饮	下利清谷，四肢厥逆，无热恶寒，伴口渴喜热饮（虚寒下利一般不渴）
病机	湿热熏蒸于里，肝失疏泄，热盛津伤	脾肾阳衰，阴寒内盛，气不化津
治法	清热燥湿，凉肝解毒	回阳救逆
方药	白头翁汤	四逆汤

【选注】钱天来：此又申上文热利之见证，以证其为里有热者，必若此治法也，夫渴与不渴，乃有热无热之大分别也。里无热邪，口必不渴。设或口干，乃下焦无火，气液不得蒸腾，致口无津液耳。然虽渴亦不能多饮，若胃果热燥，自当渴欲饮水，此必然之理也。（《伤寒溯源集·厥阴篇》）

【原文】下利谵语者，有燥屎也，宜小承气汤。（374）

【解析】论燥屎内结下利的证治。下利一症，有寒有热，有虚有实。厥阴下利多见虚寒利，而本证属实热燥结，故下利当是热结旁流，其大便特点是"自利清水，色纯青"，不见粪渣，臭秽难闻。本证除下利、谵语外，还可见腹胀满拒按，潮热，脉沉实等症。治用小承气汤泻热导滞。此属通因通用法，使燥热结滞去则下利谵语自止。

【验案】小承气汤治脱肛

李某，女，8岁，1991年8月3日初诊。其父代诉：患儿自1990年患痢疾后，大便经常不通畅，排便时直肠脱出肛外，近7天因感冒咳嗽而加重，行走时肛门亦脱出。微烦，小便数，午后潮热，口渴，大便秘，脘腹痞满。观其形体壮实，询知嗜食辛辣煎炒食物。面赤唇红，肛门脱出、红肿，舌红、苔黄，脉实有力。证属气滞腑实型，治宜降气通便。方用小承气汤加减：枳壳10g，槟榔、大黄（后下）各8g，厚朴5g。水煎服。3剂后，大便通畅，脱肛减轻，原方去大黄，再进10剂后，脱肛痊愈。嘱其忌食热性食物，保持大便通畅。随访半年，未见复发。（刘和章．小承气汤新用．新中医，1993；2：44）

按：脱肛见证，并非全为气虚下陷。因于腑实热壅，络伤气滞者，亦可见之。其证必有便秘而无泄泻，必形实而无神疲，必脘腹胀满而无小腹下坠，必舌红苔黄脉实而无舌淡苔薄脉虚弱。治宜通下腑实，方可使肠道气机通畅，而肛脱自回。

临证贵在辨证论治，且忌一见脱肛即谓中气下陷。本案治疗属"通因通用"法范畴。

【原文】下利后更[①]烦，按之心下濡者，为虚烦也，宜栀子豉汤。（375）

【词解】①更，副词，反，却。

【解析】下利后虚烦证治。下利以后更烦，可见以前下利时本有烦。下利止后，烦仍不解，故曰"更烦"。按之心下濡者，无疼痛拒按等证，为虚烦之征，宜栀子豉汤。

【原文】呕家[①]有痈脓者，不可治呕，脓尽自愈。（376）

【词解】①呕家，指素有呕疾之人。

【解析】论痈脓致呕的治禁。因痈脓致呕，不可止呕。呕家，有因热者，有因寒者，有因蓄水者，有因蓄脓者，所病不同，治法各异。呕家若因痈脓而致呕，应因势利导，排除其脓，脓尽呕自止。切不可止其呕，而阻痈脓之排出，致酿他变。

【原文】呕而脉弱，小便复利，身有微热，见厥者难治，四逆汤主之。（377）

【解析】论阳虚阴盛，格阳呕逆的证治。本条论述阳虚内寒呕吐的辨证论治。呕吐病机为胃气上逆，六经病均可见之。本证呕与脉弱并见，则属阳虚内寒。若兼小便复利与手足厥逆，则属少阴阳衰，阴寒内盛。小便复利，是遗溺失禁。肾主二便，肾阳大衰，失于固摄，故有此症。身有微热，绝非阳气来复，应属阴盛格阳，虚阳外浮。呕因阴寒内盛，气逆不降所致，故治以四逆汤。

呕与发热、汗出、恶风并见，是太阳中风；与潮热、腹痛、便秘并见，是阳明腑实；与往来寒热、胸胁苦满并见，是少阳郁滞；与腹满、时腹自痛并见，是太阴虚寒。少阴为病，呕非主症，本条之所以将"呕"标在条首，用意十分明确，即与厥阴寒呕证相类而鉴别。

【选注】程知：言呕而厥者，宜温其下也。呕者，邪气上逆之病也。脉弱小便利，虚寒见于下也。身有微热，当为阳邪在表，然见厥逆，则为阴盛于里，而微阳有不能自存之忧也，故难治。（《伤寒论经注·厥阴证治》）

【原文】干呕吐涎沫，头痛者，吴茱萸汤主之。（378）

【解析】论肝寒犯胃，浊阴上逆的证治。吴茱萸汤在《伤寒论》凡三见，分载于三篇。一为阳明虚寒"食谷欲呕"（243 条），以其"得汤反剧者属上焦"，辨阳明呕吐有虚寒、实热之不同。二为"少阴病，吐利，手足逆冷，烦躁欲死"（309 条），乃少阴阳虚阴盛，寒浊犯胃，但未至阳衰，阳气尚能与阴邪抗拒，而与 296 条阳气将绝"吐利躁烦，四逆"的死证相鉴别。本条则为肝寒犯胃，浊阴上逆。三条叙证虽不相同，但阴寒内盛，浊阴上逆的病机是一致的，故可异病同治，均用吴茱萸汤温阳散寒降浊。

【原文】呕而发热者，小柴胡汤主之。（379）

【解析】厥阴病转出少阳的证治。少阳有热，胆胃气逆出现呕而发热之证，可用小柴胡汤治疗。呕而发热本是少阳病主症，并不属厥阴病。但厥阴阳气来复，其邪亦可转出少阳。本条就为厥阴之邪转出少阳所致。因厥阴与少阳为表里，厥阴病阳气来复，脏邪还腑，由阴出阳，病可转出少阳。今邪在少阳，故可用小柴胡汤和解少阳。

本证以呕而发热为主症。

本证呕而发热，属少阳有热，胆胃气逆。

【原文】伤寒大吐大下之，极虚，复极汗者，其人外气怫郁[1]，后与之水，以发其汗，因得哕。所以然者，胃中寒冷故也。（380）

【词解】[1]外气怫郁，外气，指体表之气。外气怫郁，指体表之气不宣，可表现为肌表无汗而有郁热感。

【解析】误治伤中，胃冷致哕。伤寒病，曾用剧烈吐下之法施治，损伤中阳，极度虚衰，复极汗出，以致里寒外热，有似外气怫郁不得通。医误认为表邪朱解，复用水治劫发其汗，致卫阳不固，中阳极虚，阳愈外泄，胃愈虚冷，胃气将败，因见哕证。

【原文】伤寒哕而腹满，视其前后，知何部不利，利之即愈。（381）

【解析】论哕而腹满的辨证与治则。哕有虚实之分，一般而言，证见哕而腹满，多与实邪内结有关。实邪阻滞，气机壅塞则腹满。中焦气机不利，胃气上逆则哕逆。治疗总以通利为原则，使实邪去，胃气降，则腹满消，而哕逆止。"视其前后，知何部不利，利之即愈"突出治病必求本的原则。"前"指小便，若湿邪阻滞，膀胱气化不利者，治当利小便，使湿邪得化，浊气得降，哕逆可除；"后"指大便，若肠中燥屎内结，腑气不通，当通其大便，燥屎一除，胃气得降，哕逆腹满可愈。

实证哕逆，以哕逆，腹胀满，伴小便不利，或大便不通为主症；伴有哕声响亮，连续发作，苔黄，脉大，口渴等。实邪壅滞，导致小便不利，或大便不通，壅滞不通则腹胀满，胃气不能通降，而上逆故作哕。治疗原则如原文所言"视其前后，知何部不利，利之即愈"，如果前部不利，则宜利其小便；如果后部不利，则宜通其大便。实邪去则哕逆自愈。

第11章　辨霍乱病脉证并治

霍乱，是以卒然发作上吐下泻为主要临床表现的病证。霍有迅速、急骤、卒然之意；乱即逆乱。因其病起于顷刻之间，胃肠功能反常，阴阳逆乱，故名霍乱。

霍乱多发生于夏秋季节，常因饮食不洁（节），或感受六淫之邪，而使表里之邪相并，清浊相干，胃肠功能逆乱，清阳不升，浊阴不降，故吐泻暴作。《灵枢·五乱篇》云："清气在阴，浊气在阳，营气顺脉，卫气逆行……清浊相干，乱于肠胃，则为霍乱。"

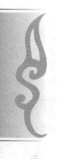

第
64~67
日

本论所讨论的霍乱病实际上包括了多种急性胃肠病变，后世根据临床表现的不同，将霍乱分为湿霍乱与干霍乱两类，以上吐下泻，吐泻无度者为湿霍乱；欲吐不吐，欲泻不泻，但见烦闷不安，腹中绞痛，短气汗出者为干霍乱。本篇所讲当属湿霍乱。

【原文】问曰：病有霍乱者何？答曰：呕吐而利，此名霍乱。（382）

【解析】霍乱的症状特征。本条以问答形式阐述霍乱病的症状特征。霍乱病以呕吐下利、吐泻交作为主要症状表现。因其发病突然，变化迅速，病势急剧，大有挥霍缭乱之势，故名之曰霍乱。霍乱的发生，是饮食不节（洁），或感受外邪，表里合邪，肠胃功能逆乱，升清降浊失职所致。

【原文】问曰：病发热头痛，身疼恶寒，吐利者，此属何病？答曰：此名霍乱。

霍乱自吐下，又利止，后更发热也。（383）

【解析】论霍乱表现及其与伤寒鉴别。

本证以初病即呕吐下利为主症。霍乱发病急剧，挥霍变乱于仓促之间，故初病即见吐利交作。由于胃肠功能紊乱，清浊相干，升降失职，故吐泻并作。其总的病机是胃肠逆乱，清浊相干，升降失常。或虚实寒热夹杂，或阴盛阳衰。霍乱时有兼表证，即吐利同时，伴见发热、恶寒、头痛、身痛等，仍属霍乱。注意当与伤寒鉴别：①病发热恶寒，头痛身痛，而不吐利者，名为伤寒，是病在表；若初病即有吐利，并且吐利为甚者，虽与表证同见，则名霍乱。②太阳、阳明合病，亦可见吐利兼表之证，是由于二经俱受邪，邪盛于表，影响于里造成吐利兼表证，多表解里自和；霍乱兼表，其里证并非表邪所致，不受外邪影响，故多表邪虽解而里气不和，或吐下虽止，而表乃不解。③霍乱初起即见吐利，而伤寒要经过一定的时间，当邪陷入深，转入阴经，才见下利，这是两者的最大不同点。

【原文】伤寒，其脉微涩者，本是霍乱，今是伤寒，却四五日，至阴经上，转入阴必利。本呕下利者，不可治也。欲似大便，而反失气，仍不利者，此属阳明也。便必鞕，十三日愈。所以然者，经尽故也。下利后当便硬，硬则能食者愈。今反不能食，到后经中，颇能食，复过一经能食，过之一日当愈。不愈者，不属阳明也。（384）

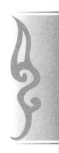

【解析】辨霍乱与伤寒的脉证异同及转归。本条可分三段理解。从"伤寒"至"不可治也"为第一段，辨伤寒与霍乱之脉证，及邪传阴经的诊断与预后。伤寒表病，脉当浮紧，而反见微涩，知其为先病霍乱，吐利交作，正气虚损，阴液耗伤，脉搏鼓动乏力所致。本是霍乱，今感伤寒，则可出现发热恶寒，头身疼痛，吐利并作等证，此参考上条可知。至四五日，邪入阴经之时，则见下利，一利再利，而使正气极虚。可见下利一证，伤寒与霍乱不同，伤寒受邪，多经几日而后下利，霍乱则得病之初，呕利暴作，是两证互异，不可等同。霍乱吐利，里气大虚，又邪传入里，而复吐利，则里气再伤，病极危笃，故"不可治也"。

从"欲似大便"至"经尽故也"为第二段，论霍乱吐利后津伤便硬的证候与转归。霍乱吐利，有再下利而里气重虚不可治者，有胃气来复，正胜邪却而病欲愈者。今吐利过后，其人欲似大便而未出，仅见失气，此即胃气还复，正能胜邪，病邪由阴转阳的佳兆。但因吐下津伤胃肠失润，水无舟停，则大便必硬，故曰"属阳明也。"虽属阳明而无潮热谵语、腹满疼痛，则知非邪热内结，而不可轻言攻下。至于"十三日愈"，是六日为经气运行一周，病情或愈或变或传多在此时，今病既已由阴转阳，故可再过六日，俟其经气再周之时，胃气来复，津回肠润，大便自通，可望病愈，故曰"所以然者，经尽故也。"

从"下利后"至"不属阳明也"为第三段，是论述下利后便硬的预后与机转。下利后津液伤损，肠中干燥，大便当硬，但腑气尚通，胃气亦和，故谓能食者可自愈。若反不能食，则是胃气未复，须稍待数日，以俟"到后经中颇能食"，即经气来复之时，亦是两个六日，胃气逐渐恢复，而稍微能食。若又经过一段时间，继续能食，则示疾病不久将愈，故曰"复过一经能食，过之一日当愈"，此与"十三日愈"之义相同。若至后经中，能食而病不愈者，则不属津伤便硬之阳明，而定有其他原因可考，是又不可以拘一为执。

【原文】恶寒脉微而复利，利止亡血^①也，四逆加人参汤主之。（385）

四逆加人参汤方

甘草二两，炙　附子一枚，生，去皮，破八片　干姜一两半　人参一两

上四味，以水三升，煮取一升二合，去滓，分温再服。

【词解】①亡血，亡者，失也。亡血，此处作亡失津液解。

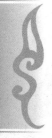

【解析】本证以吐利后恶寒，脉微，复下利，后利止无物可下为主症。因本证为阳气衰亡，阴液脱竭的危重证，除上述主症外，还常伴有四肢厥冷，躁扰不宁，眼眶凹陷等阳亡液脱之证。值得注意的是，文中"亡血"不可理解成出血的症状，依据原文精神，当指亡失津液。同时也是本条病机的注释句，即利自止，并非阳回欲复的佳兆，而是阳气衰微，津液内竭，无物可下的危候。对于这种危候，当用四逆加人参汤回阳救逆，益气生津。

【原文】霍乱，头痛发热，身疼痛，热多欲饮水者，五苓散主之；寒多不用水者，理中丸主之。（386）

理中丸方

人参　干姜　甘草，炙　白术各三两

上四味，捣筛，蜜和为丸，如鸡子黄许大。以沸汤数合，和一丸，研碎，温服之，日三四，夜二服。腹中未热，益至三四丸，然不及汤。汤法：以四物依两数切，用水八升，煮取三升，去滓，温服一升，日三服。若脐上筑^①者，肾气动也，去术，加桂四两；吐多者，去术，加生姜三两；下多者，还用术；悸者，加茯苓二两；渴欲得水者，加术，足前成四两半；腹中痛者，加人参，足前成四两半；寒者，加干姜，足前成四两半；腹满者，去术，加附子一枚。服汤后如食顷^②，饮热粥一升许，微自温，勿发揭衣被。

【词解】①脐上筑，筑者捣也。脐上筑，形容脐上跳动不安，如有物捶捣状。

②食顷，约吃一顿饭的时间。

【解析】霍乱多因内伤生冷外感风寒而发，故其以吐利交作为主证，又兼有发热恶寒，头身疼痛等证，是表里同病，临证时当视其偏表、偏里之不同，而辨证施治。若霍乱吐利，见发热恶寒，头痛身痛，渴欲饮水，小便不利者，是病情偏重于表，即"热多"之意，系表证发热明显，与下文"寒多"比较，寒象较轻，切不可误作热证。表邪内外相干，胃肠功能逆乱，故见吐利。表邪不解，里气失和，三焦决渎失司，膀胱气化不利，津液不能敷布，则渴欲饮水，应有小便不利。此虽有吐利，然只宜五苓散通阳和表，并寓利小便以实大便之意。

若寒多不用水者，自是吐利重证，尚可伴见腹中冷痛、喜温喜按、舌淡苔白、脉缓弱等，为病邪在里属阴，因中焦阳虚，寒湿内盛，运化失常，清气不升，浊气不降所致，与"自利不渴者，属太阴，以其脏有寒故也"之病机略同。故用温中散寒法，以理中丸治之。因吐利证急，而丸药性缓，恐难救急，故云"然不及汤"，是以可改丸作汤，一方两用。

【选注】

（1）方有执：此申上文而出其治，热多欲饮水者，阳邪胜也；寒多不用水者，阴邪胜也。五苓散者，水行则热泻，是亦两解之谓也。理，治也，料理之谓。中，里也，里阴之谓。参术之甘，温里也；甘草甘平，和中也；干姜辛热，散寒也。（《伤寒论条辨·辨霍乱病脉证并治》）

（2）尤在泾：霍乱该吐下而言，头痛发热，身疼痛，则霍乱之表证也。而有热多寒多之分，以中焦为阴阳之交，故或从阳而多热，或从阴而多寒也。热多则渴欲饮水，故与五苓散，去水而泻热；寒多则不能胜水而不欲饮，故与理中丸，燠土以胜水。（《伤寒贯珠集·太阳篇下》）

【原文】吐利止，而身痛不休者，当消息①和解其外，宜桂枝汤小和之。（387）

【词解】①消息，斟酌的意思。

【解析】本条论霍乱愈后身痛的证治。吐利止，示里气已和；身痛不休，示表邪未尽，营卫不和。故用桂枝汤以调和营卫，祛其表邪。霍乱重证，吐利虽止，里气大虚，不但不能用麻黄汤，就是桂枝汤也应慎用，故曰"小和之"，以达营卫和、正气复、微邪去之目的。

【选注】

（1）方有执：吐利止，里和也；身痛，表退而新虚也。消息，犹言斟酌也。桂枝汤，固卫以和表者也。小和，言少少与服，不令过度之意也。（《伤寒论条辨·霍

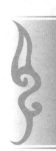

乱篇》）

（2）成无己：吐利止，里和也。身痛不休，表未解也。与桂枝汤小和之。《外台秘要》云"里和表病，汗之则愈"。（《注解伤寒论·辨霍乱病脉证并治法》）

【原文】吐利汗出，发热恶寒，四肢拘急①，手足厥冷者，四逆汤主之。（388）

既吐且利，小便后利，而大汗出，下利清谷，内寒外热，脉微欲绝者，四逆汤主之。（389）

【词解】①拘急，拘挛急迫。

【解析】388条论霍乱亡阳厥冷的证治。吐利俱甚，亡阳迅速。阳气虚衰，不能温煦固表，则汗出恶寒；虚阳外越则发热；阳衰而四肢失于温煦，则四肢厥冷；阳虚阴亏，筋脉失养，则四肢痉挛抽搐。统观诸证，阳气衰亡较为迅速，故宜回阳救逆，用四逆汤。

有的注家认为本证为霍乱兼表证，发热恶寒汗出是表证未解。虽为表里同病，但里阳大虚为重点，病重且急，如不急温则亡阳之危立现，故急用四逆汤回阳救逆，先救其里。

389条讨论霍乱亡阳里寒外热证。既吐且利，津液上竭下脱，小便本应短少不利，今反利者，是肾阳虚衰，失于固摄；阴盛格阳，虚阳外脱，故冷汗淋漓；阳气将亡，无力鼓动脉行，则脉微欲绝。总之，此为里寒极盛，格阳于外之真寒假热证，故治以四逆汤急救回阳。通脉四逆汤加葱白治之则更为适宜。

四逆汤是回阳救逆之剂，由辛温大热药组成，其适应证必须是阳虚而阴寒内盛者。但也并不是说一定要等到病情非常严重的时候才使用它。有时只要有少阴阳虚的某些症状出现，如患者精神不振、怕冷、小便清、脉沉微等，就可以急用四逆汤扶助阳气，抑制阴寒，防止病情进一步发展。因为上述这些症状是阳气将衰的先兆，随之而来的就是呕吐腹泻，手足厥冷，烦躁等阳衰重证。所以，《伤寒论》已经明白地告诉医者："少阴病，脉沉者，急温之，宜四逆汤。"

当阳衰阴盛的证候因呕吐腹泻特别严重，体内阴液大量损失，在阳气衰微的同时，阴液也将枯竭，患者有大汗出，腹中绞结，四肢疼痛，脉搏微弱到几乎摸不到的程度时，可用四逆汤加人参以补益元气，急救欲绝的元阴元阳，方名四逆加人参汤。

在使用四逆汤回阳救逆时，还可配合灸法，如灸百会、关元、气海等穴位，可加强疗效。

【选注】

（1）尤在泾：此阳虚霍乱之候，发热恶寒者，身虽热而恶寒，身热为阳格之假

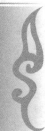

象，恶寒为虚冷之真谛也。四肢拘急，手足厥逆者，阳气衰少，不柔于筋，不温于四末也，故宜四逆汤助阳气而驱阴气。（《伤寒贯珠集·太阳篇下·霍乱十一条》）

（2）成无己：上吐下利，里虚；汗出发热恶寒，表未解也；四肢拘急，手足厥冷，阳虚阴胜也，与四逆汤助阳退阴。（《注解伤寒论·辨霍乱病脉证并治法》）

（3）钱天来：吐利则寒邪在里，小便复利，无热可知。而大汗出者，真阳虚衰而卫气不密，阳虚汗出也。下利清水完谷，胃寒不能杀谷也。内寒外热，非表邪发热，乃寒盛于里，格阳于外也。阴寒太甚，阳气寝微，故脉微欲绝也。急当挽救真阳，故以四逆汤主之。（《伤寒溯源集·霍乱篇》）

（4）陈修园：霍乱之阳虚者。既吐且利，阳气亡于上下矣；小便复利而大汗出，阳亡于表里矣。下利清谷，里寒甚也。寒甚于内，而格阳于外，故内寒外热，诊其脉微而欲绝，惟阴无阳，生阳不升故也，宜急回阳，以四逆汤主之。（《伤寒论浅注·辨霍乱病脉证并治法》）

【原文】吐已下断[①]，汗出而厥，四肢拘急不解，脉微欲绝者，通脉四逆加猪胆汤主之。（390）

通脉四逆加猪胆汤方

甘草二两，炙　干姜三两，强人可四两　附子大者一枚，生，去皮，破八片猪胆汁半合

上四味，以水三升，煮取一升二合，去滓，内猪胆汁，分温再服，其脉即来。无猪胆，以羊胆代之。

【词解】①吐已下断，已，停止；断，断绝。吐已下断，指吐利因液竭物尽而停止。

【解析】霍乱吐利阳亡阴竭的证治。霍乱吐利俱停，若见手足转温，脉象和缓，则为阳复而阴消，其病为欲愈。今吐利虽止，但汗出厥逆仍存，四肢拘急不解，而脉微欲绝，则非阳回病愈，而是吐利过度，阴阳俱竭之象。盖吐利频作，津液消耗殆尽，阳气衰亡，阴液涸竭，以致无物可吐可下，而吐利皆止。阳亡欲脱，既不能固表以摄汗，又不能通达四末以温养，则见汗出而厥。阳气衰亡，阴液耗竭，则筋脉失于温养濡润，又无力鼓动脉道运行气血，故四肢拘急不解，脉微而欲绝。此阳衰至极，阴液大伤，阴阳离决之势已显，非大辛大热之剂不足以回阳，然又恐辛温躁动浮阳，有损耗阴液之嫌，故用通脉四逆汤以回阳救逆为主，加猪胆汁，不仅取其反佐，并有和阴生液之效也。

本证与四逆加人参汤证，皆属阳亡液竭之候。但彼以"恶寒脉微而复利，利止

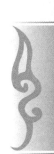

亡血也"为主，而未见汗出，脉微欲绝等，是阳亡不至太重，阴阳格拒之势未成，病情较轻，故用四逆汤加人参，温经回阳，益气生津；此证则不仅阳亡势急，而阴竭亦甚，且阴阳常呈格拒之势，故其虽吐利停止，但汗出而厥，四肢拘急不解，脉微欲绝接踵而至，是病情危重已极，则用通脉四逆汤咸苦反佐，益阴和阳，亦可仿彼方加人参之例，而加用人参，似效果更好。

【选注】

（1）成无己：吐已下断，津液内竭，则不当汗出，汗出者，不当厥。今汗出而厥，四肢拘急不解，脉微欲绝者，阳气太虚，阴气独胜也。若纯与阳药，恐阴为格拒，或呕，或躁，不得复人也。与通脉四逆汤加猪胆汁，胆苦人心而通脉，胆寒补肝而和阴，引置阳药不被格拒。《内经》曰，"微者逆之，甚者从之。此之谓也。"（《注解伤寒论·辨霍乱病脉证并治》）

（2）尤在泾：吐下已止，阳气当复，阴邪当解，乃汗出而厥，四肢拘急，而又脉微欲绝，则阴无退散之期，阳有散亡之象，于法为较危矣。故于四逆加干姜一倍，以救欲绝之阳，而又虑温热之过，反为阴气所拒而不入，故加猪胆汁之苦寒，以为向导之用，《内经》甚者从之之意也。（《伤寒贯珠集·太阳篇下》）

【原文】吐利发汗，脉平①，小烦②者，以新虚不胜谷气③故也。（391）

【词解】①脉平，脉搏见平和之象。②小烦，微觉烦闷。③谷气，此指食物而言。

【解析】论霍乱病后须注意饮食调护。霍乱吐利，因内伤饮食，或感受外邪，加上体质差异，而有偏表偏里之殊。若吐利偏表，表证居多，则宜发汗，如用五苓散或桂枝汤小和之等。服药后吐利解，表邪散，脉来平和，是大邪已去，阴阳协调，表里和合，升降复权，病情欲愈。然大病之后，欲愈之时，尚有轻微心烦者，此乃吐利过后，脏腑新虚，脾胃气尚弱，不能消化水谷，食物浊气上归于心所致，即所谓"以新虚不胜谷气故也。"此时只要适当节制其饮食，注意调养，即可痊愈。或酌用善后调理之方，促使其早日康复。而不可误以为烦是邪气复结，滥施攻伐之剂，徒损正气，反致无益矣。

【选注】

（1）《医宗金鉴》：霍乱，吐已利断，汗出已止，脉平和者，内外俱解也。法当食，食之小烦者，以吐下后新虚，不胜谷气故也。节其饮食，自可愈矣。（《医宗金鉴·订正仲景全书·伤寒论注》）

（2）尤在泾：吐利之后，发汗已而脉平者，为邪已解也。邪解则不当烦，而小烦者，此非邪气所致，以吐下后，胃气新虚，不能消谷，谷盛气衰，故合小烦。

是当和养胃气，而不可更攻邪气者也。（《伤寒贯珠集·太阳篇下》）

第12章　辨阴阳易差后劳复病脉证并治

伤寒大病初愈，正气尚虚，气血未复，余邪未尽之际，当静养调理，以防疾病复发，若因触犯房事而导致发病者，称为阴阳易；若因起居失常，妄动过劳而复发者，称为劳复；若因饮食不节而发者，称为食复。而劳复、食复统称为差后劳复。

关于阴阳易差后劳复的治疗，发病为阴阳易者，论中记载与烧裈散（尚待研究）；差后劳复者，用枳实栀子豉汤；差后发热，宜小柴胡汤；差后湿热壅滞者，用牡蛎泽泻散；差后脾肺虚寒者，与理中丸；余热未清，津气两伤者，用竹叶石膏汤；病后脾胃气弱，强纳饮食，导致日暮微烦者，不须用药，损谷则愈。可见，差后劳复诸病，皆以患者证候为治疗依据，决不可滥投温补或滋腻，这一调治思想，具有重要的临床指导意义。

阴阳易差后劳复之病，皆发生在大邪已退的阶段，同属于病后失于调理所致，故仲景在六经证治各章之后，另列一篇，专题论述，显示病后调养护理的重要性，应当引起人们的重视。

【原文】伤寒阴阳易之为病，其人身体重，少气，少腹里急，或引阴中拘挛[①]，热上冲胸，头重不欲举，眼中生花，膝胫拘急者，烧裈散主之。（392）

烧裈散方

妇人中裈[②]近隐处[③]，取烧作灰。

上一味，水服方寸匕，日三服，小便即利，阴头微肿，此为愈矣。妇人病取男子裈烧服。

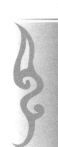

【词解】①引阴中拘挛，牵引阴部生殖器拘急而挛缩。②中裈，即内裤。裈（kūn，音昆），也写作裩，有裆之裤。颜师古注《急就篇》："合裆谓之裈，最近身者也。"③近隐处，隐，通阴，即近阴处。

【解析】对于烧裈散的功效，历代医家多认为乃以浊引浊，导邪外出之意。因恶其不洁，故烧之，取其洁净而用矣。李时珍《本草纲目》裈裆附方中提出要"用久污溺衣烧灰"。张效东分析认为：这说明烧裈散的药效关键在于其附着的残留物，主要是男子的精液、女子的阴道分泌物及小便的沉积物。并认为这些物质性属阴柔，均有补肾固精、益气养血、滋阴降火、活血化瘀、明目清心的功能。对于上述有关

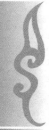

阴阳易及烧裈散的诸多问题，不宜断然否定其科学性，尚需存疑待考。[张效东.《伤寒论》阴阳易新探.国医论坛，1998，69（3）：4]

刘渡舟教授在《伤寒论诠解》中记述山西名医李翰祥先生辨治阴阳易经验，提出其临床表现有三个特点：一是头抬不起来，即"头重不欲举"，这是很突出的一个表现；二是"少腹拘急"抽搐且引阴中拘挛；三是全身乏力、倦怠少气。治用烧裈散每每取效。何复东认为阴阳易包括：外感初愈同房劳复；同房后复感寒邪发病者；正值外感而又同房发病者；同房后感受暑邪发病者。并报道以烧裈散配合辨证治疗30例，总有效率达100%，其中单用烧裈散取效者3例。[何复东.烧裈散治疗阴阳易差后劳复病30例小结.国医论坛，1987；8（4）：35]

【选注】

（1）成无己：大病新差，血气未复，余热未尽，强合阴阳，得病者名曰易。男子病新差，未平复，而妇人与之交，得病，名曰阳易；妇人病新差，未平复，男子与之交，得病，名曰阴易。以阴阳相感，动其余毒相染着，如换易也。其人病身体重，少气者，损动真气也；少腹里急，引阴中拘挛，膝胫拘急，阴气极也；热上冲胸，头重不欲举，眼中生花者，感动之毒，所易之气，熏蒸于上也。与烧裈散以导阴气。（《注解伤寒论·辨阴阳易差后劳复病脉证并治法》）

（2）尤在泾：阴阳易者，男子大病新差，尚有余热，妇人与之交而得病，名曰阳易。或妇人大病新差，余热未尽，男子与之交而得病者，名曰阴易。以阴阳相感，精气交通，热气从之而传也。其人身体重少气者，劳伤真气，而热胜之也。少腹里急，或引阴中拘挛，及膝胫拘急者，精虚热入，而脉道不通也。热上冲胸，头重不欲举，眼中生花，则热气熏蒸，而上溷清阳矣。（《伤寒贯珠集·厥阴篇·差后诸病七条》）

【原文】大病①差后，劳复②者，枳实栀子豉汤主之。（393）

枳实栀子豉汤方

枳实三枚，炙　栀子十四个，擘　香豉一升，绵裹

上三味，以清浆水③七升，空煮取四升，内枳实、栀子，煮取二升，下豉，更煮五六沸，去滓，温分再服，覆令微似汗。若有宿食者，内大黄如博碁子④五六枚，服之愈。

【词解】①大病，指伤寒热病。《诸病源候论》卷三谓："大病者，中风，伤寒，热劳，温疟之类是也。"②劳复，在大病初愈，正气尚虚，余邪未尽之时，因过劳而复发者。③清浆水，即酸浆水。清代吴仪洛《伤寒分经》谓："炊粟米熟，

投冷水中，浸五六日，味酢生花，色类浆，故名。若浸至败者，害人。其性凉善走，能调中宣气。通关开胃，解烦渴，化滞物。"清浆水有生津止渴、解暑化滞的作用。④博碁子，形容制作药丸或切取药物的体积，如棋子的大小。碁（qí），棋之异体字。

【解析】本条论大病新差劳复的证治。大病初愈，阴阳未平，气血未复，余热未清，若妄动作劳，如多言多虑以劳其神，久立久坐以劳其形，皆可导致疾病的复发。本条虽未列脉症，但以方测证，此病之病机当属余热复聚，热郁胸膈，气机痞塞，当有烦躁、心中懊憹、低热、纳呆、心下痞塞或胸腹满闷、舌苔薄黄略腻等症。治当清热除烦、宽中行气，方用枳实栀子豉汤。

【方义】本方即栀子豉汤加重豆豉用量，复加枳实而成。方中栀子清热除烦，豆豉宣散郁热，枳实宽中行气。清浆水性凉善走，通关开胃。如兼有宿食积滞，而见腹痛、大便不通者，加大黄以荡涤肠胃，推陈致新。

本方主治热扰胸膈或阳明胃热之证而兼有气滞者。症见胸腹灼热而痞满，或胀痛，心烦懊憹，发热口渴，舌红苔黄，脉数。《金匮要略》的栀子大黄汤为本方加大黄而成，用治酒黄疸，身热发黄，心中懊憹，或热痛、不能食、时欲吐等。本方主要用于热病后劳复或食复证，现代临床可用于治疗急慢性胃炎、慢性肝炎、慢性胰腺炎、肋间神经痛等病证。

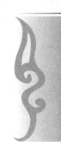

【选注】

（1）成无己：病有劳复，有食复。伤寒新差，血气未平，余热未尽，早作劳动病者，名曰劳复。病热少愈而强食之，热有所藏，因其谷气留搏，两阳相合而病者，名曰食复。劳复则热气浮越，与枳实栀子豉汤以解之；食复则胃有宿积，加大黄以下之。（《注解伤寒论·辨阴阳易差后劳复病脉证并治法第十四》）

（2）钱天来：凡大病新差，真元大虚，气血未复，精神倦怠，余热未尽，但宜安养，避风节食，清虚无欲，则元气日长，少壮之人，岂唯复阳而已哉。若不知节养，必犯所禁忌，而有劳复、女劳复、食复、饮酒复剧诸证矣。夫劳复者，如多言多虑，多怨多哀，则劳其神；梳洗沐浴，早坐早行，则劳其力，皆可令人重复发热，如死灰之复燃，为重复之复，故谓之复。但劳复之热，乃虚热之从内发者，虽亦从汗解，然不比外感之邪可从辛温发散取汗也，故以枳实栀子豉汤主之……所以吴绶谓前人有大病新差，如大水浸墙，水退墙酥，不可轻犯之喻也。（《伤寒溯源集·差后诸证证治》）

【原文】伤寒差以后，更发热，小柴胡汤主之。脉浮者，以汗解之；脉沉实者，以下解之。（394）

【解析】论伤寒差后更发热的辨治。伤寒初愈，大邪已去，正气未复，或因劳复、食复，或因余热未尽，或因体虚不胜风寒，复感外邪，又出现发热者，当平脉辨证，具体分析，而后采用适当治法。如病后体虚，余热未尽，致少阳枢机不利者，治宜小柴胡汤扶正达邪，疏利和解；如见脉浮者，病在表，可用汗法；若脉见沉实有力，发热便秘，里有积滞者，治以下法。瘥后发热与一般发热不同，因病后正虚，故在治疗时，当以祛邪不伤正，扶正不助邪，邪去正复为目的。本条除小柴胡汤外，汗、下二法之后均未出汤方，意在根据病情，量证轻重，随证施治。

【选注】

（1）钱天来：伤寒既瘥已后，更发热者，若病后余气作虚热，固当以柴胡黄芩清解余热，以人参补其病后之虚，而以姜枣和之。若复感外邪而发热，亦属病后新虚，理宜和解，但察其脉证之有类于半表半里之少阳者，以小柴胡汤主之。若脉浮则邪盛于表，必有可汗之表证，仍当以汗解之。但病后新虚，不宜用麻黄过汗，使伤卫阳。若脉沉实者，沉为在里，实则胃实，仍当用下法解之。但胃气已虚，不宜用承气峻下，宜消息其虚实，或小承气，或调胃，或如博棋子之法，随其轻重以为进止可也。（《伤寒溯源集·厥阴篇》）

（2）尤在泾：伤寒瘥已后，更发热者，不因作劳，亦未过食，而未尽之热，自从内达于外也，故与小柴胡汤，因其势而解之。且人参、姜、枣可以益病后之虚；黄芩、半夏，可以和未平之里也。脉浮者，邪气连在表，汗之使之外解；脉沉实者，邪气居里，下之从里解，亦因其势而利导之耳。（《伤寒贯珠集·厥阴篇》）

【原文】大病差后，从腰以下有水气者，牡蛎泽泻散主之。（395）

牡蛎泽泻散方

牡蛎，熬　泽泻　蜀漆，煖水洗，去腥　葶苈子，熬　商陆根，熬　海藻，洗，去咸　瓜蒌根各等分

上七味，共捣，下筛为散，更于臼中治之。白饮和服方寸匕，日三服。小便利，止后服。

【解析】论大病差后腰以下有水气的证治。"大病差后，从腰以下有水气"，提示见于伤寒热病之后，知其大邪虽去，病势已减，但仍有湿热壅滞于下焦，膀胱不利，水饮内蓄。"水气"，指水饮邪气。"腰以下有水气"，谓腰以下水气壅积，既言病位、病机，又提示症状。临床当有腰膝、腿胫、足跗皆肿，按之凹陷不起，或大腹肿满，小便不利，或胁下痞坚，或大便不爽，烦渴，舌苔黄腻，脉沉实有力。

【方义】方中牡蛎、海藻软坚散结，化痰行水；葶苈子泻肺逐水，通调水道；

泽泻渗湿利水；蜀漆、商陆根清热逐水消肿；瓜蒌根清热化痰消肿。诸药合用，软坚散结，利湿消肿，清热逐水。湿热壅结于下焦者尤为适用。方后注云："小便利，止后服"，乃因本方逐水之力峻猛，恐过服有伤正气，故中病即止。

真武汤与牡蛎泽泻散都可治疗四肢水肿，但真武汤证为阳气虚衰，气化失常，水饮外溢所致，以手足不温、恶寒、苔白为特点，治当温阳利水；牡蛎泽泻散证为湿热壅滞，气不化水，水饮外溢所致，以身热、苔黄为特点，治当清热利水。

本方主治病证的病机重点在于湿热壅滞，若壅滞于膀胱则欲小便而不得，若水气外溢则四肢水肿，下肢为甚。症见全身浮肿，腰以下肿甚，小便不利，大便秘结，腹部胀满，脉沉等。本方虽以祛邪为主，但方中牡蛎、泽泻、瓜蒌根尚有益阴补肾的作用，故对于鼓胀（肝硬化腹水）、喘胀、膏淋（慢性肾炎蛋白尿）等慢性病尤为适宜。

【选注】钱天来：大病后，若气虚则头面皆浮，脾虚则胸腹胀满，此因大病之后，下焦之气化失常，湿热壅滞，膀胱不泻，水性下流，故但从腰以下水气壅积，膝胫足跗皆肿重也。以未犯中上二焦，中气未虚，为有余之邪，脉必沉数有力，故但用排决之法，而以牡蛎泽泻散主之。（《伤寒溯源集·差后诸证证治》）

【原文】大病差后，喜唾①，久不了了②，胸上有寒，当以丸药温之，宜理中丸。（396）

【词解】①喜唾，时时泛吐涎沫。②久不了了，绵延不已。

【解析】大病瘥后，病虽已除，但时时泛吐涎沫，久不能愈，此因脾肺虚寒，统摄及运化无权，水津不化，聚成涎唾。故用理中丸温运脾肺，恢复统摄水津之能。因病已久，故以丸剂缓解。

本方能温中扶脾。适用于虚寒体质，胃肠虚弱，气色不佳，容易疲劳，手足易冷，不眠，脉搏缓慢无力者。凡是消化功能不佳，营养吸收不良，新陈代谢沉衰者，皆可使用。主治脾胃虚寒，脘腹疼痛，泄泻清稀，呕吐不渴，腹满食少，舌淡苔白，脉沉或迟缓，或阳虚失血，及小儿慢惊风，病后喜唾涎沫，以及胸痹等由中焦虚寒而致者。本方近代用于治疗急、慢性胃肠炎，胃及十二指肠溃疡，胃扩张，霍乱，胃下垂等具有脾胃虚寒证候者。

本证是由于里之虚寒，内有停水，胃肠功能衰弱而起。本方兴奋胃肠功能，促进乳糜管之吸收作用，增进食欲及止痛。本方在《金匮要略》中称为人参汤；《伤寒论》中则称为理中丸。所谓理中，即调理中焦（脾胃）之意。

本方以治脾胃虚寒者之腹痛泄泻，手足冰冷，易疲劳，不欲饮水者为主。五苓散以治热多欲饮者，口渴，再饮再吐，头痛，发热，腹痛，小便不利为主。

本方是以中焦虚寒为主。若脉数有热，舌苔干黄者忌用。

本方是一个热补力剂，所谓理中者，就是治理中焦脾胃虚弱，中焦有寒，用四君子汤不能胜任者，均可采用本方治疗。若阴寒偏其者，多属脾肾阳虚，理中虽热也不能克之，可参考加入附子、肉桂之类。本方加附子，名附子理中汤。主治证比理中汤证阳气更虚而见脉微肢厥，及寒中内脏，口噤，四肢强直，失音不语等证，如再加肉桂，名桂附理中丸，其补阳祛寒之寸更大。

【选注】

（1）尤在泾：大病差后，胃阴虚者，津液不生，则口干欲饮；胃阳弱者，津液不摄，则口不渴而喜唾，至久之而尚不了了，则必以补益其虚，以温益其阳矣。曰胃上有寒者，非必有客气也，虚则自生寒耳。理中丸，补虚温中之良剂。不用汤者，不欲以水气资吐也。（《伤寒贯珠集·厥阴篇·差后诸病七条》）

（2）吴谦：大病差后，喜唾，久不了了者，胃中虚寒，不能运化津液，聚而成唾，故唾日久无已时也，宜理中丸以温补其胃，自可已也。（《医宗金鉴·订正仲景全书·伤寒论注·差后劳复食复阴阳易病篇》）

【验案】

医案 1：陈某，女，26 岁，1996 年 7 月 16 日初诊。患多涎症 3 月余。患者于 1995 年 12 月因精神病复发住某精神病医院。经氯丙嗪、氯氮平等药物治疗，于 1996 年 5 月出院。出院后自觉口水多，不时唾涎沫，每逢睡眠时自行流出，浸湿大片枕头，枕头每天一换，甚感苦恼。查其所服药物：出院后仍每天服用氯氮平 500mg，山莨菪碱 15mg。患者体胖，舌淡红，苔中白腻，脉滑。证属脾胃虚寒，脾失健运，胃失和降，津聚为涎。治宜温中祛寒，补气健脾，方用理中丸加味：党参 15g，白术 10g，干姜 10g，吴茱萸 6g，苍术 10g，炙甘草 6g。服药 6 剂后唾液减半，多年的少汗症也明显改善。继服 15 剂，多涎症消失。后以香砂养胃丸调理月余，至今未复发。[应辰芳，理中汤加味治疗药物性多涎症 1 例．中医杂志，1997（11）：657]

医案 2：倪孝廉者，年逾四旬，素以灯窗之劳，伤及脾气，时有呕吐之证，过劳即发，常以理阴煎、温胃饮之属随饮即愈。一日于暑末时，因连日交际，致劳心脾，遂上冲吐血，下为泄血，俱大如手片，或紫或红，其多可畏，急以延策，而余适他往，复延一时名者云：此因劳而火起心脾，兼之暑气正旺，而二火相济所以致此。乃与犀角、地黄、童便、知母之属，药及两剂，其吐愈甚，脉益紧数，困惫垂危。彼医云：

此其脉证俱逆，医无理，不可为也。其子惶惧复至恳余，因往视之，则形势俱剧，第以素契不可辞，乃用人参、熟地黄、干姜、甘草四味大剂与之，初服毫不为功，次服觉呕恶稍止，而脉中微有生意，乃复加附子、炮姜各三钱，人参、熟地黄各一两，白术四钱，炙甘草一钱，茯苓三钱，黄昏与服，竟得大睡，直至四鼓，复进之而呕止血亦止，遂大加温补调理，旬日而复，健如初。（张景岳 . 景岳全书 . 北京：人民卫生出版社，1991）

按：吐血属阴虚阳盛者固多，阳虚挟寒者亦复不少。本例患者素体为脾阳不振，复因劳伤心脾，脾胃阳虚，气有不摄，"阳虚者阴必走"，以致吐血，故非犀、地、知母、童便所能合，故药及两剂，其吐愈甚，病情垂危，后改用理中汤温中健脾摄血而血止，可见临床辨证必须精当，否则祸如反掌。先贤丁甘仁，在其医案吐血门中亦有用本方加味治疗吐血验案。

【原文】伤寒解后，虚羸①少气，气逆欲吐，竹叶石膏汤主之。（397）

竹叶石膏汤方

竹叶二把　石膏一斤　半夏半升，洗　麦冬一升，去心　人参二两　甘草二两，炙　粳米半升

上七味，以水一斗，煮取六升，去滓，内粳米，煮米熟，汤成去米，温服一升，日三服。

【词解】①虚羸，羸（léi，音雷），瘦弱。虚羸，虚弱消瘦。

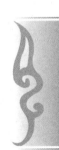

【解析】

（1）方歌：竹叶石膏汤人参，麦冬半夏甘草临；再加粳米同煎服，清热益气养阴津。

（2）主治：伤寒、温病、暑病余热未清，气津两伤证。身热多汗，心胸烦闷，气逆欲呕，口干喜饮，或虚烦不寐，舌红苔少，脉虚数。

（3）病机分析：由于热病后期，余热未尽，热淫于内，身热；热伤阴津，口渴欲饮；热阻气机，心胸烦闷；余热内扰，胃气不和，肺失肃降；呕逆，呛咳；热邪最易伤津耗气，本证邪热虽然大势已去，然正气亦被损伤，气津两伤，口干唇燥，虚羸少气，舌质光红，或干，苔少，脉虚而数或细数。热病后期，大热已去，余热未清，留恋肺胃气分，热虽不高，但也不易退尽。

（4）功用：清热生津，益气和胃。

【验案】

医案 1：小儿肺炎

李某，女，4 岁，1995 年 5 月 12 日初诊。咳嗽月余，近日气促鼻煽，喉间痰鸣，体温常在 37.5 ～ 38.6℃，X 线片检查示：两肺纹理增粗。西医诊为肺炎。经服抗生素及止咳化痰药 3 周少效，病情时轻时重，以致精神萎靡，食欲不振，口干渴，日渐消瘦，舌红、苔薄黄，脉细数。证为热邪闭肺，气津两伤。治宜清肺生津，益气和胃。拟竹叶石膏汤加味。处方：石膏 20g，麦冬 15g，甘草 3g，生晒参、地龙、麻黄、法半夏各 6g，苦杏仁 8g，淡竹叶、重楼各 10g，每日 1 剂。2 剂后症情明显好转，热退，气促鼻煽消失，咳喘减轻，食欲转佳。守方加减续服 4 剂，痊愈。

按：小儿肺炎病机有风邪犯肺、痰热闭肺、正虚邪恋，累及脾胃，内窜心肝、阳气虚衰等。此例为热邪闭肺，气阴两伤，故投以竹叶石膏汤为治，方中以淡竹叶、石膏为君，清肺经之邪热；人参、麦冬益气养阴，合麻黄、苦杏仁宣肺止咳；地龙、重楼清肺化痰：法半夏、甘草调和胃气。诸药合用，切中病机，故药到病愈。

医案 2：顽固性口腔溃疡

黄某，女，37 岁，1994 年 9 月 14 日初诊。口腔溃疡反复发作 5 年。日渐频繁，每发溃疡 3 ～ 4 处，间隔期 3 ～ 4 周，尤多发于月经干净后。自感口舌灼热疼痛，口干口臭，口唇内侧黏膜、舌侧边缘、颊部黏膜均见溃疡点，约 0.5cm×0.4cm 大小，边缘突起，轻度充血，溃疡面有黄白色分泌物覆盖。舌红、苔少，脉细数。证属阴虚内热。治宜益气养阴，泻热生肌。拟竹叶石膏汤加减。处方：淡竹叶 15g，石膏（先煎）、麦冬各 30g，生晒参 10g，甘草 6g，白及 20g。3 剂，每日 1 剂。二诊：药后口舌疼痛已明显减轻，口腔溃疡点已缩小，原方续进 5 剂，口腔溃疡痊愈。随后随访 3 个月未见复发。

按：口腔溃疡为口腔黏膜上皮缺损，中医称之为口疮。引起口疮的原因很多，如心脾积热，胃火上蒸，阴虚火旺，脾虚湿盛等，治法有内治外治等。本例为阴虚内热，方中重用淡竹叶、石膏清热，生晒参、麦冬益气养阴，佐以白及生肌，能促进溃疡愈合，若配合珍珠层粉或冰硼散等外用，疗效则更佳。

医案 3：痤疮

杨某，男，18 岁，1995 年 10 月 23 日初诊。颜面及胸背部见油脂样丘疹 2 年，间有脓头，散在多处，因痤疮反复发作，面部留有色素沉着及疮痕，经治疗效不显。伴口干口臭，纳差，便秘，小便黄赤，易出汗，舌暗红、苔薄黄而干，脉细数。此为内热瘀滞，气阴两虚，治宜清热解毒，益气养阴，佐以活血祛瘀。拟竹叶石膏汤加味。处方：石膏（先煎）、蒲公英各 30g，麦冬、白花蛇舌草各 20g，生晒参 10g，甘草 6g，生地黄、金银花、淡竹叶、桃仁各 15g。每日 1 剂，连服 7 剂，面部痤疮渐退，大便通畅，但疮痕仍存。原方加穿山甲（先煎）10g，丹参 20g，续服 14 剂，面部及胸背部的痤疮基本消退，疮痕也渐退。守原方加减治疗 2 个月余，痤疮全部消失，颜面光滑，随访半年未见复发。

　　按：痤疮多见于青少年，主要发生于颜面及胸背部，表现为炎性丘疹，继发脓疮。病机多为瘀热阻滞或热毒蕴结所致。本例为内热瘀滞，气阴两虚。方中麦冬入肺胃二经，养胃阴以散精于肺，使肺气清肃下行；石膏清肺胃热，淡竹叶利尿导热下行，生晒参益气生津，伍清热解毒之蒲公英、金银花、白花蛇舌草及化瘀通便之桃仁，全方具有清热益气，化瘀通便之功。因面部疮痕难消，穿山甲、丹参可促进疮痕的消退。

　　【原文】病人脉已解^①，而日暮微烦，以病新差，人强与谷，脾胃气尚弱，不能消谷，故令微烦，损谷^②则愈。（398）

　　【词解】①脉已解，指病脉已解除，而显平和之脉象。②损谷，适当节制，减少饮食。

　　【解析】论大病新瘥，日暮微烦的机制及调治。"病人脉已解"，提示病邪已去。在大病新瘥之际，却出现了"日暮微烦"，通过询问得知，此乃"人强与谷"所致。盖大病初愈，脾胃正气尚弱，若疏于调摄，不慎饮食，或勉强多食，使水谷暂时难以输化，积滞胃肠而致此证。日暮乃酉时（17—19 时）前后，为阳明经气旺时，食滞阳明，胃气不和，郁热内扰，故曰暮微烦。此乃病后饮食调护不当所致，轻者可不必服药，只需加强饮食调摄、适当节制减少饮食，待胃气健旺自可康复。若重者，则可能食复，可予健脾消食法，如健脾丸、保和丸等方皆可随证选用。本条与 391 条"新虚不胜谷气"所致"脉平小烦"的病机相似，可互参。

　　患者脉平热退，说明大病新瘥。唯见日暮微烦不适，是因新瘥之体，正气未复，脾胃尚弱，强令多食，而不能腐熟运化所致，故节制饮食即可，无须药物治疗，更勿妄投攻克之剂。否则，必然损脾胃而增烦热。

　　本条"病人脉已解，而日暮微烦"与 391 条"脉平，小烦者"，为"新虚不胜谷气"所述基本相似，故应彼此互参。

　　【选注】

　　（1）《医宗金鉴》：病人脉已解，谓病脉悉解也。唯日暮微烦者，以病新瘥，强食谷早，胃气尚弱，不能消谷，故令微烦，不需药也，损谷自愈。（《医宗金鉴·订

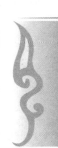

正仲景全书·伤寒论注》）

（2）方有执：脉已解，邪悉去而无遗余也。日暮，阳明之旺时也。强与谷，谓厌其进食也。损，言当节减之也。盖饮食节，则脾胃和，脾胃和则百体安，此调理病余之要法也。（《伤寒论条辨·阴阳易瘥后劳复病篇》）

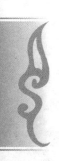

专　论

　　此部分从多位名家对《伤寒论》的理解及运用着手，全面总结与分析了《伤寒论》的成书宗旨、仲景原意及对后世的启发。

中医泰斗任应秋谈《伤寒论》脉诊

平脉辨证，是《伤寒论》辨证论治的主要思想方法。全论三百九十八条，其中脉证并举的，基本上有一百三十五条（它如脉暴出、脉不还、脉不负等无具体脉象的除外）共叙述了五十八种脉象，分见一百零四证候，计：浮脉七，浮紧脉四，浮缓、浮大脉各二，浮数脉三，浮弱、浮细、浮动数、浮滑、浮迟、浮虚、浮芤、浮涩、浮虚涩脉各一。沉脉、沉紧、沉迟各三，沉微、沉结、沉滑、沉弦、沉实脉各一。迟脉五，迟浮弱脉一。数脉五，数急脉一。虚脉一。实脉二。细脉、细数脉各二，细沉数脉一。微脉四，微缓、微弱、微数、微沉、微涩、微细、微细沉、微浮、微弱数脉各一。洪大脉一。弦脉三，弦细、弦迟、弦浮大各一。短脉一。弱脉四，弱涩脉一。紧脉四。缓脉一。促脉三。滑脉、滑疾、滑数脉各一。小脉一。涩脉三。结代脉一。经本文分析，不同的证候，既可见到不同的脉象。亦可以见到相同的脉象；相同的证候，也还有不同的脉象表现。这同与不同之间，是疾病变化的根本所在。因此，临床辨证，必须要深刻地认清脉象与病症的关系，才能较确切地分辨出反映疾病本质的证候来。要之，大论的平脉辨证，既从证以识脉，亦因脉而析证，证因脉明，脉以证著，从而确定证候，而为立法论治的根据。仲景这一发明，是非常伟大的，我们有责任努力进行发掘、整理、研究、提高，使中医学这一特点不断发扬光大，更好地为人类服务，为社会主义祖国四化建设服务。

一、诸浮脉的辨证

由于伤寒是外感病，而浮脉主表，所以论中辨浮脉之证特多。因外感邪气有风、寒、暑、湿、燥、火之殊，而受病之体，亦有阴阳虚实之异，宜其辨证有多种不同的浮脉，正如郭元峰《脉如》所云："浮紧伤寒，浮缓伤风，浮数伤热，浮洪热极。浮洪而实，热极经络，浮迟风湿，浮弦头痛，浮滑风痰，浮虚伤暑，浮濡（音软，义同）汗泄，浮微气虚，浮散劳极，此大概主于浮脉，而各有兼诊之殊也。"脉何以能浮？总是由于阳气上升的多，下降的少所形成，所以浮为阳脉。但有阴实而拒阳于外，有阴虚而阳越于上之不同；前者多为寒盛于内，后者乃阴少薄而不能吸阳之故也。故同一浮脉，既可见于实证，亦可见于虚证，脉之于证，密切相关，而不可割离。兹就论中所述种种浮脉之证，列举如下。

（一）单浮脉

【原文】太阳之为病，脉浮，头项强痛而恶寒。（1）

风温为病，脉阴阳俱浮，自汗出，身重，多眠睡，鼻息必鼾，语言难出。（6）

太阳病，十日以去，脉但浮者，与麻黄汤。（37）

太阳病，先发汗不解，而复下之，脉浮者不愈。浮为在外，而反下之，故令不愈。今脉浮，故在外，当须解外则愈，宜桂枝汤。（45）

脉浮者，病在表，可发汗，宜麻黄汤。（51）

太阳病，发汗后，若脉浮，小便不利，微热消渴者，五苓散主之。（71）

伤寒脉浮，医以火迫劫之，亡阳，必惊狂，卧起不安者，桂枝去芍药加蜀漆牡蛎龙骨救逆汤主之。（112）

脉浮热甚，而反灸之，此为实，实以虚治，因火而动，必咽燥吐血。（115）

脉浮，宜以汗解，用火灸之，邪无从出。（116）

太阳病下之，脉浮者，必结胸。（140）

伤寒脉浮，发热无汗，其表不解，不可与白虎汤。（170）

【解析】以上十一条，均为太阳经表证而出现的浮脉。方有执说："太阳者，六经之首，主皮肤而统营卫，所以为受病之始也。"《难经》曰："浮，脉在肉上行也。"滑氏曰："脉在肉上行，主表也，表既皮肤营卫丽焉，故脉见尺寸俱浮，知为病在太阳之诊也。"所谓表证，即风寒热湿诸邪自皮肤而入，人体正气起而御之，即欲从肌表以驱邪而使之外出所出现的一系列症状，如脉浮、头痛、项强、发热、恶风、恶寒、出汗、无汗等，皆为表证的具体表现。其中尤以脉浮，最能表示表证的存在，因脉浮是阳气趋于上升，抗御病邪的集中反映。凡属六淫之邪自外来者，但诊得浮脉，即知病位深浅，病邪未甚，正气搏斗，抗力方兴。但察其有汗无汗病势之所趋，而酌量用桂枝、麻黄以施治，则药到病除，效如桴鼓，因势利导，使之然也。以上37条、51条，都是很好的说明。如果不因势利导，顺其病机之所趋而治，势必发生它变。45、112、115、116、140诸条，是其例证。

【原文】脉浮发热，口干鼻燥，能食者，则衄。（227）

脉但浮，无余证者，与麻黄汤。（232）

阳明病，脉浮，无汗而喘者，发汗则愈，宜麻黄汤。（235）

【解析】以上三条，是病邪已经传入阳明，但犹有表证存在所出现的浮脉。227条太阳病尚未全罢，故脉浮而发热；唯阳明里证亦未全成，故口燥、鼻干、能食。232条是紧接前面231条来的，前条说："阳明中风，脉弦浮大"，这里则谓"脉但浮"，

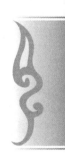

就是浮而不弦大了，说明不是阳明少阳的脉象。"无余证"，即无前条所述短气、腹满、胁下及心痛、鼻干嗜卧等症，也就是并没有阳明及少阳经症，只是太阳的表邪未散，所以即用麻黄汤以解表即可。235条虽然已现不恶风寒但恶热之阳明病，但脉浮不大，又见无汗而喘，却是一派寒伤营的表证，故仍用麻黄汤以发汗。这就是辨病必须要辨证的精神所在。

【原文】太阴病，脉浮者，可发汗，宜桂枝汤。（276）

【解析】既言太阴病，当有腹满、呕吐，自利、腹痛、食不下等症；第脉不沉细，反见浮脉，此时验之于舌，往往有薄白苔，甚至还有微恶寒的自觉症，便当辨为太阳的表证犹在，每用桂枝汤热服，一剂取效，亦"外疏通，内畅遂"之义也。

【原文】伤寒差以后，更发热，小柴胡汤主之。脉浮者，以汗解之。（394）

【解析】伤寒既愈以后，又见发热，有两种可能性：一是病后余邪所作的虚热，一是新有外感。用小柴胡汤，当属于前一种；发热而脉浮，当属于后一种，所谓"以汗解之"，亦只宜于桂枝解肌、调和营卫之法。

以上皆为浮脉之见于表证者，表证虽有多种，其为外邪之所侵则一。从这个角度而言，脉浮应为邪实之脉；但于阳气虚时，确亦能见到脉浮。

【原文】伤寒脉浮，自汗出，小便数，心烦，微恶寒，脚挛急，反与桂枝，欲攻其表，此误也。（29）

阳明病，但浮者，必盗汗出。（201）

【解析】前一条脉浮而自汗出，小便数，乃阳虚，气不能收摄之所致：心烦，亦为真阳虚脱，气浮游而上走的表现。故脉浮、汗出、恶寒虽似桂枝证，而实非桂枝证，以其无头痛、项弱诸症也，所以不能误用桂枝汤以攻表。后一条为胃阳虚，而中气失守所致，睡则阴气盛，阳益不能入而浮游于外，故脉浮而盗汗出。要之，两条均非表证，而为里证。同样的脉浮，何以有表望之分？又将怎样区分呢？这一点，仲最是有丰富经验的。《金匮要略》云："病人脉，浮者在前，其病在表；浮者在后，其病在里。"前指寸言，后指尺言。表证的浮脉，多见于寸部，里证的浮脉，多见于尺部。表证的浮脉，颇有来盛去衰之意，若再盛，则为洪矣。阳气虚的浮脉，怠缓而应指无力，此其大较。此外，论中的浮脉，还有见于热证者。如下所述。

【原文】心下痞，按之濡，其脉关上浮者，大黄黄连泻心汤主之。（154）

若脉浮，发热，渴欲饮水，小便不利者，猪苓汤主之。（223）

【解析】前条为中焦之热，后条为下焦之热，心之下，为胃之所居，关脉正所以反映中焦之胃；中焦有热，故关上脉浮，热乃无形之邪，未能成聚，故按之而濡软不实。邪热伤于膀胱气分，气伤既不化生津液而渴，又不能行水而小便不利，故用猪苓汤以清热、生津行水。有热的浮脉，多应指有力，郭元峰说："大抵浮而有力有神者，为阳有余，则火必随之，或痰见于中，或气壅于上，可类推也。"这个解说，颇有参考价值。

以上为《伤寒论》单言浮脉的表证、虚证、热证三类。

（二）浮紧脉

【原文】桂枝本为解肌，若其人脉浮紧，发热，汗不出者，不可与之也。（16）

太阳中风，脉浮紧，发热恶寒，身疼痛，不汗出而烦躁者，大青龙汤主之。（38）

太阳病，脉浮紧无汗，发热身疼痛，八九日不解，表证仍在，此当发其汗。（46）

太阳病，脉浮紧，发热，身无汗，自衄者愈。（47）

脉浮紧者，法当身疼痛，宜以汗解之。（50）

伤寒脉浮紧，不发汗，因致衄者，麻黄汤主之。（55）

【解析】寒主收引，寒邪在表，伤及经脉，则呈拘急而紧张之状，故脉必见浮紧。以上脉浮紧诸证，大多都见发热、无汗、身痛，乃寒邪郁闭于表，阳热无从外泄，经气不得疏畅之所致。本身正气强，调节功能健壮的，可通过出汗或衄血而愈；如正气弱，不足以驱散寒邪，则唯有用麻黄汤开表发汗，以助其散寒。所以成无己说："脉浮紧无汗，发热身疼痛，太阳伤寒也，虽至八九日，而表证仍在，亦当发其汗。"这正是针对麻黄汤治太阳伤寒证的解释。唯38条诸症皆同于麻黄汤所治，第多一烦躁，则又为大青龙汤证了。程郊倩说："脉则浮紧，证则发热恶寒，身疼痛，不汗出而烦躁，明是阴寒在表，郁住阳热之气在经，而生烦热，热则并扰其阴而作躁，总是阳气怫郁不得越之故。此汤，寒得麻黄汤之辛热而外出，热得石膏之甘寒而内解，龙升雨降，郁热顿除矣。然此非为烦躁设，为不汗出之烦躁设，若脉微弱，汗出恶风者，虽有烦躁证，乃少阴亡阳之象，全非汗不出而郁蒸者比也。"这就是同样的脉浮紧，同样是寒邪郁于表，但一个无阳热郁蒸证，一个有阳热郁蒸证，于是便有用麻黄汤与大青龙之不同了。但是，里寒证亦有见浮紧脉的，如下所示。

【原文】阳明病，脉浮而紧者，必潮热，发作有时。（201）

脉浮而紧，而复下之，紧反入里，则作痞，按之自濡，但气痞耳。（151）

【解析】钱璜云："邪在太阳，以浮紧为寒，浮缓为风。在阳明，则紧为在里，浮为在表。所以151条亦有"紧反入里"的说法。程郊倩谓："脉浮而紧者，缘里伏阴寒，系阳于外故也。阴盛阳不敢争，仅乘旺时而一争，故潮热发作有时电。"阳明之气旺于申酉，所以阳明的潮热多在日晡时。怎样叫"紧反入里"呢？言前所见紧脉之寒邪，因误下之虚，陷入于里，而作心下痞满之症也。这尽管是因表邪未解，误下里虚，无形之邪气，陷入千里而成的痞证，但其为里寒证则一，故郭白云在这里主张用枳实理中丸。唯亦有里已成热，而脉犹见浮紧的。

【原文】阳明病，脉浮而紧，咽燥口苦，腹满而喘，发热汗出，不恶寒，反恶热，身重。（221）

伤寒，腹满谵语，寸口脉浮而紧，此肝乘脾也，名曰纵，刺期门。（108）

阳明中风，口苦咽干，腹满微喘，发热恶寒，脉浮而紧，若下之，则腹满小便难也。（189）

【解析】三条所见咽燥口苦，腹满而喘，发热汗出，不恶寒，反恶热，身重谵语，咽干等，均是热盛于里之象。所不同者：221条说明里热已盛者，虽表未尽解，不能用辛温发汗法，所以下文便指出"若发汗则躁，心愦愦反谵语。"；108条之热，乃由肝经邪热亢盛而成，故用刺期门法以泻肝；189条为阳明兼有太少阳表邪之证，所以不能俱用下法。故紧虽为诸寒收引之象，如果热因寒束，特别是表寒未解时，是可以出现浮紧脉的。

以上浮紧脉，见于表寒、里寒、表寒里热三证。

（三）浮缓脉

【原文】伤寒脉浮缓，身不疼，但重，乍有轻时，无少阴证者，大青龙汤发之。（39）

伤寒脉浮而缓，手足自温者，是为系在太阴。太阴者，身当发黄，若小便自利者，不能发黄。（187）

伤寒脉浮而缓，手足自温者，系在太阴，太阴当发身黄，若小便自利者，不能发黄。（278）

【解析】浮缓脉也是表证里证均可出现，39条的大青龙汤证，是表邪出现的浮缓脉。一般而言，伤寒脉浮紧，伤风脉浮缓，以寒为阴邪而收引，风为阳邪而开泄也。柯琴认为"脉浮缓下，当有发热恶寒无汗烦躁等症，故合用大青龙。"大青龙的主证固当如是也。后两条的脉浮缓，则为太阴里证。这等浮缓脉，必然是浮而怠缓，应指无力，多为气血两虚之候。钱潢云："缓为脾之本脉也，手足温者，脾主四肢也，以手足而言自温，则知不发热矣，邪在太阴，所以手足自温，不至如少阴厥阴之四肢厥冷，故曰系在太阴。然太阴湿土之邪郁蒸，当发身黄，若小便自利者，其湿热之气，已从下泄，故不能发黄也。"故浮缓脉无论在表在里，总属虚象。39条如无发热、无汗、烦躁诸症，决不能用大青龙汤，是以《伤寒类方》以为方误；而张璐、程郊倩均有改小青龙汤之说，其实？脉浮缓而身重乍有轻时，即小青龙汤亦不合适。

（四）浮数脉

【原文】脉浮数者，法当汗出而愈。（49）

脉浮而数者，可发汗，宜麻黄汤。（52）

伤寒，发汗已解，半日许复烦，脉浮数者，可更发汗，宜桂枝汤。（57）

【解析】三条浮数脉，均属于表证，故无论用其桂枝汤或麻黄汤，皆以不同程度的发汗。祛其表邪。程郊倩云："诸脉浮数，当发汗而洒浙恶寒，言邪气在表也，法当汗出而解无疑矣。"

【原文】下利，寸脉反浮数，尺中自涩者，必清脓血。（363）

【解析】这是里热证而见的浮数脉，而且是热在血分。成无己云："下利者，脉当沉而迟，反浮数者，里有热也。"汪琥云："热利而得数脉，非反也。得浮脉则为反矣。兹者，寸反浮数，此在里之邪热不少敛也。尺中涩者，阴虚也，阳邪乘阴分之虚，则其血必淤，而为脓血。"

【原文】发汗已，脉浮数，烦渴者，五苓散主之。（72）

病人无表里证，发热七八日，虽脉浮数者可下之。（257）

【解析】两条所述，乃邪已入里，而表证尚未全解的浮数脉。五苓散证发汗后而脉尚见浮，即表未尽解之征；烦渴而脉犹数，乃邪热及于太阳之府，水不化津所致，故用五苓散以两解表里。257条的"无表里证"，犹言既非纯全的表证，也非纯全的里证，发热七八日而脉犹浮，表邪未全撤也，已发热七八日，脉在浮部见数，实为热渐入里之候，故周扬俊解释说。"正以浮虽在外，而数且属府，不一两解，恐内外之邪，相持而不去也，尔时以大柴胡议下，不亦可乎。"总之，两条皆里证多于表证，72条乃太阳经府之表里，257条乃太阳阳明之表里，故治法迥殊。

（五）浮弱脉

【原文】太阳中风，阳浮而阴弱，阳浮者，热自发，阴弱者，汗自出。（12）

太阳病，外证未解，脉浮弱者，当以汗解，宜桂枝汤。（42）

【解析】浮弱脉，即脉以浮见，略重取之，则软弱而无力，故程郊倩说："阴阳以浮沉言，非以尺寸言"，其说甚是。两条均为太阳桂枝汤证，何以会见浮弱脉

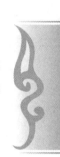

呢？方中行的解释颇有理致，他说："外为阳，卫亦阳也，风邪中于卫，则卫实，实则太过，太过则强，然卫本行脉外，又得阳邪而助之强于外，则气愈外浮，脉所以阳浮，阳主气，气郁则热蒸，阳之性本热，风善行而数变，所以变热亦快捷，不待郁闭，而即自蒸热，故曰阳浮者，热自发也。内为阴，营亦阴也，营无故，则营比之卫为不及，不及则不足，不足则弱。然营本行脉内，又无所助，而但自不足予内，则其气愈内弱，脉所以阴弱，阴主血，血者汗之液，阴弱不能内守，阳强不为外固，所以致汗亦自易，不待复盖，而即自汗泄，故曰阴弱者，汗自出也。"浮弱脉的机制如此，所以称桂枝证为表虚证的道理亦在此。

（六）浮细脉

【原文】太阳病十日以去，脉浮细而嗜卧者，外已解也。（37）

【解析】脉浮细，当系邪气已退，正衰待复之脉。程郊倩云："脉浮细而嗜卧者，较之少阴为病之嗜卧，脉浮则别之；较之阳明中风之嗜卧，脉细又别之。脉静神恬，解证无疑矣。"意思是说，少阴病脉微细，但欲寐（281条），乃阳气虚损之候，脉不会见浮；阳明中风之嗜卧，脉弦浮大（231条）绝不见细。故本条既非阴证，亦非阳证，只是病证初愈，元气有待于恢复之机也。

（七）浮大脉

【原文】寸口脉浮而大，浮为风，大为虚，风则生微热，虚则两胫挛。（30）

结胸证，其脉浮大者，不可下。（132）

三阳合病，脉浮大，上关上，但欲眠睡，目合则汗。（268）

【解析】同一浮大脉，却有虚实之分，虚者，脉体虽盛大而搏动则无力，前两条属之；实者，浮部见大而应指满溢，后一条属之。唯其为虚证，虽结胸亦不可下，唯其为实证，故热势弥漫，上于关上，热加于阴，故目合则汗出。但无论其浮大脉之为虚为实，总以偏于表者居多，故张兼善云："脉浮大，心下虽结，其表邪尚多，未全结也。"而程郊倩对于三阳合病则谓："有汗则主白虎汤，无汗则主小柴胡。"都是从阳明少阳两经而言的。

（八）浮动数脉

【原文】太阳病，脉浮而动数，浮则为风，数则为热，动则为痛，头痛发热，微盗汗出，而反恶寒者，表未解也。（134）

【解析】脉浮而动数，乃脉见于浮部，并呈躁疾不安之状，多为病势处于发展阶段的脉象，颇与"伤寒一日，太阳受之，脉若静者为不传。颇欲吐，若躁烦，脉数急者，为传也"的数急脉同理。正因为是病情发展的脉象，所以下文列述头痛发热、盗汗恶寒、膈内拒痛、短气躁烦、心中懊侬、心下因硬、汗出剂颈、小便不利、结胸发黄等种种变症。

（九）浮滑脉

【原文】小结胸病，正在心下，按之则痛，脉浮滑者，小陷胸汤主之。（138）

太阳病下之，脉浮滑者，必下血。（140）

伤寒脉浮滑，此以表有热，里有寒，白虎汤主之。（176）

【解析】脉来浮滑，总属邪兼表里，表未尽解，而里热偏盛的脉象。如：小结胸病，本为热结犹浅之证，故喻昌云："其人外邪陷入原微，但痰饮素盛，挟热邪而内结，所以脉见浮滑也"。浮为表邪未尽，滑则痰热内结的表现。太阳病误下后，脉见浮滑，仍为表邪未尽内陷，而已入之邪热，却已扰动其血，故出现里热的下血症。白虎汤证之"里有寒"句，《医宗金鉴》引王三阳云："寒字当邪字解，亦热也。"表里俱有热，故用白虎汤以解之。

（十）浮迟脉

【原文】脉浮而迟，表热里寒，下利清谷者，四逆汤主之。（225）

【解析】此多为真寒假热证的脉象。钱潢云："若风脉浮而表热，则浮脉必数，今表虽热而脉迟，则知阴寒在里，阴盛格阳于外而表热也。虚阳在外，故脉浮；阴寒在里，故脉迟，所以下利清谷。此为真寒假热，故以四逆汤祛除寒气，恢复真阳也。"周澂之亦云："浮为阳脉，有阴实而拒阳于外者，有阴虚而阳越于上者，阴实者，寒盛于内，治宜重用温散，或导其水，或攻其食，或行其瘀血凝痰、力开结塞，略加清肃，以助浮阳之内合也，如白通加胆汁是矣。阴虚者，阴力薄不能吸阳，宜温漓填补精血，略佐辛热，从阴中透出和光，接纳阳气归根也，如桂附八味丸是矣。"浮迟脉，正是由于明实拒阳于外所致，故用四逆汤以去其阴实。

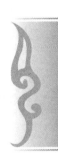

（十一）浮虚脉

【原文】病人烦热，汗出则解，又如疟状，日晡所发热者，属阳明也。脉实者宜下之，脉浮虚者宜发汗。（240）

【解析】宜发汗的浮虚脉，即于浮分而见脉势之无力者，颇同于桂枝汤证的浮缓脉。钱潢云："为风邪犹在太阳之表而未解，宜汗解之。谓之浮虚者，言浮脉按之本空，非虚弱之虚也，若虚弱则不宜于发汗矣。"钱氏谓按之本空，仍不确切，即浮脉之怠缓少力者；卸属于营气弱的表虚证。

（十二）浮芤脉

【原文】脉浮而芤，浮为阳，芤为阴，浮芤相搏，胃气生热，其阳则绝。（246）

【解析】浮芤脉，即脉来浮大而软，举指三关俱有，微按之则指下无力，但动于每指的两逝者。周澂之云："此盖脉形宽大，指面不能尽压脉上，故但指内缺而不动，指尖之外，犹曲而见动也。凡脉皆有微有甚，稍按之不及中候而断者，芤之甚者也，为阴虚失精，亡血盗汗。"浮芤脉的体状大略如此。钱潢释本条云："浮为阳邪盛，芤为阴血虚，阳邪盛则胃气生热，阴血虚则津液内竭，故'其阳则绝'。绝者，非断绝败绝之绝，言阳邪独治，阴气虚竭，阴阳不相为用，故阴阳阻绝，而不相流通也。"此为阳明津竭之脉。

（十三）浮涩脉

【原文】趺阳脉浮而涩，浮则胃气强，涩则小便缩，浮涩相搏，大便则硬，其脾为约，麻子仁丸主之。（247）

【解析】浮涩脉，为阳盛阴虚之脉。汪琥云；"趺阳者，胃脉也，在足趺上五寸骨间，去陷谷二寸，即足阳明经冲阳二穴，按之其脉应手而起。按成注，以胃强脾弱，为脾约作解，推其意，以胃中之邪热盛为阳强，故见脉浮；脾家之津液少为阴弱，故见脉涩。"

（十四）浮虚涩脉

【原文】伤寒八九日，风湿相搏，身体疼烦，不能自转侧，不呕不渴，脉浮虚而涩者，桂枝附子汤主之。（174）

【解析】此为风湿伤经的脉象。《医宗金鉴》云："脉浮虚，主在表虚风也。涩者，主在经寒涩也。身体疼烦，属风也；不能转侧，属湿电，乃风湿相搏之证，非伤寒也。与桂枝附子汤温散其风湿。"脉见艰涩象，虽有虚实之分，总由于经隧不利所致，如果因于湿，其为湿滞于经脉无疑。

二、诸沉脉的辨证

阳主嘘，阴主吸，脉之所见沉，主要是由于阴气盛，吸力大，而阳不能嘘之所致。张璐云："阳气式微，不能绕运营气于外，脉显阴象而沉者，则按久愈微；若阳气郁伏，不能浮应卫气于外，脉反伏匿而沉者，则按久不衰。阴阳寒热之机，在乎纤微之辨。"说明同一沉脉，却有属阴属阳，为寒为热之不同。大凡寒束于外，热郁于内者，沉紧而数盛有力。外寒而内热不盛者，沉紧而不数，大有寒欲内陷之势。并无寒邪，但气虚下陷而沉者，则有三种情况：宗气衰而不能鼓动者，则多见沉弱；卫气衰而不能熏蒸者，则多见沉紧；营气之耗竭，脉道滞而气不利者，则多见沉而迟涩。所以沉脉而有兼见者，其诊各异，如：沉紧内寒，沉数为热，沉弦内痛，沉缓为湿，沉牢冷痛，沉滑痰食，沉濡气弱兼汗，沉伏闭痛之类，不一而足。张介宾云："沉虽属寒，然必察其有为无力，以辨虚实矣。沉而实者，多滞多气，故曰下手脉沉，便知是气。沉而虚者，因阳不达，因气不舒。"凡此均是经验之谈。论中所述的沉脉，约有以下几种。

（一）单沉脉

【原文】伤寒五六日，头汗出，微恶寒，手足冷，心下满，日不欲食，大便硬，脉细者，此为阳微结，必有表，复有理也，脉沉，亦在里也。（148）

【解析】"脉沉亦在里也"，就说明沉脉主里，其搏动在于筋骨之间，如石之下沉于水，必极其底，外柔内刚，按之愈实。本条之"心下满，口不欲食，大便硬"皆为邪结于里的病变，宜其脉见于沉郁。

【原文】关脉沉，名曰结胸。（128）

伤寒四五日，脉沉而喘满，沉为在里。（218）

【解析】结胸证，是太阳病因误下，邪气陷结于胸中所致。故症见胸中痛，而脉见沉。伤寒已四五日，邪气未能外解，反传入里，故症见气喘腹满，脉亦见沉。两证均为里实证，其脉来必沉而有力。

【原文】病发热头痛，脉反沉，若不差，身体疼痛、当救其里，宜四逆汤。（92）

少阴病，始得之，反发热，脉沉者，麻黄细辛附子汤主之。（301）

少阴病，身体痛，手足寒；骨节痛，脉沉者，附子汤主之。（305）

少阴病，脉沉者。急温之，宜四逆汤。（323）

【解析】以上四条，两用四逆汤，一用附子汤，一用麻黄细辛附子汤，皆以温里为主，则其为阳虚于内的里寒证可知。程郊倩云："脉沉者，由其人肾经素寒，虽表中阳邪。而里阳不能协应，故沉而不能浮也。"92条本为太阳病，脉不浮而反沉，也就是阳虚人的外感，故舍证从脉，但温其里虚之阳，使阳气充，而邪自退。麻黄细辛附子汤，是治少阴之表证，也就是里阳不足而有外感者，亦只有在温少阴之里的基础上进行解表，所以称之为温经散寒的神剂。附子汤证的阳气尤虚，故骨节痛而手足寒，四肢为诸阳之本，阳虚不能充实于四肢也。仲景它方用附子多为一枚，本方则用两枚，阳虚之甚也可知。

以上说明沉脉主里，而且是有主里实证和里寒证之不同。

（二）沉紧脉

【原文】伤寒若吐若下后，心下逆满，气上冲胸，起则头眩，脉沉紧，发汗则动经，身为振振摇者，茯苓桂枝白术甘草汤主之。（67）

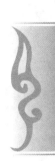

287

太阳病下之，脉沉紧者，必欲呕。（140）

【解析】两条脉沉紧，都出现于外感病吐下误治之后，也就是阳气因误治而虚，不能鼓动脉气之行，寒饮阴邪，反冲逆而上，所以，一则气上冲胸，一则欲呕，要为阳衰阴盛的表现。

【原文】伤寒六七日，结胸热实，脉沉而紧，心下痛，按之石硬者，大陷胸汤主之。（135条）

伤寒五六日，头汗出，微恶寒，手足冷，心下满，口不欲食，脉虽沉紧，不得为少阴病，所以然者，阴不得有汗。（148）

本太阳病不解，转入少阳者，胁下硬满，干呕不能食，往来寒热，尚未吐下，脉沉紧者，与小柴胡汤。（266）

【解析】以上三条，均为热邪内郁的沉紧脉，特别是结胸证，不仅是郁，而且是邪热结而成实矣。148、266两条，均为小柴胡汤证，乃邪热传入少阳，郁而不解之候，所以两证均有寒热的症状。

（三）沉迟脉

【原文】发汗后，身疼痛，脉沉迟者，桂枝加芍药生姜各一两，人参三两新加汤主之。（62）

伤寒六七日，大下后，寸脉沉而迟，手足厥冷，下部脉不至，喉咽不利，唾脓血，泄利不止者，为难治。（357）

下利，脉沉而迟，其人面少赤，身有微热，下利清谷者，必郁冒汗出而解，病人必微厥，所以然者，其面戴阳，下虚故也。（366）

【解析】同一沉迟脉，其证各有不同。新加汤证的脉沉迟，乃中风误汗之后，阴液耗竭，不能充灌滋养，故身疼痛而脉沉迟，特重用芍药的酸收，以敛营阴之汗液。357条的脉沉迟，已出现手足厥冷，泄利不止，唾脓血诸症，其为下厥上竭，阴阳离决之候可知，故主难治。366条的脉沉迟而出现戴阳，则为下元亏损，无根之火，浮越于上也。可见沉迟脉，多为重笃的大虚之候。

（四）沉微脉

【原文】下之后，复发汗，昼日烦躁不得眠，夜而安静，不呕不渴，无表证，脉沉微，身无大热者，干姜附子汤主之。（61）

【解析】这是阳气大虚的沉微脉，由于汗下之后，阴阳表里俱虚所致。昼日烦躁，虚阳外扰也；夜而安静，内系真寒也，故用干姜附子汤以回复先后天的真阳。

（五）沉结脉

【原文】太阳病，身黄，脉沉结，少腹硬，小便不利者，为无血也；小便自利，其人如狂者，血证谛也，抵当汤主之。（125）

【解析】脉于沉部出现，其搏动之势缓中一止，脉的形体颇有坚急不舒之态，多为邪气盛结于里的反映。本条无论其为血结、水结，总是气血凝滞，湿热郁蒸之候，故有身黄、少腹硬的症状。

（六）沉滑脉

【原文】太阳病，下之，脉沉滑者，协热利。（140）

【解析】所谓协热利，即邪热随误下之势，而迫使水谷下趋的泄泻。阳邪入里，滑为阳动主里实，故其脉于沉部而见滑疾之象。

（七）沉弦脉

【原文】下利，脉沉弦者，下重也。（365）

【解析】脉来沉而有弦劲之势者，是为沉弦脉，多为邪盛于里，致经脉拘急使然。汪琥云："此辨热利之脉也，脉沉弦者，沉主里，弦主急，故为里急后重，如滞下之证也。"

（八）沉实脉

【原文】伤寒差以后，更发热，小柴胡汤主之，脉沉实者，以下解之。（394）

【解析】实，多指脉体之厚而言，无论何脉，凡轻诊如此，重按而体势不减者，皆得谓之实。钱潢云："脉沉实者，沉为在里，实则胃实，仍当用下法解之。"其意思是说，邪实阳明胃府，故得用下法以泻阳明的实邪。凡宿食、热积、燥屎等，皆为阳明之实邪。则沉实脉，为里实证之脉矣。

三、诸迟脉的辨证

迟脉主要表现为息数的减少，多则一息三至，少仅二至。为阳气失运，胸中大气不能敷布之象，故迟脉多为虚寒证的表现。浮迟表寒，沉迟里寒，迟涩为血病，迟滑为气病，有力冷痛，无力虚寒。或主不月，或见阴疝，或血脉凝泣，或癥瘕沉痼。气寒则不行，血寒则凝滞，迟兼滑大，风痰顽痹，迟兼细小，真阳亏损。或阴寒留于中，为泄为痛；元气不营于表，寒憟拘挛，总属于阳虚阴盛的病变。唯程郊倩云："迟脉有邪聚热结，腹满胃实，阻塞经隧而然者，癥瘕疝癖，尤多见之。"可见迟脉亦有属热属实证的，不过这种迟脉必中手有力，按之必实，决不同于虚寒证的当指少力的迟，这是大较。论中以迟脉为主的诸证，约如下列。

（一）单迟脉

【原文】脉浮紧者，法当身疼痛，宜以汗解之。假令尺中迟者，不可发汗，何以知其然？以营气不足，血少故也。（50）

阳明病，脉迟，汗出多，微恶寒者，表未解也。可发汗，宜桂枝汤。（234）

【解析】两条迟脉，均属虚证，前条为里阻虚，后条为表阳虚。钱潢云："去尺主下焦，迟则为寒，尺中迟，是以知下焦命门真阳不足，不能蒸谷气而为营为卫也。汗者，营中之血，真元衰少，营气不足，血少之故，未可以汗夺血也。"后条为阳气虚，表不固，故多汗恶寒，桂枝汤固护营卫，令邪自解。

【原文】阳明病，脉迟，食难用饱，饱则微烦头眩，必小便难，此欲作谷疸，虽下之，腹满如故，所以然者，脉迟故也。（195）

伤寒脉迟，六七日而反与黄芩汤撤其热，脉迟为寒，今与黄芩汤复除其热，腹中应冷，当不能食。（333）

【解析】两条均为里寒证的脉迟，而且都是胃寒证。程郊倩云："脉迟为寒，寒则不能宣行胃气，故非不能饱，特难用饱耳。饥时气尚流通，饱则填滞，以故上焦不行，而有微烦头眩症；下脘不通，而有小便难腹满症。欲作谷疸者，中焦升降失职，则水谷之气不行，郁黩而成黄也，曰谷疸者，明非邪热也。再出脉迟，欲人从脉上悟出胃中冷来。"汪琥解释后条云："脉迟为寒，不待智者而后知也。六七日反与黄芩汤者，必其病初起，便发厥而利，至六七日阳气回复，乃乍发热而利未止之时，粗工不知，但见其发热下利，误认以为太少合病（指172条），因与黄芩汤撤其热，脉迟云云者，是申明除其热之误也。"

【原文】妇人中风，发热恶寒，经水适来，得之七八日，热除而脉迟身凉，胸胁下满，如结胸状，谵语者，此为热入血室。当刺期门，随其实而取之。（143）

阳明病脉迟，虽汗出，不恶寒者，其身必重，短气腹满而喘，有潮热者，此外欲解，可攻里也。（208）

【解析】两条均为里实证的脉迟，前条为热结血室证，血热内盛，反而热除脉迟者，程郊倩云："是血室空虚，阳热之表邪乘虚而内据之，阳入里，是以热除而脉迟身凉"。热结于血里，脉之所以见迟者，周澂之云"若至数虽迟，而其势强体厚者，不但可知其热郁于内，并可测其病之入于血分矣"；经曰"迟为在脏，正以其病在血分也。在血分则气行缓，故出入迟也。所以然者，府分浅脏分深也"。后条为阳明里实证，故张璐云："此条虽云脉迟，而按之必实，且其证一一尽显胃实，故当攻下无疑"。要之，里热实证之迟脉，必然迟而有力，或兼见滑象。故《脉经》

云："迟而滑者胀。"

（二）迟浮弱脉

【原文】得病六七日，脉迟浮弱，恶风寒，手足温，医二三下之，不能食，而胁下满痛，面目及身黄，颈项强，小便黄者，与柴胡汤。（98）

【解析】这是表里虚寒证的脉象。柯琴云："浮弱为桂枝脉，恶风寒为桂枝证，然手足温而身不热，脉迟为寒，为无阳，为在脏，是表里虚寒也。"里阳不足，则脉来迟缓；表阳虚损，则脉见浮弱。

四、诸数脉的辨证

阳气充沛，或热邪亢盛，则鼓动血行之力有余，脉息辐辏，六至以上，是为数脉。多见于阳盛燔灼，侵剥真阴的病变过程中。但同一数脉，其搏动的有力无力，鼓与不鼓，则却有阴阳虚实的不同。数按不鼓，则为寒虚相搏之脉；发而太虚，则为精血销竭之脉；细疾若数，为阴燥似阳之候；沉弦细数，为虚劳垂笃之征。通一子亦云："滑数洪数者多热，涩数细数者多寒，暴数者多外邪，久数者必虚损，"凡此均当细别，不能执一而论。数脉之有力无力，固可以辨其虚实，但亦有虚寒而逼火浮越者，以及真阳欲脱者，都可以见到脉来数甚，亦强大有力，但细审之，往往缺乏神气，更当以证参之，庶几无误。论中以数脉为主的各证，略如下述。

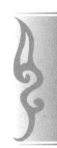

（一）单数脉

【原文】病人无表里证，发热七八日，脉数不解，合热则消谷善饥。（257）

若脉数不解，而下不止，必胁热便脓血也。（258）

凡厥利者，后三日脉之，而脉数，其热不罢者，此为热气有余，必发痈脓也。（332）

下利脉数而渴者，令自愈，设不差，必清脓血，必有热故也。（367）

【解析】四条数脉均属热证，257条之热在足阳明胃，故消谷善饥；258条之热，已及手阳明大肠，故下利便脓血。后两条出厥阴篇，其热皆在血分，故其症或为发痈脓，或为清脓血，清同圊。

【原文】病人脉数，数为热，当消谷引食，而反吐者，此以发汗，令阳气微，膈气虚，脉乃数也。数为客热，不能消谷，以胃中虚冷，故吐也。（122）

【解析】这是胃气衰微，虚阳外越的数脉，其脉必数而无力或细数。钱潢云："此条之义，盖以发热汗自出之中风，而又误发其汗，致令卫外之阳，与胃中之阳气皆微，膈间之宗气大虚，故虚阳浮动，而脉乃数也。若胃脘之阳气盛，则能消谷引食矣，然此数非胃中之热气盛而数也，乃误汗之后，阳气衰微，膈气空虚，其外越之虚阳所致也。以其非胃脘之真阳，故为客热。其所以不能消谷者，以胃中虚冷，非唯不能消谷，抑日不能容纳，故吐也。"这正是内真寒而外假热的虚数脉。

【原文】下利脉数，有微热汗出，令自愈，设复紧，为未解。（361）

【解析】这是病邪退而阳气回复的数脉，其脉按之必缓。成无己云："下利，阴病也；脉数，阳脉也。阴病见阳脉者生。微热汗出，阳气得通也，利必自愈。"

以上数脉三证：①阳明里热。②虚阳浮动。③阳气回复。

（二）数急脉

【原文】伤寒一日，太阳受之，脉若静者，为不传。颇欲吐，若躁烦，脉数急者，为传也。（4）

【解析】此为邪渐化热的脉象，为疾病正在发展的趋势。钱潢云："吐则邪入犯胃，乃内入之机，若口燥两烦热，脉数急者，为邪气已郁为热，其气正盛，势未欲解，故为传经之候。"数中带急，即脉的来去如电掣，而不相连续，其来也有顷而一型，其去也有顷而一掣，而无循环容与之意，唯有一种躁急的感觉，这就是数而急的脉象。

五、虚脉的辨证

虚脉本无专脉：只是贯于诸脉之中。但叔和《脉经》却立有虚实二脉，以后言脉的，便于诸脉之外，别有虚实二脉的专象可言。唯张璐仍谓二十八脉，指下但无力无神，皆谓之虚。这是心领神会之言。临床所见，凡脉体薄弱，轻诊如此，略按则体势顿减，虽不全空，便得叫作虚。大抵脉虚者，多主血虚，主病多在气分。它的形体既薄，而又来去不大者，总是因为气血两虚，气不生血所致，如濡、弱、芤、微、散、涩等脉，可以说都是属于虚脉的范畴。当然，也不局限于这几种脉。郭元峰云："虚脉者，正气虚也，无力也，无神也，有阴有阳。浮而无力为血虚，沉而无力为气虚，数而无力为阴虚，迟而无力为阳虚。虽日微濡迟涩之属，皆为虚类，然无论二十八脉，但见指下无神，便是虚脉。《内经》曰：按之不鼓，诸阳皆然，即谓此也。故凡洪大无神者，即阴虚也；细小无神者，即阳虚也。"故论中单言虚脉的亦不多，唯厥阴病篇云：

【原文】伤寒五六日，不结胸，腹濡，脉虚复厥者，不可下，此亡血，下之死。（347）

【解析】既是亡血的虚脉，当是浮濡无力，或按之中空，而呈芤象。张璐云："凡血虚，非见涩弱，即弦细芤迟"，是也。

六、实脉的辨证

实脉与虚脉，是相对而言的，虚应无专脉，实脉同样是概见于诸脉之中，别无实脉的专象可指。正如张璐所指，二十八脉，但指下有力有神，皆谓之实。临床所见，凡脉体较厚，轻诊如此，重按之体势亦不稍减者，皆可谓之实。大抵实脉多主血实，主病亦多在血分，它的形体既坚厚，而势之来去起伏不大者，血实气虚，气为血所累之故，故痰凝血结之迁恒见之。如洪、促、动、滑、弦、牢、长等脉，可以说都是属于实脉的范畴。由于实脉体厚，故浮沉皆得，大而且长，应指幅幅然不虚。表邪实者，浮大有力；里邪实者，沉实有力；火邪实者，洪实有力；寒邪实者，沉弦有力。唯其中亦有真假正邪之辨，周澂之云："凡实热者脉必洪，但洪脉按之或芤；实寒者脉必牢，但牢脉专主于沉。正实者，浮沉和缓，则寒不甚寒，热不甚热，此正盛邪微之实脉也。若夫虚寒者，细而实，即紧脉也；积聚者，弦而实，或涩而实；孤阳外脱而实者，即脉经所谓三部脉如汤沸者也。皆兼它脉，此邪盛正败之实脉也。大抵实脉主有余之病，必须来去有力有神，若但形坚硬，而来往怠缓，则是纯阴之死气矣。"故察实脉，必审其兼见之象而后定。论中言实脉的有以下 3 条。

【原文】病人烦热，汗出则解，又如疟状，日晡所发热者，属阳明也，脉实者，宜下之。（240）

阳脉实，因发其汗，出多者，亦为太过，太过者，为阳绝于里，亡津液，大便因硬也。（245）

伤寒下利，日十余行，脉反实者死。（369）

【解析】前两条的实脉，均为阳明热实证，其脉必实大有力，故均宜泻下，以去其热。惟第二条"阳绝于里"的绝，义同阻隔，犹言阳盛阻阴，非竭绝之义。第三条的实脉，即脉体坚硬，来往怠缓无神，邪盛正衰之候，故主死。

七、诸细脉的辨证

郭元峰云："细脉似微而常有，细直而软，若丝线之应指，宜于秋冬老弱，为血气两衰之象。"正常人亦多见细脉，正如高鼓峰所说："细脉必沉，但得见滑，即是正脉，平人多有之"。就临床而论，大抵细而弦、细而紧者，多见于浮部，此乃元阳不足，阴寒盛于内外之象。细而滑、细而数者，多见于沉部，此乃热邪内郁，正气难以升举畅达所致。更有病势正炽时，而脉未见细，多为邪在少阳，三焦气结，升降出入之机不利也。周澂之云："沉细而迟，实寒内痼；浮细而数，虚阳上越。因气寒而乍见脉细者，温之而可复；因血痹而渐见脉细者，劳损已成也。血液不生，

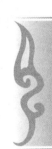

为虚热所耗，而脉管缩小也。朱丹溪谓弦涩二脉，最难调治，予于细脉亦云。盖久病脉细，未有不兼弦涩者也，若更加之以数，则气血皆失其常矣。"盖弦主邪盛，细主气衰，涩主血少，数主虚火煎熬，奄奄将毙，故调治诚难。

（一）单细脉

【原文】伤寒五六日，头汗出，微恶寒，手足冷，心下满，口不欲食，大便硬，脉细者，此为阳微结。（148）

【解析】此为阳邪郁滞的细脉。程郊倩云："唯其阳气郁而滞也，所以手足冷，心下满，口不欲食，大便硬。既有结滞之证，便成结滞之脉，所以脉亦细，所云阳证似阴者，此其类也。"郭元峰亦云："至有如细之脉，或因暴受寒冷，极痛，壅塞经络，致脉沉细，不得宣达，是细不得概言虚，而误施温补，固结邪气也。"所以仲景谓本条"不得为少阴病"，并主张用小柴胡汤以解微结之邪。

【原文】手足厥寒，脉细欲绝者，当归四逆汤主之。（351）

【解析】这是元阳虚极的细脉。钱潢云："手足厥寒，即四逆也，故当用四逆汤。而脉细欲绝，乃阳衰而血脉伏也，故加当归。是以名之曰当归四逆汤也。而方中并无姜附，不知何以挽回阳气，是以不能无疑也。"柯琴亦谓当是四逆本方加当归，如茯苓四逆之例，信然。

（二）细数脉

【原文】太阳病当恶寒发热，今自汗出，反不恶寒发热，关上脉细数者，以医吐之过也。（120）

太阳病，下之，脉细数者，头痛未止。（140）

【解析】前条为误吐后出现的细数脉，钱潢云："细则为虚，数则为热，误吐之后，胃气既伤，津液耗亡，虚邪误入阳明，胃脘之阳虚躁，故细数也"。后条为误下之后出现的细数脉，钱氏又云："脉细数者，细则为虚。数则为热，下后虚阳上奔，故头痛未止"。误治之因虽不同，其为虚阳躁动之证则一。

（三）细沉数脉

【原文】少阴病，脉细沉数，病为在里，不可发汗。（285）

【解析】此亦为真寒假热的虚数脉，总由于阴不吸阳，虚阳不宁之证。程郊倩云："何谓之里，少阴病脉沉是也。无论沉细沉数，俱是脏阴受邪，与表阳是无相干，法以固密肾根为主。"薛慎庵曰："人知数为热，不知沉细中见数为寒甚。真阴寒证，脉常有一息七八至者，尽概此一数字中，但按之无力而散耳。"这一类脉，尤其是无神。

八、诸微脉的辨证

微脉，极其纤细少神，柔弱之至，乃气血两虚之候，尤其是以元阳亏损为多见，故最是阴寒之象。周澂之云："凡浮而极薄，却非极细，应指无力而模糊者，亡阳之微也，推其极则羹上肥也。沉而极薄，且又极细，似见弦劲，应指无力，不甚模糊者，亡明之微也，推其极则蜘蛛丝也。极细板薄者，血虚也，应指无力者，气虚也。"《伤寒论·辨脉篇》云："脉瞥瞥如羹上肥者，阳气微也；脉萦萦如蜘蛛丝者，阴气衰也"。周氏之论，即据此而言。要之，微脉不同于濡与弱，濡弱只是形体柔软，而微则极细极薄，而又无力，颇与散脉近似。郭元峰云："夫微脉轻取之而如无，故曰阳气衰；重按之而如无，故曰阴气竭。长病得之多不救，谓其正气将绝也；卒病得之或可生，谓其邪气不至深重也。"说明审察微脉，不仅有阴阳之分，还有正邪之别，故临床必须平脉以辨证。

（一）单微脉

【原文】太阳病，得之八九日，如疟状，发热恶寒，热多寒少，脉微而恶寒者，此阴阳俱虚，不可更发汗、更下、更吐也。（23）

尺中脉微，此里虚。（49）

伤寒十三日，过经谵语者，以有热也，当以汤下之。若自下利者，脉当微厥。（105）

伤寒吐下后发汗，虚烦，脉甚微。（160）

【解析】以上四条均为正气不足的微脉。所以49条明确指出"此里虚"，也就是正气虚于里。正气既虚，所以会出现自下利、手足厥冷诸证。正气之所以虚，在伤寒病中，往往是因于汗吐下诸法运用不适当，故成无己注160条云："伤寒吐下后发汗，则表里之气俱虚，虚烦脉甚微，为正气内虚"。正气既虚，即当以扶正为主，不可更发汗更吐更下矣。

【原文】脉阳微而汗出少者，为自和也。（245）

少阴病，脉紧，至七八日，自下利，脉暴微，手足反温，脉紧反去者，为欲解也。（287）

【解析】以上两条为病邪轻浅，而有向愈之机的微脉。所以《医宗金鉴》释前条说："脉阳微则热微，微热蒸表作汗，若汗出少者，为自和欲解。"也就是表邪轻，正能胜邪。钱潢解释第二条云；"若以寒邪极盛之紧脉，忽见暴微，则紧峭化而为宽缓矣，乃寒邪弛解之兆也。"因而这微脉仍是邪气消退的表现。

【原文】少阴病，脉微，不可发汗，亡阳故也。（286）

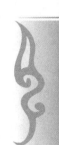

伤寒脉微而厥，至七八日肤冷，其人躁无暂安时者，此为脏厥。（338）

伤寒六七日脉微，手足厥冷，烦躁，灸厥阴，厥不还者死。（343）

吐已下断，汗出而厥，四肢拘急不解，脉微欲绝者，通脉四逆加猪胆汤主之。（390）

【解析】以上四条，统为元阳衰竭的微脉。阳虚于内，无以布于外，所以出现肤冷、手足厥冷、汗出而厥诸症。阳既虚而犹烦躁者，汪琥云："阳虚而争，乃脏中之真阳欲脱，而神气为之浮越，故作烦躁。"实际是神识不宁的躁症，所以338条说"躁无暂安时"，病情至此，阳脱之兆。

【原文】少阴病，下利脉微者，与白通汤。（315）

少阴病，下利清谷，里寒外热，手足厥冷，脉微欲绝，身反不恶寒，其人面色赤。（317）

恶寒，脉微而复利，利止亡血也，四逆加人参汤主之。（385）

既吐且利，小便复利，而大汗出，下利清谷，内寒外热，脉微欲绝者，四逆汤主之。（389）

【解析】以上四条，为阳虚阴盛的微脉。张志聪注315条云："少阴病下利，阴寒在下也。脉微，邪在下，而生阳气微也。"成无己注317条云："下利清谷，手足厥逆，脉微欲绝，为里寒；身热不恶寒，面色赤，为外热，此阴盛于内，格阳于外，不相通也。"成氏又释385条云："恶寒脉微而利者，阳虚阴盛也。"钱潢注389条云："吐利则寒邪在里，小便复利，无热可知。而大汗出者，真阳虚衰，而卫气不密，阳虚汗出也。下利清谷，胃寒不能杀谷也。内寒外热，非表邪发热，乃寒盛于里，格阳于外也。阴寒太甚，阳气衰微，故几欲绝也。"真阳虚衰，主要是指先天肾中之阳和后天脾胃之阳而言，所以仲景救阳扶阳之方，总不外四逆汤，而汤中最主要的药，不外干姜和附子，干姜所以温脾胃之阳，附子所以益肾中之阳也。肾阳虚不能蒸水而为津气，则水浊聚而阴寒生；脾胃阳虚，不能腐熟水谷而为营卫，则湿浊聚而阴寒成。诸条的下利，或下利清谷，或既吐且利等阴寒之症，无一不由阳虚而来。凡此阳虚阴盛之证，仲景多从扶阳为务；阳得扶则阴寒自去，正是治病求本之道。

上述微脉四证：①正气不足，②病机向愈，③元阳衰竭，④阳虚阴盛。

（二）微缓脉

【原文】太阳病得之八九日，如疟状，发热恶寒，热多寒少，其人不呕，清便欲自可，一日二三度发，脉微缓者，为欲愈也。（23）

【解析】此为邪不盛而向愈的微缓脉。钱潢云："邪既浮浅，脉又微缓，微者，非微细之微，言较前略觉和缓也。"即邪不盛而正未衰之和缓脉，钱说甚是。

（三）微弱脉

【原文】太阳病，发热恶寒，热多寒少，脉微弱者，此无阳也。（27）

太阳中风，脉浮紧，发热恶寒，身疼痛，不汗出而烦躁者，大青龙汤主之。若脉微弱，汗出恶风者，不可服之。（38）

太阳病二三日，不能卧，但欲起，心下必结，脉微弱者，此本有寒分也。（139）

【解析】此为阳气虚的微弱脉，因微脉既为气血而虚之象，而弱脉亦主阳气衰微也。所以27条说"此无阳也"。即139条的"有寒势"，亦只是阳衰虚寒之意。正因为属于阳虚之脉，故虽有表邪，亦不宜服大青龙汤。

（四）微数脉

【原文】微数之脉，慎不可灸。（116）

【解析】此为阴虚热动之微数脉。程郊倩云："血少阴虚之人，脉见微数。"微为虚，数为热，热因血少阴虚而作，鼓谓之虚热，与阳盛之热大异，凡阴虚之热，当益其阴，不宜于用扶阳的艾灸法。

（五）微沉脉

【原文】太阳病，六七日表证仍在，脉微而沉，反不结胸，其人发狂者，以热在下焦，少腹当硬满，小便自利者，下血乃愈。所以然者，以太阳随经，瘀热在里故也。（124）

【解析】此为下焦淤热的微沉脉。钱潢云："以邪不在阳分气分，故脉微；邪不在上焦胸膈而在下，故脉沉。"淤热在里在下，必微沉中略有力。

（六）微涩脉

【原文】阳明病，谵语发潮热，脉反微涩者，里虚也。（214）

少阴病，下利，脉微涩，呕而汗出，必数更衣，反少者，当温其上，灸之。（325）

伤寒，其脉微涩者，本是霍乱。（384）

【解析】此为津气两虚的微涩脉。阳明病的脉反微涩，是邪热伤津耗气的结果，所以称为里虚，所以禁用承气汤。少阴病吐下汗出之后，津气两伤，脉亦微涩，尤其是气虚下陷，所以数更衣，便反少，即气不升举而里急后重也。霍乱大吐大下之后，气脱津亡，自当出现脉搏的微涩了。

（七）微细脉

【原文】下之后，复发汗，必振寒，脉微细，所以然者，以内外俱虚故也。（60）

少阴之为病，脉微细，但欲寐也。（281）

【解析】两条均为阳气虚的微细脉。柯琴释前条云："内阳虚，故脉微细，外阳虚，故振栗恶寒，即干姜附子汤证。"《医宗金鉴》释后条云："少阴受邪，则阳气微，故脉微细也。"

（八）微细沉脉

【原文】少阴病，脉微细沉，但欲卧，汗出不烦，自欲吐。（300）

【解析】此为阳虚阴盛之微细沉脉。脉微细是阳虚，脉沉是阴盛。但欲卧、汗出是阳虚，不烦自欲吐是阴盛。散脉微细与281条同，脉沉与301条亦无殊。

（九）微浮脉

【原文】病如桂枝证，头不痛，项不强，寸脉微浮，胸中痞硬，气上冲喉咽，不得息者，此为胸有寒也，当吐之，宜瓜蒂散。（166）

厥阴中风，脉微浮为欲愈，不浮为未愈。（327）

【解析】此为病机向愈之微浮脉，成无己注前条云。"寸候身半以上，微浮，邪自内出也。"《医宗金鉴》注后条云："脉微，厥阴脉也。浮，表阳脉也，厥阴之病，既得阳浮之脉，其邪已还于表，故为欲愈也。"里邪无论向上向表，统为外解之机。

（十）微弱数脉

【原文】下利，脉微弱数者，为欲自止，虽发热不死。（365）

【解析】此为邪退正复之微弱数脉。汪琥云："脉微弱数者，此阳热之邪已退，真阴之气将复，故为利自止也。下利一候，大忌发热，兹者脉微弱而带数，所存邪气有限，故虽发热，不至死耳。"

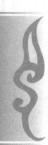

九、洪大脉的辨证

古无洪脉，以大赅之，后渐以脉体大者为大脉，脉势大且数者为洪脉。仲景常以洪大并称，盖脉必两察形势，正不必多立名色。洪大脉者，应指满溢，倍于寻常，有阴阳虚实之分。脉来实大，多为邪盛，故有"大则病进"之说，脉大而少力者，则虚大也，故又有"大则为虚"之论。有六脉俱洪大者，阴不足而阳有余也，有偏大于左者，邪盛于经也；有偏大于右者，热盛于内也。凡大而数盛有力，皆为实热，虚大无力，为血气虚衰。浮洪表热，多由阴虚，沉洪里热，多为寒束，中洪之脉，浮沉俱见细弱，独中候形体宽大，应指有力，多主脾阳不足，中气不畅，胸满腹胀之证。大致病根总由于湿，兼数则热，兼迟则寒，寒湿而脉洪者，正以气郁中焦，阴霾充塞，阳气不得宣行通畅，清浊升降不分之故。论中言洪大脉的，有以下四条。

【原文】服桂枝汤，大汗出，脉洪大者，与桂枝汤如前法。（25）

服桂枝汤，大汗出后，大烦渴不解，脉洪大者，白虎加人参汤主之。（26）

伤寒三日，阳明脉大。（186）

下利，脉大者，为未止。（365）

【解析】四条皆为热邪盛的洪大脉。张志聪注 25 条云："大汗出，脉洪大者，肌腠之气，而外合于肤表，标阳气盛，故脉洪大而汗出也。"这是邪热在表。成无己注 26 条云："大汗出，脉洪大而不渴，邪气犹在表也。可更与桂枝汤。若大汗出，脉洪大，而烦渴不解者，表里有热，不可更与桂枝汤，可与白虎加人参汤，生津止渴，和表散热。"这是表里俱热证。《医宗金鉴》注 186 条云："三日阳明脉大者，谓不兼太阳阳明之浮大，亦不兼少阳阳明之弦大，而正见正阳阳明之大脉也，盖由去表传里，邪热入胃，而成内实之诊，故其脉象有如此者。"这是里热证。汪琥注 365 条云："脉大者，邪热甚也。"经云："大则病进，故为利未止也。"这是邪热方盛证。

十、诸弦脉的辨证

弦脉之来，劲急有力，气从术化，通于肝脏，可以阴，亦可以阳。弦大兼滑者，便是阳邪；弦紧兼细者，便是阴邪。有风寒外感之弦，有痰血聚积之弦，有情思郁结之弦，有肝阳亢逆之弦，有群阴弥漫之弦，凡此等等，或在气，或在血。或在经，或在脏，或为寒，或为热，总是由于阴阳不和，互相格拒所致。所以弦脉皆主实邪，而无虚证。独有燥弦，非寒非热，乃津液耗竭，不能濡润经脉之故。临床所见，弦而洪为火炽，弦而滑为内热，弦而迟为痼冷，弦而涩为老疟，弦而细数为阴火煎熬，弦而不鼓为脏有陈寒，失血而见弦大为病进，见弦小为阴消。张石顽云："弦为六贼之首，最为诸经作病。故伤寒坏证，弦脉居多；虚劳内伤，弦常过半。总由中气少权，土败木贼所致。但以弦少弦多，以证胃气之强弱；弦实弦虚，以证邪气之虚实；浮弦沉弦，以证表里之阴阳，寸弦尺弦，以证病气之升沉。"可谓要言不烦，颇得诊弦脉法的三味。

（一）单弦脉

【原文】伤寒，阳脉涩，阴脉弦，法当腹中急痛，先与小建中汤，不差者，小柴胡汤主之。（100）

太阳病下之，脉弦者，必两胁拘急。（140）

【解析】两条为少阳经病的弦脉。汪琥注前条云："此条乃少阳病兼挟里虚之证，

伤寒脉弦者，弦本少阳之脉，宜与小柴胡汤。兹但阴脉弦，而阳脉则涩，此阴阳以浮沉言，脉浮取之，则涩而不流利，沉取之，亦弦而不和缓，涩主气血虚少，弦又主痛，法当腹中急痛，与建中汤者，以温中补虚，缓其痛而兼散其邪也。先温补矣，而弦脉不除，痛犹未止者，为不差，此为少阳经有留邪也，后与小柴胡汤去黄芩加芍药以和解之。"钱潢注后条云："脉弦者，邪传少阳。"经云："寸尺俱弦者，少阳受病，少阳之脉循胁，故云必两胁拘急也。"说明两条弦脉，都是少阳经病。

【原文】太阳与少阳并病，慎不可发汗，发汗则谵语脉弦。五日谵语不止，当刺期门。（142）

【解析】此为土病术克的弦脉。《医宗金鉴》云："太阳与少阳并病，而发其汗，两阳之邪，乘燥入胃，则发谵语，脉不大而弦，谵语不止，是土病而见木脉也，慎不可下，当刺期门，以直泻其肝可也。"

【原文】伤寒若吐若下后不解，若剧者，发则不识人，循衣摸床，惕而不安，微喘直视，脉弦者生，涩者死。（212）

【解析】此为生气犹存的弦脉。汪琥云："以上见症，莫非阳亢阴绝，孤阳无依而扰乱之象。弦涩皆阴脉，脉弦者为阴未绝，犹带长养，故可生；脉涩者为阴绝，已成涸竭，以故云死。"主生的弦脉，必然弦中带缓，称为"如弦"，决非如循刀刃，如新张弓弦之类。

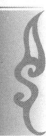

（二）**弦细脉**

【原文】伤寒，脉弦细，头痛发热者，属少阳。（265）

【解析】弦细为少阳经本脉，凡少阳经受病的弦脉，多兼浮兼细，若兼数兼缓，即有入府与传阴两途的区分。其所以细者，正气之渐衰也。

（三）**弦迟脉**

【原文】少阴病，饮食入口则吐，心中温温欲吐，复不能吐，始得之手足寒，脉弦迟者，此胸中实，不可下也，当吐之。（324）

【解析】此为上焦寒实之弦迟脉。《医宗金鉴》云："饮食入口即吐，且心中温温欲吐，复不能吐，恶心不已，非少弱寒虚吐也，乃胸中寒实吐也，故始得之，脉弦迟，弦者，饮也；迟者，寒也。而手足寒者，乃胸中阳气为寒饮所阻，不能通于四肢也。寒在实胸，当因而越之，故不可下也。"

（四）**弦浮大脉**

【原文】阳明中风，脉弦浮大，而短气，腹都满，胁下及心痛，久按之气不通，鼻干，不得汗，嗜卧，一身及面目悉黄，小便难，有潮热，时时哕，耳前后肿。（231）

【解析】此为三阳俱病的弦浮大脉。方有执云："弦，少阳，浮，太阳，大，阳明。胁下痛，少阳也，小便难，太阳之膀胱不利也；腹满、鼻干、嗜卧、一身及面目悉黄、潮热，阳明也。三阳俱见证，而日阳明者，以阳明居多而任重也。"

十一、短脉的辨证

脉书多以"不及本位"解释短脉，唯李士材谓短脉非两头断绝，特两头俯而沉下，中间突起，其实仍自贯通。周澂之并为申其说云："经既云短，必实是脉体之短也。夫脉体何以短也？脉之动者气也，气充满于脉管之中，则首尾齐起齐落，故形见长。气虚不能充贯于脉，则气来之头，鼓指有力，气过之尾，衰弱不能应指矣。故其形似断非断而见短也。经曰：短则气病，于此益明。"特别是肾气厄塞，不能调畅百脉；或因痰气食积，阻碍气道，或因阳气不充等，均可使脉来见短涩促结之状。论中言短脉的只有一条。

【原文】发汗多，若重发汗者，亡其阳，谵语，脉短者死。（211）

【解析】本条短脉之所以主死，即由于伤津亡阳。汪琥云："谵语脉短者，为邪热盛，正气衰，乃阳证见阴脉也，以故主死。"亡阳，即过汗津液越出的结果。

十二、诸弱脉的辨证

脉来沉细乏力，举之如无，是为弱脉。主气血不足，特别是由于阳气的衰微。故于弱脉的辨证，先当分析其为真阳之虚，抑为胃气之虚所致。郭元峰云："弱为阳气衰微之候，在阴经见之，虽为合脉，然阳气衰微已极，非峻温峻补，良难春回寒谷也。唯血痹虚劳，久嗽失血，新产及老人久虚，宜微弱，然必弱而和滑，可卜胃气之未艾。若少壮暴病而见脉弱，咸非所宜。即证虚脉弱，而苟兼之以涩，即为气血交败，其能荣焚下之薪乎。"

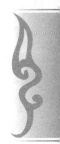

（一）单弱脉

【原文】形作伤寒，其脉不弦紧而弱，弱者必渴，被火必谵语，弱者发热脉浮，解之当汗出愈。（113）

得病二三日，脉弱，无太阳柴胡证，烦躁，心下硬，至四五日虽能食，以小承气汤少少与微和之。（251）

太阴为病，脉弱，其人续自便利，设当行大黄芍药者，宜减之，以其人胃气弱易动故也。（280）

下利，有微热而渴，脉弱者，令自愈。（360）

呕而脉弱，小便复利，身有微热见厥者，难治，四逆汤主之。（377）

【解析】以上五证虽各有不同，但均见弱脉，说明五证均气血不足，或阳气衰微，也就是正虚的共同点。113 条的脉弱，津气虚也，所以口渴，如果再被以火，则津愈伤而热愈炽矣。251 条和 280 条的脉弱，是邪虽盛而正却虚，即欲攻邪，亦当首先要考虑到正虚的问题，所以不得已攻邪，也只能少少与小承气来微和之，或减轻分量行大黄芍药法。360 条的脉弱，虽然是正气虚，但邪却不盛，可以令其自愈。377 条的脉弱，显然是阳气式微，所以虽有微热，终于厥逆，故急用四逆汤温里助阳。

（二）弱涩脉

【原文】少阴病，阳已虚，尺脉弱涩者，复不可下之。（286）

【解析】此为肾阳虚损的弱涩脉。钱潢云："若阳已虚，而其尺脉又弱涩者，如命门之真火衰微，肾家之津液不足，不惟不可发汗，复不可下之，又竭其阴精阳气也。"

十三、紧脉的辨证

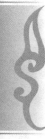

紧脉为寒气收引，经脉拘急的脉象。或者热被寒束，亦可见之，其来也更急而甚。暴病见之，为腹痛身痛，寒客太阳，多为浮紧。沉紧在里，为心腹痛，为胀满，为中寒逆冷。张介宾云："寒邪未解，脉息紧而无力者，无愈期也。何也？盖紧者邪气也，力者元气也，紧而无力，则邪气有余，而元气不足也。元气不足，何以逐邪，临此证者，必能使元阳渐充，则脉渐有力，自小而大，自虚而实，渐至洪滑，则阳气渐达，表将解矣。若日渐无力，而紧数日进，则危亡之兆也。"张氏之说，是有一定指导意义的，唯千万不要以紧无甚力，误解为有胃气。论中言紧脉的，主要有以下诸条。

【原文】太阳病，或已发热，或未发热，必恶寒，体痛呕逆，脉阴阳俱紧者，名为伤寒。（3）

病人脉阴阳俱紧，反汗出者，亡阳也。（283）

少阴病，脉紧，至七八日自下利。（287）

下利脉数，有微热汗出，令自愈，设复紧为未解。（361）

【解析】四条均为寒邪胜的紧，只是有在表在里之不同而已。3 条的脉紧，为寒邪在表，即麻黄汤证，不待言也，以下诸条，均为寒邪在里证。周扬俊注 283 条云："案脉至阴阳俱紧，阴寒极矣，寒邪入里，岂能有汗？乃反汗出者，则是真阳素亏，无阳以固其外，遂致腠理疏泄，不发热而汗自出也。"钱潢注 287 条云："脉紧见于太阳，则发热恶寒，而为寒邪在表，见于少阴，则无热恶寒，而为寒邪在里。"

成无己注 361 条云："下利，阴病也，脉数，阳脉也，阴病见阳脉者生，微热汗出，阳气得通也，利必自愈。诸紧为寒，设复脉紧，阴气犹胜，故云未解。"阴气，乃是在里的阴寒之气。

【原文】太阳病下之，脉紧者，必咽痛。（140）

【解析】此为表寒入里的脉紧。钱潢云："若脉见紧者，则下后下焦之虚阳，为少阴之阴寒所逼，循经上冲，必作咽痛也。"

【原文】阳明病，初欲食，小便反不利，大便自调，其人骨节疼，翕翕如有热状，奄然发狂，濈然汗出而解者，此水不胜谷气，与汗共并，脉紧则愈。（192）

【解析】此阴寒胜阳热之脉紧，成无己云："水不胜谷气，是阴不胜阳也，汗出则阳气衰，脉紧则阴气生，阴阳气平，两无偏胜则愈，故曰与汗共并，脉紧则愈。"谷气指胃中阳热之气，故成氏作如此解。

以上紧脉三证，表里寒邪、表寒入里、阴寒胜阳热。

十四、缓脉的辨证

缓脉之来，不浮不沉，不大不小，不徐不疾，不微不弱，和缓适中，鼓指有神，不分男女老弱，人身得此，气和神畅；百病得此，不治自愈，以其为胃气充沛之脉也。换言之，这是无病的缓脉。主病的缓脉，大分之有二，缓而滑大有力者，多实热；缓而迟细者，多虚寒。细分之则有多种，缓而迟者主伤湿，缓而纵者主风热，缓而弱者主气虚，缓而涩者主血虚，浮缓者风伤经络，沉缓者湿伤脏腑，洪缓者湿热盛，细缓者寒湿盛。浮洪无力而缓，主阴虚；沉细无力而缓，主阳虚。更有虚寒之败脉近于缓，风热时病之危脉近于缓等，不一而足，皆为临证之未可忽者。论中单言缓脉者并不多，如下条所述。

【解析】太阳病，发热汗出，恶风，脉缓者，名为中风。（2）

【解析】此为风邪伤表之缓脉。钱潢云："缓者，紧之对称，非迟脉之谓也，风为阳邪，非劲切之性，故其脉缓也。"伤风的缓脉，偏于热者，脉来呈缓纵之势，偏于虚者，脉来缓弱，颇因邪气和体质之不同而异。汪琥云："脉缓，当作浮缓看，浮是太阳病脉，缓是中风脉。"风邪盛者，可在浮部出现，但亦不可拘。

十五、促脉的辨证

促脉的脉象有二，一者指下寻之极数，并居于寸口，《素问·平人气象论》所谓"寸口脉中手促上击者"是也。日并居，日上击，都是气争于上而不下之义。一者数中一止，乃阳气上盛而下虚，不能接续，所谓阳极亡阴之类。每见于津液大伤，

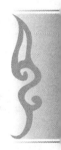

虚热鼓动，来去躁急之际，所以时见一止。气上而不下的促脉，其主病轻则胸膈逆满，头眩气喘，重则颠厥或狂，正如《生气通天论》所说："阴不胜其阳，脉流薄疾，并乃狂"之类。上盛而下虚的促脉，其主病多为阴虚阳亢，上热下厥，虚劳垂危之顷。论中所言的促脉，多属于前者，而非后者。如下所述。

【原文】太阳病下之后，脉促胸满者，桂枝去芍药汤主之。（21）

太阳病，桂枝证，医反下之，利遂不止，脉促者，表未解也。（34）

太阳病，下之，其脉促，不结胸者，此为欲解也。（140）

伤寒脉促，手足厥逆，可灸之。（349）

【解析】21、34两条为表邪未尽的促脉，张璐云："脉促，虽表邪未尽，然胸但满而不结，则以误下，而损其胸中之阳也"，故用桂枝去芍药法以和太阳之表，而启胸中之阳。钱潢云："脉促者，非脉来数，时一止复来之促也，即急促，亦可谓之促也。促为阳脉，以阳邪炽盛，故脉加急促，是知其邪尚在表而未解也。"140条为邪去欲解促脉，促既为阳脉，颇能显示阳气向上向外之机，故为欲解。349条为阴阳格拒的促脉。喻昌云："伤寒脉促，则阳气踯躅可知，更加手足厥逆，其阳必为阴所格拒，而不能返，故灸以通其阳也。"阳在上，故脉促，不能下，故手足厥逆，可灸其下以降阳，常器之谓灸太冲，甚是。

十六、诸滑脉的辨证

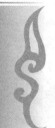

滑脉，按之指下，鼓击有力有神，如珠圆滑，替替不绝，匀平如一，这是正常人有胃气的滑脉。也就是《素问》"脉弱以滑，是有胃气"之脉。既病而脉见滑也，则为阳气盛，多主热而有余，主痰饮与食积。浮而滑风痰，沉而滑食痰，滑大滑数为内热，浮而细滑伤饮，浮滑而疾，食不消，脾不磨。它如湿热盛的诸虫病，亦常见关上紧而滑或沉而滑。惟另有一种虚滑脉，滑不直手，是津液竭尽，脉络空虚，气无所系之故，如《素问·大奇论》云："脉至如丸，滑不直手，按之不可得，是大肠气予不足也，枣叶生而死。"这是滑小无根之脉，大肠金气不足，初夏火旺枣叶生时，便更不能适应了。像这释虚滑脉，总是正气散而无根的败脉，鼓多主凶。

（一）单滑脉

【原文】伤寒，脉滑而厥者，里有热，白虎汤主之。（350）

【解析】此为热邪在里之滑脉。钱潢云："滑者，动数流利之象，无沉细微涩之形，故为阳脉，乃伤寒郁热之邪在里，阻绝阳气，不得畅达于四肢而厥，所谓厥深热亦深也。"此等脉多为沉滑而数有力。

（二）滑疾脉

【原文】阳明病，谵语，发潮热，脉滑而疾者，小承气汤主之。（214）

【解析】此为阳明里热之滑疾脉。魏荔彤云："脉见滑疾，是犹带数，热变而传入；尚未坚凝结聚，小承气汤主之，消热调津，足以已病疾。"滑疾，应是滑而急躁不宁之象。

（三）滑数脉

【原文】阳明少阳合病，必下利，脉滑而数者，有宿食也，当下之，宜大承气汤。（256）

【解析】此为胃有宿食之滑数脉。成无己云："阳明土，少阳木，二经合病，气不相和，则必下利。脉经曰：脉滑者，为病食也。又曰：滑数则胃气实，下利者脉当微，厥冷，脉滑数，知胃有宿食，与大承气汤以下之。"

十七、小脉的辨证

张石顽云："小脉者，三部皆小，而指下显然。不似微脉之微弱依稀，细脉之微细如发，弱脉之软弱不前，短脉之首尾不及也。"故小脉虽略同于细，但它却大于细，在指下明显，毫不模糊。主要是由于元气不足的反映。如人迎脉来弱小，当为胃气之衰，如气口见之，则属肺气之弱。寸口脉小，阳不足也；尺内脉小，阴不足也。大病之后，脉来小弱，虽为正气之虚，但邪气不退，仍属向愈之机。惟亦有热证实证而出现小脉的，如脉形虽小，按之却不衰，久按之犹有力，即为实热固结之候，总由正气不足，不能鼓搏热势于外，所以隐隐略见滑热之状于内也。论中单言小脉的有一条，如下所述。

【原文】伤寒三日，少阳脉小者，欲已也。（271）

【解析】此即为邪退正虚的小脉。成无己云："《内经》曰，大则邪至，小则平。伤寒三日，邪传少阳，脉当弦紧，今脉小者，邪气微而欲已也。"

十八、涩脉的辨证

涩脉往来迟难，流动艰涩，有似于止，而实非止，总由津血亏少，不能濡润经络，亦有因痰食胶固，脉道阻滞所致。血液耗竭，经隧不利之涩，多兼虚细；元阳衰弱，动力不足之涩，每见迟难；宿食中阻，气滞不畅之涩，常见沉紧。无论尺寸浮沉，凡脉势难滞者，但见应指有力，即由于实，应指无力，即由于虚。凡涩者，全似结脉，但结从来去之怠缓上见，每至皆怠缓，涩从来去的艰涩见，不必每至都艰涩。正由于涩脉并非每至必涩，须察其不涩之至，是滑？是数？为迟？为弦？或结？或微？滑则为痰，数则为热，迟则为寒，弦则为郁，结则为血凝，微则为气衰。察涩脉能如此了然，庶几可矣。论中单言涩者，有下列诸条。

【原文】二阳并病，太阳初得病时，发其汗，汗先出不彻，因转属阳明。何以知汗出不彻？以脉涩故知也。（48）

伤寒若吐若下后不解，独语如见鬼状，循衣摸床，惕而不安，微喘直视，脉弦者生，涩者死。（212）

下利，寸脉反浮数，尺中自涩者，必清脓血。（363）

【解析】43条为阳气壅郁，经隧不利的涩脉。成无己云："《内经》曰，诸过者切之，涩者阳气有余，为身热无汗，是以脉涩，知阳气壅遏，而汗出不彻。"此必为紧而涩之脉。212条为津血亏少的涩脉。汪琥云："脉涩者为阴绝，已成涸竭，以故云死。"此必细弱而涩之脉。363条为热邪伤血的涩脉。汪琥云："尺中涩者，阴虚也，阳邪乘阴分之虚，则其血必淤，而为脓血。"此必细数而涩之脉。

十九、结代脉的辨证

结脉指下迟缓，频见歇止，止而复来，为阴邪固结之所致。代脉动而中止，不能自还，因而复动，为元气不续之所致。故结脉不似代脉之动止，不能自还，而代脉不似促结之虽见歇止，而复来有力。周澂之云："促结之止能自还者，本脏之气未伤，但为邪气阻碍，故其脉稍停，而仍自至于寸口，略远于前至，而并于后至也；亦有并于前至，远于后至者。代之止，不能自还，则本脏之气已绝，不能复至于寸口，故其脉停之有顷，直少一至，待它脏之气至，而后复动也。"要之，结而有力者，方为积聚，结而无力者，仍是真气的衰微，违其运化之常也，代脉如见于疼痛之人，乃气血之阻滞而然。若不因病，脉见止代，是一脏无气，它脏代之，不祥之兆。因病而脉代，其至数不匀者，犹或可生，若不满数至一代，每次依数而止者，多为难治。

《伤寒论》中的脉诊

脉诊，是中医"四诊"之一。张仲景："平脉辨证，为伤寒杂病论。"（《伤寒杂病论》序）其书每一篇标题都称"病，脉，证并治"，说明他是平脉与辨证并重，而不是孤立地单凭脉诊去神乎其奇的。仲景在《伤寒论》六经辨证过程中，运用脉诊的思想方法，有七个要点：一是根据六经病病理而确定的主症主脉，以此展开六经病经证、府证、正局、变局、合病、并病的辨证；二是注意脉象动态变化，及时了解病情的趋向和传变；三是以脉析证，确定可否汗、下的治疗原则；四是掌握脉的阴阳属性和组合规律，确定病因之异和虚实寒热之变；五是掌握寸、关、尺脉的个性与共性，判断不同的病位与病证。六是分析脉与症的内在联系，发现五脏间的生克乘侮病理；七是重视脉症相反时的脉象，判断阴阳气血乖戾的原因所在。

在《伤寒论》397条文中，就有137条涉及脉诊，并专列辨脉法和平脉法两篇集中地论述脉诊，可见《伤寒论》十分重视脉诊的应用。

一、"寸口"与"跌阳""少阴"等脉合参

仲景批评了当时一些医生在脉诊方面"按寸不及尺，握手不及足，人迎、跌阳三部不参。"（《伤寒杂病论》序）等草率作风。他对一般伤寒、中风等全身性疾病，多采用独取"寸口"（即二手桡动脉）的方法，而对有些脾、胃方面的杂病，则诊"跌阳脉"（即足背动脉），对有些妇科方面的疾病，还诊"少阴脉"（即足内踝后太谿穴处之肾脉）。如《金匮·五脏风寒积聚病篇》："跌阳脉浮而涩，浮则胃气强，涩则小便数，浮涩相搏，大便则坚，其脾为约，麻子仁丸主之。"《金匮·消渴小便利淋病篇》："跌阳脉浮而数，浮即为气，数即为消谷而大坚，气盛则溲数，溲数即坚，坚数相搏，即为消渴。"此二条，均诊跌阳脉以测脾胃之强弱。前条跌阳脉浮，表示胃气强，涩是脾阴虚，浮、涩相合，即为胃强脾弱，脾又约束不能为胃行其津液，而成"脾约症"。后条，跌阳脉浮而数，表示胃中火气盛，而成消谷善饥，尿多便坚之"消渴症"。《金匮·妇人杂病篇》："少阴脉滑而数者，阴中即生疮，阴中蚀烂者，狼牙汤洗之。"阴为肾窍，阴中生疮为下焦有湿热所致，故肾脉滑数。滑脉主湿，数脉主热也。对较复杂的一些疾病，则寸口、跌阳、少阴脉三者合参。如《金匮·水气病篇》："寸口脉沉而迟，沉则为水，迟则为寒，寒水相搏。跌阳脉伏，水谷不化，脾气衰则鹜溏，胃气衰则身肿……少阴脉细，男子则小便不利，妇人则经水不通……"说明水气病是由于脾，肾阳虚，寒水所胜也。

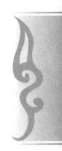

二、审病因测病势

仲景全书都本着脉证合参，证不离脉的原则来审察病因、病机以及病势的进展。《伤寒论·太阳病篇》2条："太阳病，发热汗出，恶风脉缓者，名为中风。"3条："太阳病，或已发热，或未发热，必恶寒，体痛，呕逆，脉阴阳俱紧者，名为伤寒。"此二条辨中风与伤寒，在脉象方面伤于风，由于风性疏泄，汗出脉弛故脉缓，伤于寒，

则寒主收引,表气不宣,故无汗而脉紧。《金匮·胸痹心痛短气病篇》:"夫脉当取太过不及,阳微阴弦,即胸痹而痛……"关前寸脉属阳,候上焦,关后尺脉属阴,候下焦。上焦阳虚,故寸脉微细,下焦阴盛,故尺脉弦紧。阳虚而阴邪乘之,则胸痹而痛矣。以上是从脉证来审察病因、病机。在窥测病势进退方面,仲景亦有丰富的经验,如《伤寒论·太阳病篇》4条:"伤寒一日,太阳受之,脉若静者,为不传,颇欲吐,若躁烦,脉数急者,为传也"。脉象和缓安静者,知病势轻微,病邪将解,不会再有传变,若脉象数急不静,并出现呕吐与躁烦者,便知病情在发展,已有传入少阳,阳明的趋势。《金匮·呕吐哕下利病篇》"下利……脉大者为未止,脉微弱数者为欲自止,虽发热不死。"脉大则病进,表示病邪方盛,故下利不止,脉微弱者,正衰邪亦衰,故知利将止也,虽有发热脉数,病势不会加重。这些从脉象推测病势的经验,在临床上确有一定的参考价值。例如失血证,脉见细而缓者,病情每能逐渐好转,倘脉依然弦数躁动者,则失血往往难以控制。

脉诊在伤寒辨证中的运用

1. 以脉定性 《素问·阴阳应象大论》指出:"善诊者,察色按脉,先别阴阳。"《伤寒论》就十分注意运用脉诊来确定外感疾病的性质。如"辨脉法第一"指出:"凡脉大浮动滑,此名阳也,脉沉涩弱弦微,此名阴也""脉瞥瞥如羹上肥者,阳气微也,脉萦萦如蛛蜘丝者,阳气衰也"。

2. 以脉定经 张仲景在《素问·热论》的基础上,结合自己的临床实践,不仅首创了"六经辨证",而且指出了六经病的主脉。如"尺寸俱浮者,太阳受病也""尺寸俱长者,阳明受病也""尺寸俱弦者,少阳受病也""尺寸俱沉细者,太阳受病也""尺寸俱沉者,少阴受病也""尺寸俱微缓者,厥阴受病也"。又如"太阳之为病,脉浮,……""少阴之为病,脉微细,……"。此外,还以脉为主辨别并病、合病或变证,如第268条指出:"三阳合病,脉浮大,上关上",第234条又指出:"阳明病,脉迟,汗出多,微恶寒者,表未解也,可发汗,宜桂枝汤。"

3. 以脉定证 如第2、3、6条分别指出:"太阳病……脉缓者,名为中风""太阳病;……脉阴阳俱紧者,名为伤寒""风湿为病,脉阴阳俱浮……"。

脉诊在伤寒论治中的作用

1. 以脉定治 如第51条说:"脉浮者,病在表,可发汗,宜麻黄汤";第177条指出:"伤寒脉结代,心动悸,炙甘草汤主之",第323条云:"少阴病脉沉者,急温之,宜四逆汤",尤对于某些症状极为相似的病证,《伤寒论》也常常

借助脉象辨别属性，确立治法，如第240条说："病人烦热，汗出则解，又如疟状，日晡所发热者，属阳明也。脉实者，宜下之，脉浮虚者，宜发汗"。此外，还有的单凭脉象处方用药的，如"辨可下病脉证并治第二十一"指出："寸口脉浮而大，按之反涩，尺中亦微而涩，故知有宿食，当下之，宜大承气汤"。

2. 以脉防误　如第35条说："太阳中风……若脉微弱，汗出恶风者，不可服（大青龙汤）之，服之则厥逆，筋惕肉瞤，此为逆也"，第116条指出，"微数之脉，慎不可灸"。这都是以脉防误的具体例证，从而使《内经》提出的"虚虚""实实"之戒在外感病论治中得到了进一步发挥。

掌握六经病主症主脉，进行六经病辨证

《伤寒论》的六经，既是伤寒热病序变中的六个阶段，又是多种疾病所表现的六个病域。六经病各有自身的病理特点，并有着与病理相应的主症主脉。据此就能对六经病做出诊断与鉴别。如：太阳病风寒束表证，既有恶寒无汗，头身疼痛专主症，又有浮紧或紧数的主脉；阳明病中焦实热证，既有壮热出汗、面赤口渴专主症，又有洪大或数的主脉；少阳病邪在半表半里，既有寒热往来、胸胁痞满等主症，又有弦数的主脉；少阴病肾阳衰微，既有神疲欲寐、四肢厥冷等主症，又有沉细或微细的主脉。《伤寒论》正是掌握了六经病的主症主脉，从而展开了识别六经病经证、府证、正局、变局、坏证、合病、并病、传变等性变。例如同为太阳病的两个病例，均有恶寒头身疼痛的症状，但前者有浮紧脉，后者却为沉细脉，此时前者是风寒表实证，宜用辛温解表的麻黄汤治疗；后者为既有风寒在表，又有寒伤肾阳的太阳少阴合病证，宜用发表温肾的麻黄附子细辛汤治疗。此种诊断即是根据患者具有太阳病的主症主脉和少阴病的主症主脉而展开的。《少阴痉》篇云："脉浮而迟，表热里寒，下利法谷者，四逆汤主之。"本条是根据浮脉主表热、迟脉主里寒而做的诊断，治则当先治里寒。在太阳病和阳明病由实转虚或由热转寒的演变中，平脉辨证亦起重要作用。太阳病风寒表实证的阶段是浮紧脉，得行之后若浮紧转为浮缓，犹恶风寒，已转变为风寒表虚证，当用调和营卫的桂枝汤治疗；若脉变沉迟，则邪去正虚，荣卫虚寒，当用温补荣卫的新加汤治疗。在阳明病实热证的阶段，多为洪数脉或滑数有力之脉，宜用清热的白虎汤治疗；虽有实热症状，若脉不洪而扎，或滑数无力，是阳明病热耗气津，实中有虚，宜选既能清热又益气津的人参白虎汤治疗；若脉沉数有力，又有腹满便闭等症状，是阳明热结胃肠，宜用通腑泄热的承气汤治疗。

观察脉象的动态，及时了解病证的趋向和传变

脉象是病理变化的外在表现，除特殊情况下，脉象总是如实地反映着机体的病理状态。因此，观察脉象的动态，可及时了解病情的趋向和传变。《伤寒论·太阳篇》云："伤寒一日太阳受亡，脉弱为不传，颇欲吐，烦躁，脉数急者为传也""太阳病得之八九日，如症状……其人不呕，清便欲自可，一日二三度发，脉微缓者为欲愈也"。以上两条，就是仲景的脉测证，观察太阳病趋向的例证。少阴病病机是真阳衰微，阴寒内盛；厥阴病的病机是阴阳交争，寒热胜复，均属危病证，此时观察脉象动态尤为主要。病由阴出阳，脉由沉转浮，由绝转还……均是由凶转吉之征兆。"少除病脉紧，至七八日，自下利，脉暴微，手足反温、脉紧反去者为欲解也；虽烦下利，必自愈。""厥阴中风，脉微浮为欲愈，不浮为未愈。""下利后脉绝、手足厥冷，卒时脉还手足温者生，脉不还者死。"上述条文，即是仲景观察脉象动态，平脉辨证，判断少阴、厥阴病机转和吉凶的经验总结。

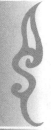

伤寒泰斗刘渡舟教授谈《伤寒论》的气化学说

研究《伤寒论》的六经辨证理论是丰富多彩、美不胜收的。其中以六经六气标本中见理论指导六经证治之法则称之为气化学说。

这个学派的代表人物有张隐庵，陈修园等，在清代受到伤寒学家的重视。

时至今日，气化学说处于被否定的局面，甚至有的伤寒家目为形而上学加以批判。

殊不知，气化学说乃是伤寒学最高理论，它以天人相应的整体观念，沟通人体经气寓有辨证法的思想体系。

有人说张仲景只讲六经阴阳，而不讲六气阴阳，我认为这话不对。张仲景是讲六气阴阳的，并且有其文章为证。

《原序》说："夫天布五行，以运万类，人禀五常，以有五脏。经络腑俞，阴阳会通，玄冥幽微，变化难极。"

这段话的意思，仲景认为自然界分布着木火土金水的五行，用以化生风寒暑湿燥火天之六气，而后才能化育万物品类咸彰。人体禀受五运六气，而具有五脏、经络、腑俞，阴阳交会贯通，玄妙深奥，千变万化而难以穷尽。

以上就是仲景讲求气化学说一个明证，任何人都不能对此加以否定。

气化学说，来源于《内经》的运气学论。《内经》的大论七篇而以《阴阳大论》

第 77~78 日

为蒿矢，张仲景的著作撰用了《阴阳大论》的内容，在《伤寒例》中可见其痕迹或者说一鳞半爪。以是之故，气化学经过伤寒学家们发掘与移植，用以说明六经六气标本中见之理，以反映六经六气为病的生理病理特点而指导于临床。

《素问·六微旨大论》说："少阳之上，火气治之，中见厥阴；阳明之上，燥气治之，中见太阴；太阳之上、寒气治之，中见少阴；厥阴之上，风气治之，中见少阳；少阴之上，热气治之，中见太阳；太阴之上，湿气治之，中见阳明，所谓本也。本之下，中之见也，见之下，气之标也。"

张介宾注曰："三阴三阳者，由六气之化为之主。而风化厥阴，热化少阴，湿化太阴，火化少阳，燥化阳明，寒化太阳，故六气谓本，三阴三阳谓标也。而兼见于标本之间者，是阴阳表里之相合，而互为中见之气也。其于人之应之者亦然。故足太阳、少阴二经为一合；而膀胱与肾之脉互相络也。足少阳、厥阴为二合，而胆与肝脉互相络也。足阳明、太阴为三合，而胃与脾脉互相络也。手太阳、少阴为四合，而小肠与心脉互相络也。手少阳、厥阴为五合，而三焦与心包络之脉互相络也。手阳明、太阴为六合，而大肠与肺脉互相络也。此即一表一里，而阳中有阴，阴中有阳之义。"

由于《内经》的阴阳六气标本理论的建立，而又有"物生其应，气脉其应"的天人合一原理，所以，就为伤寒学六经气化学说提供了理论上和方法上的根源。

由此而论，用气化学说研究《伤寒论》乃是最高层次应当另眼看待，不得加以非议。

下面将六经六气标本中见格式分述如下。

（1）六经标本中气：六经之气以风寒热湿火燥为卒，三阴三阳为标。本标之中见者为中气。中气如少阳、厥阴为表里；阳明、太阴为表里；太阴、少阴为表里。表里相通，则彼此互为中气。

（2）脏腑经络之标本：脏腑为本居里，十二经为标居表。表里相络为中气居中。所谓络者，乃表里互相维络，如足太阳膀胱经络于肾：足少阴肾经亦络于膀胱也。

（3）《内经·至真要大论》曰："少阳、太阴从本，少阴、太阳从本从标，阳明、厥阴不从标本，从乎中也。"何为少阳、太阴从本者，以少阳本火而标阳，太阴本湿而标阴，标本同气，故当从本。然少阳、太阴亦有中气而不言从中者，以少阳之中厥阴本也，木火同气，木从火化矣，故不从中也。太阴之中阳明金也，上金相生，燥从湿化矣，故不从中也。太阴之中，阳明金也。土金相生，燥从湿化矣，故不从中也。少阴、太阳从本从标者，以少阴本热而标阴，太阳本寒而标阳，标本异气，故或从本或从标而治之有先后也。然少阴、太阳亦有中气，以少阴之中，太阳水也；太阳之中，少阴火也。同于本则异于标，同于标则异于本，故皆不从中气也。至若阳明、厥阴不从标本从乎中者，以阳明之中，太阴湿土也，亦以燥从湿化矣。厥阴之中，少阳火也，亦以木从火化矣。故阳明、厥阴不从标本而从中气也。要之五行之气，以本遇火则从火化，以金遇土同从湿化，总不离于水流湿，火就燥，同气相求之义耳。然六气从化，未必皆为有余，知有余之为病，亦当知其不及之难化也。夫六经之气，时有盛衰，气有余则化生太过，气不及则化生不前；从其化者化之常，得其常则化生不息，逆其化者化之变，值其变则强弱为灾。如木从火化也，火盛则木从其化、此化之太盛也。阳衰则失其化，此化之不前也；燥以湿化也，湿盛则燥从其化，此化之太过也。土衰则金失其化，亦化之不前。五行之气正对俱然，此标本生化之理所必然者，化而过者宜抑，化而不及者不宜培耶？"

　　以上之论采集了张景岳，陈修园对六经六气标本中见从化之理，玄冥幽微，实非一目了然之事。并且古人对从标、从本、从中见之理而不联系六经的生理病理有机地进行辨析，而只用六气标本中见的从化模式解释六经病证，反使读者丈二和尚摸不着头脑，难于接受气化学说之旨趣。

　　渡舟不才，试以个人之见，进行新的观念以解释六经之为病，总以临床实践而为立脚点。

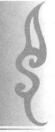

一、太阳经病

　　太阳为寒水之经，本寒而标热，中见少阴之热化。古人认为太阳标本气异，故有从本、从标两从之说。然而，寒水虽为太阳之本，但它能发生标阳之热，因为太阳的中气是少阴（古人只讲"表里相络者为中气居中"的形式和位置，而不谈中气与本经的生理病理关系），少阴之气为热，而与太阳膀胱相通，所以它能温化寒水变而为气，则外出太阳，达于体表，布于全身，而起到固表抗邪的作用。可以说"气"从水生，"水"则由气化，两者相互为用，达成阴阳表里之关系。亦见太阳藉赖"中气"的气化功能而成其生理作用。为此，在太阳病中也出现较多的少阴寒证，如第29条的四逆汤证；第61条的干姜附子汤证；第82条的真武汤证等。这和太阳的中气少阴阳虚气化不及有着千丝万缕内在联系。

　　外邪初客于表时，出现恶寒之证。陈修园曰："太阳主人身最外一层，有经之为病，有气之为病……何以为气？"《内经》云："太阳之上，寒气主之，其病有因风而始恶寒者，有不因风而自恶寒者，虽有微甚而总不离乎恶寒。盖人周身八万四千毛窍太阳卫外之气也。若病太阳之气，则通体恶寒，若病太阳之经则背恶寒。"

至于太阳病出现"发热"之证，我们可理解为从太阳标气之热而化生。旧注至此，则不再发挥其义使读者难明。前言太阳之气布于周身卫外而为固也，若被邪伤则阳气郁而不开，阳（正）与邪争，故而发热。陈修园注云："按风阳邪也，太阳之标为阳，两阳相从之为病重在发热二字。"他道出了阳郁发热的病机。

以上之论采集了张景岳、陈修园对六经六气标本中见从化之理，玄冥幽微，实非一目了然之事、并且古人对从标、从本、从中见之理而不联系六经的生理病理有机地进行辨析，而只用六气标本中见的从化模式解释六经病证，反使读者丈二和尚摸不着头脑、难于接受气化学说之旨趣。

渡舟不才，试以个人之见，进行新的观念以解释六经之为加茯苓白术汤，是利小便以解外之法。

清人唐容川对这两条（28条、71条）体会颇深，他说："五苓散重桂枝以发汗，发汗即所以利水也；此方（指桂枝去桂加茯苓白术汤）重苓术以利水，利水即所以发汗也。实知水能化气，气能行水之故，所以左宜右宜"。

唐氏的话，如用太阳标本寒热以及中见少阴热化之理分析，他既揭示了太阳标本之间发病的关系，又能道出"中气"在发病中的作用，故成为气化学说之理论。

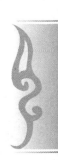

二、阳明经病

古人认为阳明气化不从标本，而从太阴中见之湿化。因为两阳合明，名曰阳明，则其经阳气之旺盛亦可见矣。故必以阴制之，以节其燥亢，方使气和而无病。为此，应从中见太阴之湿而使平。况且，阳明恶燥而喜湿，燥得湿则相济为美。若湿太盛，或燥太盛，则燥湿不得其平反而为病。例如：阳明之中气（湿）不及，则不从中化而反从本气之燥化；抑或从阳明标阳之热化，则阳明燥热亢盛，更可发生阳明病的"热证"或者"实证"。

阳明病的热证：在于上者，则心中懊侬，舌上有苔；在于中者，则渴欲饮水，口干舌燥；在于下者，则脉浮发热，渴欲饮水，小便不利。

阳明病的实证：潮热，腹满，大便燥不解，手足濈然汗出，谵语，脉沉紧、舌燥苔黄。

古人认为阳明而从中见之湿化，这在阳明病篇非常突出，例如第187条的："伤寒脉浮而缓，手足自温者，是为系在太阴。太阴者，身当发黄，若小便自利者，不能发黄。至七、八日大便坚者，为阳明病也。"陈修园注曰："阳明与太阴之气相为表里，邪气亦交相为系。伤寒阳明脉大，今浮丽缓，阳明身热，今手足自温，是为病不在阳明而系在太阴。太阴者，湿土地，湿热相并，身当发黄。若小便自利者，湿热得以下泄，故不能发黄。至七八日已过，唯八日值阳明主气之期，遂移其所系，而系阳明，胃燥则肠干，其大便无有不坚者，以为阳明也。"

　　他又说："此节合下节，明阳明与太阴相表里之义也。"殊不知阳明从中见太阴之湿化为正局，而不从标、本之化也。所以本节为中见太阴湿化之典范，陈氏反解为阳明与太阴相表里之病，勿乃千虑之一失欤？

　　由上所述。可以看出阳明病燥则从本；热则从标；湿则从中见也。读古人书，要理解其意义，所以古人指定，从中见之义，是让我们从湿的对立之气，去认识燥热之病。何况阳明病开宗明义而以三阳阳明立论，首先提出"太阳阳明为脾约"，把脾之津液为胃燥所竭约，结合阳明中见太阴湿化之理，能不令人玩味而无穷也。

　　另外，也应看到在阳明病中，出现了大量寒湿证治，正如张隐庵所说："阳明发热而渴，大便燥结、此阳明之病阳也。如胃中虚冷，水谷不别，食谷欲呕，脉迟恶寒，此阳明感中见阴湿之化也。"张氏虽然论寒湿，而湿热诸证自在言外。

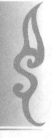

三、少阳经病

　　少阳本火而标阳，中见厥阴风木。因少阳标本同气，故从本气之火以概其标。然少阳为始生之阳，其气向上向外，生生不已，最畏邪气抑郁其气机。另外，少阳之气初出于地上，虽然生机盎然，然稚而不强必须藉赖中见厥阴之风阳温煦鼓动，以助少阳生升之气不已。

　　少阳病的口苦，咽干，心烦等热证，是邪从少阳之本火气之化也；其胸胁苦满，默默不欲饮食，乃是少阳受邪之后，气机郁勃不舒之象也；至于头目眩晕，又是中见风木之气的病机反映也。令人最感兴趣的是少阳与厥阴两经在发病中，其证候亦颇近似，如少阳病的咽干，与厥阴病的消渴；少阳病的心烦，与厥阴病的心中疼热；少阳病的默默不欲饮食，与厥阴病的饥不欲食；少阳病的喜呕，与厥阴病的吐蛔；少阳病的往来寒热，与厥阴病的厥热胜复，两经在证候上都有貌似神合之处。由此观之，少阳为病不但从本，亦未尝不从中气之化。

四、太阴经病

　　太阴本湿而标阴，中见阳明燥化。因其标本气同不悖，故太阴从本以概标。太阴既从本气之湿寒，则中焦清浊失判、正如第273条所说："太阴之为病，腹满而吐，食不下，自利益甚，时腹自痛，若下之，必胸下结硬。"

　　按脾主腹，太阴为病，无论传经而成，或因湿寒直中，或误治损伤脾阳，而使脾阳不运、湿寒内阻，表现为腹胀满；湿寒凝于中州，所以在腹满的同时，还常兼见腹痛，因属虚寒，故疼痛喜温喜按。脾与胃互为中见，寒湿困脾，清阳不升，水谷不化，故见下利；寒湿犯胃，浊阴不降、胃气上逆，故而作吐。脾运不健，胃气呆滞，所以饮食不下。下利本属虚寒，利则虚寒越甚，因而上述诸证也就愈重。病属虚寒，法当温补，若误以实治而用攻下，则脾气受创寒湿更稍凝结，则见胸下结鞕。

　　然而，从辨证上看，太阴湿寒得以猖獗，亦必是阳明中气燥化之不及，阳不胜阴，故有脾家寒湿之变。

　　试观《太阴病篇》第278条所云："伤寒脉浮而缓，手足自温者，系在太阴。太阴当发身黄，若小便自利者，不熊发黄。至七、八日，虽暴烦下利日十八行，必自止。以脾家实，腐秽当去故也。"钱潢注曰："缓，为脾之本脉也。手足温者，脾主四肢也。以手足面言自温，则知不发热矣。邪在太阴，所以手足自温，不至如少阴、厥阴之四肢厥冷，故曰系在太阴。然太阴湿土之邪郁蒸，当发身黄，若小便自利者，其湿热之气已从下泄，敞不能发黄也。如此而至七、八日，虽发暴烦，乃阳气流动，肠胃通行之徵也。下利虽一日十余行，必下尽而自止。脾家之正气实，故肠胃中有形之秽腐去，秽腐去，则脾家无形之湿热亦去故也。此条当与《阳明篇》中、伤寒脉浮而缓……至八、九日，大便坚者，此为转属阳明条互看。"以上之文证实了阳明与太阴的中气为病关系，燥湿转化的微妙之理，使人玩味无穷。

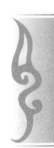

五、少阴经病

　　少阴本热而标阴，中见太阳寒水之气化。因其标、本之气迥异，故少阴气化应本、标两从。所以，后世注家反映少阴为病，总不外寒化与热化两类。

　　少阴寒证。第282条曰："少阴病，欲吐不吐，心烦但欲寐。五六日自利而渴者，属少阴也。虚故引水自救，若小便色白者，少阴病形悉具。小便白者，以下焦虚有寒，不能制水，故令色白也。"程应旄注曰："少阴病，治之不急，延至五六日，下寒甚，而闭藏彻矣，故下利……虚故引水自救，非徒释'渴'字，指出一'虚'字来，明其别于三阳证之实邪作渴也。然则此证也，自利为本病。溺白，正以徵其寒，故不但烦与渴以寒断，即从烦渴，而悉及少阴之热证，非戴阳即格阳，无不可以寒断，而从温治。肾水欠温，则不能纳气，气不归元，逆于隔上，故欲吐不吐，肾气动膈，故心烦也。"

　　少阴热证。第303条曰："少阴病，得之二三日以上，心中烦，不得卧，黄连阿胶汤主之。"少阴病，得之二三日以上。若属阳虚阴盛的，则以但欲寐、寐少寐多为主；若属阴虚阳亢的，必见心烦，不得卧寐。因为在正常的生理情况下，心火要不断下降以温肾水；肾水亦不断上承以济心火，少阴心肾水火能以交通既济，才能达到阴平阳秘，阴阳相对平衡状态，从而维持人体正常的活动。而今少阴病肾水亏虚，心火无制而上炎，阳不入阴而躁扰，就要发生心烦特甚以致不能卧寐之证。其证既属阴虚火旺，必见舌质红绛，苔净而光，甚则鲜艳如草杨梅，脉数而细，小便必黄。

　　以上举寒化与热化两类证候。以反映少阴为病标、本两从之情况。

　　少阴病除从标、本之气化以外，也与中见太阳有关。例如第316条的"少阴病，小便不利……此为有水气，治用真武汤"；第293条的"以热在膀胱，必便血也。"可见少阴勿论从寒从热、而与中见之太阳膀胱仍有互相沟通之内在关系。

六、厥阴经病

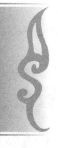

　　厥阴本气为风，标气为阴，中见少阳相火。古人认为厥阴不从标本而从中见之少阳火气。这因为两阴交尽，名曰厥阴，阴气到此已极尽，则阴极阳生，故从中见少阳之火化。此时由阴变阳，阴退阳进，则使生气相续而不致绝灭。

　　第326条曰："厥阴之为病，消渴，气上撞心，心中疼热，饥而不欲食，食则吐蚘，不之利不止。"

　　厥阴病，是伤寒六经病证的最后阶段，为三阴经之末。病至厥阴，则阴寒极盛，但是物极必反，物穷则变，故阴寒盛极，则有阳热来复，也就是阴尽而阳生，寒极则生热。厥阴与少阳为表里，而又从中见少阳之火化，少阳为一阳之气，乃是阳气的初生，奠定了阴尽阳回的基本条件。所以上述之厥阴提纲证阴中有阳，常以寒热错杂的证候为其特点。又由于阴阳有消长，寒热有胜复，故厥阴病又可表现为寒证，热证以及阴盛亡阳的死证。

　　厥阴病从本气风化证者，如"气上撞心，心中疼热是也；从标阴寒化证者，如干呕吐涎沫，头痛是也；从中见少阳火化证者，如呕而发热是也。然而应该指出的是厥阴病以寒热错杂之证为主，以尽阴阳对立统一，转化与变革的运动规律。

　　以上论述了六经为病的标本中见气化学说，以反映六经六气阴阳气化之理。充分体现了气化学说湛深的理论。但是临床医家只承认肝风上旋，脾湿不运，心火炎上之说，奉为圭臬。唯对伤寒之六经六气气化学说，则嗤之以鼻，不琐一顾，甚至百谤丛生，以致仲景之学，《内经》奥旨不得发扬，则何其偏也。

六经病机发展概要

自张仲景根据《内经》精神结合临床实践经验，著《伤寒发病论》以后，唐宋以来研究者不下上百余家，他们都按各自的理解，对《伤寒论》的六经病机学说进行了探讨，各有阐发，如有以经络论者，有以脏腑及气机升降论者；有以六气论者；有以阶段论者；有以层次面板论者；有以症候论者。这些探讨对人们运用《伤寒论》六经辨证于临床实践都有较大之启发。现择其中讨论六经经病学说较有代表性者简介于后，以示其概梗。

宋代学者成无己以经络论六经为立足点，结合《内经》中有关病因、病机、脏腑、气血等学说为《伤寒论》首先作注。而后，朱肱著《类证活人书》，在第一卷一开始即指出："治伤寒先须识经络，不识经络，触途冥行，不知邪气之所在"。并用经络循行以解释六经病证。如："足太阴膀胱之经，从目内罩上头连于风府，分为四道，下项并正别脉上下六道以行于背与身为经。太阳之经为诸阳主气。或中寒邪。必发热而恶寒。缘头项腰脊是太阳经所过处，今头项痛，身体痛，腰脊强，其脉尺寸俱浮者，故知太阳经受病也。"其余诸经亦均有类似论述。此外，朱肱还归纳了六经为病的主证，指出：太阳经，发热恶寒，头项痛，身体痛，腰脊强，脉尺寸俱浮；阳明经，身热，目疼，鼻干，不得卧，脉尺寸俱长；少阳经，脚胁痛而耳聋，口苦咽干，往来寒热而呕，脉尺寸俱弦；太阴经，腹满，益干，手足自温，或自利不渴，或腹满时痛，脉尺寸俱沉细；少阴经，或口燥舌干而渴，或口中和而恶寒，脉尺寸俱沉；厥阴经，唇青舌卷，烦满，囊缩，脉尺寸俱缓。他以经络学说来论证伤寒六经病机规律是有其正确依据的。虽其内容与后世所习用的稍有不同，却为后世提出纲领，创造了有利条件。此说颇得汪琥及徐灵胎的赞赏。后来，人们对以经络论六经的内容做了进一步分析，指出六经病机不仅与足经有关，而且应包括手经在内。但亦有人指出：张仲景之所以不提辨三阳三阴经病脉证并治，而提辨三阳三阴病脉证并治，因为后者的内涵比前者大得多，也就是说，六经病机已大大超出了仅仅从经络循行路径去理解其实质的范围。

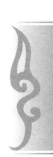

宋代学者刘河间首倡以六气论六经。他对运气学说中六气致病有较深入的研究，提出过"六气都可以化火"的见解。主张这一学说者，可以张志聪为代表。他从六气分析六经，以脏腑联系六气立论，认为"天真六气，地有五行，人秉天地之气而生，兼有此五行六气"。所以他主张学习《伤寒论》须从五运六气入手，方能得其要领。他又说："三阴三阳，谓之六气。天真此六气，人亦有此六气。无病则六气运行，上合于天；外感风寒则以邪伤正，始则气与气相感，继则从气而入经。世医不明经气，言太阳便曰膀胱，言阳明便曰胃，言少阳便曰胆，迹有其形，亡乎无形，从其小者，失其大者""所谓六经伤寒者，病在六气而见于脉，不入于经俞，有从气分而入于经者，什止二三"。由此可见张氏所谓三阴三阳病者，多半是六经气化为病，是人体六气为病，而不是经络本身的病变。他为了论证这个观点而进一步指出："仲祖撰《伤寒论》，止论太阳之为病，曰脉浮，曰头项强痛，此首明太阳之气，有通体，有分部也。至于阳明之为病，曰胃家实，谓阳明主燥热之气也。少阳之为病，曰口苦、咽干、目眩，谓少阳主相火之气也。太阴之为病，曰腹满而吐，谓太阴主湿土之气也。少阴之为病曰脉微细，但欲寐，谓少阴有标本寒热之气化也。厥阴之为病，曰消渴，气上撞心，心中疼热，谓厥阴从中见少阳之火化也。此皆论六气之化，本于司天在泉五运六气之旨"。从五运六气学说，结合脏腑气化功能论证六经病机是张氏研究《伤寒论》独到的发挥。近人亦有专从经络脏腑气化功能以论六经的，认为"太阳之为病，脉浮，头项强痛而恶寒"就是因为"头项强痛"是太阳"经"之为病，而其"恶寒""脉浮"则是太阳"气"之为病的缘故。临床所见的六经证候表现，也都是各经中病以后，脏腑经络气化功能失调的反映。伤寒之六经传变也与气化功能有关。伤寒病发生的最初阶段之所以多从太阳表寒证开始，就是因为太阳主皮肤而统卫气，为诸径之藩篱。寒邪由皮毛而入，故太阳之表首当其冲。至于其后，或不传，或传阳明，或传少阳，或传三阴，则应视病人脏腑气化功能状态而定。如胃气强，则能为三阴之外蔽，使三阴不致受邪，如胃气弱；则难保三阴不受其累。因此，伤寒之传与不传及往何经传变都与脏腑气化之具体情况有关，而不能拘于《内经·热论》所谓"一曰太阳、二曰阳明、三曰少阳、四曰太阴、五曰少阴、六曰厥阴"之说。清代黄元御亦甚赞同张氏之说。

高学山著《伤寒尚论辨似》则从脏腑论六经，明确提出："足太阳与手太阴同治皮毛之合，则肺部所辖之胸中，原为太阳阳气之公署"。其实，如太阳膀胱蓄水的少腹满、小便不利；阳明胃家燥热的大渴引饮；少阳胆火上炎的口苦、咽干、目眩；太阴脾脏虚寒的吐利不渴食不下，腹满时痛；少阴肾脏虚寒的脉微细，但欲寐，小便色白；厥阴肝脏虚寒的头痛干呕吐涎沫等，都是与膀胱、胃、胆、脾、肾、肝等脏腑功能紊乱直接相关的。再如抵当汤所主治的少腹硬满、小便自利，也可以说是病在乎太阳小肠；承气汤所主治的腹胀满痛、不大便就是病在于阳明大肠；小柴胡汤所主治的邪入腠理的往来寒热，也可以说是病在乎少阳三焦；小青龙汤所主治的咳喘，也可以说是病在乎太阴肺；黄连阿胶汤所主治的心中烦、不得卧，就是病在乎少阴心；"厥阴下之"的热厥神昏，也可以说是病在乎厥阴心包络。这些事实表明六经病机又与小肠、大肠、三焦、肺、心及心包络等脏腑有关。同时这也支持了前述三阴三阳不仅与足经脏腑，而且与手经脏腑亦有关的论点。因为经络学说本身原是与脏腑学说密切相关的，因此，六经病机与脏腑病机亦非是截然可分的。

　　清代柯琴主张以经界分区论六经。他在《伤寒来苏集》中认为《伤寒论》六经与《素问·热论》六经在内容上是有很大区别的，并称"伤寒不过是六经中之一证，叔和不知仲景之六经是经界之经，而非经络之经，妄引《内经·热论》作《序例》，以冠仲景之书，而混其六经之证治，六经之理不明，而仲景平脉辨证能尽愈诸病之权衡矣"。因此，他特提出"六经正义"，以纠正叔和之误解。他说："夫仲景之六经是六区地面，所赅者广，虽以脉为经络，而不专在经络上立说，凡风寒温热，内伤外感，自表及里，有寒有热，或虚或实，无乎不包，故以伤寒杂病合为一书，而总名为《伤寒杂病论》，所以六经提纲，各立一局，不为经络所拘，弗为风寒画定也。"而且他认为：六经之为病，不是六经之伤寒，乃是六经分司诸病之提纲，非专为伤寒一证立法也。由此可见，柯氏认为伤寒六经应概括杂病辨证在内。证虽万殊，理实一贯。这确是精义独标，自具卓识的，对后人理解六经病机颇多启发。而后，程郊倩在《伤寒论后条辨》中说："名曰六经，实是为表里脏腑四字各与之地方界限"。周学海在《伤寒补例》中说："经也者，分野之谓也，三阴三阳分经，只是人身分野之空名，非如筋脉之有专物也"。如果说六经辨证包含着界限区域的意义，未尝不可，若是说六经病机仅有分野之空名，则未免失之偏激了。

　　近代医家有以六种"症候群"和病程阶段论六经者。主要是根据《素问·热论》"伤寒一日，巨阳受之，二日阳明受之，三日少阳受之，四日太阴受之，五日少阴受之，六日厥阴受之。三阴三阳，五脏六腑皆受病，荣卫不行，五脏不通，则死矣"立论的。因此，常将伤寒六经分证视作六种临床证候类型及其发病过程中的六个传变阶段。其证型常由表及里，由阳及阴。病程中邪正消长力量的对比及治疗处理是否恰当为诸经传变与否的两个主要因素。当然，伤寒六经为病比较复杂，事实上，有时往往并非固定地依次传变，因此，对以病程阶段论六经持异议者，亦不乏人。

　　历代医家从不同的角度对《伤寒论》六经病机的实质进行深入的研究，但仁者见仁，智者见智，认识颇不一致。综观各说均有一定的道理，但亦均不能以一种见解概括全面。其实，六经应包括手足二经，并且六经联系着整个五脏六腑，彼此之间有不可分割的联系。气化过程则为脏腑生理功能的表现，气化的正常与否在一定程度上反映着体内生理盼或病理的过程。因此，脏腑、经络、气化三者之间是息息相关的，辩证统一的。如果割裂开来看六经病机，则都失之片面。任何疾病都有它的开始阶段，演变过程与最后结局。伤寒六经病也不例外，因此，将六经之为病看作六大组特定的"证"，并无不可。将六经传变看作疾病由表及里，由轻及重的演变趋向也是符合一般疾病发展的总规律的，问题在于要加以辩证地认识和具体地分析，决不能一概而论，固定传递顺序，刻板不变。总之，六经病机是一个比较复杂而又比较重要的问题，是《伤寒论》的核心问题，值得今后做进一步研究。

论历代注家对《伤寒论》的研究与发展

本文对历代注家研究《伤寒论》的情况进行了归纳、论述。认为整理、编次揭示了辨证论治的基本规律，校刊、注释是发展伤寒学说的主要形式，而专题阐发则把仲景学说的研究引向深入。因此，所谓伤寒学说，仲景的原文是基本的，而后世丰富与发展的内容则是大量的。由于各种传统研究均立足于临床实践，一般说都富有成果。今后如何吸取前人研究的方法与经验，文中做了探讨。

《伤寒论》所以富有生命力和影响力，历时一千七百余年而不衰，除了这部著作的内容是数千年间医疗实践的真实记录和总结以外，还与历代医家深入研究《伤寒论》，不断丰富和发展了伤寒学说有关。因此，今天的《伤寒论》，仲景原条文是基本的，而丰富和发展了的内容则是大量的。认真总结前人的研究经验，对目前开展仲景学说研究，无疑具有启迪意义。本文就历代伤寒注家的研究情况初步探讨如下。不足之处，请同行多多指正。

一、整理、编次揭示了辨证论治的基本规律

大家知道，张仲景《伤寒杂病论》约成书于公元三世纪初，时值汉末战乱纷起，以致散失不全。西晋太医令王叔和进行广泛搜集，甚至"有闻必录"，将其中伤寒部分整理，编次为《伤寒论》。这是一个研究过程，也是一种研究方法。从现行宋本或成本《伤寒论》来看，其三阳三阴条文顺序实际上贯穿着一定条件下证候传变、转归的内在联系，并非任意堆砌。如24条"太阳病，初服桂枝汤，反烦不解者，先刺风池、风府，却与桂枝汤则愈"，提出表邪太甚，阻于经络，药不胜病的处理办法；接着25条云"服桂枝汤，大汗出，脉洪大者，与桂枝汤，如前法"，指出服桂枝汤后，仅见大汗出，脉洪大阳热盛于外的证候时，仍当从太阳施治；若"服

桂枝汤,大汗出后,大烦渴不解,脉洪大者"(26条)则为阳明里热炽盛,津液被劫,当以白虎加人参汤清泻里热,益气生津;服桂枝汤后,"若形似疟,一日再发者",此为汗后微邪郁于肌表,宜用桂枝二麻黄一汤,汗出必解。这些都充分揭示了太阳病服桂枝汤后病机传变的连贯性,同时也构成了辨证论治的基本框架。所以,陈修园在《伤寒论浅注·凡例》中称赞道:"然自《辨太阳病脉证篇》至《劳复》止,皆仲景原文,其章节起止照应,王肯堂谓如神龙出没,首尾相应,鳞甲森然,兹不敢增减一字,移换一节"。可见王叔和的编次是成功的。要是没有王叔和的辛勤搜集,今天不可能有《伤寒论》其书。对搜集起来的杂乱无章的条文,如不进行编次研究,则《伤寒论》最多也只是一本经验方集,不可能体现出中医特有的辨证论治规律。宋代严器之充分肯定了王叔和的研究成果,他在《注解伤寒论·序》中写道:"晋太医令王叔和,以仲景之书,撰次成叙,得为完秩……迄今千有余年,不坠于地者,又得王氏阐明之力也。"然而,王叔和面对一大堆杂乱条文方证,在没有原本或其他佐证资料的情况下,怎样识别真伪、去芜存菁?凭什么把条文证方编次在这里而不编次在那里呢?对于这样一个难度很大的研究课题,伤寒条文方证本身提供的线索是极有限的,除非编次者对伤寒方证拥有丰富的实践经验,否则是无能为力的。王叔和博通经方,为当时最高明的大医家,担此重任,适得其人,其成功自不在话下。尽管王叔和的编次工作还存在一定缺点,如将自己研究心得写成的《辨脉》《平脉》《伤寒例》等十二篇增入,不署其名,混淆视听,以及伤寒杂病条文方证有互相混编者,等等,但瑕不掩瑜,他发展了伤寒学说,有功千古,则是肯定的。

王叔和之后,孙思邈倡言"方证同条,比类相附",将条文方证重新归类,也属于编次研究方法。这些研究在揭示伤寒六经方证之间的连贯性、差异性和规律性方面,很有意义,也便于掌握运用,而为后世许多注家所采用。纵观古今,约有下列几种归类方式。

(1)按方类证:以柯韵伯《伤寒来苏集》为代表,特点是以方名证,按方类证,把一个个方证视为一个个独立存在的证候,如桂枝汤证,麻黄汤证,白虎汤证等,将有关条文汇列于下加以分析。这种归类的优点是,能够完整地体现各个方证的脉症。明确分辨出主症与次症。及其与类证的鉴别,对方证的病机也能较好地认识,便于掌握应用。

(2)按法类证:以尤在泾《伤寒贯珠集》为代表,特点是以法类证,以证论治,将有关条文方证汇列于大法之下加以阐述。其法包括正治法、权变法、斡旋法、救逆法、类病法、明辨法、杂治法等,充分揭示了伤寒治法规律。在按法类证的基础上，采取了三阳病分经、腑证，三阴病分经、脏证的归类方法，在一定程度上体现了方证的传变与转归。

（3）按经类证：以陈修园《伤寒论浅注》为代表，特点是立足于六经气化理论，将三阳病方证条文按经证、腑证、变证归类；三明病按阴化阳化，水化火化，寒化热化加以归类，充分体现出方证的联系及其传变、转归的机理。

（4）按症类证：以沈金鳌《伤寒论纲目》为代表，特点是以伤寒百余个主症，如恶寒、发热、烦躁、咳嗽、小便不利等，为归类标准，将具有这些主症的条文方证汇列于下，加以比较分析。这种归类方法的优点是，充分阐明了伤寒各种主症不同的发生机理，表现特点，及其治法异同，可以说是又一部伤寒症状鉴别诊断学。

（5）按因类证：以钱潢《伤寒溯源集》为代表，他采取以方证的发病原因为归类标准，如太阳病有中风、伤寒、风寒两感、中风火劫、中风误吐、伤寒蓄血等，将有关条文方证汇列于下，突出了方证的病因发病的阐述为特点。

（6）按理类证：就是按伤寒病理性质进行归类，并以理名证。最典型者莫过于目前正在使用的中医学院伤寒教材《伤寒论选读》。如该书在太阳病里，有表虚证、表实证、邪热壅肺证、心阴心阳两虚证、脾胃阳虚证、肾阳虚证、阴阳两虚证、上热下寒证等，将有关条文方证汇列于下，加以阐述。这种归类方法以突出方证的病理、病位和病性为特点，而且具有与其他杂病的病理性质易于联系的优点。

此外，近代还有按脉类证者，如浮脉、浮紧、浮大、浮数等，将有关条文方证汇列于下，加以分析，突出了伤寒脉法规律。也有伤寒病案归类的专著，叙述对伤寒方证的验证与实际应用的经验。总之，对伤寒条文方证来说，一切可以进行归类，比较的方式方法几乎都有了，而且都以各自的特点较深刻地揭示其内在规律。

从上述各家的工作可以看出，不能把整理、编次仅仅视为一项文字性的研究工作，从事其工作者必须拥有丰富的临证经验，在学术上医疗上具有相当的判断与推理能力才能出好成果。现在的问题是，时至今日，《伤寒论》这部书还需不需要整理编次研究？目前看来，这项工作还须继续进行。由于《千金要方》卷九有"江南诸师秘仲景要方不传"一语，引出一些《伤寒论》新版本，有的已正式出版，如桂林古本《伤寒杂病论》。声称是张仲景四十六世孙家藏世传抄本，为张仲景《伤寒杂病论》第十二稿，比宋本、成本多温病、伤暑、热病、湿病、伤燥、伤风寒病等诸篇。此外，成都等地还有尚未出版的手抄本，也声称是张仲景家传抄本。对于这些散在的版本应该搜集起来，辨别真伪，确定有无学术价值。笔者认为，只要有学术价值，于临床使用，即使一时难以辨别真伪。也可以进行编次研究，以丰富《伤寒论》的内容，使之更臻完善。

二、校刊、注释是发展伤寒学说的主要形式

校刊、考据是一种传统研究《伤寒论》的方法，虽然着眼于文字上的错落，但却以医学实践为根据。此法肇始于宋代林亿，他也是最权威的校刊、考据研究者。例如，他认为176条"伤寒脉浮滑，此表有热，里有寒，白虎汤主之"，其中表里二字互差。后来成无己、许叔微、方有执等虽对林亿之说大加反对，但其说理甚为牵强，不足服人。往后的医疗实践证明林亿之说是正确的。故柯韵伯直接将"表有热，里有寒"改成"表有热，里有邪"；桂林古本改成"里有热，表无寒"；承淡安改成"表有寒，里有热"。总之，里有热才能以白虎汤主之，这种认识渐趋于一致，是符合临床实际的。又如，对158条甘草泻心汤的药物组成，林亿认为应有人参，而原方脱落，也是符合实际的。

明代方有执堪称《伤寒论》考据家。他用考据研究方法确定了《辨脉法》《平脉法》《伤寒例》等十二篇并非伤寒原文，皆叔和述仲景之言，附己意以为赞经之辞。但自方有执提出上述见解之后，有些伤寒考据家对其余十篇中的许多条文、字句也认为是王叔和自撰羼入，其最突出者要算日本山田正珍氏。例如，他在《伤寒论集成》中认为第48至54条皆是"叔和补入之语"，理由是这七条"皆以荣卫言之，合于《辨脉法》之说，而不合于仲景全论之旨"。他认为仲景是不讲荣卫的。对第75条他也认为"此条王叔和演变桂枝甘草汤条意者，辞气与《平脉法》相似，决非仲景氏之言也，宜删。"照山田的说法，则《伤寒论》条文就所剩无几了。山田的许多错误考据，究其原因：第一，仅仅以《平脉法》《辨脉法》等十二篇为考证标准；第二，纯粹应用语辞、文字的考据方法进行研究，没有从医学理论与实践出发。仲景明言"撰用素问九卷八十一难"而内、难中广泛叙述着荣卫之说，仲景引入这一概念应是很自然的。可见，运用校刊、考据研究《伤寒论》，必须主要从医学理论与实践出发，否则，就会失之偏颇。

注解、释义是发展伤寒学说的主要研究方法，也是丰富伤寒内容的主要形式，由宋代成无己首先开创。他用《内经》《难经》的学理解释《伤寒论》三阴三阳及其条文方证，写成《注解伤寒论》一书，使《伤寒论》辨证论治、理法方药第一次获得理论上的说明。他的《伤寒明理论》对《伤寒论》五十个主要症状产生的原因、机理、表现特点和鉴别要点，都做了精深的阐述。成氏的研究方法给后世以无穷启迪，他之后的数百注家主要采取这种形式来发扬伤寒学理，丰富伤寒经验。如有侧

重脏腑经络理论注解的，有从六因、八纲理论去认识的，有以气化升降理论去发挥的，近代更出现许多研究《伤寒论》的"新解"。这些注释都从不同的角度融会了注者本人及其时代的新认识、新经验，因而使《伤寒论》的学理愈阐愈明，经验愈积愈多，应用范围也越来越广。现举麻杏石甘汤证的注释为例，即可见一斑。麻杏石甘汤证共两条，即63条"发汗后，不可更行桂枝汤，汗出而喘，无大热者，可与麻黄杏仁甘草石膏汤"；162条与63条相同，只有"下后"二字之别。

宋代成无己《注解伤寒论》注解："汗出而喘有大热者，内热气盛也；无大热者，表邪必甚也。与麻黄杏仁甘草石膏汤以散其邪。"没有对汗出而喘、无大热作正面解释。

明代方有执《伤寒论条辨》注释："……寒不得泄，而气转上逆，所以喘益甚也。无大热者，郁伏而不显见也。"认识到热邪郁伏的病机，但郁伏在哪里？病位不明确。其对汗出而喘的解释也是不满意的。但总的来说，比成无己进了一步。

清代钱潢《伤寒溯源集》注解："汗出而喘者，肺主皮毛，邪热但在肺脏也。无大热者，言表里皆无邪也，邪在表则发翕翕之热；邪在里，则发蒸蒸之热，此不言不热，又不言微热，而曰无大热者，盖肺主皮毛，因邪热在肺或时有微热……热邪实于肺中，则肺气满而喘矣。开阖失司，是以汗出也。"热邪实于肺中一句，把病因、病性、病位鲜明地点出来，对汗出而喘一症的解释较好，对无大热解释仍较勉强，但比成、方二注前跨了一大步。

20世纪50年代，承淡安《伤寒论新注》注解："为风温病汗出而喘的治法""无大热者，以有汗出，表层之热随汗排泄，按之不觉其大热也；非无大热，热郁于肺中也"。对无大热一症做了恰当的解释，并补充了针灸治法。

20世纪60年代，二版教材《伤寒论讲义》注解："热邪内迫于肺，热郁熏蒸而汗出，气逆不降而喘作，因热在里不在表，故身无大热。"解释得简明确切。

值得注意的是清代学者柯韵伯《伤寒来苏集》对此的注解。他说："二条无字，旧本讹在大热上，前辈因循不改，随文衍义，为后学之迷途。"他索性将原文"汗出而喘，无大热者"，改成"无汗而喘，大热者"。柯韵伯提供的是另一个侧面的经验。无汗，热不得泻，自然大热；汗出，表热得泻，所以无大热。根据近代郭协埙对60例属于麻杏石甘汤证病人的观察，有汗者占65%，无汗者占35%［上海中医药杂志.1957（4）：44］，以有汗者居多，但无汗者亦占三分之一强，说明汗之有无不是本证的一个重要指标，历来注家不改原文有理，柯韵伯改得也有据。后来，钱文才确定"热、渴、喘、咳"四大症，为麻杏石甘汤证的证候指标［江苏中医，

1965（3）：17]，与过去的相比较，显然明确得多，也更符合实际。至于不少报道将本方用于治疗风疹块、烂喉痧、遗尿，以及多种眼科疾病等获得良效，则属应用范围的扩展。

从上述麻杏石甘汤证的注释轨迹来看，有两点值得我们借鉴：第一，过去注本中互相对立的意见，可能反映着不同时期、不同侧面的经验，在继承工作中不要轻率取舍；第二，"新注"是发展伤寒学说的一种形式。如果一本"新注"中包含了作者及其时代的新经验、新认识，而且能够指导临床实践，不是牵强附会的，那么，这本"新注"应被认为是成功的，我们应当欢迎，不应责难。当然，在"新注"还不能完全代替旧注中的经验、认识时，则旧注仍不失其保存价值。

此外，还有一种选择性地汇集前人注释，并附以己见的研究方法，即所谓"集注加批"方法。这种研究是集中前人注释的精义，加以归纳成篇，对后学者自可提供不少方便。不但易于领会原文的意义，同时还能从各种不同认识、经验的对比中，明其异同，知其得失，以窥其全豹，避免偏从一家之说。20世纪30年代出版的黄竹斋《伤寒论集注》即具有这种研究特色。如179条关于风湿相搏的证治中，对"大便硬，小便自利，用桂枝附子汤去桂加白术主之"一段，作者就综合了以下各家见解。尤在泾从治法立论说："知其人在表之阳病，而在里之气自治，则皮中之湿所当驱之于里，使从水道而出，不必更出之表，以危久弱之阳矣。此避虚就实之法。"程郊倩从病理、药理分析说："风湿外束而津液不复内行也，去桂加白术引津液还入胃中，则风无所搏而束者解矣。白术为脾家主药，燥湿以之，滋液亦以之。"早川宗安以"阴盛阳缩"解释之，陈修园从方药作用阐述，谓本方是"从内撤邪之里剂"。徐忠可则从风湿多少作鉴别，认为去桂加白术汤以"祛湿为主"。最后则引柯韵伯之说作总结："故桂枝附子汤是上下二焦之表剂，去桂加白术汤是中下二焦之表剂，附子白术汤仍加桂枝是通行三焦之表剂也，是又一方三法也"。可见，这种"集注加批"的方法，因其"撷百种方书之精华，集一贯古今之真诠，汇众流而为海，合百虑而一致"，于"昌明经旨"，确有层次清晰，事半功倍之效。但是，集注虽源于"群哲之雅言"，而选集、评议毕竟出自一人之手，有的集注者常带倾向性地节录文献，故亦有偏见。

三、专题阐发把仲景学说的研究引向深入

历来注家对《伤寒论》的专题研究，多属于探讨性质。探讨虽带推理性，但能广开思路，深化认识。柯韵伯《伤寒论翼》就是一部古典式的伤寒专题探讨论文集，

在"全论大法""六经正义""合并启微"等论文中，阐述了自己独特的见解，提出不少精辟的论点，对揭示这些问题的实质颇有启发。近代刊物杂志上发表的许多类似文章，也属于这一研究范围。纵观古今专题研究情况，以针对《伤寒论》的大难题——六经病的实质，研究最多，理性认识也最丰富。所谓六经病，即三阴三阳病的习惯名称，对其病理实质，传变转归，诸家各有创见，如朱肱的经络说，庞安常的病因（寒毒）说，许叔微的八纲说，高学山的脏腑说，喻嘉言的三纲鼎立说，尤在泾的经腑经脏说，柯韵伯的六经地面说，张志聪的六气气化说，俞根初的六经形层说，近代更有阴阳多少说，阶段说，证候群，病理层次说，体质说，六病说等，这些探讨都从不同的侧面揭示着六经病理实质及其传变转归的规律，对于发展伤寒学理都很有价值。但是，到目前为止，对包括六经在内的各种专题探讨文献尚未进行整理，因而也还未曾做过综合性的研究，而这一工作将是今后研究仲景学说必不可少的一步。

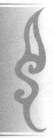

另外，近代还兴起用实验方法研究《伤寒论》者，也属专题研究范畴。从目前情况来看，主要以针对《伤寒论》的方药和脉法为研究对象，其中脉法研究仅仅是对个别脉象图形特征进行观察，方药的实验研究则为最多。如邓祖藩通过人和动物的实验，观察五苓散的利尿作用。［中华医学杂志，1961（1）:7］姜静娴等用抑菌试验，证明麻杏石甘汤对呼吸道几种主要细菌，如链球菌、肺炎双球菌等均无抑菌作用。［江苏中医 1978（1）:5］管谷爱子对柴胡桂枝汤还进行过神经药理学研究。［中西医结合研究资料 1977（4）:95］其他如茵陈蒿汤、芍药甘草汤、大承气汤等许多伤寒方剂或单味药都进行过实验研究。这些研究虽然对阐发伤寒方药疗效原理的某些方面，有一定参考，甚至对某些伤寒证候的发生机理，也可提供一定佐证，但绝大多数实验研究的方法与指标是以西医药理学为基础的，而不是按照伤寒的理法来设计药理试验与观察指标，所以这些研究成效甚少。不仅如此，有的方药以西医药理试验结果进行解释，是不可能阐明其疗效原理的。例如，大黄黄连黄芩泻心汤，《金匮》用治吐血，衄血，认为该方寒凉苦降，寒以清热，苦以降气，热清则血宁，气降则血降，故可达到止血目的。但西医药理实验只不过证明大黄通便，黄芩黄连抑菌消炎而已。由此可见，如何按照伤寒学药理设计实验研究与观察指标，甚至建立伤寒证候动物模型，是实验研究的新课题，也是一项难度很大的创造性劳动。但是，只有这样，才能真正将仲景学说纳入实验研究的范围。

综上可见，历代注家对《伤寒论》的整理、编次、校刊、注释，专题阐发等研究，因其立足于临床实践，所以一般说都是富有成果的。正是这些研究，不仅推动了伤寒学说自身的发展，使其内容不断丰富，范围不断扩大，认识不断深入，学术水平不断提高，而且这些规律又渗透于临床各科领域，具有普遍的意义，起着承先启后的作用。应当怎样继承、发扬前人的研究成果，我们在前面的论述中，已经讲了一些初步的看法。这里须着重指出的是，目前还没有一种将古今伤寒家的经验、认识，按专题进行系统整理的资料，因此，对伤寒理法方药尚未进行过综合性地研究，而这种研究正是继续发展仲景学说的重要途径之一。我们认为，这些都是今后进行《伤寒论》研究时应当首先考虑的问题。

（郭子光　段光周）

《伤寒论》的方法论研究

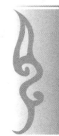

第
83~84
日

当代科学方法论已成为一门新兴的学科。积极开展科学方法论的研究工作，对各门科学事业的发展都有积极的促进作用，因此引起广大科学家的强烈兴趣。天文学家拉普拉斯曾说："认识一位天才的研究方法，对于科学的进步，并不比发现本身更少用处。"本文试从科学方法论的三方面，对《伤寒论》的研究方法加以探讨。

首先，从哲学方法论方面，说明六经辨证蕴含着丰富的辨证法思想。

其次，从逻辑学方面说明六经实质，是《伤寒论》这门学科中一个最基本的概念。它的外延包括一切外感病；内涵包括定位、定向、定性、定量四种含义。这对统一六经的认识，促进概念的规范化，有重要理论和实践意义。

最后，从现代科学方法论的重要发展方向——系统论，说明六经是个朴素的"系统概念"，六经辨证是"系统方法的萌芽"，具有重要的方法论意义。

为了把仲景学说的研究，推向更加广泛、深入的境界，为中医学的发展做出新贡献，就要在研究方法上有所改进和提高。巴甫洛夫曾说过："研究方法每前进一步，我们就更提高一步，随之在我们面前也就开拓了一个充满着种种新鲜事物的，更辽阔的远景。"方法论就是在某一门科学上所采用的研究方式方法的总和。（《简明哲学辞典》）积极开展科学方法论的研究工作，对各门科学事业的发展都有积极的促进作用。当代科学方法论已成为一门新兴的学科，逐渐形成一个体系，分三个层次——哲学、一般科学、专门科学方法论。我国医学家徐灵胎说："医者之学问，全在明伤寒之理，则万病则通。"所谓"伤寒之理"，也是指该书研究疾病的方式方法的意思。不过前人对《伤寒论》的研究，无论从方药、脉证、治法，抑或是从六经理论方面，皆属中医学专门的方法论范畴。近代学者从生理学、病理学或西医临床医学等方面研究，不外是属于现代医学专门方法论。中华人民共和国成立以来，在中医学各方面，都运用唯物辩证法进行研究，也把《伤寒论》的研究推向哲学方法论的高度。近代各门科学的研究，都广泛地运用了一般科学方法论，其中包括逻辑学、数学方法，以及20世纪中叶崛起的控制论、信息论、系统论的方法。本文试从哲学、逻辑学和系统科学方法论方面，对六经体系加以探讨，为引玉之砖，以期说明运用近代科学方法论的知识，对提高仲景学说研究水平的重要意义。

一、六经辨证蕴含着丰富的辩证法思想

张仲景在《伤寒杂病论》序中说："夫天布五行，以运万类，人禀五常，以有五脏。经络腑俞，阴阳会通。"可见他在该书中是以当时朴素的辩证法、自发的唯物论——阴阳五行学说为指导思想的。"恰好辩证法对今天的自然科学来说是最重要的思维形式"，如果我们能运用当代最先进的哲学思想——辩证唯物主义为武器，整理《伤寒论》的辩证思维规律，将会使仲景学说的研究，从哲学方法论方面，大大推进一步；对整个中医辨证论治体系的理论思维研究，也是大有裨益的。仅从以下简单的分析中就可看出：《伤寒论》的六经辨证方法，体现出唯物辩证法的一些最基本的观点和规律。

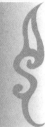

1. 普遍联系的观点　"辩证法是关于普遍联系的科学"，认为物质世界是有机联系的整体。六经系统就处处贯彻着这种思想。如六经与六气的关系，每经都有标、本、中见之气。这种把人体内外环境统一起来的"天人相应"思想，就是充分体现了普遍联系的观点。六经辨证，不仅要确定是某经的病证，还要注意是否兼有它经的病证，因而设有合病、并病、兼证等；即使是一经的病证，也要进一步判别是经证或腑证，及经腑合证。总之，从病位的辨别上，就处处考虑到局部与整体，或局部与局部的相互联系。

2. 运动发展的观点　运动包括宇宙中所发生的一切变化和过程。《伤寒论》的六经传变规律，就是总结了外感病发生、发展、演变过程的；认为疾病不是由阳而阴，病情进展的传变，就是由阴回阳，病情向愈的转归。总之反映出疾病是处于不断运动变化的过程之中。列宁说。"世界上除运动着的物质，什么也没有，而运动着的物质只有在空间和时间之内才能运动"。六经病欲解之时的规律，就充分反映出疾病运动与时间和空间的密切关系。如"阳明病，欲解时，从申至戌上"。即酉时前后，酉位于西方，是日入之时。日入则阳衰，阳明病本阳热过盛，值阳气渐衰之时，亦犹石膏、硝黄除热之意。这种把事物运动同空间、时间不可分的三位一体的观点，

正体现了辩证唯物主义的时空观。

3. 对立统一的规律 "事物的矛盾法则，即对立统一的法则，是唯物辩证法最根本的法则"中医学中的阴阳学说，就属于这一法则的范畴，如《素问·阴阳应象大论》说："阴阳者，天地之道也，万物之纲纪"。说明阴阳这一道理或规律，是宇宙间一切事物中一个最根本的法则。而这一法则的核心思想，是指一切事物中都存在着阴阳对立统一的矛盾两方面，如张景岳说："道者（指阴阳），一分为二也"。《伤寒论》中的六经，即三阴三阳，就是一阴一阳的演绎或具体化。我们用《矛盾论》的观点，分析一下，不难看出，这里体现了矛盾法则中一些最基本的要点。如矛盾贯穿于一切过程的始终，这是矛盾的普遍性原则。《伤寒论》用三阴三阳来概述一切外感病发生、发展、演变的全过程，阴阳也就是矛盾的两方面；这就是说，疾病发展的全过程，存在着自始至终的矛盾运动，体现了矛盾普遍性原则。大论又处处注意对矛盾特殊性的分析，"知犯何逆，随证治之"，就充分反映了对具体情况做具体分析的思想方法。又如六气发病，各有不同的特殊性。同是太阳病，因病邪不同，则有伤寒、中风、风温、痉、湿、暍等不同的病证。同是寒邪致病，因发病的部位或过程不同，则表现为不同的病证。在太阳经为伤寒或中风；在阳明则多化燥成实；在少阴则从寒化为阳虚证，或从热化为阴虚证。这些都反映出对每一事物、每一过程的矛盾特殊性的分析。又如在整个外感病复杂多变的过程中，矛盾是多方面的。但大论始终注意抓住正邪这对主要矛盾，以确定祛邪和扶正为治疗的基本原则。而对正邪这对主要矛盾中，又把正气作为矛盾的主要方面，处处注意维护或扶助正气，如"保胃气""存津液""阴阳和者，必自愈"等，都贯彻了这种精神。但是正邪两方面，在不同的阶段，其地位还是有所不同的；在三阳病阶段，以邪气实为主要矛盾方面，治以祛邪为先；在三阴病阶段，以正气虚为主要矛盾方面，治以扶正为要。这又体现了矛盾双方在一定阶段上，可以互相转化或互易其位。以上这些：矛盾的普遍性，特殊性，主要矛盾与次要矛盾，矛盾的主要方面与非主要方面及其互相转化，都是对立统一规律中的基本原则。

4. 质量互变的规律 《伤寒论》从三阳到三阴的变化过程，就反映了量变和质变的两种状态互相转化。由三阳到二阳再到一阳，是阳气的逐渐衰减的量变过程，疾病的性质也由阳向阴逐渐转化。少阳为枢，阳气继续衰少就要由量变引起质变，疾病的性质就要由阳证变为阴证。转入三阴后，新的质变又表现为量变：由三阴到二阴再到一阴是阴气的逐渐衰减。厥阴为"朔晦"，处于阴阳转化的极期：一种是阴阳气继续衰竭，造成阴阳离绝而死亡，即旧质的破灭；一种是阴阳气来复，疾病

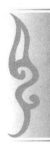

又从阴回阳，向好的方面转化。所以厥阴也是一个质变阶段。

上述普遍联系的观点、运动变化的观点、对立统一的规律、质量互变规律，都是唯物辩证法中最基本的法则，都被自发的运用于六经辨证中，体现了丰富的辩证法思想。值得我们进一步从哲学方法论方面整理、提高，以便推广应用于各种辨证之中。

二、六经概念具有科学的内涵

六经实质是什么？是近两千年来，研究《伤寒论》各家聚讼的焦点。诚如恽铁樵所谓："《伤寒论》第一重要之处为六经，而第一难解处亦为六经，凡读伤寒者无不于此致力，凡注伤寒者亦无不于此致力。卒之能得其真义者竟无一人。"其实，从逻辑学方面来认识，六经显然是一个"概念"，是《伤寒论》这门学科中一个最基本的概念。概念是人类思维的一种形式，人们借助这种形式认识客观现实的各种事物、现象的一般的、本质的特征。（《简明哲学辞典》）《伤寒论》就是借助太阳、阳明、少阳；太阴、少阴、厥阴这组词语所表达的概念，来认识外感病的本质属性和概括疾病的发生、发展、演化规律。一个科学理论如果没有几个基本概念作为它的逻辑出发点，就失去了独立存在的意义。所以掌握某门科学的基本概念，是掌握这门科学基本内容的前提条件。《伤寒论》就是以六经作为辨证思维的工具，来概括外感病的证治规律；以六经作为骨架，形成理法方药完整的理论体系。因此，六经成为外感病辨证论治的纲领，六经辨证体系的支架。不清楚六经这个概念，就学不好《伤寒论》这门科学；不掌握这一基本概念就不能很好地运用六经辨证方法。"形式逻辑"主要就是研究概念的内涵、外延、种类、关系及精确掌握概念的几种逻辑方法。在形式逻辑里，把概念所反映的事物的本质，叫作概念的"内涵"，也就是概念的含义；把概念所反映的具体事物，叫作概念的"外延"，也就是概念的适应范围。科学上所使用的概念，则要求在内涵上有详尽的说明，在外延方面有精确的规定。《伤寒论》中六经概念的外延，即广义的伤寒病，包括一切外感病。"伤寒例"中已清楚地交代了伤寒病包括两类：一是"伤于四时之气"，即六淫之气的一般时令病；一是"非其时而有其气，是以一岁之中，长幼之病，多相似者，此则时行之气也"，或称"时行疫气"，即今之流行病、传染病之类。当时对这种疫、毒所发的病，已称为"风温""温疫""温毒""温疟"等名；并说："须知毒烈之气，留在何经，而发何病"，说明同样要用六经辨证。可见六经是适用于一切外感病辨证论治的，包括温病在内的传染病。后世有些医家把伤寒病曲解为狭义的"伤

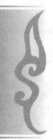

寒"，实质是有意无意地缩小或限止了六经概念的外延，目的是说六经辨证不适用于温热病的辨证。当然，那种认为"六经统百病"的说法，也是无限扩大了六经的外延，同样属于对概念掌握的不确切。

关于六经概念的内涵，《伤寒论》没有明确的说明，尔后一千多年来，关于六经实质的诸种说法，实际多指六经的含义而言。归纳其代表者，不外十种说法。经络说、脏腑说、六经形层说、六区地面说、阶段说、阴阳说、八纲说、气化说、证候群说、综合说。

按着辩证逻辑的要求，对于一个科学概念的内涵，不仅要通过它所概括的全面的、丰富而具体的内容来认识，而且会随着人们实践活动的不断发展，得到不断的补充和深化。因此，我们要从具体事物的内容和发展变化的观点，来认识概念的内涵。笔者依据《内经》《伤寒论》，以及后世各家对六经的阐述和实际应用，归纳六经含义有四种：定位、定向、定性、定量。因有专文论述，在此简释如下。

定位，即六经有表示病变部位的含义。每经都有一定的结构或成分，如阳明经是由经络中的手、足阳明经，脏腑中的胃与大肠腑，形体中的肌肉等部分组成的。大论185条"阳明之为病，胃家实是也"，就明确指出病位在胃或大肠。

定向，即六经有表示外感病发生、发展和演化趋向的含义。《伤寒论》六经传变的规律，如传变的方向或顺序（太阳→阳明→少阳……）；传变的方式，"循经传""越经传""表里传"；传变或持续的时间等，都是表示疾病传变的方向、演化的趋势，从而可决定治疗的标本先后缓急。这些可称为定向的含义。

定性，即六经有表示疾病性质或属性的含义。阴阳用于疾病就是表示疾病本质属性的概念，故《内经》说："治病必求于本""善诊者，察色按脉，先别阴阳""审其阴阳，以别柔刚；阳病治阴，阴病治阳"，便可确立治疗的根本大法。大论主要是通过表里、寒热、虚实这六方面要点，作为辨别阴阳的重要标志。这种以阴阳为总纲，统摄"六要"的辨证方法，开创了"八纲辨证"的先河，具有重要的方法论意义。故徐灵胎说："阴阳者，天地之纲纪，万物之化生，人身之根本也；六要者，表里寒热虚实也，此医中最大关键，明乎此，则万病皆指诸掌。"

定量，即六经有表示病情虚实或盛衰程度的含义。《素问·至真要大论》说："愿闻阴阳之三也，何谓？"岐伯曰："气有多少，异用也""气有多少，病有盛衰，治有缓急，方有大小"。《天元纪大论》进一步说："何谓气有多少，形有盛衰？阴阳之气各有多少，故曰三阴三阳也。"可见三阴三阳中的"三、二、一"，是通过人体阴阳气的多少，表示正气的强弱、疾病的盛衰程度的数量

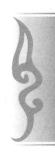

概念。因为疾病就是正邪的矛盾斗争过程，其中正气是矛盾的主要方面。所以人体的阴阳气多少。就能反映出正气的盛衰或疾病的虚实程度。如此看来，三阴三阳中的阴阳是定性的，"三、二、一"是定量的，所以六经概念本身就有定性、定量的两种含义。这尽管是比较简单的数学语言或方法，但在二千多年前就应用于人体复杂的外感急病的辩证论中，在世界医学史上也是相当先进的方法。

《实践论》中说："概念是事物的本质，反映事物的内部联系。"六经概念的四种含义。定性、定量是表示事物的本质属性和程度特征；定位、定向是反映疾病运动变化在空间和时间形式上的联系。这些都是事物的本质的联系，即规律性的联系。只有这四方面的含义总和，才能全面地反映出疾病的本质特征和运动变化的规律性。也就是说，只有把四种含义综合起来，才能说明六经概念的全部科学内涵。这样看来，关于六经实质的诸种说法，只有"综合说"，才能比较全面地反映六经的内涵；而其他说法只是强调了六经含义的一、两个方面。如经络、脏腑、形层、地面说，具属于六经的成分或组成，指定位含义而言；阶段说是指定向含义而言；阴阳、八纲、气化说，指六经的定性，也包含着定量的含义。

运用逻辑学的方法，认识六经的实质，对于这一科学概念的外延做出精确的规定，内涵加以详尽的说明，即做出比较统一的定义。这样，不仅会在科学方法论的基础上，统一对六经的认识，避免不必要的纷争，而且对促使中医学中的许多基本概念，逐渐达到规范化、科学化、具有重要的现实意义。譬如，明确了六经的外延，可概括一切外感病的证治规律，就可以六经系统为基础，统一六经、三焦、卫气营血三个辨证体系。加速建立中医完整的"外感病学"。清楚了六经概念丰富、深刻的内涵，不仅在六经辨证中，自觉运用定位、定性、定量、定向相结合的方法；而且可以把这种方法扩大运用到临床各种的辨证之中，无疑会对中医辨证论治水平的再提高，做出有益的贡献。

三、六经体系是系统方法的萌芽

系统论是现代科学方法论的一个重要发展方向。当代系统方法的运用，已遍及一切科学领域，使人们在科学研究方法，乃至一般工作方法方面，迈步跨入现代化大厦的门槛；使许多传统的研究方法正在受到和将会受到它的洗礼，从而面目一新，工效倍增。而《伤寒论》中处处贯穿着的普遍联系的整体观、天人相应观，以及恒

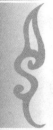

动观，对立统一观等，就是古代朴素的系统思想。本文仅从六经是个"系统概念"，六经辨证是"系统方法的萌芽"，说明运用系统科学的方法论，来研究《伤寒论》的重要性。

"系统"，是系统论中一个最基本的概念，已经成为一个关键性的"范畴"（即外延最广的，最高一种概念），具有普遍的方法论意义。现在已被广泛地运用于各门科学，和现实生活各个领域，成为科学思维不可缺少的一个重要范畴。有人把它说成是科学上的"生长点"，和认识上的"关节点"。普通系统论的创始人路德维希·冯·贝塔朗菲对"系统"的定义是：处于一定相互联系中的与环境发生关系的各组成部分的总体。接着这个定义来分析，早在《内经》中，就把六经作为一个系统概念运用。如《素问·阴阳虚象大论》说："余闻上古圣人，论理人形，列别脏腑，端络经脉，会通六合，各从其经气穴所发，各有处名，谿骨属骨，皆有所起；分部逆从，各有条理；四时阴阳，尽有经纪；外内之应，皆有表里，其信然乎？"后世注家有把这里的"六合"，解释为六经或三阴三阳的。说明远在上古，造诣较深的医学家，在观察、论述人体时，就以六经为纲领，把人体的脏腑、经络、形体各部分，包括皮肤、腧穴、肢节、筋骨等，都分属于各经之中，成为条理井然的六个部分：而这六部分又相互联系，并与外环境的六节、六气等密切相应。这样，整个人体就成为一个以六经为经纪，表里关联、内外相应的整体系统。整个六经，是个总体系统；每个经是个分系统或子系统，也可简称系统。如六经系统中包括太阳（子）系统、阳明（子）系统等六个分系统。这不正是"朴素的系统概念的自发应用"吗？《素问·热论》就已把六经作为系统概念，用来概括外感热病的发展过程，《伤寒论》在此基础上，总结了前人及当代医家治疗一切外感病的经验、方法，以六经系统概念，作为理论支架，形成了理法方药完整的六经辨证体系。整个六经系统，是代表整个病人是由六个相互联系的部分组成的有机整体和疾病是由六个相互联系的阶段组成的总体过程。每个子系统由哪些要素（成分）组成，要视各要素在外感病过程中相互联系、相互影响、相互作用、相互制约的关系来决定。根据这个原则，我们对六经系统的结构或组成，通过下列简表表示。

六经系统的组成简表

要素 子系统	经 络	脏 腑	体 形	皮 部	官 窍
太阳系统	手足太阳 小肠膀胱 经;手太阴肺经	小肠膀胱腑；肺脏	皮毛	项背、腰、足	前阴、鼻
阳明系统	手足阳明 大肠胃 经	大肠、胃腑	肌肉	面、胸、腹	后阴
少阳系统	手足少阳 三焦胆 经	三焦、胆腑	腠理	胁肋	耳
太阴系统	足太阴脾经	脾脏	四肢	大腹	口
少阴系统	手足少阴 心肾 经	心、肾脏	血脉骨髓	少腹	舌、二阴
厥阴系统	手足厥阴 心包肝 经	心包、肝脏	筋膜	侧腹	目

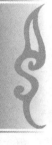

　　六经系统的组成，与传统的经络、脏腑说的显著不同是，太阳系统包括手太阴经和肺脏，而太阴系统只有足太阴经和脾脏。这用经络、脏腑学说是无法解释的，而用系统理论很容易理解。因为系统的具体内容是与我们的研究目的紧密相关的。我们设计、制造和使用系统的最后目的是要它完成特定的功能。如前所述，大论使用六经系统的目的，是用它来概括一切外感病发生、发展、演化和证治的规律。而外感六淫之气，无论是寒邪还是温热之邪，都首先侵犯足太阳经、手太阴经，进而从这些经络，或从皮毛，鼻窍入肺。《内经》就指出"形寒饮冷则伤肺"。《伤寒论》把肺寒的麻黄汤、小青龙汤及肺热的麻杏甘石汤等证治，都放在太阳病中论述。由于温热之邪更易犯及手太阴经和肺脏，故后世温病学家进一步明确指出："温邪上受，首先犯肺""凡病温者，始于上焦，在手太阴"。这样来划分六经系统的组成，不仅符合外感病的发病和证治规律，而且与中医的理论也不相悖。

　　我们自觉地运用系统论的观点来研究《伤寒论》，还会进一步认识到，建立在系统概念基础上的六经辨证方法，是"系统方法的萌芽"。所谓系统方法，就是把对象放在系统形式中加以考察的一种方法。进一步说，就是从系统的观点出发，始终着重从整体与部分之间，整体与外环境的相互联系、相互作用、相互制约的关系中，综合地、精确地考察对象，以达到最佳地处理问题的一种方法。从上述分析中，不难看出，六经辨证正是从系统的观点出发，把疾病放在六经系统形式中加以考察的一种方法，不仅在当时是治疗伤寒病"最佳"的方法，迄今近两千年，也一直有效地指导着中医对外感病的辨证论治。系统方法本身，也是一个系统，它包括一系列互相联系的方面，如系统的成分、结构、功能、联系、整体化、历史方面等，其中无论哪一方面都不能忽视；所有这些方面的总和和统一，才能构成系统方法。据此分析六经系统：每经（子系统）都由一定的经络、脏腑等要素组成为有序的系统，据此可以"定位"，属于系统的成分，结构方面联系；每经都有相应的证候群，这是该系统各要素生理功能的失常，即病理变化的反映，据此可以"定性""定量"分析，属于系统的功能、联系方面；六经的传变，即发生、发展、演化规律，据此可以"定向"，属于系统的历史方面联系。六经辨证就是把这些方面统一起来，即在定位、定性、定量、定向分析的基础上，再综合起来，才能得出对疾病全面认识的病机分析和病证诊断，确立正确的治疗法则和方药。所以六经辨证是把分析与综合高度统一起来的方法，分析得很细致，综合得很全面，充分体现了系统方法的综合性、整体性特征；它是古代的系统方法，在中医学中的运用，堪称"系统方法的萌芽"。

许多自然科学和哲学工作者，都认识到：认真总结中医学中的系统方法，不仅对医学，而且将会对现代科学技术的研究起积极作用。我们更应自觉地运用近代科学的知识和方法，把仲景学说的研究推向新的高度，为当代科学方法论的研究和我国医药科学的现代化发展，做出新的贡献。

（肖德馨）

六经辨证

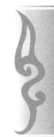

六经辨证，是《伤寒论》辨证论治的纲领，是东汉著明医学张仲景在《素问·热论》六经分证的基础上，综合了自己和前人的丰富临床实践经验，并结合伤寒病的证候与病变特点而总结出来的，主要是适用于外感病的一种辨证方法。

六经，是指太阳、阳明、少阳、太阴、少阴、厥阴而言。六经辨证，概括了脏腑经络气血的生理功能和病理变化。并根据人体抗病能力的强弱、病因的属性、病势的进退缓急等因素，将外感疾病演变过程中所表现的各种证候进行分析、综合、归纳，从而讨论病变部位、证候特点、损及何脏何腑、寒热进退、虚实真假、邪正消长，以及立法处方等问题。因此，六经辨证既是辨证的纲领，又是论治的准则。首先，六经辨证将外感疾病发生发展过程中具有普遍性的证候，以阴阳为纲，分为两大类病证，并根据疾病发展过程中不同阶段的病变特点，在阴明两大类病证的基础上，进而又划分为六种病证，即太阳病证、阳阴病证、少阳病证，合称三阳病证；太阴病证、少阴病证、厥阴病证，合称三阴病证。六经病证是经络、脏腑病理变化的综合反映，三阳病证以六腑病变为基础，三阴病证以五脏病变为基础，故六经病

第 85～88 日

证实际上是基本概括了脏腑十二经的病变。因此，六经辨证方法，除用于外感病辨证外，也适用于某些杂病的辨证。但是。应当指出，由于六经辨证的重点，主要在于分析外感寒邪侵袭人体所引起的一系列病理变化及其传变规律，因而六经辨证尚不能完全等同于内伤杂病的脏腑辨证方法。

六经病证及病变部位分，则太阳主衰，阳明主里，少阳主半表半里，而三阴统属于里。及邪正关系及病变性质分，则凡正盛邪实，抗病力强、病势亢进，表现为热实者，多属三阳病证。治疗当以法邪为主；凡正气不足，抗病力衰减，病势衰退。表现为寒为虚者，则多属三阴病证。治疗当以扶正为主。可以看出，六经辨证无不贯穿着阴阳表里寒热虚实等内容，故后世所形成的"八纲辨证"，即是从《伤寒论》六经辨证得到启发并加以系统归纳而成。

六经病证即是胜腑经络的病理反映，而脏腑经络则又是不可分割的整体。故某一经的病变，常会涉及或影响另一经，从而临床出现相互传交，或合病、并病等情况。

所谓传变，传，就是传经，是指病情循着一定的趋向发展；变，是指病情不循一般规律而发生着异常的变化，临床多传变并称。一般来说，外感疾病的传变与否，决定于三方面因素，一为正气的强弱；二为感邪之轻重；三为治疗的是否恰当。伤寒六经传变的一般规律是太阳、阳明、少阳、太阴、少阴，厥阴，顺序而传。但也有从太阳而传少阳者，称之为"越经传"；从太阳传少阴，阳明传太阴、少阳传厥阴者，则称为"表里传"。此外，尚有由于素体虚弱，外邪侵表不经三阳，而直接出现三阴证候者，则称之为"直中"。但应指出，疾病是否传变，总以脉症为依据，而不可拘泥于六经的次序和传变日数。六经病证既有严格的区分，而彼此之间，又有一定的联系。若两经或三经同时俱病，即为"合病"。若一经病证未罢，而另一经病证又起，两经病证交并，有先后次第之不同者。则称之为"并病"。

六经病证的治疗原则，一般来说不外乎祛邪与扶正两方面，且始终贯穿着"扶助阳气""保存阴液"的基本精神，从而达到邪去正安之目的。在治法的具体运用上，实际已包含有汗、吐、下、和、温、清、补、消等方法，如三阳病症以祛邪为主，故病在太阳宜用汗法；病在阳明宜用清法、下法；病在少阳宜用和法。而三阴病则应以扶正为主，如病在太阴、少阴宜用温补之法；病在厥阴，由于多属寒热错杂之证，故又宜温、清等法合并应用。至于表里同病，则应遵循先表后里的治疗原则，亦可按表证、里证的先后缓急，而来用相应之治疗措施，可适当选用先表后里、先里后表或表里同治之法。

一、太阳病辨证

太阳经包括手太阳小肠、足太阳膀胱，与手少阴肾为表里，足太阳膀胱经，起于目内眦，上额交巅，络脑，下项，扶脊低腰，络肾属膀胱。手太阳小肠经，起于手小指外侧，循臂至肩、下行络心、属小肠。膀胱主藏津液，化气行水。小肠主受感化物，泌别清浊。

太阳为六经之首，统摄营卫，主一身之表，具有固护卫外，抗病邪侵袭的功能。故为诸经之藩篱。风寒外邪侵袭人体，太阳首当其冲，卫气奋起抗邪，正邪相争于表，以致营卫不和，卫外失职，而出现恶寒，发热，头项强痛，脉浮等症，此为太阳病的主要脉症，但因人体体质有强弱，感受邪气亦有不同，所以太阳表证又有中风、伤寒表虚表实证候之分，两者统称之为太阳经证。如病人体质较强，腠理固密，感受风寒较重，外邪束表，卫阳被遏，营阴郁滞则发为太阳伤寒的表实证，如患者体质较弱，腠理疏松，卫气不固，感受风寒，以致营卫不调，则发为太阳中风之表虚证。若太阳经病不解，病邪每可循经入腑，而发生太阳腑证。腑证又有蓄水、蓄血之分，如外邪深入影响膀胱气化，而致水气内停，则发为蓄水之证，如病人内有瘀血，邪热深入与血相结于下焦，则可发为蓄血证。此外，在太阳病的过程中，随着病情变化，亦常可见许多兼证，变证和太阳类似证候。

所谓变证，是指在太阳病的传变过程中，由于失治、误治或因脏腑的偏盛偏衰，而出现的新的证候，已不具备太阳病的特征。故称其为太阳变证。变证不属太阳，但通过变证可以说明疾病变化化过程中由表及里，由此及彼的内在联系，可以说明太阳病的传变规律。

所谓类似证，是指某些疾病，如风湿、水饮、水气，痰实等证，有时可以出现某些类似太阳病的证候。为了临床鉴别，故称其为太阳类似证。

（一）太阳经证

临床的恶寒发热，头项强痛，脉浮，为太阳经证所共有证候。风寒袭表，太阳之经受邪，卫阳被郁不得宣泄，温煦肌肤的作用不能正常发挥，故发热恶寒。太阳经脉循行头顶。邪伤太阳之经，经气阻滞不利，故见头项强痛。邪犯肌表，正气奋起抗争。气血趋向于外而抗邪，故脉象应之而浮。太阳经证临床又有太阳中风，太阳伤寒、太阳轻证，以及有关兼证等不同证候，其临床总的治疗原则，应以辛温解表为法。

1.太阳中风证　即风寒表虚证。临床以恶风寒，发热，头痛，汗出，鼻鸣干呕，苔薄白，脉浮缓等为主要见症。本证多由卫表不固，腠理不疏松，复感风邪伤卫，

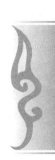

营卫失调所致。卫阳与邪气相争则发热。风邪袭表，卫外失职，故恶风寒，风性开泄而使腠理疏松，卫气失固，营阴不能内守，故汗出。风邪外袭，太阳经输不利，故见头痛。肺气不利则鼻鸣，胃失和降，其气逆而上行则干呕。病在表，脉象当浮，由于汗出、故脉兼缓象。《伤寒论》将此营卫失调病机，称之为"营弱卫强"或"阳浮而阴弱"。所谓"卫强"，是说卫气与风邪抗争于表。而见发热恶风寒、脉浮等亢奋现象，并非指卫气强盛。其"阳浮"之义。亦与此固。所谓"营弱"，是说营阴尚来直接受邪，但由于卫气不固、腠理疏松，营阴不能内守，故见汗出。此种情况系与"卫强"相对而言，便称之为"营弱"，并非是营阴（血中津液）真正的虚损或减少。"阴弱"的含义亦与此基本相同。此证临床治疗，应以解肌祛风、调和营卫为法。

2. 太阳中风（风寒表虚）兼证　一般临床常见兼证有项背强几几、喘、伤营身痛、胸满、阳虚漏汗、脾虚水停等。

太阳中风兼证鉴别表

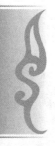

兼证	病机	共同症状	鉴别症状	治法
项背强几几	风邪客于太阳经输，经气不利，津液失布，经脉失养		项背拘急，俯仰不能自如，脉浮缓	解肌祛风，生津舒络
喘	素患气喘，又感风邪，气喘复发，或表虚证不解，邪气内迫肺失宣降	恶风寒，发热，汗出	气喘，脉浮缓	解肌祛风，降气定喘
伤营身痛	太阳表证发汗太过，伤及营气，或素体营虚，复感风寒		身痛，脉沉迟	调和营卫，益气和营
胸满	太阳病误下，表邪未解，邪陷胸中，正气尚能抗邪		胸满，脉促，或恶寒重，脉微	解肌祛风，宣通胸阳，或温经复阳
阳虚漏汗	汗后表证未解，阳气受伤		汗漏不止，四肢微急难以屈伸，小便不利	扶阳解表
脾虚停水	误下伤脾，水饮内生，或素有水饮，复感外邪		头项强痛，心下满，微痛，小便不利，脉浮缓	调和营卫，健脾利水

3. 太阳伤寒证　即风寒表实证。临床以恶寒发热。头项强痛，身痛腰痛、骨节疼痛，无汗而喘，或呕逆、苔薄白、脉浮紧为主要见症。本证为风寒袭表，卫阳被遏。营阴郁滞所致。风寒束表。卫阳被束，不能温煦分内，故恶寒。正与邪争，阳气郁遏则发热。亦有初感风寒外邪、卫阳闭郁、未能及时伸展与病邪抗争，可暂不发热、但为时甚短，发热仍是必然趋势，此与始终无热恶寒之阴证绝然不同。寒为阴邪，其性凝滞，不独表气被郁，亦且营阴为之凝涩，经气不利。故头身疼痛。寒性收敛、腠理闭塞，故无汗。肺合皮毛、风寒束表。肺气不宣，故作喘。亦有因胃失和降而致呕逆者。苔薄白、脉浮紧、均为风寒外感象征。此证治疗，临床以发汗解表、宣肺平喘为法。

4. 太阳伤寒（风寒表实）兼证　一般临床常见兼证有项背强几几、呕利、内热烦躁、水饮咳喘等。

太阳伤寒兼证鉴别表

兼证	病机	共同症状	鉴别症状	治法
项背强几几	风寒客于太阳经输，经气不利，津液不布，经脉失养	恶寒、发热、无汗、脉浮紧	项背拘急，俯仰不能自如	发汗解表，升津舒络
呕、利	风寒束表，外邪不解，影响及肠，传导失职，或胃失和降		项背强痛，下利或呕逆	发汗解表，升津止利或佐以降逆
内热烦躁	外感风寒，内有郁热		身痛，不汗出而烦躁，苔白兼黄	外解风寒，内清郁热
水饮咳喘	外感风寒，水饮内停，影响气机升降		咳喘，呕逆，痰多，苔白，或口渴，或下利，或有噎塞感，或小便不利，少腹胀痛，脉或弦紧	外解风寒，内散水饮

5. 太阳轻证　此为太阳证病势之轻微者，一般常见有表郁不解及表郁内热之证。

6. 风寒表郁不解证　临床以太阳病日久不解，如疟之状、发热恶寒，热多寒少，一日二三度发作，面赤、汗出不彻、身痒为主要见症。此多由日久邪循、卫气怫郁、正气抗邪外出，欲从汗解，而汗出不彻所致。所谓如疟之状，非疟疾之寒热定时发作，而是外邪欲解不解，故发作无定时。一日二三度发作。热多寒少，亦非病邪入里化热，而是正气欲复，邪气尚微之征。但邪微久羁、寒热不已，更兼卫气怫郁，不得小汗而出，故见面赤身痒。其治疗，应以辛温轻剂，微发其汗。

7. 风寒表郁内热证　临床以发热恶寒、热多寒少、头痛、汗出不彻面赤、口渴，心烦为主要见症。多由风寒外感、汗出不彻，兼有内热所致。其治疗、应以微发其汗。兼清里热为法。

（二）太阳腑证

多出太阳经证（表证）未解，病邪循经入腑所致。有蓄水、蓄血之分。若病邪入腑影响膀胱气化功能，则成太阳蓄水证；若在表之邪热不解，随太阳经脉深入下焦小肠，与瘀血相搏，则成太阳蓄血证。

1. 太阳蓄水证　临床以发热恶风，汗出小便不利，少腹胀满、烦渴甚则渴欲饮水，水入则吐，苔白，脉浮或浮数为主要见症。表证不解，病邪循经入腑，以致膀胱气化失职，不能化气行水。故小便不利。少腹胀满。气不布津，津不上承，故烦渴。由于病属蓄水，故严重时可因水气上逆，胃失和降，而见渴欲饮水，水入即吐症状。发热恶寒，汗出苔白脉浮，即为表证未罢之征，临床治疗应以通阳化气行水为法。

2. 太阳蓄血证　临床以少腹急结，或硬满疼痛。如狂或发狂，或健忘，小便自利，舌质紫或有瘀斑，脉沉涩或沉结为主要见症，多由在表之邪热不解，循经内传于小肠腑、热伤血络，血蓄于内，或邪热与之久搏。结于下焦少腹部位，故少腹急结或硬满疼痛。由于病属血分，并未影响膀胱气化。故小便仍然自利。邪热与血相结，心神被扰，故见如狂，发狂或健忘等症。脉见沉涩或沉结，舌质紫或有瘀斑，此皆瘀血阻滞，血行不畅之征。临床治疗应以泻热逐瘀为主。但应指出，所谓如狂、发狂。是说太阳蓄血为证有轻重之分，有似狂而并非狂，其证较轻，神志仅有轻度改变，重证则精神错乱而发狂矣。此外，蓄水与蓄血虽同属太阳腑证，但蓄水则少腹胀满，小便不利，神志正常。蓄血则少腹急结，或硬满疼痛，小便自利，神志失常，此为两证的鉴别两点。

（三）太阳病变证

系指太阳病，经过数日，曾用发汗，或吐、下、温针等法，不懂病情未解，反而造成更为复杂的病情变化，甚至恶化，《伤寒论》则称为"坏病"。临床常见的，略如下表。

太阳病变证证治简表

证候		病因病机	主要症状	治法
邪热壅肺		太阳病外邪不解，入里化热，邪热壅肺，肺失宣降，伤津	气喘，咳嗽，汗出口渴，苔面干或薄黄，脉浮数或滑数	清热宣肺，降气定喘
邪热下利		表病不解，病邪下传大肠。或太阳病误下，里热夹表邪而下利	发热，口渴，喘而汗出，下利，肛门有灼热感，小便黄，苔黄腻，脉滑数	清热止利，兼以解表
心阳虚证	心阳心悸	汗出太过，损伤心阳，或平素心阳不足，又重发汗	心悸而有空虚感，欲得手按，或见耳聋，脉虚无力或虚数	温通心阳
	心阳虚烦躁	误用烧针、火疗，又复攻下，心阳虚损，心神浮越	心悸有空虚，烦躁或惊惕，肺虚无力	温通心阳，潜镇安神
	心阳虚惊狂	太阳伤寒，误用火法，汗出过多而亡心阳，心神失养	心悸，胸闷惊恐狂乱，卧起不安，脉虚无力或虚数	温通心阳，化气行水
心阳虚证	心阳虚欲作奔豚	汗后，心阳虚损，心火不能下达于肾，肾水不得蒸化，水邪下停，有上逆之势	心悸，脐下跳动不宁，欲作奔豚，小便不利	温通心阳，化气行水
	心阳虚奔豚	误用烧针取汗，心阳虚损，下焦寒气乘虚上逆	心悸，气从少腹上冲胸咽，发作则自觉痛苦不堪，舌淡苔白	温通心阳，平冲降逆
心阴心阳两虚		外感病发病过程中，心阴阳俱虚	心悸，动惕不安，脉结代	通阳复脉，滋阴养血
脾胃阳虚	脾虚水停	太阳病，误用吐下损伤脾阳，脾运失职，水饮停聚于中焦，中气上逆	心下逆满，气上冲胸，呕吐清水痰涎，头目昏眩，短气或心悸，苔白滑，脉沉紧	健脾行水
	胃虚水停	伤寒汗后，胃阳虚损，水饮停于心下	心下悸，四肢不温，不渴，小便不利	通阳行水
	脾虚心悸，腹痛	伤寒，里气先虚，心脾不足，气血双亏，复为邪扰	心悸而烦，虚怯少气，精神疲倦，脉虚	温中健脾，调和气血
	脾虚气滞，腹胀	太阳病过汗，或误用清下，或素体脾虚，脾阳不足运化失职，胃失和降，气滞于腹，壅而作满，虚实夹杂	腹部胀满，食欲不佳，精神疲倦，四肢无力，苔白脉缓	温运脾阳，宽中除满

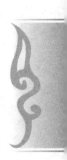

（续表）

	证候	病因病机	主要症状	治法
肾阳虚	阳虚烦躁	太阳病，误下复汗阳气大伤，或素体阳虚，阴寒内盛	昼日烦躁不得眠，夜则安静，不呕不渴，无表证，身无大热，脉沉微	急救回阳
	阳虚厥逆烦躁	太阳病过汗，外伤阳气，又误下，内耗阴液，阴阳两虚，阳虚为主	恶寒，四肢不温，烦躁，心悸，或小便不利，脉沉微细	回阳益阴
	火邪伤阴	误用火法（烧针、温灸等）而伤阴津，阴虚火炽，正气不足，邪气内陷，变证丛生	或口干而渴，腹满而喘，不大便，呃逆；或但头汗出，齐颈而还小便不利，发黄；或神昏谵语手足躁扰，捻衣摸床，或筋骨痿弱，或吐衄发斑等	滋阴养液，泻火解毒；或清营凉血；或开窍息风
	阴阳转化	病属表证兼阴阳俱虚，误用辛温更加伤阴损阳	开始脉浮，自汗出，小便数，心烦，微恶寒，脚挛急，误用桂枝汤更见咽干，四肢厥冷，烦躁吐逆	先予温中复阳，后予酸甘复阴
	阴阳两虚	发汗太过，或误下，损伤阴阳，阴阳俱虚	恶寒或寒战，汗出，挛急，脉微细	扶阳益阴
实热结胸	大结胸	外邪入里，或表证不解，误用下法，以致邪热内陷，与水饮互结于胸胁	胸胁疼痛，心下硬满，按之如石，甚则从心下至少腹硬满而痛，拒按，大便秘结；或小有潮热，短气或喘息不能平卧，心中懊恼口渴，头汗出；或项强如柔痉状，苔黄厚，脉沉紧或沉迟有力	泻热逐水破结
	小结胸	邪热内陷与痰饮互结于心下	心下满闷，按之则痛，或呕恶，舌苔黄，脉浮滑	清热化痰开结
寒实结胸		寒邪与痰水互结于心下	胸胁至心下硬满而痛，拒按，大便秘结，不发热，口不渴，舌苔白滑，脉沉迟	温下寒实，涤痰破结

证候		病因病机	主要症状	治法
热痞		无形热邪壅滞心下胃脘部，气宜不通，或伤寒大下，复发汗，表邪乘虚内陷成痞	心下痞满，按之柔软不痛或兼烦渴，苔黄脉数	泻热清痞，若兼表邪应先解表
表虚热痞		表虚，卫气不固无形邪热结聚于胃脘	心下痞，按之柔软不痛恶寒汗出	清热消痞，扶阳固表
脾胃不和、寒热错杂致痞	呕、利痞	表邪不解，邪热入里，或误下损伤胃气，表邪内陷，寒热错杂，升降失职	心下痞满，按之柔软不痛，呕而肠鸣下利，苔多滑腻或白或黄	和中降逆消痞
	水饮食滞痞	伤寒汗解，胃中失和，又兼饮食停滞、脾胃虚弱，寒热错杂，升降失常，气和痞塞	心中痞满，按之不痛，干噫食臭，肠鸣不利	和胃消痞，宣散水气
	胃虚痞利俱甚	太阳中风，误下伤胃，脾胃虚弱寒热错杂、升降失常	心下痞硬而满，肠鸣下利频作，水谷不化，干呕心烦	补中降逆清痞
上热下寒		上焦有热，中焦有寒。寒热阻格阴阳失调、升降失职	胸中烦热、欲呕吐，腹中痛或痞满不适	清上温下，和胃降逆
胃虚噫气		伤寒汗、吐、下后表邪已解，但胃气受损，胃气虚弱痰浊内阻胃失和降其气上逆	心下痞硬，按之不痛，噫气不除，或呕吐	平肝和胃，化痰降逆

（四）太阳病类似证

所谓类似证，系指某些杂病与太阳病俱有某些相似症状，如恶寒发热。骨节疼痛等，而实非太阳病证，故列为类似证候，以资临床鉴别。一般常见者，如下表。

太阳病类似证候简表

证候	病因病机	主要症状	治法
卫虚风湿	卫阳不固，风寒湿邪侵袭、留着肌肉阻碍气血运行	身体疼痛而烦，转侧困难，汗出恶风，不呕，不渴，大便溏，小便不利，脉浮虚而涩	温经散寒，祛风除湿

（续表）

证候	病因病机	主要症状	治法
关节风湿	风寒湿三邪杂至，留着关节阻滞经络，气血运行不畅发为风寒湿痹	骨节疼痛而烦，关节屈伸不利，痛处拒按，汗出恶风，短气小便不利，或微肿	温经散寒，祛湿止痛
外寒内饮	水饮内停，结于胸胁，或外感风邪，内有悬饮	心下痞硬而胀满，咳唾引胸胁痛，干呕短气头痛，微汗出，发作有时，不恶寒脉沉	攻逐水饮，若兼表证当先解表而后攻里
气郁痰实	痰实壅塞胸膈阳气郁结，气机不畅	胸中痞塞胀满，恶从欲吐复不能吐，气上冲咽，呼吸不利，或手足不温，或发热恶风汗出，寸脉微浮	涌吐痰实

二、阳明病辨证

阳明经包括手阳明大肠、足阳明胃、与手在阴肺、足太阴脾互为表里。手阳明经脉，从示指外侧循臂。上颈至面部。足阳明经脉，起于鼻梁，陷处两侧，络于目，从缺盆下循胸腹至足。二者经脉相连、腑气相通，因此生理功能甚为密切。

胃主受纳，腐熟水谷，脾主运化精微物质，胃主燥，以降为顺；脾主湿，以升为健。两者相互制约，彼此促进，共同完成水谷的消化吸收和输布营养物质的生理活动，故脾胃为后天之本。大肠主传导糟粕，但须赖肺气之，肃降和津液的输布，二者亦相济为用。

病邪侵袭阳明，多入里化热而从燥化，阳明病证是正邪斗争的极期阶段，其证候以胃肠之燥热实为特点，即《伤寒论》所谓"胃家实"。胃家，包括胃与大肠。实，即指"邪气盛则实"。说明病邪深入阳明，胃肠燥热亢盛，为里热实证。根据病变部位、证候特点以及体质差异，阳明病证亦有经证和腑证的区分。若邪犯阳明、胃热抗盛、但仅是热邪弥漫于经，而肠中并无燥屎内结，称为经证，又称阳明热证，若邪热与肠中糟粕相结而成燥屎，胃肠燥热成实，影响脾气通降，大便秘结不通，则为阳明腑实之证。此外，太阳表证已罢，然邪入里内扰胸膈，而见胸中烦热懊侬等症，虽然邪热较轻，但已涉及阳明，故此证候亦属阳明病范畴。

阳明病的形成主要有三方面：一是太阳病失治或误治，耗伤津液，外邪由表入里化热，胃中干燥而成者，称为"太阳阳明"；二是少阳病误用汗、吐、下、利小便等法，以致津伤化烦而成者，称为"少阳阳明"；三是燥热之邪直犯阳明而成者，称为"正阳阳明"。阳明病亦有寒湿郁久化热而成者，但较少见。

阳明病，若热邪不解，与太阳脾湿相合，湿热熏蒸，影响肝胆疏泄功能，胆汁外溢，而成湿热发黄病证；若阳明热甚，深入血分，亦可见口燥，但欲漱水而不欲咽，鼻衄等症。

阳明病亦有某些兼证，如热扰胸膈有兼腹满，兼心下痞塞、兼中寒。湿热发黄有兼里发黄，郁蒸发黄，兼表发黄等证候。

阳明病治疗原则，主要是清，下两法。一般来说，阳明经证宜用清法，阳明腑证宜用下法。若邪热内扰胸膈，则宜清宣郁热，若湿热熏蒸发黄。则宜清热利湿。治疗阳明病，应注意保存津液，不可妄用发汗和利尿等法。

（一）热扰胸膈证

临床以胸烦热懊侬不适、起卧不安，甚则胸中室塞，或疼痛，胃脘柔软无压痛，或少气，或呃逆、舌苔微黄、脉数为主要见症。多由太阳病经汗、吐、下等法治疗，表证已罢，而热犹扰胸膈，或热邪直犯胸膈，或热病后期，余热未尽，内扰胸膈所致。心胸烦热不适，起卧不安，即无形邪热，扰于胸膈之征。胸中室塞或疼痛，乃气机不畅，郁滞不通所致，但虽胸痛而脘腹柔款，此与水热互结之结胸证不同。临床治疗应以清宣郁热为法。

热扰胸膈兼证,有兼腹满、兼心下痞,兼中寒等证候、其病因病机临床表现见下表。

热扰胸膈兼证简表

证候	病因病机	共同症状	特殊症状	治法
兼腹满	太阳伤寒下后，热邪留扰胸膈，壅滞气机		腹部胀满，苔黄，脉数	清热除烦，宽中消满
兼心下痞塞	大病初愈，余热未尽，调护失当，余热扰于胸膈，阻滞气机	胸中烦热，卧起不安	身有微热，心下痞塞，苔黄	清热除烦，行气消痞
兼中寒	伤寒误下，损伤脾胃阳气，热陷胸膈，寒留中焦，或平素脾胃虚寒，又感热邪，上热下寒		心胸微烦，身热不去，大便溏	清上温下

（二）阳明经证

临床以周身大热、不恶寒，反恶热，大汗出、大渴引饮。面赤心烦，甚或神昏谵语，舌苔黄燥，脉洪大等为主要见症。邪入阳明，燥热充盛于内，充斥于外，故周身大热，不恶寒及恶热，面赤，热蒸于里，逼津外泄，故大汗出。热盛伤津。故口渴引饮。热扰心神，轻则心烦，重则神昏谵语。舌苔黄燥，脉象洪大有力，均为阳明燥热炽盛，胃热津伤之征。临床治疗应以清热生津为法。

若见胃热津伤兼气逆证，临床则以发热汗多，心烦少气，气逆欲吐，口干喜饮，或咽干呛咳，舌红少苔，脉虚数为主要见症。多因阳明燥热较盛，加之汗出较多，以致耗气伤津所致。胃有燥热，故发热汗多，口干喜饮，燥热伤津，胃失和降，虚气上逆，故觉气逆欲吐，气液俱虚，故少气，或喉干呛咳。少苔，脉象虚数，皆阳明热盛，气阴两伤之征。临床治疗应以清热和胃，益气生津为法。

（三）阳明腑证

即痞满燥实之证，临床以身热，日晡潮热，手足漐然汗出。腹满硬痛，或绕脐痛，拒按，大便秘结，或热结旁流。烦躁谵语，甚则神志不清，或循衣摸床，惕而不安，舌苔黄燥或焦黄起芒刺，脉沉实有力等为主要见症。阳明里热与燥屎相结，腑气不通，故便秘、腹满硬痛而拒按。肠道燥屎内结。燥热迫津下趋。故见泻下稀黄粪水、量少臭秽之热结旁流证。里热炽盛、蒸腾于外，则身热汗出。日晡适当阳明经气旺盛之时，经气与邪相争，故发潮热。燥热之邪挟浊气而上攻，心神被扰，故见烦躁谵语，甚则神志不清，循衣摸床，惕而不安、热盛伤津，燥实内结，故见苔黄或焦燥起刺，脉沉实或沉迟有力。此为痞满烦实俱全的阳明腑实重证，但临床亦有偏于燥实（以不大便为主）和偏于痞满（以腹满硬痛为主）之不同。关于阳明腑实证的治疗，应以苦寒峻下，荡涤燥结为主。若偏于燥实者，应治以泻下燥实，调和胃气；若偏于痞满者，则治以泻热通便，破滞除满。

（四）脾约证

临床以大便秘结，腹微满不痛，小便数为主要见症。常因汗多，小便频数以致胃中燥热。脾功能为燥热所伤，不能为胃行其津液，反使津液下趋但输膀胱所致。此证小便愈频，则津液愈伤，肠中愈燥，大便愈是硬结。故须润胃燥。通腑气，缓下以治大便秘结，方能使脾胃功能恢复，燥湿相调，则大便可通而小便不数。由于本证胃中虽有燥热，但燥热不盛，故无潮热谵语、腹满硬痛等症。临床治疗应以润肠通便为法。

（五）湿热发黄证

多由阳明热盛与湿邪相合，湿热交蒸于内，影响肝胆疏泄，胆液不循常道，泛滋于经，熏染肌肤所致。临床有单纯湿热郁蒸发黄和兼里、兼表发黄的区分，略如下表。

阳明湿热发黄证治简表

证候	病因病机	共同症状	特殊症状	治法
湿热兼里发黄	湿热交蒸，肝胆疏泄失职，胆汁泛滥于经，湿热郁阻，升降失常三焦气化失司，又兼里实	身目俱黄，黄色鲜明，小便黄赤，兼里实	发热，口渴，心烦，脘痞不适，不饮食，或恶心欲吐，大便秘结，汗出不彻，或头部汗出，齐颈而还，苔黄腻，脉弦数或滑数	清热利湿
湿热郁蒸发黄	湿热熏蒸，影响肝胆疏泄，胆汁外溢于经，但无里实病机		发热，口渴，心烦汗出不彻，苔黄，脉数	清泻湿热
湿热兼表发黄	湿热内蕴，兼感外邪，内外相合，湿热郁蒸，胆汁外泄郁于肌肤		脘痞，发热恶寒，无汗身痒，苔白或薄黄，脉数	清泻湿热，宣透外邪

关于阳明病血证，临床则可见阳明蓄血及衄血等证。阳明病无论经证或腑证，其病机总属气分燥热抗盛，但气与血，密切相关，故气分病常常涉及血分。若燥热之邪，损伤阳络、迫血妄行，则可见出血之证如衄血、吐血、便血，发斑，以及妇女经水妄行等。《伤寒论》只言衄血、乃举其一端，以概其余。

阳明蓄血证，是阳明邪热与宿有之瘀血相搏结所致，其临床以健忘，大便黑如胶漆。其中虽有硬粪.但大便反易解为其主要见症。其健忘症状，主要是因邪热与瘀血有碍心神之故。所以《素问·调经论》说："气血未并，五脏安定""血并于下，气并于上，乱而喜忘"。由于血性濡润、鼓其大便黑如胶漆而反易解，可以看出，太阳病蓄血证，为外邪深入下焦小肠，与血相搏而成，其证为如狂或发狂。阳明蓄血则为久有瘀血，热邪与之相搏所致，其证是健忘，两者成因及证候虽有所异，其为瘀热扰乱心神则相同，两证之鉴别，辨太阳蓄血，主要在于小便之利与不利；辨阳明蓄血，主要在于大便之黑与不黑，与其排便之难与不难。

三、少阳病辨证

少阳包括手少阳三焦、足少阳胆，与手厥阴心包、足厥阴肝互为表里。手少阳经脉，布膻中，散络心包，下膈属三焦。三焦主决渎而通调水道。为水火气机运行的道路。足少阳经脉，起于目锐眦，上头角，下耳后，至肩，入缺盆，下胸贯膈，络肝属胆，行人身之两侧。三焦与胆、经脉相连，其气互通。胆附于肝，内藏精汁而主疏泄、胆腑清利则肝气条达，脾胃安和。胆气疏泄正常，则枢机运转，三焦通畅，水火气机得以正常升降，故能上焦如雾，中焦如沤，下焦如渎，各有所司。

少阳经居于太阳、阳明两经之间，主半表半里。为三阳经之枢纽。少阳病，多因太阳病不解，病邪内侵，郁于胆腑，邪正分争于表里之间，枢机不利所致。由于邪犯少阳，胆火上炎，枢机不运，经气不利，则可影响脾胃，故常出现某胆气犯胃证候。由于本病既不在太阳之表，亦非阳明之里，故称半表半里证。

少阳病的治疗原则，应以和解为主，汗、吐、下等法均属禁忌。

少阳外邻太阳，内近阳明，故病邪入少阳，每多传变。因此临床上除少阳病主证外，其证情常有兼夹，或兼太阳表证，或兼阳明里证，或兼下利，或兼水饮。或兼烦惊谵语症等。

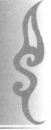

（一）少阳病主证

临床以往来寒热，胸胁苦满，神情默默，不欲饮食，心烦喜呕，口苦咽干，目眩，苔薄白，脉弦等为主要见症。多由太阳病邪不解，传入少阳所引起，亦可因气血不足、腠理不固、邪气相乘，发自少阳本经。或厥阴病正气来复，病情转出少阳所致。邪入少阳，枢机失制，正邪分争于半表半里之间，邪郁正衰，正胜邪却则发热，邪正交争故呈往来寒热之象。少阳经脉布胸胁。邪犯少阳，经气违和，故胸胁苦满。胆气犯胃，气机不畅，疏泄不利，胃失和降，则神情默默，不欲饮食，胃气上逆则呕，少阳火邪内郁，扰乱神明，故心烦。胆火循经上炎，则口苦咽干，目眩。邪热未入阳明之里，故苔薄白。脉弦则为少阳主脉，乃因肝胆气郁所致。本证治疗应以和解少阳为法。

（二）少阳病兼证

临床常见者多为兼太阳证、阳明证，以及兼下利、水饮、烦惊谵语等症，其病因病机临床表现详见下表。

少阳病兼证证治简表

证候	病因病机	临床主症	治法
兼太阳证	太阳病不解，波及少阳，或太阳少阳二经同时受邪	发热，微恶风寒，头痛或头目昏眩，颈项强，四肢关节烦痛，微呕，心下支结或痞硬，苔白，脉浮或弦	发散表邪，和解少阳
兼阳明证	少阳病不解，邪热内传阳明，胃肠燥实，少阳阳明同病	往来寒热，胸胁苦满，口苦咽干，目眩，呕吐不止，上腹部拘急疼痛，或痞硬，郁郁而烦，大便秘结，或潮热，或下利，苔多黄燥，或白厚而干，脉弦有力	和解少阳，兼清阳明
兼下利	少阳邪热，内袭阳明大肠，逼液下趋，里热犯胃，胃气上逆	发热，口苦，咽干，目眩，腹泻，肛门灼热，或下利腹痛，里急后重，小便黄赤而短，或呕吐苔黄，脉弦数	清热止利或兼以降逆止呕
兼水饮	邪犯少阳，经气不宣，疏泄失常，以致三焦壅滞，决渎失职，故水饮内停	往来寒热，胸胁苦满，如有物支撑状，心烦，渴而不呕，但头汗出，小便不利	和解少阳，温化水饮
兼烦惊	太阳伤寒，误用攻下，损伤正气，病邪乘虚内陷，以致邪气弥漫，表里俱病，虚实互见	胸胁满闷，烦躁谵语，惊惕不安，小便不利，全身困重，不能转侧	和解泻热，重镇安神

四、太阴病辨证

太阴经包括手太阴肺、足太阴脾。并与手阳明大肠。足阳明胃相表里。在正常生理状态下，水谷的腐熟，消化和排泄，分别出胃肠负担，而水谷之精微，则赖脾的运化和肺气的输布以供养全身。脾以升为常，肺以降为顺。脾主运化，能升清阳，为胃行其津液，大肠则赖肺气肃降和津液的输布能传导排泄。可见脾与胃，肺与大肠互相配合，功能协调，则清阳能升，浊阴能降，精微四布，而水液运行，从而维持人体正常的生理活动。

太阴为三阴之屏障、病入三阴，太阴首当其冲，若脾胃素虚，寒湿内阻，或寒湿直犯太阴，或三阳病失治误治，均可损伤脾阳，而致运化失职，寒湿内聚，形成脾虚寒湿内盛之太阴病证。其治疗原则，以温中散寒，健脾燥湿为主。

（一）太阴虚寒证

临床以腹满而吐，食不下，腹泻，时腹自痛，口不渴，舌淡苔白腻，脉缓弱等为主要见症，多因脾阳虚弱，健运失职，升降失常所致。清阳不升，则腹痛下利。浊阴不降则腹满而呕，食欲不振。病属虚寒。故腹病而喜温喜按，口不渴，舌淡苔白而腻，脉缓弱，皆阳虚湿盛之象。临床治疗应以温中散寒，益气健脾为法。

太阴病兼证：临床常见为兼太阳证，即太阴虚寒兼见表证者，临床以下利、胃脘痞塞、腹痛绵绵、发热恶寒头痛、苔白、脉浮而缓为主要见症，多因表证未解而误用下法，损伤脾阳，或因素体脾阳不足，复感外邪，表里同病所致，邪犯太阳、表证不解，故发热恶寒，头痛脉浮。脾阳不运，气和阻滞，故胃脘痞塞，腹痛绵绵。脾虚则清阳不升，故腹泻不止，苔白，脉缓均为太阴虚寒之证。临床治疗应以温中解表为法。

（二）寒湿发黄症

临床以身目发黄，其色晦暗，小便黄，畏寒身倦，脘闷腹胀，食少便溏，舌质淡，苔白滑，脉沉迟为主要见症。本证多因寒湿内盛，脾阳不振，或阳黄迁延日久，脾胃阳气受损所致，病机是中阳虚弱，寒湿内阻，肝胆疏泄功能障碍，以致胆汁不循常道，泛溢肌肤，故身目俱黄。其色暗，小便黄。寒湿困脾，脾失健运，气机阻滞，故见脘闷腹胀。食少便溏。畏寒身倦、舌淡苔白，脉沉迟，则均为中阳不足之象。临床治疗应以湿中散寒、健脾除湿为法。

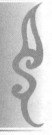

五、少阴病辨证

少阴经包括手少阴心，足少阴肾，并与手太阳小肠，足太阳膀胱互为表里。心主火，主血脉，与精神意识活动有关。肾主水，藏精。真阴真阳（水火）寄寓其中，故肾为先天之本。在正常生理活动中，心火通过经脉下交于肾，使肾脏温暖而化膀胱之气，以保证水道通调。肾水亦因阳气的升腾作用而济于心，从而维持心火不致偏亢。这样心肾相交，水火既济，阴阳交通、彼此制约，则心火不亢、肾水不寒，功能正常。

少阴病是心肾功能衰退性病变。多由正气不足，病邪直犯少阴，或因误治、失治，损伤心肾，均可形成心肾虚衰，故其主要脉症为"脉微细，但欲寐"。病至少阴，由于致病因素和体质的不同，心肾功能衰竭，或为阳虚阴盛，或为阴虚火旺，故少阴病又有从阴化寒、从阳化热两类证候。阳虚阴盛，心肾阳气虚衰，邪从寒化，阴寒内盛，即表现为少阴寒化证。若阴寒之邪太盛，逼迫虚阳浮越于外，还可出现真寒假热之证。阴虚火旺，心肾阴液不足，虚热内生，邪从热化，以致肾阴虚亏于下、心火亢逆于上，即表现为少阴热化之证，但就伤寒病变而言。少阴病仍以寒化证为多见。

总之，病至少阴阶段，心肾阳气衰弱，阴血不足，全身抗病功能明显下降，故少阴病常为外感疾病过程中的危重阶段。其治疗原则为扶阳、育阴两法，发汗、攻下等法，均属禁忌。

（一）少阴寒化证

即阳衰阴盛之证。临床以恶寒蜷卧、精神萎靡，手足厥冷、下利清谷，呕，口不渴或渴喜热饮，小便清、舌淡苔白滑，脉沉微等为主要见症。多出于少阴阳衰，阴寒内盛所致。阳衰则失其温煦之能，故恶寒蜷卧、四肢厥冷、心肾虚衰，正气不足，阳气不振，反为邪困，故精神萎靡，困倦欲寐、肾阳不足，不能温脾以运化水谷，故下利清谷。阴寒之气上逆，胃失和降，故呕吐。阳虚阴盛之证，津液未伤，故多不渴。但亦有因下焦阳衰，不能化气升津，以及下利较重，津液损伤过多而见口渴者，亦以喜热饮或饮量不多为其特点，至于小便清长，舌淡苔白，脉象沉微等，统为衰虚之明征，临床治疗应以回阳救逆为法。

其他少阴寒化之证，临床尚可见阴盛格阳、阴盛戴阳、阳虚身痛、阳虚水泛、脾肾虚损、下焦不固等，其病因病机、临床主症，详见下表。

少阴寒化之证证治简表

证候	病因病机	临床主症	治法
阴盛格阳	少阴阳衰，阴寒内盛逼迫虚阳外越，形成阴阳格拒	四肢厥逆，下利清谷，汗出反不恶寒，或面赤，或腹痛，或干呕，或咽痛，或四肢拘急不解，苔白滑或黑滑，脉微欲绝	破阴回阳，通达内外，或用益阴和阳之品
阴盛戴阳	阴寒内盛，阴阳格拒，格阳于外，虚阳浮越于上	恶寒，四肢厥冷，下利清谷，面赤，脉微而沉，甚则下利不止，厥逆无脉，干呕心烦	破阴回阳，宣通上下
阳虚身痛	少阴阳虚，寒湿阻滞留着于经脉骨节之间	背恶寒，手足不温，身体骨节疼痛，口不渴舌苔白润，脉沉	温经扶阳，健脾除湿
阳虚水泛	下焦虚寒，水气不化，重点在肾	心下悸，头眩，身瞤动，震颤欲倒，腹痛下利，小便不利，四肢沉重疼痛，或肢体浮肿，舌质淡，苔白滑，脉沉	温阳化气行水

（续表）

证候	病因病机	临床主症	治法
脾肾虚损	下利或湿热痢迁延日久，损伤脾肾所致	下利便脓血，颜色暗淡，经久不愈，腹痛喜温喜按，里急后重较轻，甚则滑脱失禁，神疲身倦，小便不利舌质淡，苔白滑，脉缓无力	温养脾肾，涩肠止利
下焦不固	泄利日久，脾肾两虚，下焦不固，滑泄失禁	泄利日久，滑泄不药，手足不温，精神疲倦，舌淡脉虚	固涩止利

（二）少阴热化证

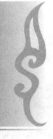

即阴虚火旺证。临床以心烦不眠，口燥咽干，舌尖红赤，或舌红少苔。脉沉细数等为主要见症。多出素体阴虚火旺，邪入步阴。从阳化热，热灼真阴，则肾水不能上济心火，以致肾水亏虚于下。心火亢逆于上，故见上述脉症。临床治疗应以育阴清热为法，另有一种阴虚水热互结证：临床以心烦不得眠，渴欲饮水，小便不利，咳嗽而呕，下利，舌质红，苔薄黄，脉细数等为主要见症。由于阴虚，内热上扰心神，故心烦不得眠。水热互结，津不上承，故渴欲饮水，小便不利。水热上逆则咳而呕。偏渗大肠则下利。舌红苔薄黄，脉细数，统为阴虚有热之征。临床治疗，应以育阴清热利水为法。

（三）少阴咽痛证

即虚热咽痛证。临床以下利、咽痛，胸满，心烦，舌质嫩红少苔，脉细数等为主要见症。多因下利伤阴，虚火上炎咽喉所致。由于非实热之邪内扰，故临床所见咽痛一般不甚严重，其治疗多以滋阴润燥，和中止痛为法。

它如邪热客于少阴之经所致的客热咽痛证：临床可见咽喉局部轻度红肿疼痛。其治疗则宜清热解毒、利咽止痛。若因痰热闭阻咽部而致者。临床则可见咽痛，局部溃烂，声音嘶哑等症。治疗则应以涤痰消肿，敛疮止痛为法。

（四）少阴病兼证

临床常见有兼太阳，兼阳明等证。其病因病机、临床主症，详见下表。

少阴病兼证证治简表

证候	病因病机	临床主症	治法
兼太阳证	素体阳虚，感受风寒，太阳与少阴两经同时受病	发热，恶寒，头痛，无汗足冷，苔薄白，脉沉	温经发汗
兼阳明证	少阴病邪从热化，劫伤津液，复传阳明，燥结成实，或阳明病应下失下，伤及少阴阴液，亦可形成热结旁流	口燥咽干，腹胀满，大便不通，或泻青黑色污水，其气臭秽，心下实痛	急下存阴

（五）少阴病交证

如误火交证，系由于少阴病，误用火法，强发其汗，则火邪内攻，既伤其阳，又损其阴，故变证不一。若肾虚气逆，影响及肺则咳。肾阳虚衰，进而损及脾阳则下利。阴虚火旺，心神被扰，则见谵语。火劫发汗，津液污损、亦可致小便难等。

又如尿血变证，临床可见少阴病日久，出现一身手足尽热，尿血等症。多因证情由阴转阳、阳热太过，热入膀胱，伤及血络所致。

关于误汗变证，则是由于少阴病。本为虚证，误用发汗之法，则阳气随汗而泄，大汗出既伤阳，又复竭其阴，故易于导致亡阴亡阳之变，且可动其营血，或从口鼻，或从两目而出。形成阳亡于下、阴竭于上之危证。阳亡于下则厥从下起，阴竭于上则血从上出，故少阴病禁用汗法，不可不予注意。

六、厥阴病辨证

厥阴病包括手厥阴心包、足厥阴肝，与手少阳三焦、足少阳胆相为表里。肝居于胁，其经脉络胆，主藏血，主疏泄，性喜条达；在体合筋，开窍于目，心包为心之外围，心包之火以三焦为其通路，可达于下焦，使肾水温暖以涵养肝脏。如此，则上焦清和，下焦温暖，从而保持脏腑功能的协调正常。

厥阴为阴之尽，阳之始。病至厥阴，为六经传变的最后阶段，可使肝失条达，心包亦受影响，故病情较为复杂。大略可分为如下几种：一为邪从寒化。肝寒挟浊阴之气上逆，而形成肝胃虚寒，浊阴上逆证候，一为邪热内陷。心包之火上炎而为上热，火不下达，肝失温养而为下寒，形成寒热错杂证候。一为肝失疏泄，气郁不舒证候。厥阴为病，证候变化虽然复杂，但多具有四肢厥逆之特点，其病机系阴阳之气不能相互贯通，即所谓"阴阳气不相顺接"，故可由寒邪内盛。或热邪深伏，以及寒热错杂等原因而导致。

邪入厥阴，病情较重，邪正斗争亦较剧烈，可出现厥热胜复情况，即厥与热交替出现。"厥"表示阴胜，"热"表示阳复，厥热胜复并非单独病证，而是厥阴病邪正斗争，阴阳消长的表现之一，如正胜邪却，则厥少热多，其病向愈。如邪胜正虚，则厥少热多，其病为进。若厥逆虽回、但阳复太过、亦可能转化为热证。

厥阴与少阳相表里，故在一定条件下，病情可相互转化，如从少阳陷入厥阴则为逆证，反之，厥阴转出少阳则为顺证。

厥阴病的治疗原则是寒者宜温，热者宜清，寒热错杂则寒温并用。

（一）寒热错杂证

临床主要表现为蛔厥和寒格吐利两个证候。

蛔厥证：临床以腹痛绕脐，或右上腹痛，甚则痛引右肩胛部，时痛时止，呕吐或吐蛔，得食更甚，痛剧时四肢厥冷，脉微或伏，心烦不安痛止则安静如常。舌面多有红点等为主要见症。多由于蛔虫内扰所致，蛔虫躁乱于肠。腑气滞塞故绕脐疼痛。蛔虫上入胆道。则右上腹痛，牵引右肩胛部。蛔虫扰动，肾气上逆，故呕吐，甚则吐蛔，得食则虫动更甚，故疼痛加剧。痛剧时气血流行不畅，阳气不伸。故肢冷，脉微或伏，心烦不安。虫安则诸症缓解，其人安静。可见，此证虽由蛔虫引起，但寒热错杂，又是引起蛔虫躁动的基本条件。从证候来分析，呕吐心烦属上热；腹痛。四肢厥冷则属下寒。故治疗应以寒温并用，安蛔止痛为法。

寒格吐利证：临床以呕吐发作，或食入即吐，下利，舌淡苔薄黄等为主要见症。多因素体阳虚、复感外邪，邪热内陷，或因外感病误用吐下而形成上热下寒，脾肾升降失常所致。上热则胃气不降，故呕吐或食入即吐，下寒则脾气不升，故下利。舌淡苔薄黄。则属寒热错杂之证。临床治疗应以清上温下，辛开苦降为法。

（二）厥阴病寒证

临床主要表现为寒逆干呕头痛和血虚寒厥两个证候。

寒逆干呕头痛证：临床以干呕，或吐涎沫。头痛以巅顶为甚，四肢不温，舌苔白滑，脉沉弦等为主要见症。系由于肝胃虚寒，浊阴上逆所致。肝经有寒，寒邪挟浊阴之气上逆犯胃，以致升降失常，故干呕，吐涎沫。肝经与督脉会于巅顶，阴寒随经上逆，清阳被扰，故头痛以巅顶为甚。阳气不宣，失其温煦，故四肢不温，舌苔白滑，脉见沉弦。临床治疗应以暖肝温胃，降逆止呕为法。

血虚寒厥证：临床以手足厥冷，脉细欲绝，或腹中痛，或呕吐，舌淡苔白等为主要见症。多由素体血虚，复因寒邪凝滞，以致气机运行不畅所致。四肢失于温养，故手足厥冷。寒凝血亏，气血失于通畅，故脉细欲绝。寒邪凝聚厥阴经脉，故见腹

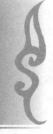

痛，或兼寒气上逆而呕吐。临床治疗应以养血通络，温经散寒为法。

（三）厥阴热利证

临床以发热，口渴，痢下脓血，腹痛，里急后重，肛门有灼热感，小便短赤，舌红苔黄，脉滑数等为主要见症。系由于湿热之邪壅遏不解。影响肝气疏泄，损伤肠道络脉所致。湿热下注于肠，伤及络脉，故下痢脓血。湿热阻滞，肝气疏泄失职，湿热邪盛，气滞壅塞，其秽恶之物欲急出而不得，故腹痛里急而后重。发热，口渴，小便短赤。苔黄脉数，均为湿热内盛之征。临床治疗应以清热燥湿，解毒止痢为法。

（四）厥阴气郁证

即气郁致厥证。临床以手足不湿，胸胁满闷或疼痛，泄利下重，脉弦细等为主要见症。多由于肝气郁结。气机不利，阳郁于里，不能宣达于外所致。阳气郁闷，不能温煦四末，故见四肢不温而厥逆。厥阴经气不利。故胸胁胀满或疼痛，此为气郁致厥之临床特征。肝郁则疏泄失常，影响脾胃气机升降。故见腹痛，或泄利后六经病机。

六经病，即太阳病、阳明病、少阳病（合称三阳病），太阴病、少阴病、厥阴病（合称三阴病）。它是在《素问·热论》六经分证基础上发展起来的六种病证的分类。

人体一切热证，都必然要从特定的部位表现出来，而其部位则有深有浅，有表有里，有经（经证）有腑（腑证），有在胸中、在心下、在气、在血等不同，形成一个个不同的病理反应层次。这些层次的本身有阴阳之分，如在表为阳，在里为阴；在腑为阳，在脏为阴；在气为阳，在血为阴等，一个证候就是一个病理层次的阴阳失调的反应。三阴病和三阳病实际上就是六个大的病理层次的反应。所谓太阳病，属于人体肌表阴阳失调；阳明病是病在里，多涉及胸中胃肠；少阳病在半表半里，多涉及胆和三焦；太阴病的病位较深，多涉及脾胃；少阴病的病位更深，多涉及心肾；厥阴病则多涉及肝经，由此可见，六经病的顺序，是按病理反应层次深浅而排列的。这种排列顺序，反映出邪气和正气斗争取双方力量对比和病情变化的关系，邪胜正衰则病进，病由表入里，由阳入阴；正胜邪衰则病退而愈，或从阴转阳。

1. 太阳病机　太阳主人体全身肤表，而人体面积以肤表最为广阔，又是营卫循行充斥的场所，故有"太阳为一身藩篱"之称。外邪侵入肤表，使卫阳被遏，营阴郁滞，邪热盛于表位，即形成太阳病。《伤寒论》第4条说："伤寒一日，太阳受之"，故太阳病又含有疾病初期的意思。故风寒外袭营卫受邪，失其调和，是产生太阳病的基本病变。

营为阴，卫为阳，阴性沉降而静，阳性升散而动，二者充斥于一身之表，一升一降，一动一静，保持动态平衡，即正常的固外开阖的生理功能。所谓营卫受邪，失其调和，就是营或卫的某一方受到了疾病因素的侵害，功能被其干扰，造成人体肤表阴阳升降失调的状况。风易伤卫，寒易伤营。风性属阳，寒性属阴。感受阳性（风）外邪，卫阳的升散功能势必增强而为之抵抗，形成卫强营弱病变。感受阴性（寒）外邪，则营阴的沉降性能增强而为之抵抗，产生营强卫弱的病变。风寒两感，便形成营卫俱实的病变。这就是成无己所谓"风并于卫""寒并于卫"的道理。（《注解伤寒论》）

当卫强营弱之时，卫阳的升散性占优势，浮盛于外故发热；弱势的营阴其凝静性不足，不能内守，故自汗出，脉浮缓；自汗出后，卫阳部分散失，肌肤略失温煦故恶风，这便是所谓太阳表虚证。在营强卫弱之时，营阴的凝静性 > 卫阳的升散性，卫阳被郁于肤表之内，不得发散于外以温煦，故恶寒；郁遏于内的阳气因不得外散而升高则发热。营阴的沉凝性不断增加，则无汗，脉浮紧，并使躯体血行不畅，而产生头身骨节疼痛，这就是所谓太阳表实证。如风寒两感，既由营阴沉凝，恶寒甚而无汗；又因卫阳的不得外泄而内郁，故发热而烦躁，形成营卫俱实证。这属于太阳经的基本病交。

太阳经为人体抵抗病邪的屏障。由于领域辽阔，涉及面广，如因正气虚弱，邪气太盛，或治不得法，致使屏障溃决，经证不解，邪气内传，则可引起种种复杂的传变。

病邪随太阳之经而侵入太阳之腑，影响到膀胱气化功能，气结水停，则形成以小便不利为特征的蓄水证；如邪热侵入膀胱血分，瘀热阻于下焦，即产生小腹鞭满、小便自利的营血证。

柯韵伯还指出："营卫行于表而发源于心肺，故太阳病则营卫病，营卫病则心肺病矣。"（《伤寒论翼》）心病则烦躁、心悸、逆满、狂谵；肺病则气喘、咳嗽。又说："太阳病而脉反沉用四逆以急救其里，是太阳虚不能主外，又内伤真阳露出少阴底板；少阴病而表反热，用麻辛解其表，是少阴阴虚不能主治，外伤太阳之气，便假太阳之面目也。"（《伤寒论翼》）这就是所谓"太阳虚则是少阴，少阴实则是太阳"的道理，说明太阳少阴存在病势传变上的表里关系。总之，太阳病不解，其人正气旺盛，多传变为阳明；正气虚衰，则传变为少阴。

要之，太阳病是人体最大的病理反应层次，其传变几乎涉及各个部位，桂枝汤证类，外涉营卫肌腠，内干脏腑经络气血津液，为太阳病中最复杂的病变系统，所以列于太阳病之首。麻黄汤证类，位在肤表肺卫，栀豉汤证、陷胸汤证病位在胸中，泻心汤证、黄芩汤证的病位在心下、肠道；十枣汤证，病位在两胁，抵当汤证病位在少腹，五苓散汤证病位在膀胱等，这些不同病位的病变，各具阴、阳、表、里、寒、热、虚、实不同的性质，由此可见，太阳病的病机变化，是相当复杂的。

2. 阳明病机　阳明包括手阳明大肠和足阳明胃经。阳明病位发生阳热病变，称为阳明病。故阳明病多从热化，并以里热，胃实为其病变的基本性质。

阳明病的传变由来有三：一为太阳病失治误治，耗伤津液，胃中干燥，化热成实而成的，称为太阳阳明；二为少阳病误用汗、吐、下利诸法，以致胃津干燥而成的，叫作少阳阳明；三是不因误治，邪热实犯阳明经，是为正阳阳明。说明阳明病变，是太阳病，少阳病的进一步发展。当然也有原发性的。不管来源如何，它总是疾病过程中阳热旺盛的一个病理反应。如邪热初入阳明分野，郁结胸膈之间，不得发越，则引起心神不宁，临床表现为虚烦不得眠，心中懊侬，甚至反复颠倒等。如邪热炽盛无已，将引起大热、大汗出、脉洪大，以致津液消烁而大烦渴不解，一般称之为阳明经证的病变。如邪热随经入腑，燥结成实，而现潮热、腹满、便秘、谵语等，则又属于阳明腑证的病变了。

阳明与太阴互为表里，当疾病变化时往往互相影响。阳明邪热不解，若与太阴脾湿相合，则发生湿热蕴蒸的病变，可出现黄疸与小便不利等。阳明的基本病变虽为热实，但攻伐过早过猛，常可损伤脾阳而转为虚寒的太阴病变。故有"阳明虚则是太阴，太阴实则是阳明"之说。

3. 少阳病机　少阳经包括胆和三焦，与厥阴互为表里，在病理变化过程中属于半在表、半在里的病理反应层次。其外邻太阳、阳明，内近三阴，为病邪从外入里，出阳入阴，或自里出外，由阴转阳的枢机。邪气与正气分争于表里之间，相持不下，致使枢机不利，这是少阳病变的基本性质。

少阳病变的由来，有邪自表而入者，有原发于少阳者。少阳病失治或误治，其传变的关键每决定于脾胃的虚实。故《伤寒论》第270条说："伤寒三日，三阳为尽，三阴当受邪，其人反能食而不呕，此为三阴不受邪也。"能食不呕，表阴脾胃不虚，能抗拒邪气的内传，而不致侵入三阴。一般说，脾虚阴盛，则是入三阴之脏；胃实阳盛，则易传阳明之腑。如正气虚而邪气盛，病可自少阳逆传厥阴，厥阴阳复热盛，亦能转属少阳，为预后之佳兆。故有"少阳虚则厥阴，厥阴实则少阳"之说。

胆为少阳之府，当邪气侵犯少阳领域，胆火上炎，而见口苦、咽干、目眩；胆气不降，胃气上逆，而见心烦喜呕；枢机不利，而见胸胁苦满；正邪分争于表里之间，出阳则热，入阴则寒，相持不下，则往来寒热，休作有时。这些都是少阳经病理变化在临床上具体表现。

4. 太阴病机　太阴主脾，其位属里。脾气虚衰，运化无权，寒湿内盛，是太阴病变的基本性质。

太阴病的传变由来有三：一为邪气直中太阴，寒伤于脾；二为太阳病误下，脾阳受伐，传变而来，正如《伤寒论》第279条所说"本太阳病，医反下之，因而腹时痛者，属太阴也"；三为阳明攻下太过，损伤脾阳所致。脾与胃以膜相连，太阴阳明互为表里，故太阴过用温燥，病可转属阳明，《伤寒论》第192条"伤寒，脉浮而缓，手足自温者，是为系在太阴。至七八日，大便硬者，为阳明病也"。因而太阴阳明，往往互相传变，"虚则太阳，实则阳明"之说，临床上随时都可验证。如太阴病变不能及时控制，吐利不止，则亡阳液脱，则传入少阴、厥阴，病势就更加危重了。

5. 少阴病机　少阴属心肾，统水火二气，为三阴之枢。病变发展到了少阴这个阶段，心肾衰惫，阳气不振，阴血不足，病变的趋势是相当危重的。阳气不振则脉微；阴血虚衰，则脉细；阴阳气血不足，则神失所养，可发生疲惫模糊的"但欲寐"状态。故"脉微细，但欲寐"为少阴病的临床特征。少阴统水火，其病变有寒热之分，本体阳虚，病邪从水化寒，阴寒内盛，阳气衰微，可出现无热恶寒，蜷卧厥逆，下利呕吐，脉微欲绝等一派寒化证。如寒盛之极，发生格拒，残存之阳气浮散于外，叫作"格阳"，越于上叫作"戴阳"，可出现面红、身热、躁扰等，统属真寒假热的病理变化。本体阴虚，病邪从火化热，虚阳上亢，则引起心烦、不得眠、咽痛、舌红、脉细数等一派热化证。虽从热化，毕竟是属于虚热。少阴病虽有寒化热化两种病变，但仍以阳虚为主，寒化居多，故寒化病变，特别是心肾虚衰，阴寒内盛，是少阴病变的基本性质。故对少阴病变的预后，总以阴阳回复的情况而定。阳回则生，阳亡则死，阴竭亦死。如手足由厥转温，恶寒蜷卧转为时烦欲去衣，下利清谷渐止，脉由阴象转为阳象，都是阳气回复之候，预后多良。如手足厥冷不回，下利不止，恶寒更盛，脉欲绝，大汗出，为阳气将脱之候；如下利虽止，病情不减，脉不至，反见眩冒是真阴内竭之征，预后不良。

少阴病的传变途径有三：一为素体阳虚，病邪直中少阴；二为它经失治误治传经而来；三为少阴热化转阳形成急下证，或寒化成厥，传入厥阴。

6. 厥阴病机　厥阴包括心包和肝，为六经的最后一个病理反应层次，也是邪正斗争消长的最后关头。究其传变由来，一为寒邪直中，但较少见；二为太阴、少阴病势日甚，传变而至；三为少阳病虚衰的转化。

厥阴为两阴交尽，本阴而标热，既能寒极化热，也能热极化寒。故寒热的两极转化，实为厥阴病的特征。

热厥是阳热盛极，拒阴于外。常见先发热而后厥，其热是真热，寒是假寒。寒厥为阴寒盛极，真阳衰竭，无阳以温四末所致。常无热而厥，或先厥后热，如阴盛格阴，残阳浮越，可出现面红，身热等症状，但其热是假热，寒是真寒。

厥阴虽为两阴交尽之经，但心包与肝均有火，故于病变过程中，亦常出现寒热错杂的变化，特别是下寒上热，阴盛于下而寒，阳亢于上而热，寒于下则厥逆而下利不止；热于上则消渴而心中疼热。

临床上厥热胜复的表现，是厥阴病邪正消长，阴阳进退病理变化的主要反映。就热厥来说，初期是由于郁结于里，不能外散，故内热而外厥，热深厥亦深，热微厥亦微，叫作厥热往来，此时不可以热与厥之多少论病之进退，也不可因热与厥的时间相等而判断其"必愈"。但后期逐渐出现寒多热少，厥热胜复，但后期亦有向寒厥而呈现厥多于热的。

至于寒厥，是厥多热少，阳气不足，邪胜正虚，病变向严重方面发展的表现。厥与热相等，说明阳气已得到适当的恢复，其病当愈。厥少热多阳复太过，仍属正胜邪却，预后佳良。但厥无热，则是阴长阳消，邪胜正负，预后极为严重，所以有"厥不止者死"之说。

7.六经病的传变　影响六经相互传变的因素很多，病人体质不同，有无兼夹证或合并其他病证。是否失治误治，以及自然界气候的变异，各种疾病的特殊病程经过等，都可以影啊到传变的性质和方向，使得传变形成十分复杂，而不一定按六经病的顺序传变。古代医家提出所谓"循经传""越经传""表里传""直中""合病""并病"等，正是说明传变的复杂性。并没有固定的传变模式。无论影响传变的因素多么复杂，一般说来，邪胜正衰的传变规律是：由浅入深，自表传里，从阳转阴。正复邪衰的情况则与此相反，常由里出表，从阴转阳。如《伤寒论》190条"本太阳初得病时，发其汗，汗先出不彻，因转属阳明也"，是汗不得法，病由太阳之表传变为阳明之里。290条"少阴中风，脉阳微阴浮者，为欲愈也"，是由阴转阳，故为将愈之机。

六经辨证包括了八纲辨证，在明、清两代，一些杰出的医学家，如张景岳、程钟龄、江笔花等，他们从六经辨证中抽出阴阳两纲，以统领表里、寒热、虚实的辨证方法，后来又加以发展和完善，才逐步形成完整的八纲辨证方法。

我们从江氏的《表里虚实寒热辨》之文，还可看出当时只是阴阳称纲而未及其馀。

江氏说："凡人之病，不外乎阴阳。而阴阳之分，总不离乎表里、虚实、寒热六字尽之。夫里为阴，表为阳，虚为阴，实为阳，寒为阴，热为阳。良医之救人，不过辨此阴阳而已：庸医杀人，不过错认此阴阳而已。"

他的说法和张景岳的"两纲""六变"的意义基本相似。可以说，这是八纲辨证体系的雏形。

然而，必须指出的是，八纲辨证的思想，源于《伤寒论》的六经辨证。六经与八纲的辨证方法，本是相互依存紧密相连而缺一不可。这是因为六经是物质构成的，是脏腑经络的概括，辨证必须客观，必须建立在物质之上，所以诸病不能越出六经的前提。然而六经病证的表现，也不能离开八纲证候之规律。可以说六经是体，属于物质范围；八纲是用，属于证候运动范围。所以二者本来是不可分离的，如影随形紧密相随。

为了说明问题，现将八纲辨证与六经辨证具体结合起来试述如下。

（1）阴阳

①太阳病的阴阳：太阳与少阴为表里，"实则太阳，虚则少阴"，故有阴、阳两种病证发生之分。

如果太阳病，脉浮、发热而恶寒的，则为病发于太阳，叫作阳证。如果发热而脉反沉，或恶寒脉不浮而沉的，则为病发于少阴，叫作阴证。

②阳明病的阴阳：阳明与太阴为表里，"实则阳明，虚则太阴"如果身热汗出，不恶寒，反恶热的，则为病发于阳明，叫作阳证。如果手足出凉汗，小便不利，大便初硬后溏，为病发于太阴，则叫作阴证。

③少阳病的阴阳：少阳与厥阴为表里，"实则少阳，虚则厥阴"。如其人往来寒热，胸胁苦满，心烦喜呕，为病发于少阳，则叫作阳证；如果耳聋不闻，囊缩而四肢厥冷，水浆不入，舌苔黑滑，为病发厥阴，则叫作阴证。

至于三阴为病，亦可按脏腑表里关系而分阴证阳证，恕不多叙。

由上述可见，六经为病，而有阳证与阴证之分，则阴阳来自于六经。然而阳经之病，多发于六腑，因腑为阳，气血充盛，抗邪有力，故以热证为特点。根据临床观察，凡证见身轻，身热面红，口鼻气热，目睛不了了，不能睡眠，目赤多眵，烦渴而小便红黄，大便秘结等，皆为阳证的反映。如果身重，口鼻气冷，但欲卧寐，面色少华，四肢厥冷，爪甲色青，吐、利而小便色白等，则皆为阴证的反映。

古人说："阴极似阳、阳极似阴"，所以辨别阴证与阳证时，须区别阴阳病性之真伪，而方不被其假象所欺。《伤寒论》第11条说："病人身大热，反欲得近衣者，热在皮肤，寒在骨髓也；身大寒，反不欲近衣者，寒在皮肤，热在骨髓也。"仲景示人辨证眼目在于"证"有真伪，而"情"则无假，从"欲"与"不欲"之情，解开空热真假，就为辨阴阳之证，而更上层楼。

（2）表里：六经为病，皆有一个发病部位的问题，辨清病位，治疗才能有的放矢，对汗、下之法，方能用之不殆。

①太阳病的表里证

太阳病表证：六经为病，只有太阳病属于表证的提纲。因为太阳经上连于风府，为诸阳主气，故能总六经而统荣卫，为一身之外藩，所以，太阳主表。

另外，六经为病，而各有经、腑之分，凡经受邪，与腑对比而言，则经在外称表，腑在内而称里。

《伤寒例》说："尺寸俱浮者，太阳受病也，当一二日发。以其脉上连风府，故头项痛，腰脊强。"《太阳篇》第一条的"太阳之为病，脉浮、头项强痛而恶寒"等证候，皆说明了邪伤太阳经表发病的特点。

太阳病里证：太阳病还能有里证？这不必惊怪，太阳的里证是指膀胱病变而言。

如果太阳在经之邪不解，而邪气随经入腑，由表而入下焦之里，则可发生太阳"蓄水"和"蓄血"的病变。我们称这叫作太阳病的里证。

太阳蓄水证：以脉浮、发热、消渴引饮、小便不利为主证，甚或饮水则吐的，则叫作"水逆"。

太阳蓄血证：太阳病，脉微而沉，反见少腹硬满，精神发狂；轻者少腹急结、精神如狂，然小便自利，故知此证与水无关。

②阳明病的表里证

阳明病表证：世人皆知阳明病为里证，没有表证可言，殊不知《伤寒例》曰："尺寸俱长者，阳明受病也，当二三日发，以其脉挟鼻络于目，故身热、目疼、鼻干，不得卧。"

成无己注："阳明脉起于鼻交颈中，络于目。阳明之脉，正上颈，还出目系。……目疼鼻干者，经中客邪也。"此证还有发热，恶寒，无汗，面赤，额头作疼，脉浮而长等证。

阳明病里证：如果胃肠受邪，而发生病变则叫阳明病里证。《伤寒论》第218条的"伤寒四五日，脉沉而喘满。沉为在里，而反发其汗，津液越出，大便为难……"即指阳明胃肠里证为病而言。里证为邪在内不能发汗，发汗则伤津液，故而大便困难。

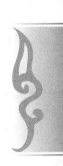

③少阳病的表里证

少阳病表证：少阳位居两胁，为半表半里之病，然从经腑判分，亦有表里之证。

《伤寒例》说："尺寸俱弦者，少阳受病也，当三、四日发。以其脉循胁络于耳，故胁痛而耳聋"。由于少阳经脉壅滞不利，犹未涉及胆腑，故可称之为经表之证。

少阳病里证：《伤寒论》第263条说，"少阳之为病，口苦、咽干、目眩也。"为邪热入于胆腑，迫使胆汁上溢则口苦，故可称为少阳病的里证。

④太阴病的表里证

太阴病表证：《伤寒例》说，"尺寸俱沉细者，太阴受病也。当四、五日发。以其脉布胃中，络于嗌，故腹满而嗌干"。《伤寒论》第274条的"太阴中风，四肢烦疼……"；第274条的"太阴病，脉浮者，可发汗……"，这都反映了太阴脾家经表为病的事实。

太阴病里证：《伤寒论》第279条说，"本太阳病，医反下之，因尔腹满时痛者，属太阴也……"说明了误下之后，在表之邪传入太阴之里，出现腹满时痛的太阴里证。

⑤少阴病的表里证

少阴病表证：《伤寒例》说，"尺寸俱沉者，少阴受病也，当五、六日发。以其脉贯肾络于肺，系舌本，故口燥舌干而渴。"这是论述少阴经被热邪所伤之证，《伤寒论》第301条说，"少阴病始得之，反发热，脉沉着，麻黄细辛附子汤主之。"则是论述了少阴阳虚，经表受寒邪所伤之证。

少阴病里证：是指少阴心肾之病，如《伤寒论》第323条的"少阴病、脉沉者，急温之，宜四逆汤"，又第285条"少阴病，脉细沉数，病为在里……"。这两条说明了少阴病既有阳虚的里寒证，又有阴虚的里热证。

⑥厥阴病的表里证

厥阴病表证：《伤寒例》说，"尺寸俱微缓者，厥阴受病也，当六七日发。以其脉循阴器、络于肝，故烦满而囊缩。"而《伤寒论》第351条又说，"手足厥寒，脉细欲绝者，当归四逆汤主之。"

以上两条反映了厥阴病的经热和经寒为病的特点。

厥阴病里证：《伤寒论》第352条说，"若其人内有久寒者，宜当归固逆加吴茱萸生姜汤。""内有久寒"，是指厥阴肝寒而言（小腹疼痛、呕吐、四肢厥冷）。

以上我们用表、里两纲，以反映六经的经络、脏腑之为病，从而体现出中医辨证学的系统和完整。如果只讲脏腑的里证，而不讲经络循行体表之病，则就失掉六经辨证之全面。所以八纲辨证必须与六经辨证结合起来，才不致失于片面之见。

（3）寒热：寒热两纲，为反映六经寒热病情而设。它以疾病的寒热两种情况的客观存在，故作为临床治疗中辨证分型的依据。因此，它把表里、阴阳为病的具体病情概括无遗。

①太阳病的寒热证

太阳病寒证：太阳主表，表受邪而有寒热之分，实不可不察。如《伤寒论》第3条的"太阳病，或已发热，或未发热，必恶寒、体痛、呕逆，脉阴阳俱紧者，名曰伤寒。"这条以恶寒、体痛、脉紧反映出表受寒邪的特点。故可称为太阳病的表寒证。

太阳病热证：有寒必有热，此乃相对而生。然太阳表热证，不外以下两种形式：一是感受温热之邪气，如《伤寒论》第6条的"太阳病，发热而渴，不恶寒者，为温病。"因为温热之邪尚在太阳未全入里，故叫太阳病表热证。一是由于风寒束表，日久不解，则寒郁化热，而脉由紧变缓，身由疼变重，无汗而精神烦躁者，也称太阳病表热证。此外，尚有27条的"太阳病、发热、恶寒，热多寒少，……宜桂枝二越婢一汤，也属于太阳病表热证的一种。

②阳明病的寒热证

阳明病里寒证：阳明胃肠居里，而以里证为主。然里证有寒热之分：

《伤寒论》第226条说："若胃中虚冷，不能食者，饮水则哕。"而243条说："食谷欲呕，属阳明也，吴茱萸汤主之。"此条论里寒作呕，并提出了治法。

阳明里热证：阳明病的里热证，有在上、在中、在下的不同。热在上，郁于膈脘，则心中懊恼，舌上生苔；热在中则渴欲饮水，口干而燥；热在下，则脉浮发热，渴欲饮水，而小便不利。

③少阳病的寒热证

少阳病寒证：胸胁满闷，小便不利，渴而不呕，但头汗出，腹中胀，大便溏，脉弦迟。

少阳病热证：口苦、咽干、心烦、目眩，脉弦数。

④太阴病的寒热证

太阴病寒证：《伤寒论》第277条说，"自利不渴者，属太阴，以其脏有寒故也。"

太阴病热证：《伤寒论》第278条说，"伤寒脉浮而缓，手足自温者，系在太阴。太阴当发身黄；若小便自利者，不能发黄。"

⑤少阴病的寒热证

少阴病寒证，包括甚广，《伤寒论》第 282 条 "少阴病，欲吐不吐，心烦但欲寐，五六日自利而渴者，属少阴也。……小便白者，以下焦虚有寒" 之语，道破了少阴病的寒证。

少阴病热证：《伤寒论》第 303 条 "少阴病，得之二三日以上，心中烦，不得卧……" 说明了少阴病热证烦躁的情况。

⑥厥阴病的寒热证

厥阴病寒证：《伤寒论》第 352 条 "若其人内有久寒者，宜当归四逆汤加吴茱萸生姜汤"，说明了肝有久寒者，表现为下焦积冷，少腹冷痛，或上逆作呕。

厥阴病热证：乃是感受热邪为病；或阳气被郁，久而化热，或厥阴阳复太过，热气有余。《伤寒论》第 335 条 "伤寒一二日至四五日厥者，必发热；前热者，后必厥，厥深者热亦深，厥微者热亦微。厥应下之。而反发汗者，必口伤烂赤"，说明了厥阴内热情况。

（4）虚实：虚实两纲，常以反映六经为病，正邪斗争的虚实特点，大概而论，凡三阳经病，多以实证为主，三阴病中多以虚证为主。

①太阳病的虚实

太阳病表虚证：太阳病为表证，若表证汗出的，则叫表虚证。如《伤寒论》第 12 条的 "太阳中风，阳浮而阴弱，阳浮者，热自发；阴弱者，汗自出。啬啬恶寒，淅淅恶风，翕翕发热，鼻鸣干呕者，桂枝汤主之"，是说太阳病表邪的虚证。

太阳病表实证：太阳病表证，若无汗而喘的，则叫表实证。如《伤寒论》第 35 条的 "太阳病，头痛，发热，身疼，腰痛，骨节疼痛，恶风，无汗而喘者，麻黄汤主之"，是说的太阳表邪的实证。

②阳明病的虚实

阳明病里虚证：阳明病的里证，而有虚实之分。阳明病的里虚证，如《伤寒论》第 196 条，"阳明病，法多汗，反无汗，其身如虫行皮中状者，此以久虚故也"。成无己注："胃为津液之府，气虚津少，病则反无汗。胃候身之肌肉，其身如虫行皮中者，知胃气久虚故也。"

太阳病以有汗为虚，无汗为实。阳明病则以有汗为实，无汗为虚。

阳明病里实证：阳明病的里实证。以 "不更衣" "大便难" 为主要临床表现。《伤寒论》180 条的 "阳明之为病，胃家实是也"，就是论述阳明为病的特点。里实的具体证候有不大便，腹满疼痛，或绕脐疼痛；或腹满不减，反不能食，脉沉紧，或沉迟有力，舌苔黄燥等证。

③少阳病的虚实

少阳病虚证：少阳病的虚证，如《伤寒论》第 100 条的"伤寒，阳脉涩，阴脉弦，法当腹中急痛，先与小建中汤；不差者，小柴胡汤主之"。少阳病，脉本弦，今浮取而涩，沉取而弦，与太阳病的"尺脉迟"意义相同。反映了少阳病挟虚而气血不足。先与小建中汤以扶正气之虚，后用小柴胡汤以和解少阳之邪。

今之肝炎患者，每见胁痛服药而不效，脉弦迟涩的，余每用小建中汤取效，此乃"肝苦急，急食甘以缓之"，肝病用糖治疗，盖古已有之，非始自于今。

少阳病实证：是指少阳病胸胁苦满，心下急，郁郁微烦，呕不止，大便秘结，口苦心烦，脉弦滑有力。

④太阴病的虚实

太阴病虚证：虚与寒连，如《伤寒论》第 273 条的"太阴之为病，腹满而吐，食不下，自利益甚，时腹自痛"，充分反映了脾气虚寒的吐利之证。据临床所见，太阴以下利为主，而厥阴则以呕吐为主，两证虽皆有吐利，然各有所专，不可不知也。

太阴病实证：《伤寒论》第 279 条"本太阴病，医反下之，因而腹满时痛者，属太阴也……""大实痛者，桂枝加大黄汤主义"，就说明了脾实可下之证，然其脉必沉中有力。

⑤少阴病的虚实

少阴病虚证：首先应分清阴虚和阳虚。如《伤寒论》第 286 条说"少阴病，脉微，不可发汗，亡阳故也。"而第 285 条说"少阴病，脉细沉数，病为在里，不可发汗。"

上条是阳虚，下条是阴虚而统属少阴病的虚证。

少阴病实证：俗云肾无实证，肝无虚证，此说固不足法。然少阴病的实证，多以"中脏溜腑"而形成。如《伤寒论》第 321 条"少阴病，自利清水，色纯青，心下必痛，口干燥者，可下之，宜大承气汤。"此条为燥热内实，迫阴下夺，穷必及肾，成为少阴可下之证。

⑥厥阴病的虚实

厥阴病虚证：厥阴病的虚证，有阳虚和血虚之分。阳虚的如《伤寒论》353 条说"大汗出，热不去，内拘急，四肢疼，又下利厥逆而恶寒者，四逆汤主义"。如果是血虚的，第 351 条"手足厥寒，脉细欲绝者，当归四逆汤主之"。

厥阴病实证：计有痰壅、水停、热结而使肝的疏泄不利，气机不畅，而发生气郁的厥逆之病。《伤寒论》第 355 条，"病人手足厥冷，脉乍紧者，邪结在胸中，心下满而烦，饥不能食者，病在胸中，当须吐之。宜瓜蒂散。"

此条论述了痰邪凝结胸中，厥阴气机不利的手足厥冷之证。第356条说："伤寒厥而心下悸，宜先治水，当服茯苓甘草汤，却治其厥。不尔。水渍于胃，必作利也。"此条是论水停于胃，肝不疏泄，气机不达，手足厥冷之症，因水为邪，亦称实证。

通过以上六经辨证内寓八纲分证之法，于每一经中，皆有阴阳表里寒热虚实八个方面的变化，六八四十八个证候，乃是六经辨证的核心，因为阴阳相对而生，其表里、寒热、虚实自可对比互证，从而提高了辨证的思路，这对指导临床，发扬仲景心法而有事半功倍之美。

同时，中医的辨证学说，是体现于经络脏腑的生理病理变化运动，所以唯有用八纲辨证方法才能统摄经、腑表里的病位；阴阳脏腑的病性；以及阴阳寒热，正邪虚实，无不包容在内，这样就能做到有纲有目，了如指掌。

运用多元分析方法对柴胡类方证的研究

以方证作为证候规范，用以指导辨证和处方，是《伤寒杂病论》的重要特色之一。笔者选择最常用的柴胡类方证为研究对象。

研究不满足于找出方剂与症候群之间的对应关系，而是着重"于症中审病机察病情"，总结出其临床规律，使对方证的认识上升到理性高度，以更好地指导临床之应用。

就研究方法而言，历代虽对柴胡证做了大量研究工作，但多是根据前贤论述和个人经验进行归纳，难以做到客观化、定量化。这种状况于中医学继续向前发展的需要是很不相应的。为此，在研究中引入了现代数理统计学中多元分析的思想与方法，并借助于计算机对资料进行分析处理。

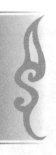

一、研究方法

首先根据柴胡剂的药物构成，运用聚类分析和数量化理论Ⅲ等方法，对包括小柴胡汤加减在内的14种组方进行比较、聚类，得到了对各方之间"亲疏"关系形象的、定量的认识。在此基础上，联系临床实际对柴胡剂群进行分组，并按组别收集历代柴胡剂验案作为资料。由于研究目的在于阐明各方证的内部结构和临床规律，故宜选取那些使用原方或加减幅度较小的案例。为此，根据各方组方特点决定了病案筛选标准。经严格筛选，最后确定小柴胡汤验案265例（外感组146例、杂病组119例）、大柴胡汤验案113例、柴胡加龙牡汤验案60例、柴胡桂枝汤验案74例作为研究对象。为便于分析，对病案中记载的脉症资料做了数量化处理。

　　然后，对各方证组的性别、年龄、病程、病种、脉症、用药等情况分别做了统计，并运用求连关频数的方法，研究了各方证常见的脉症组合。进一步，在相关分析基础上，运用因子分析方法对各方证的脉症构成和基本病机进行剖析。为比较诸方证间的异同，建立判别函数，还运用了逐步判别分析等方法。

　　计算分析主要在北京医科大学计算中心的 M-340S 机上进行。

二、结果与讨论

　　小柴胡汤证最常见的症状是往来寒热或发热，占 61.5%，在外感组达 85%。其次是消化道症状、少阳提纲见症和胁部症状等。常见舌脉为弦数、弦细脉，薄白、薄黄苔。因子结构提示，就外感而言，"血弱气尽"、邪正相搏是基本病机之一。大论记载小柴胡汤用于治疗热入血室、产后郁冒、产后发热等条，均可说明这一点。又从小柴胡汤的构成来看，以参、草、枣安中扶正，配合柴、芩、姜、夏攘外祛邪，也正是针对此病机而设。而因子 2 的意义恰能充分反映出小柴胡证患者的体质是相对虚弱的。另一基本病机是枢机不利、气机郁结，这在外感组和杂病组中均有反映。由此可影响到脾胃失和、三焦不畅，乃至于出现血分、承分、神志、情志等方面的症状。这些情况在因子模型中均有所体现。

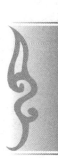

　　大柴胡汤证中，呕、吐、大便异常等消化道症状和脘腹症状较为突出。舌脉以弦数、弦滑脉，黄腻、黄厚、黄燥苔为多见。因子模型中有两个因子与痰湿内滞有关，说明该方证的病机并不仅仅是"热结在里"。概括来讲，该方证的基本病机是肝胆气郁，脏腑气机壅遏。具体又分两途，一则气郁化火，一则气郁停湿。气郁化火又有热结在里和循经上犯两种变化。此外，由于大柴胡汤在现代常被用来治疗肝胆肠胃疾患，故在因子模型中，出现一些与胆囊炎、肝病、急腹症等密切相关的因子。

　　柴胡加龙牡汤证以精神、情志症状最为突出，其主要病机为胆气内郁、痰浊扰心。此外，《伤寒论》第 107 条中所反映的邪气内陷、枢机不转、三焦气壅的情况也可得到印证。因子结构和两两判别分析的结果还表明，该方证较之小柴胡证则偏于邪实，较之大柴胡证则偏于正虚，这与方中参、芩、桂、黄并用，补泻温清兼施的组方特点是相应的。

　　柴胡桂枝汤证的构成情况表明，该方有两个作用趋向，一是针对外感，其病机为"血弱气尽""荣卫不和"；一是针对脏腑气机不和，主要是脾胃、肝胆之气机不和。其脉症特点与小柴胡汤证相比，外则更趋于体表四肢，内则局限于脘腹肝脾。

　　将诸方证综合比较，可知各组少阳提纲证的出现率在 40% 左右，且相互间无显著差异，更参以弦脉为各组最常见之脉象，则反映出胆气内郁是各方证的共同病机。从症状上看，发热、往来寒热、头痛、身痛等外感症状以小柴胡汤证和柴桂汤证为多见；脘腹、消化道症状以大柴胡汤证和柴桂汤证为多见；精神、情志症状除柴胡加龙牡汤证最常见之外，小柴胡汤证中也较常见。通过两两判别分析，研究了各组之间的脉症异同。又经逐步判别分析，产生出判别函数。经回代和检验，证明该判别函数的分类效果良好。

研究结果深化了对各方证脉症构成、病机特点和相互异同等临床规律的认识。除印证了前人的许多学术观点外，还澄清了一些有争议的问题，并发现了一些值得注意的现象。例如对于"但见一证便是"的"一证"应如何理解，历代众说纷纭，而本研究的统计结果表明，各家所云均未能达到"但见一证（症）便是"的标准。由此体会到对古人之说应着重领会其精神，不宜在枝节上过于计较。又如在筛选医案时，曾对所拟定的筛选标准进行检验，发现小柴胡汤原方组和加减组在脉症构成上无显著差别。这除证明筛选标准可行外，还提示在使用小柴胡汤时，酌情加减虽属必要，却大可不必一见兼或之症，必事加减之法。

三、结语

中医学宝库中蕴藏着历代积累下来的丰富经验，应努力发掘和继承。然而这种继承应当立足于现代科学的高度。因此，必须在研究思路和研究方法上进行必要的改革。

本研究运用多元分析方法，从一个新的角度分析了柴胡类方证的内在结构和相互异同，这为掌握柴胡类方的运用规律提供了客观依据。就方法学而言，为适应中医学不断发展的需要，使中医学研究在充分保持自身特色的前提下更具科学性，并逐步实现辨证的规范化、定量化，提出一条新的途径。

（高飞）

从方药加减看张仲景对《内经》的继承和发展

《伤寒杂病论》和《黄帝内经》两部医学经典之间，具有源和流的关系。全面研究二者之间的内在联系，对于正确认识中医理论体系及其特点，是必要的、有益的。

本文仅对《伤寒论》《金匮要略》中未更名称的方剂药物加减，进行了全面的整理；通过分析看出仲景加减药物的规律是：因人、因病、因时制宜，完全符合《内经》的理论原则。同时仲景还从临床实际出发，论述了虽应使用某方，但缺少个别药物，可以选择代用品，或缺味服用。从而补充了《内经》的用药理论。

本文所集内容，不仅有助于解决仲景学说研究中"经方是否可以加减"的争论，还可从仲景以《内经》的理论为指导，密切联系实际的治学方法中，得到启示。

张仲景所撰《伤寒杂病论》，对治疗疾病的理、法、方、药全过程作了精湛的论述，被尊为"临床医学之祖"。全书（后世分为《伤寒论》和《金匮要略》二部）不仅遵循了《黄帝内经》的理论原则，而且在治疗学的各个方面，尤其是在方药的运用方面，更给《内经》理论以补充和发展。仲景不仅创制方剂331首，同时还有数十首虽未更改方名，但根据其主治疾病的症状变化以及病人体质不同等因素，将药味或药量进行加减，以使其"病皆与方相应"，而为后世辨证论治灵活用药之楷模。本文仅就这些未更名称方剂的药物加减规律及其与《内经》理论的联系，作一初步分析。

一、因病加减用药

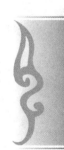

根据病情选药制方，是《内经》的重要理论原则之一。《素问·至真要大论》虽然将方剂分为大、小、缓、急、奇、偶、复七方，每方各有主治；将药物分为大毒、常毒、小毒、无毒四类，每类各有所宜。但其用药制方的基本根据则是疾病的证候。如说："气有高下，病有远近，证有中外，治有轻重，适其至所为故也"。对于用方的大小缓急，以及用药的有毒无毒，则谓"补上治上，制以缓；补下治下，制以急。急则气味厚，缓则气味薄，适其至所。此之谓也""有毒无毒，所治为主，适大小为制也"。强调指出，无论是用气味厚、作用急的药物组成之"急"方，或是用气味薄、作用缓的药物组成之"缓"方；无论是用多数药味组成之"大"方，或是由少数药味组成之"小"方；或用有毒的药物等，或用无毒的药物等，其组方选药，都是以适合病情，使药力恰至病所为原则。惟《素问》制方的理论仅是高度的概括。尚不足以阐明方剂的药物加减规律。

张仲景于《伤寒杂病论》中不仅应用了《内经》的理论创制方剂，而且还将这一理论具体地应用于方剂的药物加减之中。当症状有所不同，而主证无太大改变的情况下，则在主病之方中加减少数药味，或调整某些药的用量，以使药病相得，即《伤寒论》317条下所谓："病皆与方相应者。乃服之"。现将《伤寒论》《金匮要略》因病情变化的方药加减，列表如后。

从表1、表2中可以看到,仲景因病而加减药物的方剂共有24首。涉及症状49个,均相应地指出了应该增减的药物。其中"腹痛"一症最多，见有八处，五处加用了养血柔肝、缓急止痛的芍药；"呕（吐）"，见七处，其中加用辛开疏泄止呕的半夏、生姜各三处。另"小便不利"虽仅四见，但三处加用茯苓、一处加用桂枝。再参考"小便利"去苓、桂的记载，则可明显看出仲景用通阳之桂枝、淡渗之茯苓利小便，甚合膀胱州都之官，惟"气化则能出矣"（《灵兰秘典论》），"淡味渗泄为阳"（《至真要大论》）之经旨；"咳"亦仅四见，但四处俱加用干姜、三处加用五味子、一处加用细辛，其用药法度，不仅与《素问·脏气法时论》"肺欲收，急食酸以收之，用酸补之，辛泻之"相合，而且对后世"肺喜温恶寒"的认识具有启发意义。

除上述外，仲景还指出，由于主证及兼证的不同，还可改变给药途径。《金匮·疮痈肠痈浸淫》篇应用王不留行散治金疮，云："小疮即粉之，大疮但服之，产后亦可服。如风寒，桑东根勿取之"。根据金疮之大小，或宜外敷，或宜内服。若兼夹风寒，则宜免用寒凉之桑东根皮（即桑白皮）。此外，因为该方善调畅血行，故谓"产后亦可服"，则又为一方多用之例（一方多用及一病可用多方，仲景书中亦有不少记载，此从略）。

表1 《伤寒论》方因病加减药物一览表

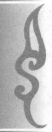

条 次	方 名	症 状	加	减
40	小青龙汤	1 渴	瓜蒌根	半夏
		2 微利	荛花	麻黄
		3 噎	附子	麻黄
		4 小便不利	茯苓	麻黄
		5 少腹满		
		6 喘	杏仁	麻黄
		7 烦而不呕	瓜蒌	半夏 人参
96	小柴胡汤	1 渴	人参 瓜蒌	半夏
		8 腹痛	芍药	黄芩
		9 胁下痞满	牡蛎	大枣
		10 心下悸	茯苓	黄芩
		4 小便不利		
		11 不渴	桂枝	人参
		12 外有微热		
		13 咳	五味子 干姜	人参 大枣 生姜

（续表）

条 次	方 名	症 状	加	减
141	白散	8 腹痛	芍药	
174	桂枝附子去桂加白术汤	14 大便硬		桂枝
		15 大便利		
		16 大便不硬	桂枝	
		4 小便不利		
316	真武汤	13 咳	五味子 细辛 干姜	
		15 小便利		茯苓
		17 下利	干姜	芍药
		18 呕	生姜	附子
317	通脉四逆汤	19 面色赤	葱	
		8 腹痛	芍药	葱
		18 呕	生姜	
		19 咽痛	桔梗	芍药
		20 利止脉不出	人参	桔梗
318	四逆散	13 咳	五味子 干姜	
		17 下利		
		10 悸	桂枝	
		4 小便不利	茯苓	
		8 腹痛	附子	
		21 泄利下重	薤白	
386	理中汤	22 脐上筑	桂枝	白术
		23 吐多	生姜	白术
		10 悸	茯苓	
		1 渴欲饮水	白术	
		8 腹痛	人参	
		24 寒	干姜	
		25 腹满	附子	白术
393	枳实栀子豉汤	26 有宿食	大黄	

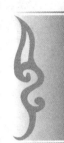

表2 《金匮》方因病加减药物一览表

章节	方名	症状		加	减
痉湿暍 22	防己黄芪汤	1	喘	麻黄	
		2	胃中不和	芍药	
		3	气上冲	桂枝	
		4	下有陈寒	细辛	
百合狐惑阴阳毒 15	升麻鳖甲汤	5	身痛如被杖		雄黄 蜀椒
疟 5	蜀漆散	6	温疟	蜀漆	
中风历节 12	千金三黄汤	7	心热	大黄	
		8	腹满	枳实	
		9	气逆	人参	
		10	悸	牡蛎	
		11	渴	瓜蒌根	
		12	先有寒	附子	
中风历节 12	千金越婢加术汤	13	恶风	附子	
血痹虚劳 13	黄芪建中汤	14	气短	生姜	
		15	胸满		
		8	腹满	茯苓	大枣
		16	补气	半夏	
腹满寒疝宿食 9	厚朴七物汤	17	呕	半夏	
		18	寒多	生姜	
腹满寒疝宿食 18	当归生姜羊肉汤	18	寒多	生姜	
		19	痛	橘皮 白术	
		17	呕		
痰饮咳嗽 29	己椒苈黄丸	11	渴	芒硝	
痰饮咳嗽 37、38、39、40	苓桂五味甘草汤	20	咳满	干姜 细辛	桂枝
		17	呕	半夏	
		21	形肿	杏仁	
		22	胃热冲面	大黄	
水气 20	防己黄芪汤	19	腹痛	芍药	

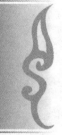

（续表）

章节	方名	症状	加	减
水气 21	越婢汤	13 恶风	附子	
		23 风水	白术	
妇人妊娠 10	白术散	19 苦痛	芍药	
		24 心下毒痛	芎䓖	
		25 心烦吐痛	细辛	
		26 不能食		
妇人产后 8	竹叶汤	27 头项痛	"大"附子一枚	
		17 呕	半夏	
妇人产后 9	竹皮大丸	28 有热	白薇	
		29 烦喘	柏实	
妇人产后 10	千金内补当归建中汤	30 去血过多崩伤内衄	地黄 阿胶	

二、因人加减用药

治疗方法之施于病人，其所以能够发生效力，主要是靠人体正气的运载作用。如正气败散，则任何先进的疗法都将失去意义。《素问·汤液醪醴论》说："形弊血尽而功不立者何？岐伯曰：神不使也。"神，即人身气血精神，亦即正气。该节经文含义，正如张介宾所释："凡治病之道，攻邪在乎针药，行药在乎神气。故治施于外，则神应于中，使之升则升，使之降则降，是其神之可使也。若以药剂治其内而脏气不应。针艾治其外面经气不应，此其神气已去，而无可使矣。虽竭力治之，终成虚废已尔"。因此，为提高疗效，除掌握疾病证候外，还必须充分注意病人的正气情况，从而采取相应的治疗措施，即所谓"因人施治"。《灵枢·卫气失常》说："必先别其三形，血之多少，气之清浊，而后调之，治无失常经。"指出治病的常规（常经）是必须辨别病人的肥瘦及肌肤的疏松与致密（三形）、气血的盛衰清浊。影响人体气血盛衰的因素很多，其中以年龄、强弱最为突出。《灵枢·逆顺肥瘦》说："年质壮大，血气充盈"；瘦人皮薄肉少，"直清气滑，易脱于气，易损于血"；婴儿"其肉脆，血少气弱……"。因而治疗方法必须因人而异。但其举例，仅详于针刺的运用，而略于方药。

"因人而治"的理论指导用药，在仲景书中得到了具体而充分的发挥。在《伤寒论》有九条，涉及的方六首；《金匮要略》有九节，涉及的方九首。两书相重二方，计共一十三首。现将诸方列表于下（表3，表4）。

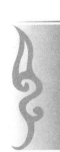

表3 《伤寒论》方因人药物（量）加减一览表

条次	方名	体质		加药（量）	减药（量）
29	四逆汤	强人		可"大"附子一枚	
141	白散	强人		半钱匕	
			赢者		减之
152	十枣汤	强人		一钱匕	
			赢人		半钱
168	白虎汤	亡血虚家			不可与
174	桂枝附子去桂加术汤	虚弱家及产妇			宜减之
225、323、353	四逆汤	强人		可"大"附子一枚 干姜增至三两	
355	瓜蒂散	亡血虚家			不可与

表4 《金匮》方因人药物（量）加减一览表

章节	方名	体质	加药（量）	减药（量）
血痹虚劳 13	小建中汤	呕家		不可与
肺痿肺痈咳嗽上气 14	小青龙加石膏汤	常人	服一升	
		赢者		减之
		小儿		服四合
胸痹心痛短气 9	九痛丸	强人	三丸	
		弱者		二丸
腹满寒疝宿食 15	大黄附子汤	强人	二升半分三服	
		常人		二升分三服
腹满寒疝宿食 17	大乌头煎	强人	七合	
		弱人		五合
腹满寒疝宿食 20	外合走马汤	老少		量之
腹满寒疝宿食 24	瓜蒂散	亡血及虚者		不可与
痰饮咳嗽 22	十枣汤	强人	一钱匕	
		赢人		半钱
呕吐哕下利 14	四逆汤	强人	"大"附子一枚 干姜三两	

仲景所举"强人"可加量、"赢者"应减量诸方，均系药物作用剧烈（有毒）

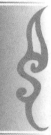

之剂，这正是对《灵枢·论痛》："胃厚色黑大骨及肥者，皆胜毒。故其瘦而薄胃者，皆不胜毒"论述的具体运用。而对产后及诸亡血虚家"不可与"峻烈之剂，则是对《素问·五常政大论》"能（耐）毒者以厚药，不胜毒者以薄药"理论的引伸与发挥。

三、因时加减用药

"时"，包括年、季、月、日、时辰等。"人与天地相参，与日月相应"。经脉气血脏腑功能的活动，都与自然界气候变化密切相关，所以"时间"必然影响疾病，因而治疗亦应随之而变，即"因时制宜"。《素问·八正神明论》说："四时者，所以分春秋冬夏之气所在，以时调之也"。指出人身气血因自然界阴阳之气的升降浮沉，或趋向于表，或趋向于里而"所在"不同。《素问·六元政纪大论》云："用寒远寒，用凉远凉，用温远温，用热远热。"在寒热温凉的不同时令，用药应之所慎。天气暑热，人身阳热之气偏胜，故当慎（远）用热药；天气严寒，则相应地要慎（远）用寒凉药……昼夜十二时辰，人之气血亦随天地阴阳而发生周期性的变化，对于治疗亦有一定的影响。《顺气一日分为四时》《营卫生会》《卫气行》诸篇都有论述。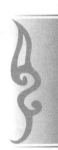

仲景应用"因时制宜"的理论，指导临床遣药用方，颇能示人以规范。

《伤寒论》198条白虎汤下云："此方立夏后立秋前乃可服。立秋后不可服。正月、二月、三月尚凛冷，亦不可服之。"秋冬寒凉之时，白虎汤亦寒凉之剂，"用寒远寒"，故当慎用。但白虎汤一方，在仲景书中多次见到，而独此条提出季节问题，正寓有举一反三之意。说明凡用药皆需知时令所慎，而非独白虎汤如此。又秋冬之季亦并非绝对不可使用此方，但有是证者，用之无妨。临床则当随机应变。

《金匮·杂疗》退五脏虚热四时加减柴胡饮子，其法："冬三月，加柴胡八分……春三月加积实，减白术；夏三月，加生姜三分，积实五分，甘草三分；秋三月，加陈皮三分"。《本经》云柴胡能去"寒热邪气，推陈致新"，故可用来治疗五脏虚热。但其性升散惟于冬藏之时，乃可稍加用量。春季阳气升发而气候温和，故用凉降之积实，使其"发陈"之机不致太过。"用温远温"，故减性温之白术。夏季虽阳盛于外，但又多湿易伤脾胃，故加甘草、生姜以和中，加积实以防湿滞。秋气敛肃，故加陈皮以温中快脾。

《金匮·黄疸》千金麻黄醇酒汤之用法，"冬月用酒，春月用水煮之"，以酒性辛热走散，故冬月宜用；春气阳升而温和故不当用酒。

仲景虽仅少数方中论及因时加减，但却包括了"慎用"（不可与）、加减法、煎煮法等各个方面，虽仍只是"示人以规矩"，但较之《内经》的论述，则具体而丰富得多了。

四、代用药及缺味服

因方剂中某药一时难得，而病人又需及早治疗，可用功效相近的药物代替，或缺味而服。这是仲景从临床实践出发，对《内经》理论的一大补充和发展。

《伤寒论》309 条通脉四逆加猪胆汁汤下云："无猪胆，以羊胆代之。"指出了代用药。同时，若代用药亦不能取得，有时亦可缺药而用之，故与 315 条白通加猪胆汁汤下又云："若无胆，亦可用。"此二条文字虽简，但其含意并非仅是羊胆可代猪胆，无猪、羊胆亦可服用此方。其意既可启发后人，缺药可用代替品，或寻找疗效更高的药物；又可示人，方剂并非绝对不可变更，治病应从实际出发而灵活交通。

《金匮·妇人产后》用千金内补当归建中汤治产后虚羸腹痛，指出"若无当归以芎䓖代之，若无生姜以干姜代之"。强调使用代替药应根据病情。因为产后病有宜温经活血的特点，所以才可以用活血力量较强的川芎代替补中有行的当归；用辛热温中的干姜代替辛温健胃的生姜。说明使用此类代替药，不仅需要掌握药性，还要了解病证特点，不能认为无论何病，均可用芎䓖代当归、用干姜代生姜。而必须针对病证来作决定。

本文对《伤寒论》《金匮要略》未更方名的方剂药物加减进行了整理，并分析了其中的规律。看出仲景不仅完全遵循了《内经》的理论原则，更通过药物加减、代用等的具体运用，丰富和发展了《内经》的理论。了解这些，对于研究祖国医学理论特点和临床治疗工作，都具有参考价值。

（王洪图）

第
93～94
日

董建华院士运用仲景方治疗脾胃病的经验

一、仲景治疗脾胃病大法已备，方药极具效验

董老尝谓：一部《伤寒论》，虽为外感伤寒而设，但却奠定了脾胃病分型及辨证论治的大法。"实则阳明，虚则太阴"，这是脾胃病辨证论治之纲，而且创制了

大量卓有疗效的方剂。《伤寒论》专列了"辨阳明病脉证并治"篇，以白虎汤治疗阳明经病实热证；以三承气汤治疗阳明腑病实热证。在其他篇章中，涉及脾胃证治随处可见。如白头翁汤、葛根芩连汤治疗热痢，白通汤治疗虚寒痢，诸泻心汤治疗痞满，小陷胸汤治疗结胸，厚朴生姜半夏甘草人参汤治疗腹胀，旋覆代赭汤治疗噫气不除，理中汤治疗脾胃虚寒，黄土汤治疗脾虚下血。《金匮要略》专列了"呕吐哕下利病脉证治"篇，以半夏泻心汤治疗心下痞，大黄甘草汤治疗实热呕吐，其他如大黄附子汤治疗虚寒便秘，厚朴七物汤治疗腹胀，小建中汤、黄芪建中汤治疗腹中冷痛，麦门冬汤治疗胃阴不足等。总之温中有理中汤，清中有白虎汤，泻中有承气汤，补中有建中汤，胃热有大黄黄连泻心汤，痰热有小陷胸汤，胃胀有三泻心汤，虚呕有旋覆代赭汤，实呕有大黄甘草汤，胃阴虚有麦门冬汤，大法已备，所列方药，只要辨证准确，极备效验。

二、以旋覆代赭汤合大黄甘草汤治疗幽门梗阻

幽门梗阻是消化性溃疡的常见并发症。突出的症状是胃脘胀痛，恶心呕吐，舌苔厚腻。董老认为，本病起于脾弱气虚，通降失权，停痰积饮，壅滞为患，为本虚标实之证。旋覆代赭汤治疗胃气因虚上逆，心下痞硬；大黄甘草汤治疗实热呕吐，食已即吐，两方合用，补泻两法，两相兼顾，治疗幽门梗阻甚为适宜，屡用屡效。常用组方：党参 10g，旋覆花 20g，姜半夏 10g，干姜 10g，酒大黄 5g，佛手 10g，苏梗 10g，代赭石 20g，甘草 5g。梗阻缓解后，再予黄芪建中汤加失笑散从本治疗。

三、以大黄黄连泻心汤合小陷胸汤治疗糜烂性胃炎

董老认为，胃为阳土，不论外邪内积，一有所阻，则气机郁闭，热自内生。糜烂性胃炎多由恣饮烈酒，过食辛辣而得。临床辨证，如果燥热相结，传导失职，大便干结，董师即投以大黄黄连泻心汤，通腑泄热，取效甚捷。酒军泻火解毒，活血行瘀，消积健胃，降浊止呕，是治疗糜烂性胃炎的上品，并无攻伐败胃之虞。常用组方：酒大黄 5g，黄连 5g，黄芩 10g，枳壳 10g，大腹皮 10g，香橼皮 10g，佛手 10g。如果痰热互结，证见舌苔黄腻，即合用小陷胸汤（黄连、半夏、瓜蒌）；若大便不结，胃中灼热，去酒军，加白虎汤直清胃热，其中石膏用量 10～20g。白虎汤是热病气分热的代表方剂，鲜有在内伤脾胃病中应用的。董老多年经验，用其治疗糜烂性胃炎而见舌红、胃中灼热者，多有效验。

四、以半夏厚朴汤等治疗胃动力障碍

胃动力障碍也称非溃疡性消化不良，其主要症状为食后饱胀、腹部胀气、嗳气、厌食、恶心、呕吐、烧心、反胃等。同《伤寒论》《金匮要略》所述的"痞证""呕吐""腹满""噫气"等十分相似。如旋覆代赭汤治疗心下痞硬，大黄黄连泻心汤治疗热痞，半夏泻心汤、生姜泻心汤、甘草泻心汤、黄连泻心汤治疗寒热错杂痞，厚朴生姜半夏甘草人参汤治疗虚痞，半夏厚朴三物汤治疗腹满便秘等，都值得深入挖掘整理，开发出疗效好、副作用少的中药促胃肠动力药。董老认为同是痞满（胃动力障碍），中医有寒热虚实之分，治疗有温清补泻之别，这是中医治疗痞满证疗效显著的关键所在。董老认为在仲景方中，半夏厚朴汤治疗胃动力障碍最为好用。寒热相宜，不腻不燥，临证配以木香、佛手、槟榔、香橼皮。舌红苔黄有热者，加黄连、黄芩；舌淡苔白有寒者加吴萸、砂仁；气虚者加党参、黄芪；便秘者加酒军；痰热者加黄连、瓜蒌；阴虚者加玄参、麦冬；血瘀者加丹参、降香。

（王长洪）

仲景服药十九法

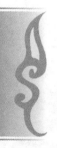

本文全面地研完了《伤寒论》《金匮要略》两书中 244 个方的服药方法，根据原文记载，整理出反映我国汉代以前服药经验的仲景服药十九法，并探讨了各种服药方法的使用范围及其理论意义。文章提出我国传统服药方法的三个基率特点，即：①特别重视汤剂第一次煎液的合理使用。②常规服药方法是一日三次服用。但为使药剂发挥最佳效果，并不拘于常法而不惜诸多变化。③重视选择合理的服药时间和服药后的护理。文章提倡全面系统挖掘整理传统用药方法，为改进当今服用中药的简单化倾向，为探索理想的服药时间和方法，提供经验。

《伤寒论》《金匮要略》两书记载的服药方法，全面地反映了我国汉代以前的服药经验。虽是口服给药，却对服药时间、次数、服用量的变化、服药后的要求以及再服条件等进行认真选择，不仅方法丰富多彩，而且依证（剂）选法，示人规矩，充分体现了服法是使药物在人体适时发挥最佳效果的重要手段。

仲景记载的服药方法对后世影响深远。如清代学者徐灵胎说，"方虽中病，而服之不得其法，非特无功，反而有害。"体会非常深刻。近代时间治疗学的研究证明，一昼夜的不同时间，药物在人体的作用大小颇不一样，因此探索理想的服药时间已引起医学家的高度重视。可是，近年服用中药，以方便于一时为前提，方法单

一，对保证疗效和中医治疗急症少利而多弊。因此借鉴传统经验，改进服药方法，殊感迫切。本文仅对《伤寒论》《金匮要略》中的服药方法作初步整理，以供临床指导正确服用中药的参考。

一、一次用药法

有顿服与一日服一次两种用法。

1. 顿服　《伤寒论》有 8 个方、《金匮要略》有 18 个方用此服法。其服药时间和服用量不尽相同。

大陷胸丸服法下有"一宿乃下，如不下更照，取下为效"句，可知为傍晚服药。十枣汤系"平旦（早晨）服"。瓜蒂散、一物瓜蒂汤、三物白散、干姜附子汤、葶苈大枣泻肺汤、薏苡附子败酱散、大黄牡丹汤等（详见文后附，下同），主要强调"顿服"，属于必要时服用，无固定时间规定。

对顿服药量应灵活掌握，如服瓜蒂散"不吐者？少少加，得快吐乃止"。服升麻鳖甲汤可"老小再服"。下瘀血汤乃"炼蜜和为四丸，以酒一升，煎一丸取八合顿服之"。红兰花酒"顿服半量"。乌头汤则"煮取一升……服七合，不知，尽服之"。提示使用顿服法，不可急于求效，一次用之过量。

使用顿服法的 26 个方，多为急于祛邪（润吐、逐水、排脓）、急于回阳之剂。反映顿服法为急救用药或口服峻猛之剂而设，以快速取效。

2. 一日服一次　共有 4 个方用"日一服"。其中侯氏黑散"日一服，初服二十日""六十日止"；薯蓣丸"空腹酒服一丸，一百丸为剂"，规定了服药总剂量。大乌头煎药性峻烈，强调"不可一日再服"，"不差，明日更服"。均很有特点。

一日服药一次法似与顿服相同，其实，顿服系一剂药量一次服完，与一剂药量分次口服，一日服一次者迥然有别。且顿服因快速取效而用，而一日一次的服法多为常服之剂或峻剂慎用而设，不宜混淆。

二、分二次服药法

《伤寒论》有 30 个方、《金匮要略》有 24 个方用此服法。根据服药时限、服用量的不同，可区分为四种用法。

1. 一日服二次　桂枝二麻黄一汤、甘草汤、蜘蛛散、肾气丸等 6 个方采用"日二服""日再服"法。6 个方或方小剂轻，或丸剂缓用，其服用亦同步应求。

2. 分二次服，无固定时限计　有 36 个方用此服法。如桂枝二越婢一汤、麻杏石甘汤、栀子柏皮汤、柴胡加芒硝汤、四逆汤、芍药甘草汤、百合知母汤、厚朴大黄汤、栝蒌薤白白酒汤、小半夏汤类等或"煮取二升"、"温服一升"或"分温再服"。防己黄芪汤则"温服，良久再服"亦属此类。用服药二次之方，涉及发汗、清热、清利湿热、和解少阳兼泻热祛实、荡涤腑实、回阳救逆、温中祛寒、健脾利水、和胃止呕、蠲痹通阳、养阴清热、益阴缓急诸法之剂，似无特殊选择，反映了汉代一般服药之法。

3. 一日服二次　先服三分之一煎液，茯苓四逆汤用此服法。该方属回阳大剂，其服法反而先饮少量，提示抢救危重病证，重剂慎服，相反相成，急用有稳，以免铸成大错。

4. 先服二分之一煎液，需要时再服　共有 11 个方用此服法。如大陷胸汤、大、小承气汤、白头翁汤、栀子豉汤类、文蛤汤等均用"分温再服"，"温服一升，不愈，更服一升"。提示服用祛邪之剂，必须根据病情需要稳步进取，中病即止，以防祛邪伤正。

三、分三次服药法

有四种不同用法。

1. 一日服三次　《伤寒论》有 34 个方、《金匮要略》有 37 个方用此服法。如桂枝加大黄汤、大、小柴胡汤、四逆散、半夏泻心汤类、白虎汤、小建中汤、理中丸的汤法、附子汤、真武汤、桃花汤、黄连阿胶汤、当归四逆汤、麻子仁丸、乌梅丸、旋覆代赭汤、五苓散、麻黄附子细辛汤、大黄䗪虫丸、赤石脂丸、蒲灰散、鳖甲煎丸等均用"日三服"。用此服法的方剂不仅数量多，汗、下、和、温、清、补、利、调（调理气机）、涩、软坚、镇潜诸方皆可用之，而且丸散、汤剂兼备。提示了凡无特殊要求均可使用的常规服药方法。

2. 一日服三次，先服少量　桃核承气汤的"煮取二升半"，"先食温服五合、日三服"属之。亦为慎重用药之法。

3. 分三次服，无固定时限　《伤寒论》有 27 个方、《金匮要略》有 30 个方用此服法。如桂枝汤类、麻黄汤类、柴胡桂枝汤、抵当汤、小陷胸汤、苓桂术甘汤、小半夏汤、枳术汤、甘麦大枣汤、温经汤等或用"煮取三升"，"温服一升"，或用"分温三服"。提示常规服药法中，亦可顺应治疗需要变通，不必苛求服药时限。

4. 分三次服药，限时服用（完）　主要有服桂枝汤不出汗时"半日许，令三服尽"；麻黄连轺赤小豆汤"分温三服，半日服尽"；麻黄升麻汤"分温三服。相去如炊，三斗米顷，令尽"（即不足半日服完）；大黄附子汤"分温三服，服后如人

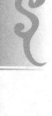

行四、五里，进一服"等。均为在一定时间内给药三次，以集中用药，强力取效。

从仲景书中 255 方有 132 方使用分三次服用的方法，不难想见，此法是中医传统的主要服药方法。其同中有异，变化多端，反映了对常法的灵活变通，恰当运用。

四、分五次服药法

当归四逆加吴茱萸生姜汤用此服法。

五、分六次服药法

猪肤汤用此服法。

六、分十次服药，昼日服完法

《金匮要略》泽漆汤用"煮取五升，温服五合，至夜尽"属之。为限时小量频服之法，其每服少量，可免水入过多反助水邪之忌，故宜用于遂水通阳之剂。

七、少少含咽法

苦酒汤、半夏散及汤法用此服法。其频频含咽主要用于咽喉疾患，以使药力能在咽喉局部发挥较大的作用，与近代含漱用药方法雷同。

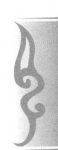

八、昼夜服药法

共有 14 个方用此服法，其服药次数多少不一。桂枝人参汤、黄芩汤、赤丸等"日再夜一服"；皂荚丸、麦门冬汤、奔豚汤、生姜半夏汤、白术散、半夏厚朴汤等"昼三夜一"服；黄连汤、竹皮大丸"昼三夜二"服；理中丸"日三四次，夜二服"。昼夜服药的目的，是使药物的作用在人体持续不断，从而保证治疗的连续性。

九、逐渐加量

是服药过程中逐渐加量的服法。如十枣汤"若下少，病不除者，明日更服，加半钱"；麻子仁丸"饮服十丸，日三服，渐加，以知为度"；理中丸"腹中未热，益至三四丸"；乌梅丸"先食饮十丸，日三服，稍加至二十丸"；肾气丸"酒下十五丸，加至二十丸"；桂枝茯苓丸"每日食前服一丸，不知，加至三丸"；当归贝母苦参丸"饮服三丸，加至十丸"；乌头桂枝汤"初服二合，不知，即服三合，又不知，复加至五合"；天雄散、赤石脂丸、栝楼瞿麦丸、赤丸等"不知，稍加服"，"以知为度"等均属之。逐渐加量的服法，不论对峻剂防其过量，还是对缓剂稳妥加量，均有慎重用药之意，可供借鉴。

十、一服邪尽，余药不再服用

计有桂枝汤、瓜蒂散、大陷胸汤、大、小承气汤、桃花汤等 6 个方有此注意事项。前五个方为汗、吐、下祛邪之剂，或"一服汗出病差"或"得快吐""得快利""得下"即止后服，以防克伐伤正。桃花汤属温涩之方，亦"若一服愈，余勿服"，可避免过涩反生淤阻之弊。可见，从服法上防止药物过量，也颇方便有效。

十一、服药后吃粥或多饮暖水

计有 7 个方在服药后需要吃粥，但其用法和所起作用并非相同。服桂枝汤、桂枝加黄芪汤需"服已须臾，啜热稀粥一升余"；栝蒌桂枝汤、理中汤的汤法系服药后"如食顷，饮热粥"；大建中汤乃"如一炊顷，可饮热粥二升"。五个方服后吃热粥，均起帮助药力之用。服三物白散以后吃粥，则有双向性作用，即吃热粥可助药力；吃冷粥抑制药效。而服十枣汤后的"糜粥自养"属于攻邪之后扶正复体的措施，与药物效用关系不切。

服五苓散后当多饮暖水。于用利水剂后，反多饮水，似与常理相悖，殊不知妙在不仅以饮水防止伤阴，且有反助利水之机，值得仔细推敲。

十二、对发作性病证在发病前服药法

仲景用桂枝汤治疗"脏无他病，时发热自汗出，而不愈者"，系在病证发作前服药，并要求取得出汗的效果，即《伤寒论》54 条指出的"先其时发汗则愈"。《金匮要略》用蜀漆散治疗牝疟，采用"未发前以浆水服半钱"的方法；治疗温疟则加半分，"临发前服一钱匕"。同一方剂治疟疾，分别牝疟、温疟而用同中有异之服法，可谓细致入微。

体会与结语 张仲景的《伤寒杂病论》记载了多种类、多途径的给药方法，如外洗（百合洗方、苦参洗方）、外敷（王不留行散）、外擦（头风摩散、小儿疳虫蚀齿方）、外导（密煎导、猪膏发煎导）、外浸（矾石汤浸脚）、阴道坐药（蛇床子散、矾石丸）、阴道滴药（狼牙汤）、烟熏（雄黄熏肛门）等，但口服给药是主要方法。仲景服药十九法，反映我国传统口服法具有以下特点。

1. 古人特别注重汤剂第一次煎煮取液的合理服用，几无第二煎的方法，提示治疗外感病或急症，当取最佳药液并尽快给药，以争取早治疗、快治疗。

2. 传统服药法以一日三次服用之方最多。方的类别亦广，无明显特异性选择。

虽然分二次服药之方为数不少，但一日服药二次之法，只有 7 个方使用。与古今常规服药方法迥然有别，孰优孰劣，值得专家们深入研究一番。

3. 汉代服药既注重配合药剂的峻剂速效，缓剂逐步取效，也注重峻剂的慎重服用中病即止、缓剂的增加用量及解表方的不必尽剂。古代虽有常规服药法，但并不拘泥一格，以合法顺剂为原则，不借变化使用。

4. 仲景非常重视服药后的护理，除强调饮食、生活起居禁忌宜慎外，还十分重视饮水、吃粥以帮助药力的发挥，对此特点勿以枝节而轻视之。

不可否认，仲景方的服法亦有欠明晰处。如王不留行散只提示："小疮即粉之，大疮但服之，产后亦可服"；当归贝母苦参丸、乌头桂枝汤等只记载服药量而无服用次数；桂枝茯苓丸只曰"每日食前服一丸，不知加至三丸"；麻黄杏仁薏苡甘草汤只有"温服"字样；柴胡加龙骨牡蛎汤强调先服四分之一煎液，而不述续服之法等均需要认真讨论。尽管仲景服药法不可避免的具有时代的局限性，但重视对传统服药经验的挖掘整理，探索理想的服用中药的时间和方法，改进当前服中药一日二次的简单化倾向，无疑是一项极有意义的工作，理当迅速而认真的开展起来。

附：《伤寒论》《金匮要略》方服药方法简表

服药方法		方剂				总计
		《伤寒论》	计数	《金匮要略》	计数	
一次服药法	顿服	瓜蒂散、大陷胸丸、十枣汤、三物白散、调胃承气汤、干姜附子汤、桂枝甘草汤、抵当丸	8	一物瓜蒂汤、葶苈大枣泻肺汤、旋覆花汤、甘遂半夏汤、大黄硝石汤、泻心汤、半夏干姜汤、诃梨勒散、薏苡附子败酱散、大黄牡皮汤、红兰花酒、大黄甘遂汤、白虎加桂枝汤、百合鸡子黄汤、升麻鳖甲汤、鸡屎白散、下瘀血汤、乌头汤	18	26
	一日服一次			薯蓣丸、侯氏黑散、排脓散、大乌头煎	4	4

383

（续表）

服药方法		方剂				总计
		《伤寒论》	计数	《金匮要略》	计数	
分二次服药法	一日服二次	桂枝二麻黄一汤、甘草汤	2	蜘蛛散、肾气丸、排脓汤、当归散	4	6
	分二次服、无固定时限	桂枝二越婢一汤、麻杏石甘汤、桔梗汤、葛根黄芩黄连汤、大黄黄连泻心汤、附子泻心汤、干姜黄芩黄连人参汤、枳实栀子豉汤、栀子柏皮汤、柴胡加芒硝汤、四逆汤、四逆加人参汤、通脉四逆汤、通脉四逆加猪胆汁汤、白通汤、白通加猪胆汁汤、甘草干姜汤、芍药甘草汤	18	百合知母汤、滑石代赭汤、防己黄芪汤、栝楼薤白白酒汤、百合地黄汤、橘枳姜汤、大建中汤、木防己汤、木防己去石膏加茯苓芒硝汤、泽泻汤、厚朴大黄汤、猪膏发煎、柏叶汤、小半夏汤、小半夏加茯苓汤、黄土汤、大黄甘草汤、防己地黄汤	18	36
	一日服二次先服1/3	茯苓四逆汤	1			1
	先服1/2煎液需要时再服	大陷胸汤、大承气汤、小承气汤、白头翁汤、栀子豉汤、栀子甘草豉汤、栀子生姜豉汤、栀子干姜汤、栀子厚朴汤	9	文蛤汤、甘草粉蜜汤	2	11

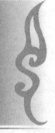

384

服药方法		方剂				总计
		《伤寒论》	计数	《金匮要略》	计数	
分三次服药法	一日服三次	桂枝加大黄汤、五苓散、麻黄附子细辛汤、麻黄附子甘草汤、四逆散、桂枝甘草龙骨牡蛎汤、苓桂甘枣汤、炙甘草汤、厚朴生姜半夏甘草人参汤、小建中汤、半夏泻心汤、生姜泻心汤、甘草泻心汤、旋覆代赭汤、白虎汤、白虎加人参汤、半夏散、竹叶石膏汤、小柴胡汤、大柴胡汤、柴胡桂枝干姜汤、理中丸（汤法）、吴茱萸汤、附子汤、真武汤、桃花汤、黄连阿胶汤、猪苓汤、乌梅丸、当归四逆汤、甘草附子汤、牡蛎泽泻散、麻子仁丸、烧裈散	34	栝楼牡蛎散、百合滑石散、赤小豆当归散、桂枝芍药知母汤、鳖甲煎丸、黄芪桂枝五物汤、大黄䗪虫丸、小青龙加石膏汤、栝楼薤白半夏汤、黄芪建中汤、茯苓杏仁甘草汤、赤石脂丸、薏苡附子散、厚朴七物汤、附子粳米汤、当归生姜羊肉汤、防己椒目葶苈大黄丸、苓甘五味姜辛汤、桂苓五味甘草去桂加干姜细辛半夏汤、苓甘五加味姜辛半杏大黄汤、蒲灰散、栝楼瞿麦丸、滑石白鱼散、麻黄附子汤、硝石矾石散、茵陈五苓散、吴茱萸汤、半夏麻黄丸、茯苓泽泻汤、胶艾汤、橘皮竹茹汤、当归芍药散、干姜人参半夏丸、葵子茯苓散、枳实芍药散、土瓜根散、天雄散	37	71
	一日服三次先服少量	桃核承气汤	1			1

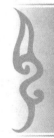

（续表）

服药方法		方剂				总计
		《伤寒论》	计数	《金匮要略》	计数	
分三次服药法	分三次服、无固定时限	桂枝汤、桂枝加葛根汤、桂枝加厚朴杏子汤、桂枝新加汤、桂枝去芍药汤、桂枝去芍药加附子汤、桂枝加芍药汤、桂枝去桂加茯苓白术汤、桂枝附子汤、桂枝附子去桂加白术汤、桂枝去芍药加蜀漆龙骨牡蛎救逆汤、桂枝加桂汤、麻黄汤、葛根汤、葛根加半夏汤、大青龙汤、小青龙汤、桂枝麻黄各半汤、柴胡桂枝汤、抵当汤、茵陈蒿汤、小陷胸汤、苓桂术甘汤、茯苓甘草汤、芍药甘草附子汤、赤石脂禹余粮汤、桂枝加附子汤	27	栝楼桂枝汤、桂枝加黄芪汤、桂枝龙骨牡蛎汤、桂枝生姜枳实汤、麻黄加术汤、甘草麻黄汤、厚朴三物汤、大黄附子汤、甘草干姜茯苓白术汤、茯苓桂枝五味甘草汤、茯苓戎盐汤、越婢汤、防己茯苓汤、桂枝去芍药加麻黄细辛附子汤、枳术汤、栀子大黄汤、大半夏汤、紫参汤、竹叶汤、白头翁加甘草阿胶汤、甘麦大枣汤、温经汤、风引汤、橘皮汤、黄芪芍药桂枝苦酒汤、酸枣仁汤、射干麻黄汤、厚朴麻黄汤、越婢加半夏汤、枳实薤白桂枝汤	30	57
	分三次服、限时服用（完）	桂枝汤、麻黄连轺赤小豆汤、麻黄身麻汤	3 1$^\triangle$	大黄附子汤	1$^\triangle$	3 2$^\triangle$
分五次服药法		当归四逆加吴茱萸生姜汤	1			1
分六次服药法		猪肤汤	1			1
分十次服昼日服完				泽漆汤	1	1
少少含咽法		苦酒汤、半夏散（汤法）	2			2

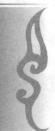

（续表）

服药方法		方剂				总计
		《伤寒论》	计数	《金匮要略》	计数	
昼夜服药法	一日一夜服	桂枝汤△	1△			1△
	日再夜一服	黄芩汤、黄芩加半夏生姜汤、桂枝人参汤	3	赤丸	1	4
	昼三夜一服			皂荚丸、麦门冬汤、奔豚汤、生姜半夏汤、半夏厚朴汤、白术散	6	6
	昼三夜二服	黄连汤	1	竹皮大丸	1	2
	昼三、四次夜二服	理中丸	1			1
逐渐加量		十枣汤△、瓜蒂散△、麻子仁丸△、理中丸△、乌梅丸△	5△	肾气丸△、桂枝茯苓丸、天雄散△、赤石脂丸△、栝楼瞿麦丸△、赤丸△、当归贝母苦参丸△、乌头桂枝汤	3 5△	3 10△
一服邪尽、余药不再服		桂枝汤△、瓜蒂散△、桃花汤大陷胸汤△、大承气汤△、小承气汤△	6△			6△
服药后要求	饮粥	桂枝汤△、理中丸（汤法）△、三物白散△、十枣汤△	4△	桂枝加黄芪汤△、栝楼桂枝汤△、大建中汤△	3△	7△
	饮暖水	五苓散△	1△	蜀漆散	1	1 1△

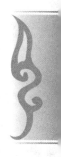

（续表）

服药方法	方剂				总计
	《伤寒论》	计数	《金匮要略》	计数	
发作前服药	桂枝汤△	1△	蜀漆散	1	1 1△
服法欠明确	柴胡加龙骨牡蛎汤	1	王不留行散、当归贝母苦参丸△、乌头桂枝汤△、桂枝茯苓丸△、麻黄杏仁薏苡甘草汤、文蛤散	3 3△	4 3△
其他给药方法	蜜煎、大猪胆汁（导）、土瓜根（导）、百合洗方、苦参汤、雄黄熏方、头风摩散、蛇床子散、狼牙汤、膏发煎（导）、小儿疳虫蚀齿方、矾石汤、矾石丸				13

注：△为复出方，不作计数

（高德）

论《伤寒论》的学习方法

《伤寒论》是中医学中很重要的基础读本，但读过的人都感到这本书很难读。如方中行说：“笃志专此，锐力愤敏，涉苦万端，鬓霜而后豁悟。”今天的中医同学们也都有同感吧！

《伤寒论》之所以难读，有多种原因。其中，学习方法正确与否，是很重要的一个原因。如果能在一开始就采用有效的学习方法，不走弯路，则学好此书也并不难。笔者爱读此书已四十余年。作为一个识途老马，将学习此书的经验与同学们商讨之。

初读时，不必泛阅多家注本

今天学习《伤寒论》的条件比四十年前好得多了。今天已有了由全国各中医学院老师们编写的《伤寒论》讲义，并经过多次修改提高。对《伤寒论》的注解，比之前人的注本正确得多了，初学者可以讲义为准，用心学习，无须博览各家注本。

在初学阶段就进行此一工作，是好高骛远，事倍功半。因为：一、实践出真知，在你没有临床实践之前，你是无能力批判哪一家注解是正确还是错误。二、由于条文和方剂都尚未读熟，记牢，从博览各注本得来的理解，将会随着所读条文之增多和时日之消逝而一起忘掉。这不是事倍功半，徒费精力么？

熟读条文，牢记方药

初读时，应细心听讲。对条文、方义务求深切理解。在自修时，要熟读条文，

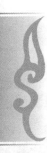

第
97~98
日

牢记方药、煮法、服法等。每天把以前读过的重复背诵一下。这是学好《伤寒论》的基本功。可用小卡片法，一卡记一条，随身携带，以便于随时随地取出诵读。前辈如三十年代的曹颖甫，近代如南京吴考磐、北京任应秋、刘渡舟等各位教师，都主张要熟读和牢记《伤寒论》。他们自己都是熟读、苦读的过来人。

前后互参，加深理解

如果单是熟背和牢记，而不能加深理解，则好比"和尚念经，有口无心"，虽能熟背也是不够的。例如当老师问我："桃核承气汤与抵当汤的适应证及方剂治效区别何在""六经病都有呕吐和下利的方证，你能按六经病分别列举，并指出其鉴别要点么"？当时我对这些条文和方药虽都已熟背和硬记，但对上述这些提问，我却瞠目不能对答。因为我对这些条文和方药并没有消化掉，没有做过前后互参，对比分析的工作。我的熟背条文正是"和尚念经，有口无心"。

于是我进行了前后互参，对比分析的工作。我是这样做的。例如，真武汤条文计两条：一条列在太阳病篇，"太阳病，发汗，汗出不解，其人仍发热，心下悸，头眩，身𥆧动，振振欲擗地者，真武汤主之"。（82条）另一条列在少阴病篇："少阴病……腹痛，小便不利，四肢沉重疼痛，自下利者此为有水气，……真武汤主之"。（316条）前一条是论太阳病发汗过度而产生阳虚水泛的证治。后一条是论述少阴病阳虚水泛的主证。把这两条合起来互参之后，我对真武汤证的具体证候才有较全面的理解，才明白真武汤证本身是少阴病，它是少阴病自发证，也可以由太阳病发汗不当而致。推而广之，凡具有少阴阳虚水泛之病机者，皆可用此方主之。又例如，桃核承气汤证与抵当汤证都是太阳病传变而来的病证，都有少腹不舒和郁狂之证，两方都是祛瘀理血之剂。前者"其人如狂……少腹急结"（160条），较之抵当汤证"其人发狂，……少腹硬满"（124条）为轻；桃核承气汤用大黄、桃仁加芒硝……其祛淤之药主要是桃仁一味，抵当汤除同大黄、桃仁外复加水蛭、虻虫，则逐淤理血之力就大大加强。如此把两方证对比互参，对两方之轻重，对两方药之异同及其所以然，我才有了深一层的理解。

要做好这一前后互参，对比分析的工作，必须采用卡片法。其法是：一、把每一条文抄录在各张卡片上。二、用大二至三倍的卡片抄录每一方剂，再在该卡片的背面，抄上该方证的所有条文。抄好这些卡片之后，在进行前后互参时，就可把需要的条文和方剂抽出来，并列在书桌上，进行对比，分析。如果没有这套卡片，那你只能把《伤寒论》书本翻来翻去，找到前面的条文时，却见不到后面的条文，无法同时并列，对比分析。"工欲善其事，必先利其器"，正此之谓也。

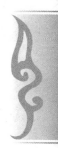

采用这一读法时，可采用上海中医学院注的《伤寒论》白文本 1976 年版，以此书的条文序数为准。此外，如尤在泾的《伤寒贯珠集》，陈修园的《伤寒医诀串解》，程国彭的《医学心悟》第一、第二两卷，对如何进行前后互参很有启发，可参阅。

以方剂为重心，进行复习

这一读法要求把每一方的主治条文和有关条文归纳起来，把它们熟读牢记，目的是弄清楚每一方的适应证和运用方法。《伤寒论》麻黄汤条文计九条，其中三条（第 35、46、55 条）论述麻黄汤的适应证。六条（第 36、37、51、52、232、235）论述在不同情况下运用麻黄汤的方法。又应分析类似各方的药味及其治效的异同，注意剂量的增减和配伍变化的道理。方后的加减法也很重要，也要牢记。

在采用这一读法之后，对《伤寒论》方之适应证、运用方法和进退变化的法则，可有较全面的理解。

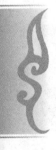

《伤寒论》在论述病情变化时，证、方、药三者是互相紧跟，跟得非常紧密的。例如大青龙汤证，即麻黄汤证加见烦躁症。大青龙汤，即由麻黄汤倍麻黄、甘草之用量，再加石膏、生姜、大枣三药而成。麻黄汤证之病机为寒邪外束于肌表，治用麻黄汤辛温发汗解表，大青龙汤证之病机是寒邪紧束、郁热不宣；如单纯用辛温之药施治，则对郁热之烦躁一症将起不良作用；故再加辛甘大寒之生石膏，使辛温之方一变而为辛温、辛凉合剂，从而可紧扣病情；因方中麻黄重用至六两，且麻桂合用，发汗力猛、故加姜、枣以固护胃气。若病者汗出而喘，外似无大热，实则病情热化更显著者，则应去麻黄汤中辛温之桂枝换用大寒之石膏。变成辛凉重剂麻杏甘石汤。至于两方中各药用量比例亦须对比分析，大青龙汤中麻黄、桂枝、甘草之剂量比例是 6：2：2，麻杏甘石汤中麻黄、甘草、石膏之剂量比例是 4：2：8。前者是重用麻黄为主，后者是重用生石膏为主；两方同用石膏，但由于证有变化，在用量比例上就有变化；如此对比分析，对仲景方各药用量比例之含义才能有比较深刻的认识。

不少的方多由《伤寒论》方化裁而来。如防风通圣散由麻杏甘石汤、调胃承气汤合剂加减而来；三一承气汤和节庵黄龙汤都是大承气汤的加减方；《千金方》和《本事方》的温脾汤是四逆汤和小承气汤合剂的加减；俞氏清燥救肺汤由竹叶石膏汤化裁而来等。读每一《伤寒论》方时，同对联系其后人化裁方，则既从加减化裁法中学到后人（如刘河间、叶天士、吴鞠通等）化裁新方之巧妙，复能从后人化裁方之适应证探索《伤寒论》方之适应证。以上这样学习的全过程，等于是在读一部《伤寒论》的方剂学。

采用上述这一读法时，可参阅《伤寒来苏集》及其《附翼》，许弘的《金镜内台方议》《张氏医通》卷16《方祖》，《王旭高医书六种》的《类方歌注》等。

以辨证为重心，进行复习

这一读法，着重领会《伤寒论》六病分证的类证鉴别法。换句话说，也就是着重领会八纲分证的类证鉴别法。先把《伤寒论》中叙同一症状的条文汇集起来，再按六经病结合八纲进行分类和归纳。然后把这些类证的异同（包括其治法，处方的异同）进行对比分析，熟读牢记。这一读法是应用六病分证辨证法进行类证鉴别的基本功。练好这一基本功后，在诊治一般疾病时，对该病的八纲属性，基本上不会有错误。因为八纲分证是中医各种辨证法的基础，而《伤寒论》的六病分证辨证法主要是八纲分证法在临床上的具体实践。现举几个例子于下。

如以呕吐下利为例，六经病皆有之。主要如太阳阳明合病的葛根加半夏汤证（第33条）；太阳少阳合病的黄芩加半夏生姜汤证（172条）；少阳太阴合病的半夏、生姜、甘草三泻心汤证（第149、157、158条）；少阳阳明合病的大柴胡汤证（第165条）；太阴病的理中汤证（第273条）；少阴病的四逆汤证（第389条）和吴茱萸汤证（第309条）。

细致地、深入地、辨析上述这些六病分证的病机、证候、方剂上的异同。对比析异，把它们牢记，再在临床时作从理论联系实际的实习，久之，就能掌握呕吐兼下利患者的六病分证和八纲分证的诊断和治疗。

再如同是面色赤，《伤寒论》指出有发热恶寒如疟，日二三度发，身痒，面有热色的太阳病，宜用汗法的桂麻各半汤证；有不可发汗，不可攻下，"面合色赤"，宜用清法的阳明病（206条）；有下利清谷，手足厥逆、脉微欲绝，身反不恶寒，属少阴病戴阳证，须立即用通脉四逆汤抢救。后二证如稍有误治，病必转危，甚至有立即死亡之危。今日如不苦读勤练，明日临阵作战时，怎能起死回生？

又如第350条："伤寒脉滑而厥者，里有热，白虎汤主之。"厥有寒厥热厥之分。寒厥宜四逆汤回阳急救，热厥宜白虎汤清热。如何辨之？仲景用"脉滑""里有热"五字点出类证鉴别的着眼处，少阴病四逆汤证之厥，脉当微细。今脉滑，且曰"里有热"可知显属热厥。又如第61条："下之后，复发汗，昼日烦躁不得眠，夜而安静，不呕不渴，无表证，脉沉微，身无大热者，干姜附子汤主之。""昼烦夜静"四字已揭明是阳虚而非阴虚。阴虚当昼静夜烦，不呕，指无"心烦喜呕"之少阳病。不渴，指无"大渴引饮"之阳明经证。无表证，指无"表证兼烦躁"之大青龙汤证。既无太阳、少阳、阳明三病之证、再点出"脉沉微"三字，可确诊为阳

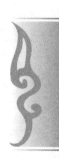

虚宜温之干姜附子汤证无疑。以上两条文，用字精简，辨证严密，为类证鉴别示范。

采用这一读法时，可参阅许叔微的《伤寒百证歌》，陈尧道的《伤寒辨证》，张潞玉的《伤寒绪论》，戴北山的《广瘟疫论》，吕茶村的《伤寒寻源》，日本田中荣信的《长沙证汇》，近代任应秋教授的《伤寒论证治类诠》等书，选取一、二种。

上述复习过程的程序不可颠倒，否则，将事倍功半。因为，学好"方"和"证"是辨证和类证鉴别的基础。

以用药为重心，进行复习

这一读法须先把《伤寒论》中应用同一药物的方剂及其主治条文汇集起来，经过整理、排列、对照以后，从中探求出仲景用每一药物的适应证及其效用，理解方剂中药和证的关系，进一步再研究每味药物的用量和配伍的变化与其治效的关系。

试以附子为例（包括《金匮要略》用附子的方剂和条文在内）。《伤寒论》用附子方计20方，有关条文37条。《金匮要略》有11方、16条。经过汇集整理后，对仲景用附子的运用法可有如下的理解。

牛炮异治，生用：回阳急救。轻剂量为生者一枚，如四逆汤、四逆加人参汤、茯苓四逆汤、白通汤等方；重剂量为生、大者一枚，如通脉四逆汤、通脉四逆加猪胆汁汤等方。炮用：①轻用一枚治阳虚：如桂枝加附子汤、附子汤、芍药甘草附子汤、真武汤等方。②用一枚或一两，助汗利尿，如麻黄附子甘草汤、麻黄附子细辛汤、《金匮肾气丸》等方。③重用二枚或三枚，祛风温或镇痛，如大黄附子汤、桂枝附子汤、桂枝芍药知母汤，甘草附子汤等方。

仲景用生附子多与干姜为伍，用炮附子多与生姜为伍。生附子辛烈，主回阳逐寒；干姜守而不走，宜于亡阳之证。炮附子性较缓主温阳、驱寒、镇痛；生姜辛散走表，宜于挟水之证；故阳虚挟水，或风寒湿痹者，宜炮附子与生姜而不宜生附子与干姜。笔者体会，不论干姜与生姜，姜附同用，有减少附子毒性作用。是否属实，可作药理实验。

今医家以用药为重心来研究《伤寒论》的著作较少。如吴绶的《南阳药证汇解》，邹澍的《本经疏证》，周伯度的《本草思辨录》，张潞玉的《本经逢源》，黄元御的《长沙药解》，日本吉益东洞的《药征》和村井杶的《药征续编》等。

任应秋教授说："《伤寒论》……是学习祖国医学的必读书籍。我这里所谓读，必须是读得烂熟。最低限度要能背诵六经条文，在读的时候，最好用白文本，不要用注本。""现在为了大家的需要，又写成这本《伤寒论证治类诠》，想达到多数人都能掌握伤寒论辨证施治的法则，特把全部条文拆散，重行据证汇集，使读者能从各个不同的症状中分析出它各个不同的证候，从而施治，这比读原书更要好读些。"

（张志民）

大剂量是对付疑难重病的"利刃"

老中医李可曾说过："《伤寒论》就像一位勇猛的将军，但是现在这个将军没有了刀和剑。剂量就是《伤寒论》的刀剑。"因为把握了这看似超越常规、实则准确的方剂用量，李可拾起"被缴的武器"，屡建奇功。

仲景经方一两到底重多少，一直是个"历史谜团"，从古至今有几十种纷繁复杂的考证结果。从李时珍书写《本草纲目》的明代起，因为度量衡的变化，人们看不真，拿不准，药方剂量开始锐减。近年对此问题的关注，则是 1983 年柯雪帆"一两约为 15.625g"的说法引发的。广安门医院副院长仝小林是此结论的拥趸者，北京中医药大学傅延龄教授则认为一两约为 10g，这些观点都远大于通行 3g 的折合标准。

经方的特点之一，就是药少力雄。仝小林做了统计，《伤寒论》中 4 味药以下的方子占一半，8 味药以下的方子占到九成。因此虽然单味药加大了剂量，方子总量并不大。他认为，将《伤寒论》的一两折合为 15.625g 以后，临床治疗急危重症和疑难病时，常能取得较好的临床疗效。他讲述了大剂量葛根汤治疗斜颈、大黄黄连泻心汤降糖、大剂量附子治疗胃瘫等病例。"小病小调理，这无可厚非。但在解决疑难急症，拿不下来的时候，大剂量是个途径。"

伤寒学者聂惠民对此表示谨慎态度，她强调"不能光说量，剂量间的配比关系更重要"。临床要取效，关键是辨证准确，用药剂量要随着地区、季节、人群灵活掌握，绝不是药量越大，效果越好。

一位业内资深人士，对经方使用大剂量表示了不同观点。他认为现代和东汉仲景时期人的体质有很大不同，无论体力还是对寒暑的调节耐受能力都有所减弱，古人可能适用大剂量，但今天城市人的体质恐怕难以承受。此外，这对于国内有限的中药资源也是一种浪费。

本次研讨会是中国中医科学院"仲景论坛"的内容之一。该院副院长刘保延认为，药量对于中医临床疗效非常重要，可以考虑作为一个学术问题专门研究。

经方剂量的话题，其实业内已经讨论了 20 多年。主要围绕仲景时代的一两到底相当几克的核心问题，从 3g 到 16g 有数十种不同观点。之所以想把这个问题搞清楚，归根到底还是为了提高临床疗效。

近年来，在大剂量用药方面，一些专家积累了有益的临床经验，而这些来之不易的成功案例，都是冒着超越《药典》规定的风险。为了寻求理论支持，他们找到了经方一两相当15g的证据，提出如今药材的有效成分降低、药专方能力宏等根据。然而与此同时，业内也不乏反对大剂量用药的呼声，时代变迁，人的体质也发生诸多变化，药材资源又如此紧缺，大剂量经方真的适合今天的中国人吗？

可喜的是，最近传来将要开展中药量 - 效评价关系研究的消息，虽然这项研究注定要面临诸多困难，但我们希望，它能给我们带来一些实实在在的科学证据，给这项讨论画上圆满句点。

中国科技版中医畅销书

书　名	作　者
用药传奇：中医不传之秘在于量	王幸福
杏林薪传：一位中医师的不传之秘	王幸福
医灯续传：一位中医世家的临证真经	王幸福
杏林求真：跟诊王幸福老师嫡传实录	王幸福
临证传奇：中医消化病实战巡讲录	王幸福
王光宇精准脉学带教录	王光宇
医林求效：杏林一翁临证经验集录	王　军
医门推敲·壹：中医鬼谷子杏林实践录	张胜兵
医门推敲·贰：中医鬼谷子杏林实践录	张胜兵
医门推敲·叁：中医鬼谷子医理纵横术	张胜兵
针灸经外奇穴图谱	郝金凯
人体经筋循行地图	刘春山
中医脉诊秘诀：脉诊一学就通的奥秘	张湖德等
朱良春精方治验实录	朱建平
中医名家肿瘤证治精析	李济仁
李济仁痹证通论	李济仁等
国医大师验方秘方精选	张　勋等
杏林阐微：三代中医临证心得家传	关　松
脉法捷要：带您回归正统脉法之路	刘建立
药性琐谈：本草习性精研笔记	江海涛
伤寒琐论：正邪相争话伤寒	江海涛
医方拾遗：一位基层中医师的临床经验	田丰辉
深层针灸：四十年针灸临证实录	毛振玉
杏林心语：一位中医骨伤医师的临证心得	王家祥
医术推求：用药如用兵杂感	吴生雄

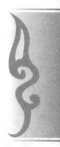

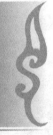

书　名	作　者
杏林发微：杂案验案体悟随笔	余泽运
杏林碎金录：30 年皮外科秘典真传	徐　书
医海存真：医海之水源于泉	许太海
医门微言：凤翅堂中医稿（第一辑）	樊正阳
医门微言：凤翅堂中医稿（第二辑）	樊正阳
医门凿眼：心法真传与治验录	樊正阳
医门锁钥：《伤寒论》方证探要	樊正阳
中医传薪录：华夏中医拾珍（第一辑）	王家祥
中医传薪录：华夏中医拾珍（第二辑）	樊正阳
中医传薪录：华夏中医拾珍（第三辑）	孙洪彪
中医传薪录：华夏中医拾珍（第四辑）	孙洪彪
医道求真·壹：临床医案笔记	吴南京
医道求真·贰：临床心得笔记	吴南京
医道求真·叁：用药心得笔记	吴南京
医道求真·肆：中医学习笔记	吴南京
医道存真·壹：抗癌心得笔记	吴南京
医道存真·贰：孕产育儿笔记	吴南京
医道存真·叁：中医传承笔记	吴南京
医道存真·肆：理法方药笔记	吴南京
中医秘传疼痛灵验妙方大全	王惟恒
疑难病秘验精方大全	王惟恒
古本易筋经十二势导引法	严蔚冰等
治癌实录	吴　锦
治癌实录 2	吴　锦
病因赋白话讲记	曾培杰等
岭南药王	曾培杰等
伤精病象因	曾培杰等

书　名	作　者
四君子	曾培杰等
杏林访师记	曾培杰等
针客	曾培杰等
醉花窗	曾培杰等
中医擂台	曾培杰等
芍药先生	曾培杰等
拍案叫绝	曾培杰等
悬壶杂记	唐伟华
振腹推拿	付国兵等
肿瘤中医临证精析	赵献龙等
吴中朝师承随诊记	王　兵等
皮肤病中药临床药理手册	陈明岭等
腧穴定位速查	吴中朝等
常见病特效穴位速查	郭长青等
针灸组合穴速查	郭长青等
人体反射区速查	郭长青等
800 种中药速查	谢　宇
《黄帝内经》自学百日通	张湖德等
中医自学百日通	张湖德
杨甲三针灸取穴速查	郭长青等
百治百验效方集	卢祥之
陈国权八法验案：经方临证要旨	陈国权
中医点穴按摩九大绝技	杨树文
中老中医教你卵巢保养	杨树文
《醉花窗医案》白话讲记	孙洪彪等
临证传奇·贰：留香阁医案集	王幸福
临证传奇·叁：留香阁医话集	王幸福

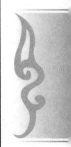

书　名	作　者
医门微言：凤翅堂中医讲稿（第三辑）	樊正阳
医道宗源（一）：中医精准诊疗的计算与谋势	吴作智
医道宗源（二）：走近仲景"脏腑用药式"	吴作智
印会河理法方药带教录	徐　远
印会河脏腑辨证带教录	徐　远
不孕症中医特效疗法	张　娟等
子宫附件疾病中医特效疗法	王　晶等
头痛中医特效疗法	金　瑛
鼻炎中医特效疗法	金　瑛

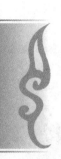

致读者的信

亲爱的读者：

感谢您对我社图书的喜爱和支持。我社为中央级出版社，创建于 1956 年，直属于中国科学技术协会，是中国出版科普类图书历史最长、品种最多、规模最大的出版社。主要出版和发行医药卫生、基础科学、工程技术、人文科学、文化生活等多领域的学术专著和科普出版物。已累计出版各类出版物近 2 万种，其中科普图书累计发行约 4 亿册，科技图书累计发行约 3500 万册。

想了解更多信息，敬请登录我社网站（http://www.cspbooks.com.cn）或官方微店。如果您对本书或其他图书有何意见和建议，可随时来信、来电联系！欢迎投稿，来信必复。

出版社官方微店

出版社天猫旗舰店